全国高职高专临床医学专业“器官系统化课程”规划教材

（供临床医学、预防医学及口腔医学等专业用）

临床辅助诊疗技术

主　编　刘　洋

副主编　吴　冰　于连峰

编　者　（以姓氏笔画为序）

于　昊（长春医学高等专科学校）

于连峰（山东医学高等专科学校）

刘　洋（长春医学高等专科学校）

李　艳（重庆医药高等专科学校）

吴　冰（长春市东方广场社区卫生服务中心）

张兵钱（重庆医药高等专科学校）

林　可（重庆医科大学附属大学城医院）

焦德琼（白城医学高等专科学校）

中国健康传媒集团

中国医药科技出版社

内容提要

本教材是"全国高职高专临床医学专业'器官系统化课程'规划教材"之一，系根据临床执业助理医师和全科医师教学大纲的基本要求和课程特点编写而成。本书分为三篇十八章。第一篇为器械检查，包括心电图、超声检查等内容；第二篇为放射线诊断，包括概论、各系统疾病放射线诊断等内容；第三篇为实验室检查，包括血液检查、尿液和肾功能检查等内容。本教材为书网融合教材，即纸质教材有机融合电子教材，教学配套资源（PPT等），题库系统，数字化教学服务（在线教学、在线作业、在线考试）。

本教材供高职高专院校临床医学、预防医学及口腔医学等专业使用。

图书在版编目（CIP）数据

临床辅助诊疗技术/刘洋主编．—北京：中国医药科技出版社，2019.7

全国高职高专临床医学专业"器官系统化课程"规划教材

ISBN 978－7－5214－0619－1

Ⅰ.①临…　Ⅱ.①刘…　Ⅲ.①临床医学－诊疗－高等职业教育－教材　Ⅳ.①R4

中国版本图书馆CIP数据核字（2018）第275904号

美术编辑　陈君杞

版式设计　友全图文

出版　**中国健康传媒集团**｜中国医药科技出版社

地址　北京市海淀区文慧园北路甲22号

邮编　100082

电话　发行：010－62227427　邮购：010－62236938

网址　www.cmstp.com

规格　889×1194mm 1/16

印张　21

字数　453千字

版次　2019年7月第1版

印次　2019年7月第1次印刷

印刷　三河市百盛印装有限公司

经销　全国各地新华书店

书号　ISBN 978－7－5214－0619－1

定价　58.00元

数字化教材编委会

主　　编　刘　洋

副 主 编　吴　冰　于连峰

编　　者　（以姓氏笔画为序）

于　昊（长春医学高等专科学校）

于连峰（山东医学高等专科学校）

刘　洋（长春医学高等专科学校）

李　艳（重庆医药高等专科学校）

吴　冰（长春市东方广场社区卫生服务中心）

张兵钱（重庆医药高等专科学校）

林　可（重庆医科大学附属大学城医院）

焦德琼（白城医学高等专科学校）

出版说明

为深入贯彻落实国务院办公厅《关于深化医教协同进一步推进医学教育改革与发展的意见》（［2017］63号）《国家中长期教育改革和发展规划纲要（2010－2020年）》和《教育部关于全面提高高等职业教育教学质量的若干意见》等文件精神，推动整合医学器官系统化课程改革，推进信息技术与职业教育融合，对接岗位需求，使教材内容与形式及呈现方式更加切合现代职业教育需求，以培养高素质技术技能型人才，在教育部、国家药品监督管理局的支持下，中国医药科技出版社组织全国十余所高职高专院校近100名专家、教师历时1年精心编撰了"全国高职高专临床医学专业'器官系统化课程'规划教材"，该套教材即将付梓出版。

本套教材按器官系统化纵向整合，全套共计13门，主要供临床医学、预防医学、口腔医学等专业教学使用。

本套教材定位清晰、特色鲜明，主要体现在以下方面。

一、整合课程，强调医学知识的整体性

本套教材为"器官系统化课程"规划教材，即人文社科与专业有机衔接，基础与临床结合，临床与预防结合。在内容设置上，实现基础医学知识与临床医学知识纵向贯通，在保持器官系统基础医学与临床医学完整性与科学性的基础上，减少低效的知识重复，培养学生从基础到临床的综合知识结构和以器官系统为主线的综合临床思维，实现医学生"早临床、多临床、反复临床"的目标。

二、定位准确，体现教改精神及职教特色

教材编写专业定位准确，职教特色鲜明，各学科的知识系统、实用。以高职高专临床医学专业的人才培养目标为导向，以职业能力的培养为根本，突出了"能力本位"和"就业导向"的特色，以满足岗位需要、学教需要、社会需要，满足培养高素质综合型人才的需要。

三、适应行业发展，与时俱进构建教材内容

教材内容紧密结合新时代行业要求和社会用人需求，与国家执业助理医师资格考试紧密对接，吸收临床医学发展的新知识、新技术、新方法，适当拓展知识面，为学生后续发展奠定了必要的基础。

四、遵循教材规律，注重"三基""五性"

遵循教材编写的规律，坚持理论知识"必需、够用"为度的原则，体现"三基""五性""三特

定”。结合高职高专教育模式发展中的多样性，在充分体现科学性、思想性、先进性的基础上，体现教材的器官系统化整合特色。

五、创新编写模式，增强教材可读性

体现“器官系统化整合”特色，编写模式上以案例导入引出正文内容，章下设置“学习目标”“知识链接”“考点提示”等模块，以培养学生理论联系实际以及分析问题和解决问题的能力，增强了教材的实用性和可读性，从而培养学生学习的积极性和主动性。

六、书网融合，使教与学更便捷、更轻松

全套教材为书网融合教材，即纸质教材与数字教材、配套教学资源、题库系统、数字化教学服务有机融合。通过“一书一码”的强关联，为读者提供全免费增值服务。按教材封底的提示激活教材后，读者可通过电脑、手机阅读电子教材和配套课程资源（PPT 等），并可在线进行同步练习，实时反馈答案和解析。同时，读者也可以直接扫描书中二维码，阅读与教材内容关联的课程资源（“扫码学一学”，轻松学习 PPT 课件；“扫码练一练”，随时做题检测学习效果），从而丰富学习体验，使学习更便捷。教师可通过电脑在线创建课程，与学生互动，开展布置和批改作业、在线组织考试、讨论与答疑等教学活动，学生通过电脑、手机均可实现在线作业、在线考试，提升学习效率，使教与学更轻松。

编写出版本套高质量教材，得到了全国知名专家的精心指导和各有关院校领导与编者的大力支持，重庆医药高等专科学校在器官系统化课程改革实践中所积累的宝贵经验对本套教材的编写出版做出了重要的贡献，在此一并表示衷心感谢。出版发行本套教材，希望受到广大师生欢迎，并在教学中积极使用本套教材和提出宝贵意见，以便修订完善，共同打造精品教材，为促进我国高职高专临床医学专业教育教学改革和人才培养做出积极贡献。

中国医药科技出版社

2019 年 1 月

前 言

为适应我国高职高专医学教学改革和发展的需要，我们在总结多年临床医学教学改革经验的基础上编写了此教材，供三年制临床医学专业师生使用。

本教材以执业助理医师资格考试大纲为依据，以现代医学教育理念为先导，以岗位胜任力培养为核心，打破了以学科为体系的教材编写及教学模式，按照学生对知识的认知过程和工作岗位内容来组织知识，由浅入深、由表及里、循序渐进、层层剥离和深入。

本教材在编写过程中突出“三基四新五性”的特点，“三基”即基本理论、基本知识、基本技能；“四新”即新理论、新知识、新方法、新技术；“五性”即思想性、科学性、先进性、启发性、适用性。在编写过程中，力求体现高职高专工学结合的教育特色，强化职业能力观念，强调针对性和实用性，突出职业能力和技能的培养，课程内容编写中注重理论的常用性、实用性及有用性，补充新知识、新技术和新理念。

本书内容共三篇，包括器械检查、放射线检查和实验室检查，并增加了介入放射学相关知识。本教材主要供三年制临床医学专业师生使用，其他医学专业师生和广大临床医生也可借鉴使用，对准备参加执业助理医师资格考试的考生有较大帮助。本教材由长春医学高等专科学校、山东医学高等专科学校、重庆医药高等专科学校等多所院校教学经验丰富的一线教师编写，并得到各参编单位的大力支持，在此一并表示感谢。

本教材是高职高专临床医学专业整合课程教材，由于是教学改革的探索和研究，加之时间紧，编写内容难免有不妥之处，殷切期望使用本教材的师生和医生提出宝贵意见和建议。

编　者

2019 年 4 月

目 录

第一篇 器械检查

第二篇　放射线诊断

第三篇 实验室检查

第一篇

器械检查

第一章　心电图

扫码“学一学”

学习目标

1. 记住　心电图各个波及波段的正常值，心房肥大、心室肥大、心肌缺血、心肌梗死及心律失常的心电图特点。

2. 知道　洋地黄中毒、血钾及血钙改变的心电图特点。

3. 学会　操作心电图机及分析心电图。

心脏在每一次收缩之前，首先产生电的激动，心房和心室的电激动可产生微弱的电流，电流可经过身体组织传导到体表，可在体表的不同部位产生不同的电位。如果在体表放置两个电极，就可以测量出心电的电激动。

心电图（electrocardiogram，ECG）是利用心电图机在体表记录心脏每一次心动周期所产生电激动变化的连续性曲线。心电图反映心脏兴奋的产生、传导和恢复过程中的生物电变化，与心脏的机械舒缩活动无直接关系。

第一节　临床心电图的基本知识

一、典型心电图各波段的组成

心脏的起搏和传导系统是由心壁内有特殊心肌纤维组成，包括窦房结、房室结、房室束、前后结间束、左右房室束分支、分布到心室乳头肌和心室壁的许多细支。组成心脏传导系统的细胞有起搏细胞、移行细胞和浦肯野纤维。心脏传导系统功能是发生冲动并传导到心脏各部，使心房肌和心室肌按一定节律性收缩（图1－1）。

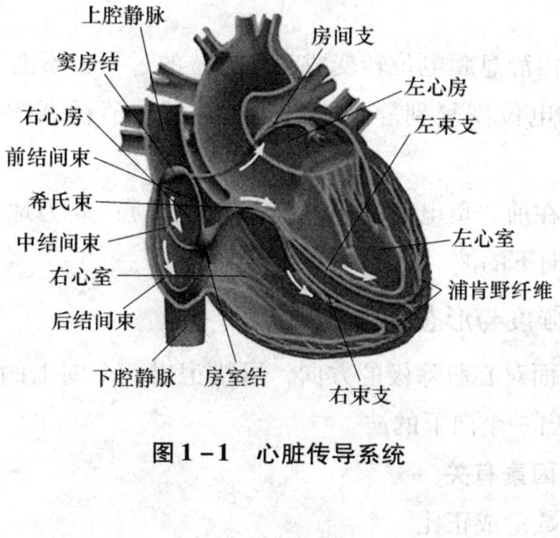

图1－1　心脏传导系统

正常心电活动始于窦房结，并从此发出冲动，循此特殊传导系统的通道下传，先后兴奋心房和心室，使心脏收缩，执行泵血功能。这种先后有序的电兴奋的传播，将引起一系列的电位改变，形成心电图上相应的波形，各波段的意义如下（图 1－2）。

P 波：反映左、右心房除极过程中的电位和时间变化。

PR 段：主要反映激动通过房室交接区所产生的电位变化。

QRS 波群：反映左、右心室除极过程中电位和时间的变化。

ST 段：代表心室早期复极的电位和时间的变化。

T 波：反映心室晚期快速复极过程中的电位和时间的改变。

U 波：是心室肌传导纤维（浦肯野纤维）的复极波所造成。

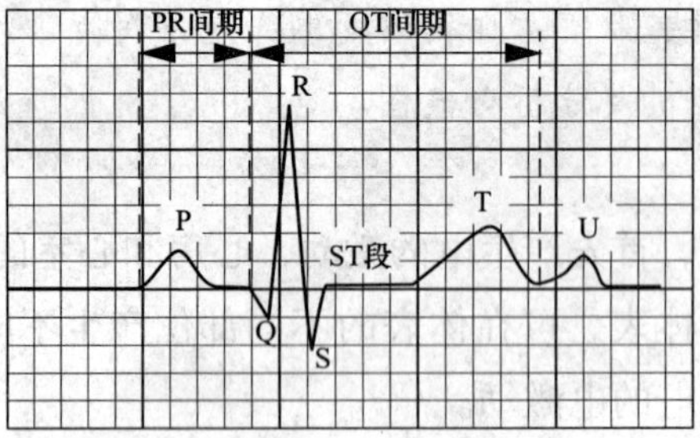

图 1－2　心电图各波、段组成

二、心电产生原理与心电向量概念

（一）心电产生的原理

1. 静息电位　心肌细胞未受到刺激（处于静息状态）时存在于细胞膜内、外两侧的电位差，称为静息电位。以细胞膜为界，膜外呈正电位、膜内为负电位，并稳定于一定数值的静息电位状态，称为极化状态。

2. 动作电位　当细胞受到刺激时，其亚微结构就会发生改变，于是对钠离子的通透性加大，从而造成钠离子快速内流，此时可测得 +30mv 的电压，这就是动作电压。这时细胞膜上的 Na^+，K^+－ATP 泵逆浓度差把钾离子送回细胞内而排出钠离子，恢复原有的极化状态。

3. 除极和复极

（1）除极　指细胞由静息膜电位转变成动作电位的过程，不消耗能量，其速度较快。

（2）复极　指动作电位恢复到静息膜电位的过程，消耗 ATP，逆浓度差进行，速度较慢。

（3）除极时正电荷在前，负电荷在后（指在细胞外）；人为地使对着正电荷描记向上的波、对着负电荷描记向下的波。

（二）心电图电位强度与形态的决定因素

1. 形态　探查电极面对心肌除极的方向，可描记出一个向上的波。探查电极面对心肌复极的方向，则可描记出一个向下的波。

2. 电位强度与下列因素有关

（1）与心肌细胞的数量成正比。

（2）与探查电极和心脏的距离的平方成反比。

（3）探查电极的方位和心脏除极的方向所构成的角度越大，电位越小。

（三）心电向量的概念

心脏是由无数心肌细胞所组成的，在除极与复极过程的每一瞬间都可以产生许多大小不一、方向不尽相同的心电向量，按平行四边形法或头尾相加法依次综合起来，这个最后综合起来的向量叫做瞬间综合心电向量（图 1－3）。

1. 向量是一种既能表示方向又能表示力量大小的物理学名称，一般用“箭矢”表示。

2. 心脏是由无数个心肌构成的，综合方向就是它的代数和。

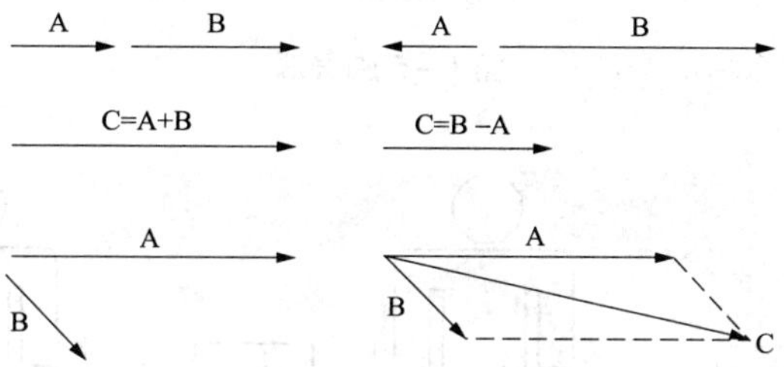

图 1－3　心电综合向量

三、心电图导联体系

（一）心电图导联

在人体不同部位放置电极，并通过导线与心电图机的正极和负极端相连，用于记录心电图的电路连接方式为心电图的导联。

1. 标准导联　为最早使用的双极肢体导联，反映两个肢体（探查电极）之间的电位差（图 1－4）。

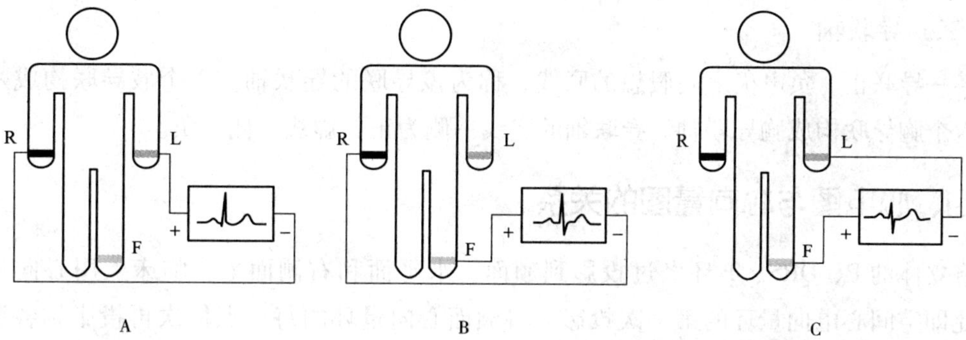

图 1－4 标准导联

2. 胸导联　属单极导联，单极导联所测的是探查电极所在部位的电位变化。其中 V_1、V_2 反映右室，V_3、V_4 反映室间隔及其附近的左、右心室，V_5、V_6 反映左心室（图 1－5）。

3. 加压单极肢体导联　包括加压单极右上肢导联（aVR）、加压单极左上肢导联（aVL）和加压单极左下肢导联（aVF）（图 1－6）。

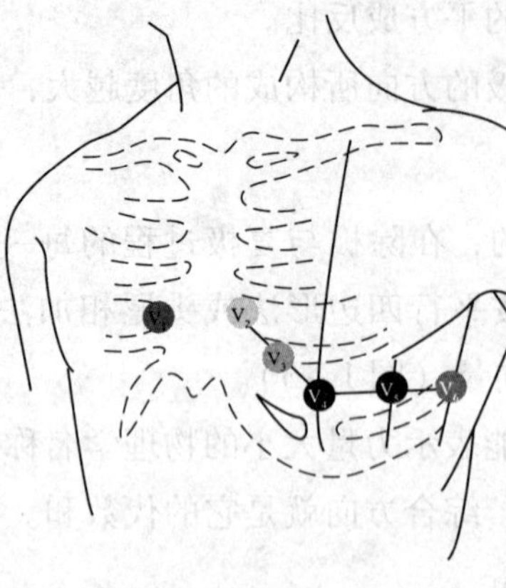

图 1－5 胸导联

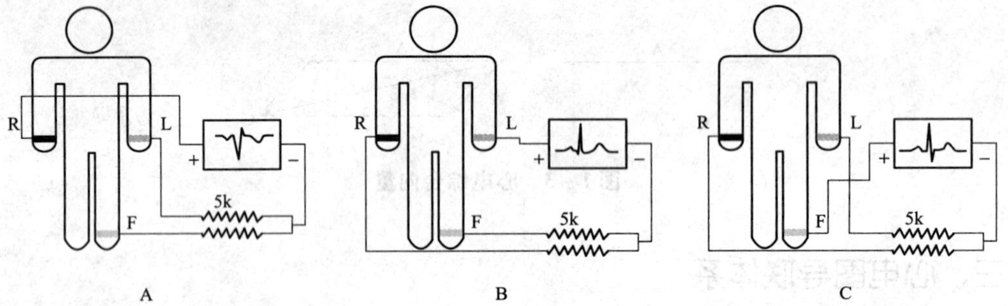

图 1－6　加压单极肢体导联

标准导联Ⅰ、Ⅱ、Ⅲ，加压单极肢体导联 aVR、aVL、aVF，统称为肢体导联。其中 aVR 导联反映右心室的电位改变，其余的肢体导联均反映左心室的电位改变。

心电图机上的导联线一般均以固定的颜色表示：惯例是红色导线接右上肢，黄色导线接左上肢，绿（或蓝）色导线接左下肢，黑色导线接右下肢，白色导线接胸壁各点。

（二）导联轴

某一导联正、负电极之间假想的联线，称为该导联的导联轴。六个肢导联构成六轴系统，六个胸导联构成胸导联轴。导联轴的实线一侧为正，虚线一侧为负。

四、心电图与心向量图的关系

将立体的 P、QRS、T 环经过投影到额面、水平面和右侧面上，临床上用心向量图表示，此即空间心电向量环的第一次投影。将额面心向量环的每一点依次再投影到各肢体导联轴上，可记录出各肢体导联的心电图；横面心向量环在各胸导联轴上的投影，可描记出各胸导联的心电图。此即心向量环的第二次投影。

五、心电图附加导联

在常规心电图检查时，上述 12 种导联可满足临床需要，但在某些特殊情况下，如下壁心肌梗死、右心室肥大、右位心等尚需加做 V_7、V_8、V_9、$V_3R \sim V_6R$ 等附加导联。

第二节 心电图的测量和正常数据

一、心电图的测量方法

（一）心电图记录纸

横线代表时间，每小格是0.04秒；竖线代表电压，每小格是0.1mV（图1-7）。

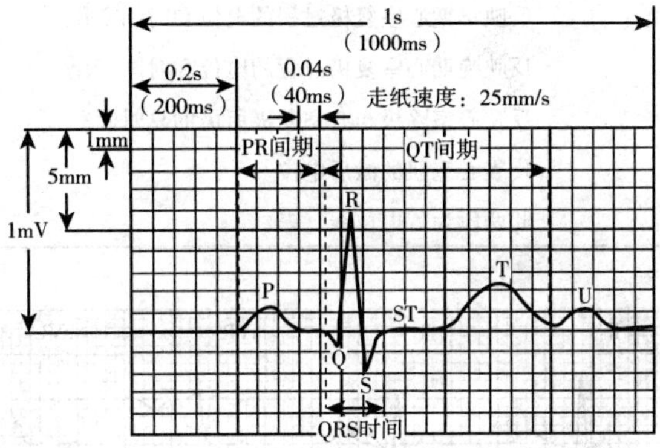

图1-7 心电图记录纸

（二）心率的计算

$$心率=\frac{60（秒）}{心动周期（秒）}（次/分），即心率相当于60/（PP或RR间期）$$

（三）心电图各波段的测量

1. 波的振幅（电压） 向上的波应自等电位线的上缘垂直量到波的顶点，向下的波应自等电位线的下缘垂直量到波的底端。

2. 各波时间 从波形起始部内缘量至波形终末部的内缘。

3. 室壁激动时间（VAT） 从QRS波群的起点，量到R波顶点与等电位线的垂直线之间的距离，如R波有切迹或有R′波，则以最后的R′波为准。一般只测V_1导联VAT和V_5导联VAT，用以代表激动从右心室（V_1VAT）或左心室（V_5VAT）内膜面到外膜面除极所需要的时间。

4. 间期 PR间期自P波的起点量到QRS波群的起点。QT间期从QRS波群的起点量至T波的终点。

5. ST段移位的测量 ST段抬高时，应从等电位线上缘垂直量到ST段的上缘；ST段下移时，应从等电位线的下缘垂直量到ST段的下缘。

（四）心电轴

利用Ⅰ与Ⅲ导联QRS波群的主波方向来判定心电轴是否偏移。Ⅰ、Ⅲ导联主波均向上，表明电轴不偏；Ⅰ导联主波向上，Ⅲ导联主波向下，表明电轴左偏；Ⅰ导联主波向下，Ⅲ导联主波向上，表明电轴右偏；Ⅰ、Ⅲ导联主波方向均向下，表明电轴重度右偏，又称“假性电轴左偏”。

二、心电图各波段正常范围及其变化的意义（表1-1、图1-8）

表1-1　正常典型心电图的波形及其意义

波形	意义
P波	反映左、右心房除极过程电位和时间的变化
P-R间期（P-Q间期）	代表心房开始除极至心室开始除极的时间
PR段	反映心房复极过程以及房室结、希氏束、室内传导系统的电活动
QRS波群	反映左、右心室除极过程电位和时间变化
ST段	反映早期心室复极过程的电位和时间变化
T波	反映晚期心室复极过程的电位和时间变化
Q-T间期	反映心室除极与心室复极所需的总时间
U波	代表心室肌的激后电位
PR段和TP段	此两段为等电位线（基线）

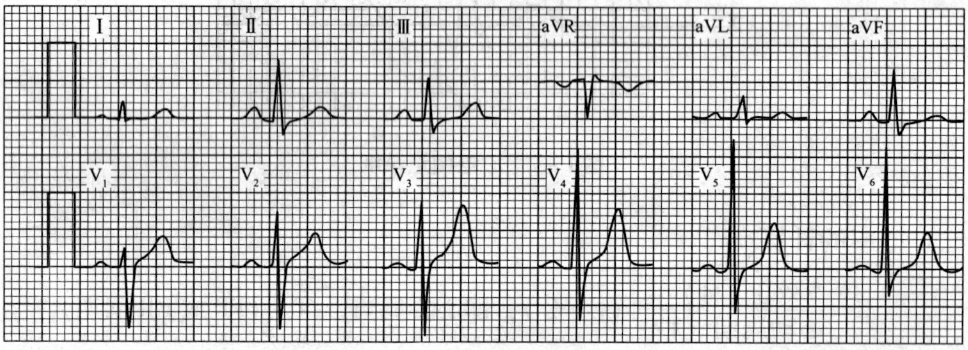

图1-8　正常心电图

（一）P波

1. 意义　代表两心房去极化（除极）过程的电位变化，P波的前半部是右心房，后半部是左心房。

2. 方向　正常P波在Ⅰ、Ⅱ、aVF、V_4～V_6导联是直立向上的波，在aVR导联则是负向的波，其余导联呈双向、低平或者倒置。

3. 时间　小于0.12秒。

4. 电压　P波振幅在肢体导联小于0.25mV，胸导联小于0.2mV。

5. 变异

（1）逆行P波是结性心律（房室交界性心律）。

（2）左心房大则P波呈双峰状、有切迹，时间大于0.11秒，常见于二尖瓣病变，即“二尖瓣型P波”。

（3）右心房肥大则P波高尖大于0.25mV，多见于肺心病，即“肺型P波”。

（二）QRS波群

1. 意义　代表两心室去极化（除极）过程的电变化。

2. 方向

（1）额面　心电图aVR向下，其他大多向上。

（2）横面　V_1 导联 R < S，V_3 导联 R = S，V_5 导联 R > S。

（3）时间　成人是 0.06 ~ 0.11 秒，儿童是 0.04 ~ 0.08 秒。

3. 振幅　V_5 导联上 R 波 < 2.5mV，$R_Ⅰ$ < 1.5mV，$R_Ⅰ + R_Ⅲ$ < 4.0mV，R_{aVL} < 1.2mV，R_{aVF} < 2.0mV；Q 波 V_1、V_2 无 q 波，其它导联均可有 Q 波。深度 < 1/4R 波，时间 < 0.04 秒。

4. 变异

（1）QRS 宽大畸形者多见于室性心律失常。

（2）左心室肥厚 V_5 电压超过 2.5mV。

（3）右心室肥大 V_1 电压超过 1.05mV。

（4）如 Q 波 > 1/4R 波，即大于 0.04 秒者称为坏死性 Q 波，见于心肌梗死、心肌病。

（三）T 波

1. 意义　代表两心室复极过程时的电位变化。

2. 方向　与 QRS 波群的主波方向一致。

3. 振幅　最高不超过 1.5mV（除外胸导联），最低不低于 1/10R 波。

4. 变异

（1）T 波高尖 > 1.5mV。

（2）见于高血钾，血钾 > 6mmol/L，有 T 波高尖。

（3）急性心肌梗塞早期（大量钾离子外流所致）。

（4）T 波低平，T 波 < 1/10R 波，见于低血钾。血钾 < 3.5mmol/L，有 T 波低平。

（5）见于慢性心肌缺血。

（四）PR（PQ）间期

1. 意义　代表从心房开始去极化至心室开始去极化所需时间，即表示兴奋从心房传到心室所需的时间。

2. 时间　0.12 ~ 0.20 秒，心率快时 PR 间期相对缩短。反之，则延长。

3. 变异

（1）延长 > 0.20 秒，见于房室传导阻滞。

（2）缩短 < 0.12 秒，见于预激症候群。（预激综合征：①PR 间期小于 0.12 秒；②QRS 出现起始部粗大；③继发性 ST - T 段改变，与 QRS 波群方向相反。）

（五）QT 间期

1. 意义　代表心室开始去极至复极完毕所需的时间。

2. 时间　0.32 ~ 0.44 秒，与心率有关，心率快时 Q - T 间期相对缩短，反之则延长。

3. 变异

（1）缩短　见于低血钙或洋地黄中毒。

（2）延长　①心肥厚时可延长，与心包积液相区别。②判断心梗预后，Q - T 间期越长，死亡率越高。③监测药物安全性，如治疗房颤时用奎尼丁和乙胺碘肤酮，如 Q - T > 0.44 秒，就应停药。

（六）ST 段

1. 意义　代表心室已经全部去极。

2. 电压 任何导联ST段下移不应超过0.05mV，V_1～V_3上移不超过0.3mV，肢体导联和V_4～V_6上移不应超过0.1mV。

3. 变异

（1）ST段抬高 ①急性心肌梗塞最常见，在相应导联ST段抬高，其特点是弓背向上。②急性心包炎，R波为主的导联上ST段广泛抬高，其特点是弓背向下。

（2）ST段下移>0.05mV ①见于急性心肌缺血，R波与ST段的夹角>90°时有意义。②ST段下移与R波夹角<90°无意义，偶见于心脏神经官能症。

（七）U波

是在T波后出现的振幅很低小的波，方向大体与T波一致，发生机制不清。U波明显增高者见于血钾过低。

1. 意义

（1）正常人多无此波。

（2）低钾或心肌缺血时可出现U波。

2. 位置 T波之后0.02～0.04秒。

3. 振幅 0.1～0.3mV。

第三节 心房、心室肥大

一、心房肥大

心房肥大包括心房扩张和肥厚，大多因心房或心室内压力增高及负荷过重引起，最终导致心肌肥厚与内腔扩大，这种以心房扩大而较少表现心房肌的肥厚，心房的扩大可导致整个心房肌除极综合向量的振幅和时间发生变化。

左、右心房的激动过程，形成P波。由于右心房激动在先，形成P波的前肢。左心房激动在后，形成P波的后肢。所以右心房肥大以P波电压增高为主，而无时间延长；左心房肥大以P波时间延长为主，而电压无显著增高。如果双房肥大，则P波不仅电压增高，而时间也可延长。

（一）左心房肥大（left atrial hypertrophy）（图1-9）

1. 在Ⅰ、Ⅱ、aVL、V_4～V_6导联上，P波增宽，时间>0.11秒。

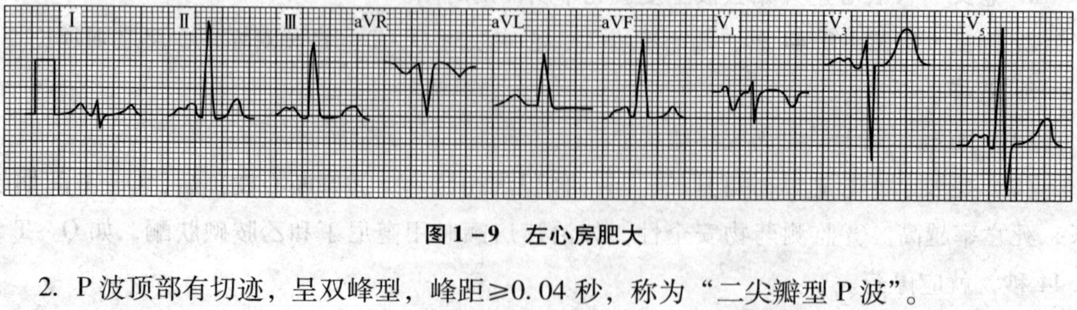

图1-9 左心房肥大

2. P波顶部有切迹，呈双峰型，峰距≥0.04秒，称为“二尖瓣型P波”。

3. 在V_1导联P波，首先见到由右心房除极所致的低幅度的初始正向部分，其宽度与深度的乘积称为起始P波指数（IPI），正常<0.03mm·s。P波的终末负向部分，主要表现为

与左房相关的终末向左后的向量，测量P波负向部分的宽度（s）与深度（mm）乘积，称为V_1导联的P波终末电势（P－ware terminal force），通常用$PtfV_1$表示，正常不超过－0.02mm·s，左房肥大时绝对值≥0.04mm·s。

（二）右心房肥大（right atrial hypertrophy）（图1－10）

1. 在Ⅱ、Ⅲ、aVF导联上，P波高尖，电压＞0.25mV，称为"肺型P波"。
2. Ⅰ、aVL导联P波低平或倒置。
3. V_1、V_2导联P波多高尖耸立，少数低平或倒置。
4. P波时间正常。

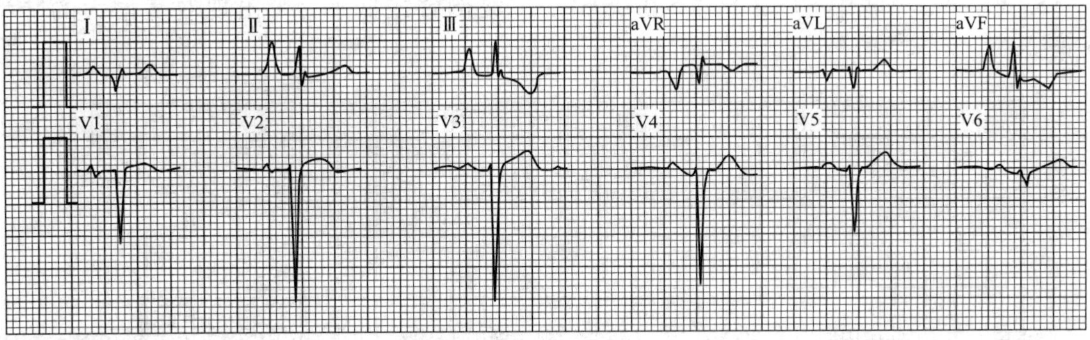

图1－10　右心房肥大

（三）双房肥大（biatrial enlargement）

P波电压和时间均超过正常值时，提示左、右心房均肥大。常见于风湿性心脏病及某些先天性心脏病。

二、心室肥厚

（一）左心室肥厚（left ventricular hypertrophy）（图1－11）

1. 肢体导联$R_Ⅰ$＞1.5mV，R_{aVL}＞1.2mV，R_{aVF}＞2.0mV，或$R_Ⅰ+S_Ⅲ$＞2.5mV；胸导联R_{V5}＞2.5mV，$S_{V1}+R_{V5}$≥3.5mV（女）或＞4.0mV（男）。
2. QRS波时间延长，可达0.10～0.11秒。

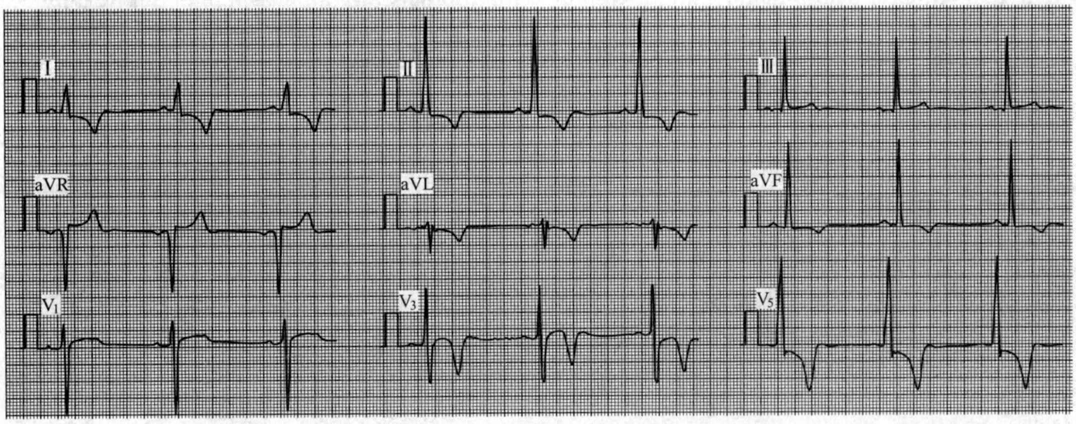

图1－11　左心室肥厚

3. V_1、V_5、V_6 导联 T 波呈低平、双向或倒置，ST 段下移 >0.05mV。

4. 心电轴左偏。

（二）右心室肥厚（right ventricular hypertrophy）（图 1-12）

1. R_{aVR} >0.5mV，R/Q >1。

2. R_{V1} >1.0mV，$R_{V1}+S_{V5}$ >1.05mV（重症 >1.2mV）。

3. V_1 导联中 R/S >1，V_5 导联中 R/S <1，V_1 导联波型呈 R 型或 Rs 型，重度右心室肥厚可使 V_1 导联呈 qR 型（除外心肌梗死），VAT >0.03 秒。

4. 电轴右偏，多 > +110°。

5. V_1 ~ V_3 导联中 ST 段下移 >0.05mV，T 波倒置或低平，可出现右房增大的肺型 P 波。

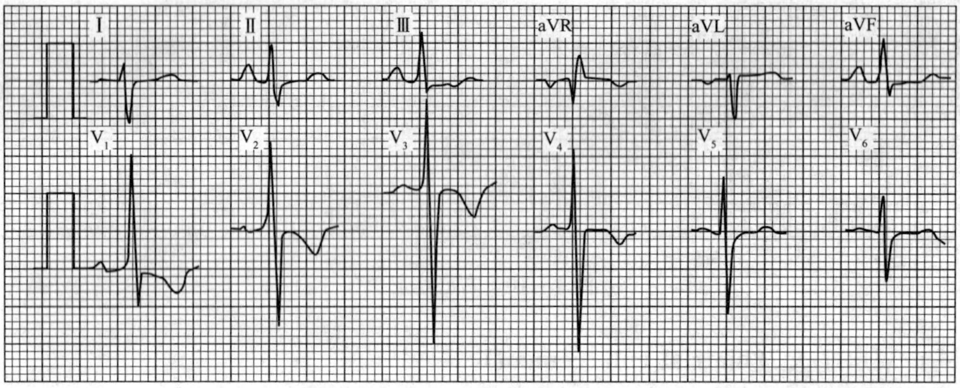

图 1-12　右心室肥厚

（三）双侧心室肥厚（biventricular hypertrophy）

双侧心室肥厚心电图特点是：出现左心室及右心室肥厚的心电图改变，尤其是右心室肥厚图形；电轴左偏；R_{V5} 电压异常增高；$R_{V5}+S_{V1}$ >4.0mV（图 1-13）。

1. 只表现一侧心室肥厚的特征，多见左心室肥厚的图形。

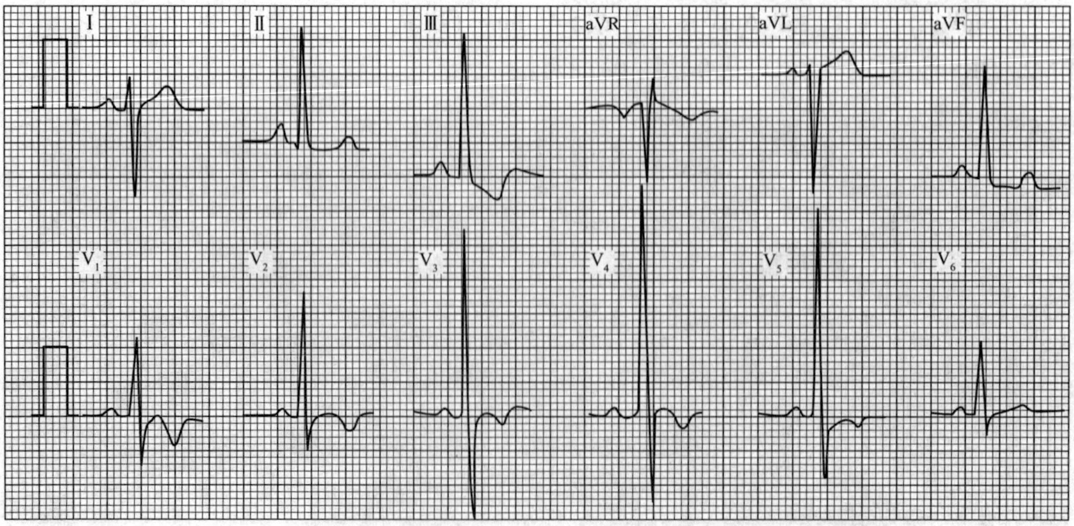

图 1-13　双心室肥厚

2. 近似正常的心电图，有时仅有 QRS 波增宽切迹，ST－T 改变。

3. 同时出现左、右心室肥厚的图形。

4. 正常情况下，左心室壁比右心室壁厚，当双侧心室肥厚时，多表现左心室肥厚的图形，或由于两侧的电压相互抵消，故出现大致正常心电图。

第四节　心肌缺血与 ST－T 异常改变

当心室肌某一部分发生缺血时，会影响心室复极的正常进行，在心电图上表现出 ST－T 的改变。

当冠状动脉供血不足时，会出现心肌缺血（myocardial ischemia）、细胞代谢减慢及能量产生不足，直接影响心肌正常的除极和复极，尤其对复极的影响出现的早，也最明显。故在心电图上表现 T 波与 ST 段的改变最为突出。

一、T 波改变

（一）T 波高尖

当 T 波与 QRS 波群的主波方向一致，其特点是直立、基底部变窄、上下肢对称。在肢体导联上 T 波 >0.5mV，胸导联 T 波 >1.0mV 表现为 T 波高尖。常见于心内膜下心肌缺血。其形成的原因多与心内膜下心肌缺血导致心肌复极速度减慢有关。有时正常人 V_3、V_4 导联的 T 波可达 1.5mV，所以 T 波高尖时伴有 ST 段降低、U 波倒置，才更有诊断意义（图 1－14）。

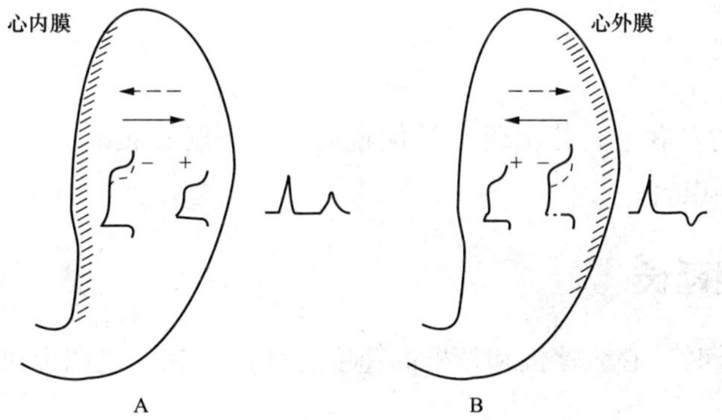

图 1－14　心肌缺血时 T 波改变

（二）T 波倒置

当 T 波方向与正常方向相反时，称之为 T 波倒置，常见于心外膜下心肌缺血。因心外膜下心肌缺血时，该处心肌复极迟缓，与正常心肌复极方向相反，故称为复极顺序发生逆转。由于复极顺序逆转必然造成 T 波方向与正常相反，所以出现 T 波倒置。如出现下降肢和上升肢对称的 T 波倒置，多见于冠状动脉供血不足，故又称为冠状 T 波。

（三）T 波低平、双向

当心内膜下心肌多个部位缺血或心内膜和心外膜下心肌同时缺血时，如各部位心肌复极产生心电向量的方向不同，瞬间的部分心电向量可相互抵消，故在心电图上出现 T 波低平或双向。

二、ST 段改变

当心肌持续性缺血时，心肌除极速度变慢，会出现部分心肌除极尚未结束，正常心肌复极已经开始，故心电图出现 ST 段移位或形态改变。

（一）ST 段上下移位

心内膜下心肌缺血可表现为 ST 段下移≥0.05mV；心外膜下心肌缺血可表现为 ST 段上移，在肢体导联及胸导联的 $V_4 \sim V_6 > 0.1mV$，或在 V_1、V_2 导联 $> 0.3mV$，或在 V_3 导联 $> 0.5mV$。

（二）ST 段形态变化

ST 段上下移位可表现多种形态，下移时以水平型或下斜型（指通过 R 波顶点的垂线与 ST 段的夹角≥90°）较有意义；上移时以弓背向上型最有意义（图 1－15）。

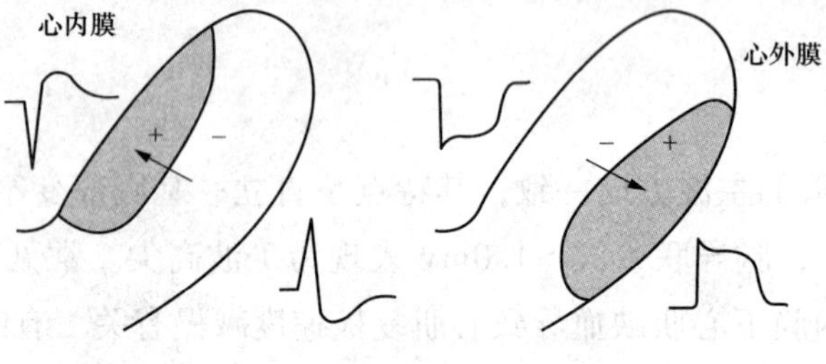

图 1－15　心肌缺血时 ST 段形态变化

三、U 波倒置

在以 R 波为主的导联中，若出现 U 波倒置应高度怀疑心肌缺血存在，但是 U 波倒置也可见于左心室肥大的患者。

四、QT 间期延长

心肌缺血较严重时，心肌除极和复极的速度会变慢，在心电图上可表现 QT 间期延长。

五、其他表现

在心肌缺血时也可能出现房内传导阻滞、房室传导阻滞、束支传导阻滞、各种期前收缩和心动过速、房颤等。

第五节　心肌梗死

心肌梗死（myocardial infarction，MI）是由冠状动脉血流急剧减少或中断引起相应部位心肌缺血、损伤和坏死的严重疾患。其中 95% 以上的患者是由冠状动脉粥样硬化性心脏病所致。另外 5% 左右的患者可由冠状动脉炎症、冠状动脉痉挛、冠状动脉栓塞、主动脉夹层、外伤等引起。心电图的特征性表现对该病的确定诊断、指导治疗和估计预后有重要价值。

一、急性心肌梗死的心电图基本图形

当冠状动脉的某一支出现阻塞时，心肌相继发生缺血、损伤甚至坏死，从而引起一系列的相应变化。由于冠状动脉分支所供血的心肌部位不同，因此图形改变常具有定位特点。

（一）缺血型改变

表现为T向量异常。冠状动脉血流中断早期（数分钟内），受累心肌的主要病变为缺血，一般由心内膜下心肌缺血逐渐扩展为全层心肌缺血。由于缺血心肌复极延缓，使缺血型T向量背离缺血区并明显增大。在早期心内膜下心肌缺血时，T向量由心内膜指向心外膜，导致正极在缺血区同侧方位的导联出现高耸、直立、宽大之T波（极为短暂，仅数分钟至数十分钟）。继之全层心肌缺血时，T向量背离缺血区，导致正极在缺血区同侧方位的导联直立T波逐渐演变为深倒置。以后随着缺血的改善，T向量渐趋正常，T波亦逐渐恢复正常。同时，缺血型T波前后肢多对称，与缺血时心外膜下和心内膜下心肌复极速度近于一致等相关；QT间期延长，与缺血时心肌复极延缓等相关。

（二）损伤型改变

表现为ST向量异常。当心肌缺血时间较长（约3小时后）和程度较重时，则会引起心肌损伤。由于损伤区心肌极化能力的降低，致使不能完全除极化或完全复极化，使电收缩期末损伤区心肌电位较正常心肌为高（除极受阻），电舒张期末损伤区心肌电位较正常心肌为低（损伤电流），这种损伤性电位差使ST向量异常增大并指向损伤区。导致正极在损伤区同侧方位的导联心电图出现弓背向上型ST段上抬，甚至与T波相联成单相曲线，以后随着损伤的改善ST段亦渐恢复正常。

（三）坏死型改变

表现为QRS向量异常。当心肌缺血和损伤进一步加重，且持续时间较长时（约10小时后），可引起心肌急性坏死。由于坏死心肌不能产生心电向量，使心肌除极综合向量背离坏死区移位。其中心肌梗死时常使心内膜和内膜下肌层的除极电平衡状态遭到破坏，引起QRS初始向量明显背离坏死区移位，导致正极在坏死区同侧方位的导联心电图出现异常Q波或QS波。

二、心肌梗死的演变过程和分期

心肌梗死的心电图具有3大特征性改变以外，尚具有特征性的演变过程，其对心肌梗死的诊断和分期具有重要意义（图1－16）。

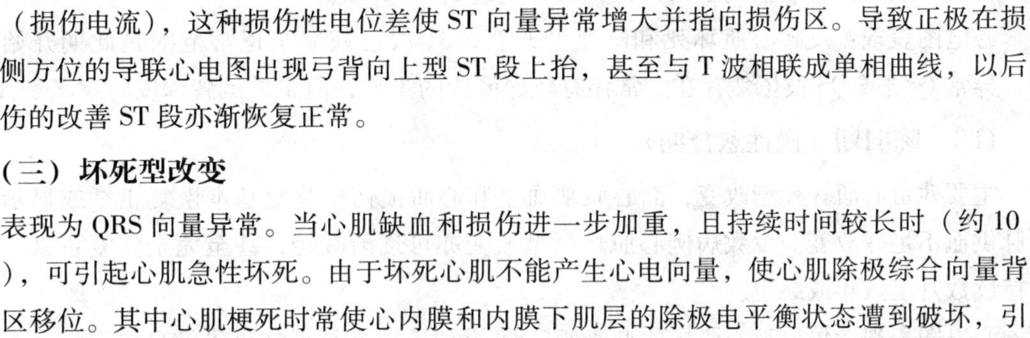

图1－16　心肌梗死的心电图演变过程示意图

（一）超急性期（早期）

急性冠脉血流中断后，最早出现的是心肌缺血型改变（T 向量异常），继之出现心肌损伤型改变（ST 向量异常）。该期一般只持续数分钟至数小时，常于症状发作当日或次日结束。如救治及时，可避免向急性期演变。

心电图表现：该期反映心肌缺血和损伤型改变，最早出现的是巨大高耸的 T 波，由于显示短暂，临床上常不易记录到。之后，ST 段上抬，甚至可与 T 波连成单相曲线。部分患者可出现急性损伤性阻滞，QRS 时间可轻度增宽，但小于 0.12 秒，但不出现异常 Q 波或 QS 波。此时心室颤动发生率为 4% ~36%，须及时防治。

（二）急性期（充分发展期）

心肌缺血型改变、损伤型改变和坏死型改变三者并存，后者的出现是本期开始的特征。该期常持续数天至数周，一般不超过 1 个月。

心电图表现：同时反映心肌坏死和缺血、损伤型改变，出现异常 Q 波或 QS 波是此期开始的特征，常伴有 ST 段弓背向上型抬高和 T 波对称性深倒置。其对应导联 ST 段呈镜像表现性压低，同时伴 QRS 波群电压降低，继之，ST 段渐趋正常。

（三）亚急性期（近期）

心肌坏死型改变和缺血型改变依然存在，但损伤型改变已消退，后者的出现是本期开始的特征。该期常持续数周至数月，一般不超过 2 ~3 个月。

心电图表现：反映心肌坏死和缺血型改变，ST 段已恢复至正常范围是此期开始的特征，异常 Q 波或 QS 波依然存在，常伴有较深倒置的 T 波，但 T 波倒置深度将逐渐变浅。

（四）陈旧期（慢性愈合期）

主要残留心肌坏死型改变，而心肌缺血型和心肌损伤型改变基本恢复正常或显示慢性冠脉供血不足样改变。少数病例心肌坏死型改变亦可逐渐减轻，甚至完全恢复正常。该期常持续数月至数年或终生。

心电图表现：仅反映心肌坏死型改变，ST 段和 T 波恢复正常或 T 波呈恒定性低平、浅倒置是此期开始的特征。多数病例仅残留异常 Q 波或 QS 波，ST 段和 T 波均属正常范围或显示慢性冠脉供血不足样改变；少数病例异常 Q 波或 QS 波可逐渐减小甚至消失（约 6% 病例），多出现于梗死范围较小和（或）及时进行缺血心肌再灌注治疗的患者。

近年来，由于对急性心肌梗死的及时诊断和治疗（尤其是溶栓和介入性治疗等），使病情演变增快，整个病程也较以往显著缩短。

三、心肌梗死的定位诊断

心肌梗死除了超急性期以外，其余各期主要根据心肌坏死型改变出现的导联部位来进行定位诊断。而超急性期大致根据心肌缺血型改变和损伤型改变出现的导联部位来进行初步定位诊断。

（一）前间壁心肌梗死（anteroseptal infarction）

是指室间隔前部及与其相邻的左心室前壁心肌发生了梗死。心电图表现（图 1 －17）为：正极在前方的 V_1、V_2、甚至 V_3 出现异常 Q 波或 QS 波。值得注意的是 V_1 ~ V_3 即使出现 Q 波，也属异常。

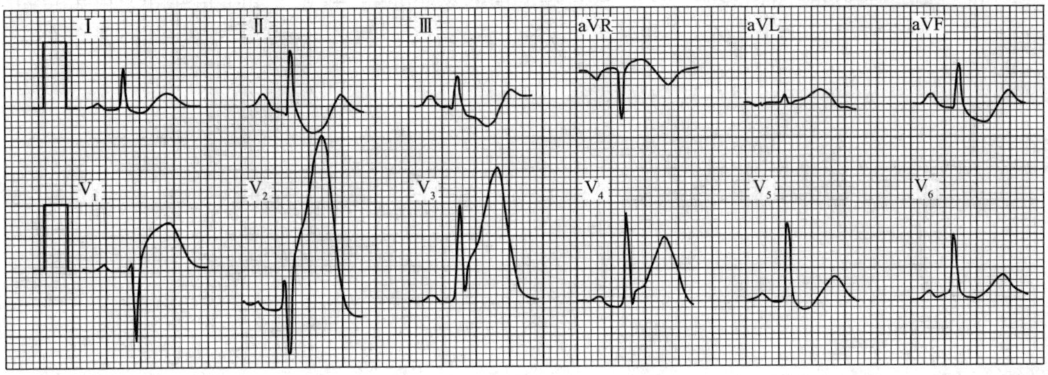

图 1-17 急性前间壁心肌梗死

（二）前壁心肌梗死（anterior myocardial infarction）

是指左心室前壁发生梗死，其解剖方位位于左前。心电图表现（图 1-18）为：正极在左前方位的 V_3、V_4 出现异常 Q 波或 QS 波。如梗死范围较大，可波及 V_2 或 V_5；梗死范围较小时，上述导联仅产生 R 波递增不足或 Q 波顺序异常。

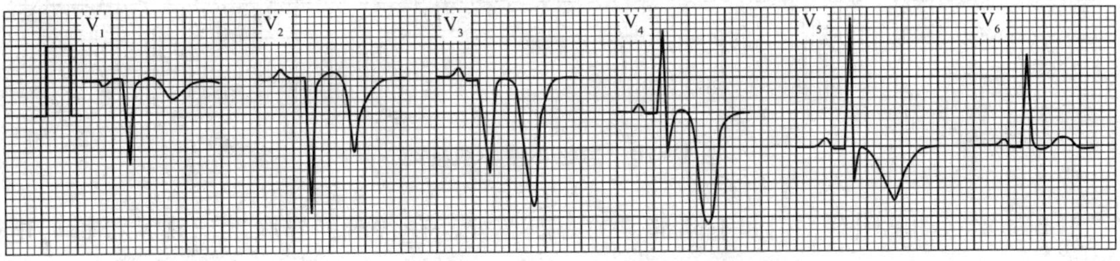

图 1-18 陈旧性前壁心肌梗死

（三）侧壁心肌梗死（lateral myocardial infarction）

是指左心室侧壁发生梗死，其解剖方位位于左侧。若为高侧壁心肌梗死，系指局限于左室侧壁邻近基底部处的梗死，其解剖方位位于左上方。侧壁和高侧壁心肌梗死均较少单独出现。心电图表现（图 1-19）为：正极在左侧方位的Ⅰ和 V_5 ~ V_6 出现异常 Q 波或 QS 波。若梗死范围较大，不仅波及上述所有正极在左侧方位的导联，还可波及 aVL；梗死范围较小时，仅波及上述部分导联。若梗死范围仅局限于高侧壁，可仅在 aVL 和Ⅰ出现异常 Q 波。为了检测侧壁心肌梗死范围的大小，可作 V_5 ~ V_7 上或下一个和下两个肋间心电图。

（四）广泛前壁心肌梗死（extensive anterior myocardial infarction）

是指室间隔的前半部、左心室的前壁和侧壁均发生了心肌梗死。由于梗死范围广泛，易伴有心室内传导阻滞。心电图表现为同时显示前间壁、前壁和侧壁心肌梗死的心电图表现，在 V_1 ~ V_6 和Ⅰ、aVL 出现异常 Q 波或 QS 波。

（五）下壁心肌梗死（inferior myocardial infarction）

系指左心室下壁发生了心肌梗死，常累及室间隔后半部心肌。心电图表现（图 1-20）为：正极在下方的导联Ⅱ、Ⅲ和 aVF 中至少 2 个导联出现异常 Q 波或 QS 波，其中导联Ⅲ最易波及（梗死范围小时即可产生异常 Q 波），而导联Ⅱ较少波及。

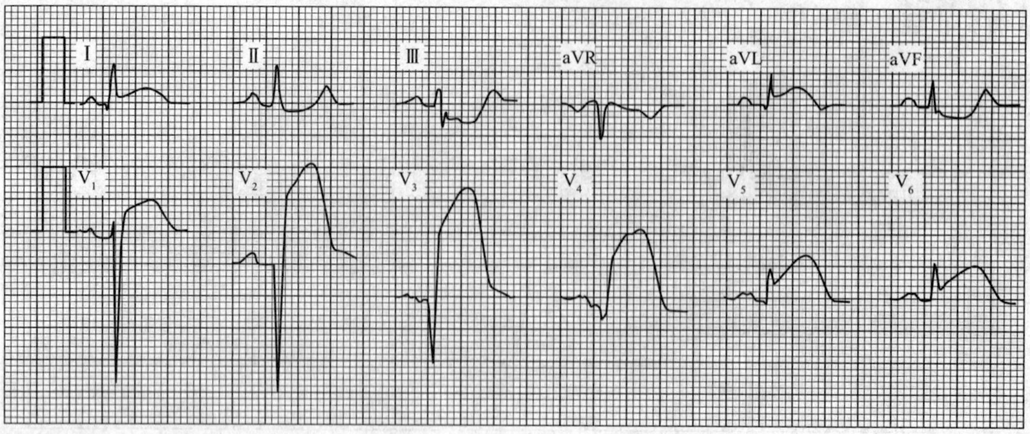

图1-19　高侧壁+广泛前壁心肌梗死（急性期）

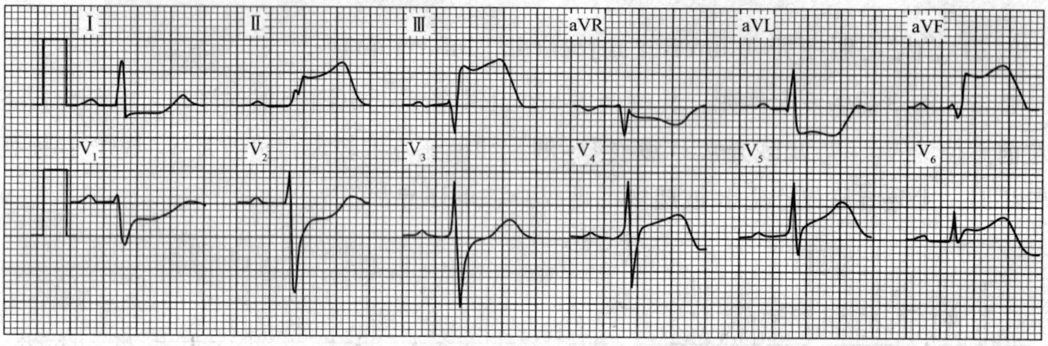

图1-20　急性下壁心肌梗死

不同的冠状动脉闭塞，引起不同部位的心肌坏死，在各自的导联上出现特征性心电图表现，根据心电图的改变，可进行心肌梗死的定位诊断（表1-2）。

表1-2　心电图导联与心肌梗死的定位诊断

导联	部位
$V_3 \sim V_5$	前壁
$V_1 \sim V_5$	广泛前壁
$V_1 \sim V_3$	前间壁
Ⅰ、aVL、V_5、V_6	侧壁
Ⅱ、Ⅲ、aVF	下壁
$V_7 \sim V_9$	正后壁

第六节　心律失常

正常心脏起搏点位于窦房结，电激动由窦房结发出后按正常传导系统传导至心房和心室。当心脏冲动的频率、节律、起源部位、传导与激动顺序发生异常，即称为心律失常（arrhythmias）。心律失常对心脏射血的影响可大可小，大可危及生命，诱发猝死、心力衰竭、休克等，小可无症状，自动消失。对心脏射血影响大小的因素与心律失常的种类、心率快慢、房室收缩的协调性和心脏的基础情况有关。心电图检查是诊断心律失常的重要手段。心律失常类型较多，在心电图上一般分为激动起源异常、异位搏动及异位心律、传导障碍所致的心律失常三大类。

一、激动起源异常

（一）窦性心动过速（sinus tachycardia）

成人在安静状态下窦性心律的频率大于 100 次/分（婴儿 >140 次/分，儿童 >120 次/分），称为窦性心动过速（图 1－21）。常见于运动、情绪激动、疼痛等生理情况，或感染、发热、贫血、甲状腺功能亢进、休克、心力衰竭和应用兴奋药等情况。

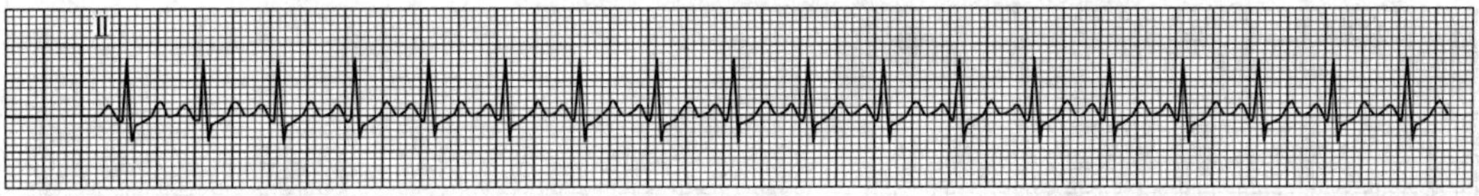

图 1－21　窦性心动过速

（二）窦性心动过缓（sinus bradycardia）

窦性心律频率小于 60 次/分，但不低于 40 次/分，称为窦性心动过缓。常与窦性心律不齐同时存在（图 1－22）。生理情况下，可见于老年人和运动员；病理情况下，见于颅内压增高、甲状腺功能减退、病态窦房结综合征、服用 β－受体阻断剂等。

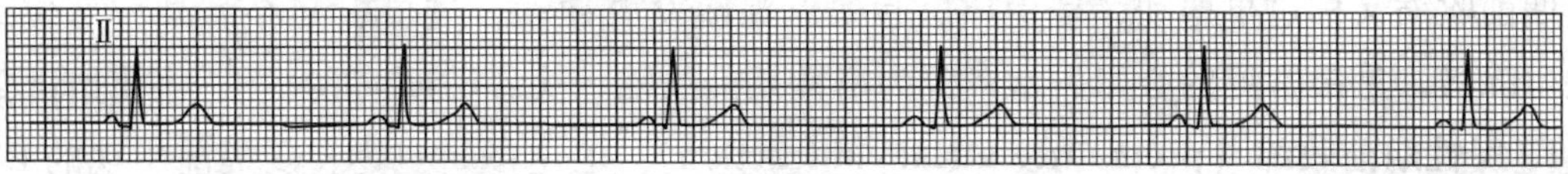

图 1－22　窦性心动过缓

（三）呼吸性窦性心律不齐（respiratory sinus irregularity respiratory sinus arrhythmia）

心电图特点为：①窦性 P 波；②PP 间距随呼吸改变，吸气时变短，呼气时延长，令患者屏气，心律可变规律。

（四）非呼吸性窦性心律不齐（non－respiratory sinus arrhythmia）

心电图特点为：①窦性 P 波；②PP 或 RR 间距相差 >0. 12 秒，令患者屏气后，窦性心律不齐随屏气不消失，与呼吸周期无关（图 1－23）。

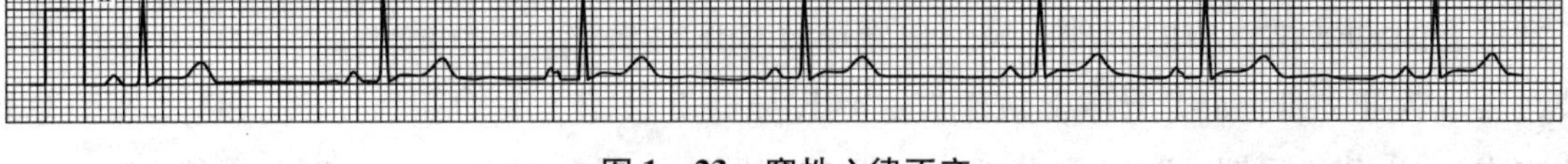

图 1－23　窦性心律不齐

（五）窦性停搏（sinus arrest）（窦性静止）

心电图特点为：①在窦性心律之后，突然出现一段较长的间隙，无 P－QRS－T 波；②停搏时间长短不定，可能较两个正常心动周期长，也可能较两个正常心动周期短；③在停搏之后，可以出现窦性心律，或者出现交界性逸搏、室性逸搏（图 1－24）。

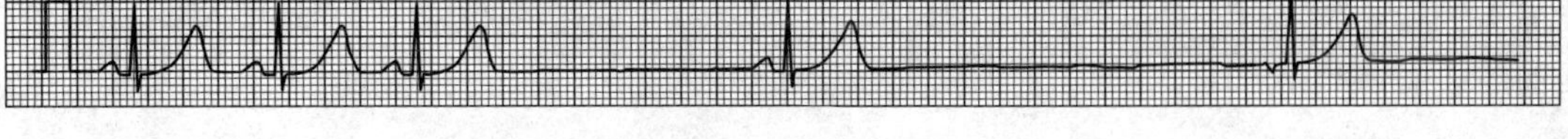

图 1－24　窦性停搏

（六）病态窦房结综合征（sick sinus syndrome，SSS）

严重而持续的心动过缓，可合并有窦房传导阻滞、短暂窦性停搏，心率在24小时动态心电图观察中可低于35次/分；在心动过缓的基础上，可以出现逸搏或逸搏心律；较常出现“慢－快综合征”，心律快时可为心房颤动、心房扑动或室上性心动过速，而平时为窦性心动过缓，常因过缓而出现一时性头晕或晕厥；阿托品试验中窦性心律从来没有达到90次/分或出现交界性心律；电生理检查不正常（图1－25）。

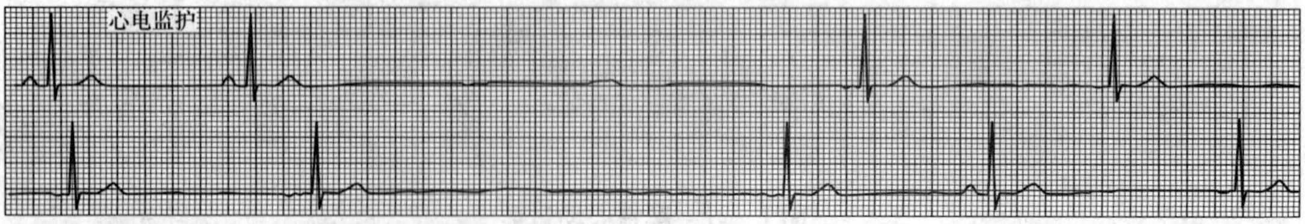

图1－25　病态窦房结综合征

二、异位搏动及异位心律

（一）期前收缩（extrasystole）

期前收缩又称过早搏动，是指异位起搏点提前发放冲动，过早引起心脏某一部位或全部发生除极，是最常见的心律失常。分为房性期前收缩、交界性期前收缩和室性期前收缩。

1. 房性期前收缩（premature atrial contraction）　心电图特点为：①提前出现的P′波，多落在前一T波的降支或稍后；②联律间期较短，代偿间隙多不完全；③QRS综合波多呈不同程度的右束支传导阻滞图形（图1－26）。

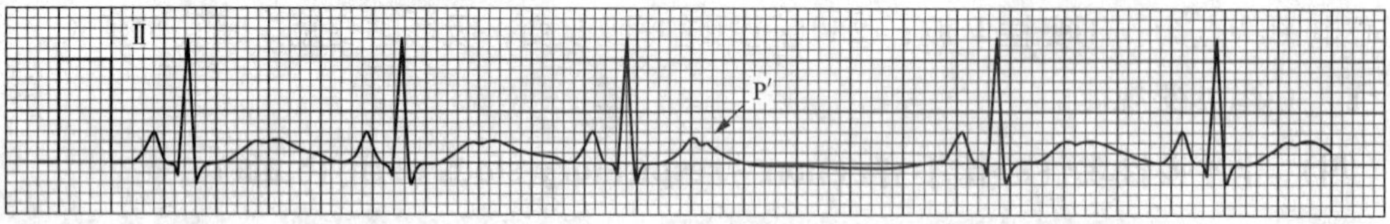

图1－26　房性期前收缩

2. 交界性期前收缩（premature junctional contraction）　心电图特点为：①提前出现正常形态的QRS波，有时因伴差异性传导导致QRS波畸形；②QRS波前、后可有逆行的P′波，表现为Ⅱ、Ⅲ、aVF导联P波倒置，aVR导联P波直立，也可无P波（P波落于QRS波之内）；③P′R间期<0.12秒或RP′间期<0.20秒（图1－27、图1－28、图1－29）。

3. 室性期前收缩（premature ventricular contraction）　异位起搏点在心室，其心电图特征为：①提前出现的QRS波群宽大畸形，时限≥0.12s；②提前的QRS波群无相关的P波；③T波与QRS波群主波方向相反；④期前收缩之后是一个完全性代偿间歇（图1－30）。

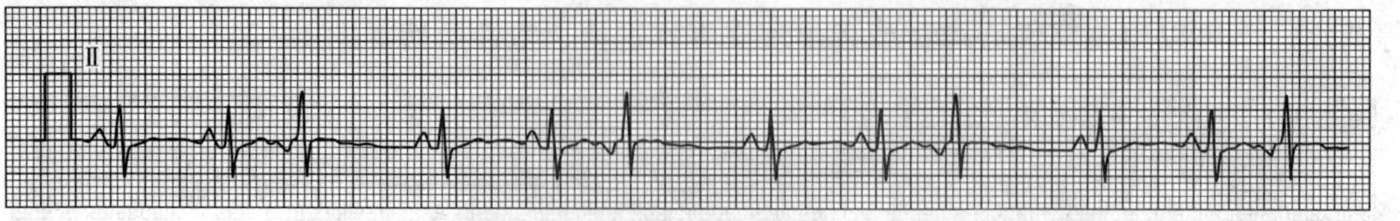

图1－27　交界性期前收缩（逆行P′波在QRS波之前）

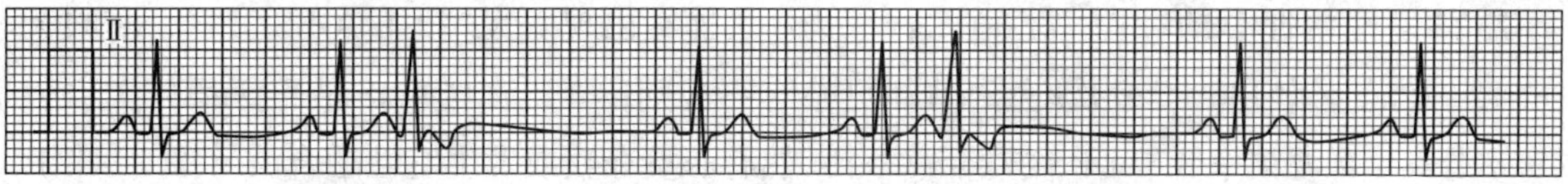

图 1－28　交界性期前收缩（逆行 P′波在 QRS 波之后）

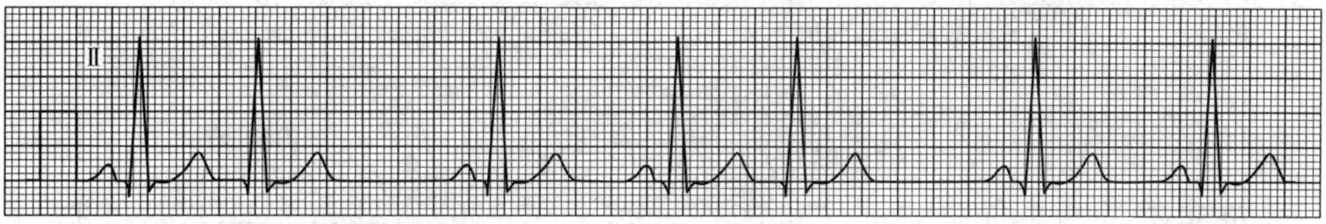

图 1－29　交界性期前收缩（QRS 波前后无逆行 P′波）

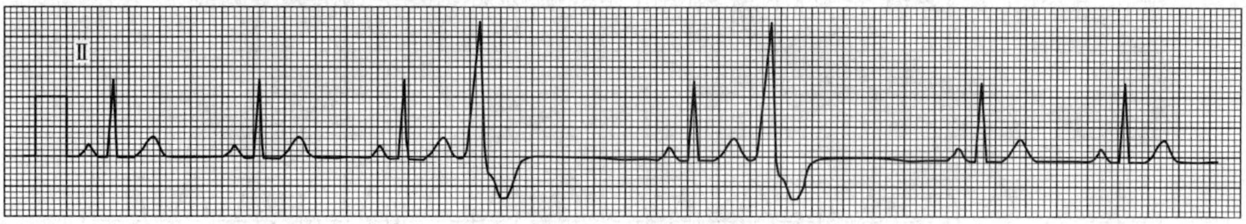

图 1－30　室性期前收缩

完全性代偿间歇是指提前出现的 QRS 波群前后两个 RR 间期之和等于正常 RR 间期的两倍。其原因是室性异位激动不侵入窦房结，不干扰窦房结激动的固有节律，故提前出现 QRS 波群前的 RR 间期 < 正常 RR 间期，其后的 RR 间期则 > 正常 RR 间期，前后两个 RR 间期之和恰好等于正常 RR 间期的两倍。

（二）阵发性心动过速

当心脏的异位起搏点自律性增高，连续出现 3 次或 3 次以上的期前收缩称为阵发性心动过速。根据异位起搏点的部位不同，可分为房性、交界性和室性 3 种，其中房性和交界性阵发性心动过速在心电图上难以区别，故统称为阵发性室上性心动过速。

1. 阵发性室上性心动过速　心电图特征为：①心动过速突发突止；②心率 160～250 次/分，节律规则；③QRS 波形态正常，若伴有室内差异性传导，则 QRS 波群宽大畸形；④常伴有继发性的 ST－T 改变（图 1－31）。

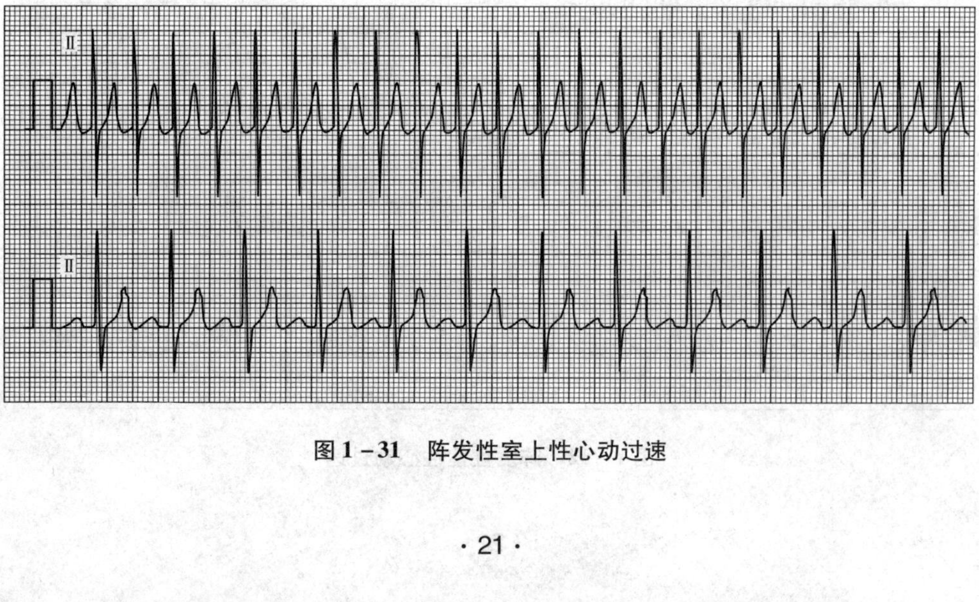

图 1－31　阵发性室上性心动过速

2. 阵发性室性心动过速 心电图特征为：①连续出现宽大畸形的 QRS 波形，时限大于 0.12 秒；②心室率 140～220 次/分，节律可略有不规则；③P 波与 QRS 波群无固定关系，形成房室分离，P 波频率低于 QRS 波群频率；④偶有心室夺获或发生室性融合波（图 1－32）。

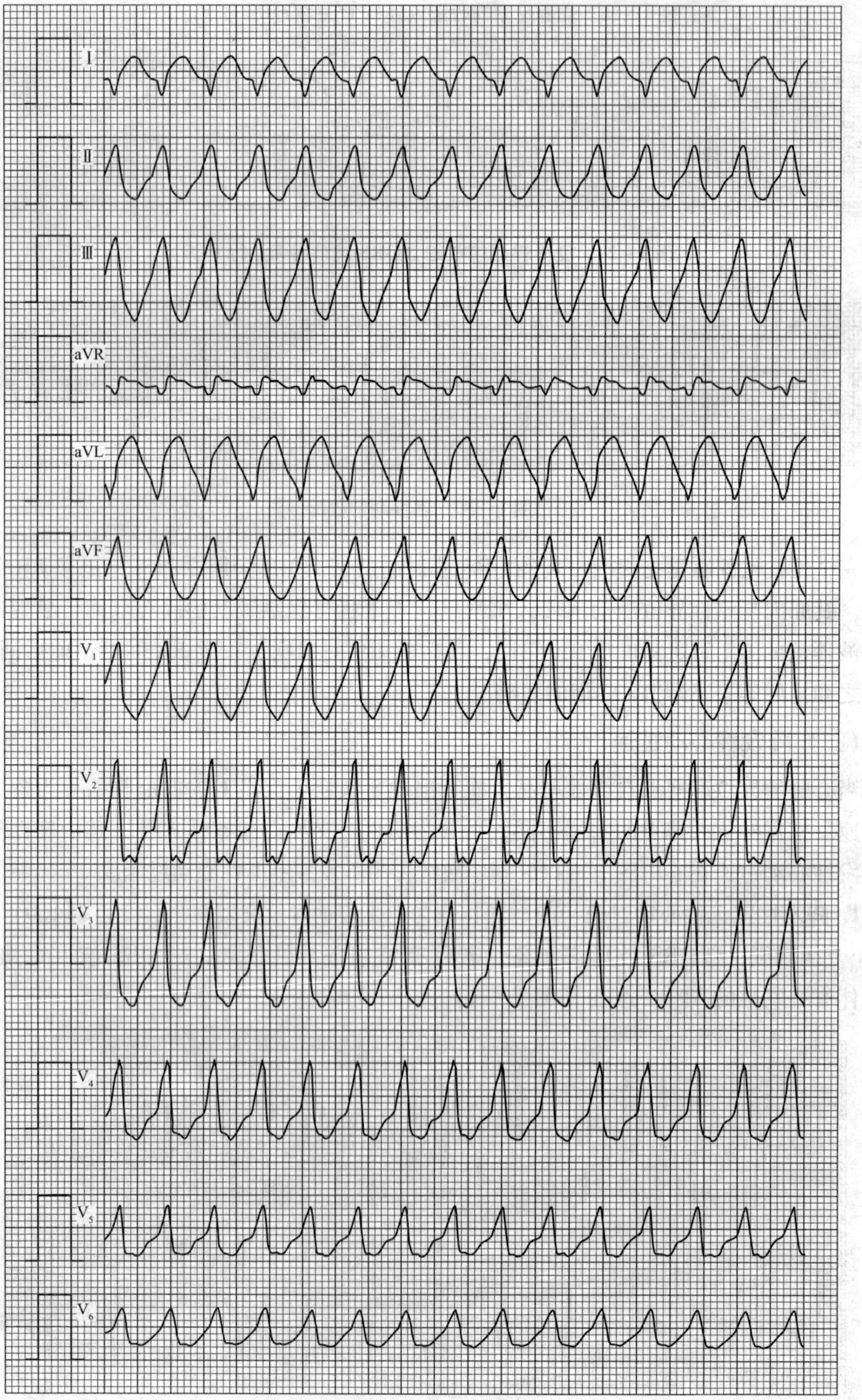

图 1－32 阵发性室性心动过速

（三）心房扑动及颤动

1. 心房扑动（atrial flutter） 心电图特征为：①P 波消失，代以大小形态相同，节律规整的心房扑动波（大 F 波）；②F 波在Ⅱ、Ⅲ、aVF、V_1 导联上最清楚，等电位线消失，多呈波浪状或锯齿状；③频率 250～300 次/分；④QRS 波形态正常；F 波与 QRS 综合波之比多为 2∶1 或 4∶1，如房室传导比例为 4∶1 或 4∶1 以上即提示伴有房室传导阻滞（图1－33）。

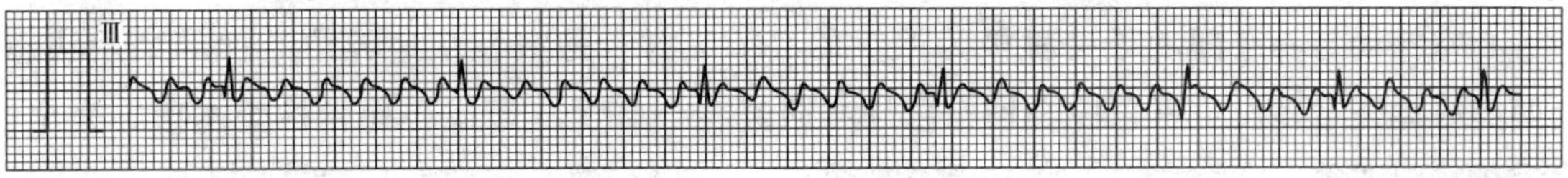

图 1－33　心房扑动

2. 心房颤动（atrial fibrillation） 心房颤动比心房扑动多见，心电图特征为：①正常 P 波消失，由波形大小不等、形态各异、间隔不同的 F 波（心房颤动波）代替，在Ⅱ、Ⅲ、aVF 和 V_1 导联中比较清楚，其频率为 350～600 次/分，有时 F 波非常细小，甚至难以辨认；②QRS 波群形态和时限基本正常，但出现室内差异性传导时，QRS 波群可宽大畸形，其原因是心房激动传至心室时，室内传导系统尚未完全脱离相对不应期使传导途径发生改变所致；③房室传导比例极不固定，RR 间期极不规则，心室率常 >100 次/分；④若出现心室率过慢伴 RR 间期 >1.5 秒时，应考虑心房颤动伴房室传导阻滞（图 1－34）。

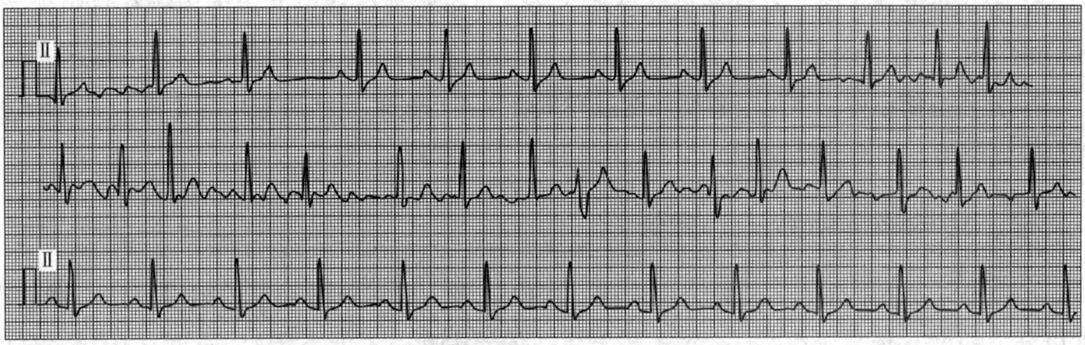

图 1－34　心房颤动

（四）心室扑动与颤动

1. 心室扑动（ventricular flutter） 心电图特征为：①P 波消失，QRS 综合波与 T 波无法分清，无基线；②连续匀齐的大扑动正弦波，形状相同，波幅较大；③频率为 150～250 次/分（图 1－35）。

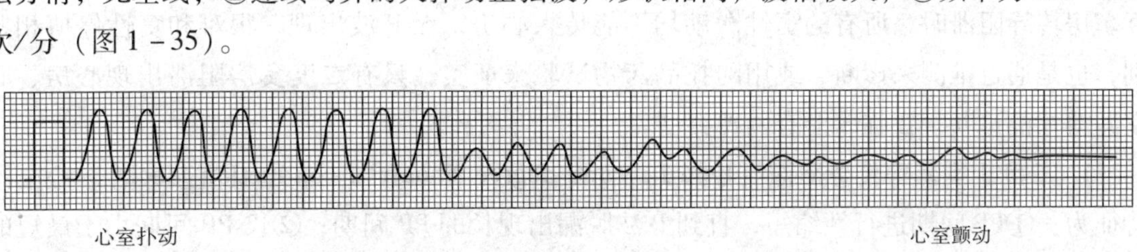

图 1－35　心室扑动与心室颤动

2. 心室颤动（ventricular fibrillation） 心电图特点是：①P 波消失，无基线；②QRS 综合波、T 波消失，代以形状不同、大小各异、极不规则的颤动波群；③频率在 250～500 次/

分（图1－36）。

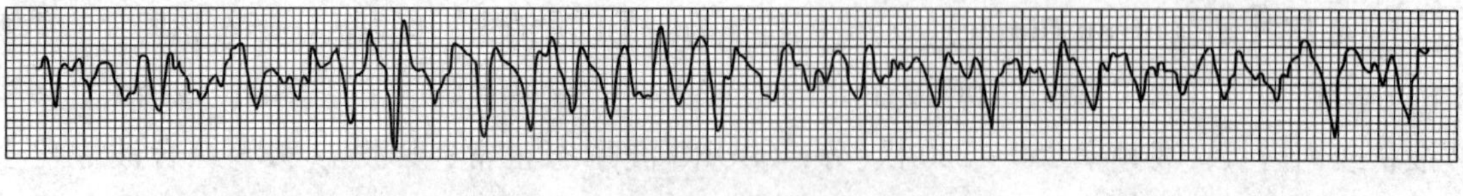

图1－36　心室颤动

心室扑动与心室颤动是一种极为严重的心律失常，是室性快速异位心律的最后状态。这两类心律失常多发生于急性心梗、急性心肌炎、心血管造影或心导管检查术中、完全性房室传导阻滞等。

（五）逸搏与逸搏性心律

当上位节律点不发生激动或节律明显减慢或产生阻滞而不能正常下传时，低位起搏点就会发出一个或一连串较正常上位节律点频率低的冲动激动心脏。仅1～2个称为逸搏，超过3个以上者称为逸搏心律。逸搏属生理现象，有防止心脏停搏的保护作用。按异位起搏点发生的部分分为房性、房室交界性和室性三种。

其中以房室交界性逸搏及逸搏心律最常见。房室交界性逸搏，其心电图表现为：①在一个长间歇后出现一个QRS波群；②此QRS波群与其他QRS波形态相同或相似；③PR间期<0.10s，或无P波，或在QRS波前后有逆行P波。

1. 交界性逸搏心律　是最常见的逸搏心律，见于窦性停搏以及三度房室传导阻滞等，其QRS波群呈交界性搏动特征，频率一般为40～60次/分，慢而规则。

2. 室性逸搏心律　多见于双结病变或发生于束支水平的三度房室传导阻滞。其QRS波群呈室性波形，频率一般为20～40次/分，可不十分规则。

三、传导障碍所致的心律失常

按照阻滞发生的部位，分为窦房阻滞、房内阻滞、房室阻滞和室内阻滞；按阻滞的程度可分为一度（传导延缓）、二度（部分激动传导中断，不能下传）、三度（传导完全中断）；根据阻滞的变化，可分为永久性、暂时性、交替性和渐进性。

（一）窦房传导阻滞

在窦房结和心房肌之间发生的传导障碍，称为窦房传导阻滞。按阻滞的严重程度可分为三度。一度窦房传导阻滞不能从心电图上直接显示出来，无法诊断，只能是推测。而三度窦房传导阻滞时，所有的窦性激动均不能传入心房，无P波出现，很难和窦性停搏相鉴别，也是通过推测来诊断，或用阿托品药物试验来证实。只有二度窦房阻滞出现心房、心室漏搏才能诊断，在临床上有两种类型。

1. 二度Ⅰ型窦房传导阻滞（type Ⅰ second degree sinoatrial conduction block）　心电图特征为：①PP间期进行性缩短，直到P波脱漏出现长的PP间期；②长PP间期小于最短的PP间期的两倍；③长PP间期前的PP间期最短；④上述现象反复出现，其窦房传导比例常是3∶2、4∶3、5∶4、6∶5等（图1－37）。

2. 二度Ⅱ型窦房传导阻滞（type Ⅱ second degree sinoatrial conduction block）　心电图特征为：①在规律的PP间期中，突然出现一个长的PP间期，有P波脱漏；②长PP间期是短 PP 间期的 2 倍或 3 倍；③窦房传导比例规则或不规则（图 1－38）。

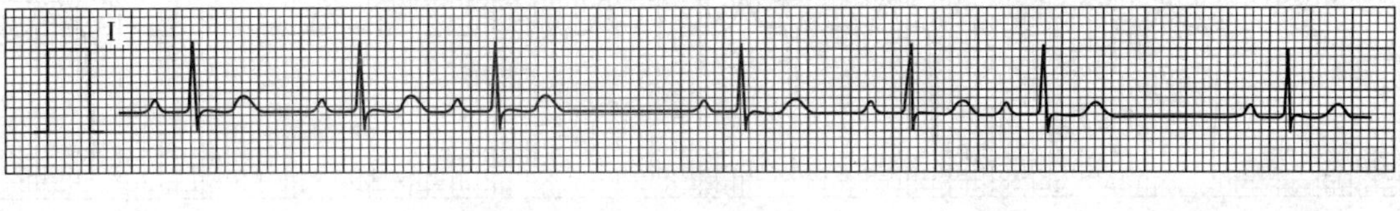

图 1－37　二度Ⅰ型窦房传导阻滞

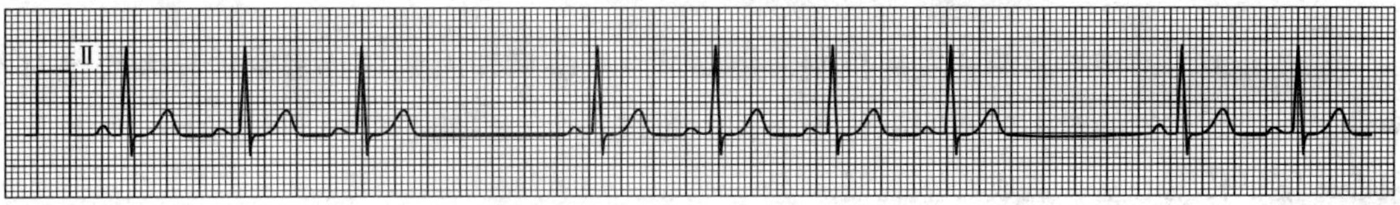

图 1－38　二度Ⅱ型窦房传导阻滞

（二）房室传导阻滞（atrioventicular block，AVB）

AVB 是临床上最常见的一种激动传导异常，当激动经房室交界区向心室传导时出现传导延迟或中断，称为房室传导阻滞。传导阻滞的部位多发生在房室结、房室束及束支近端。按阻滞的程度可分为一度、二度Ⅰ型、二度Ⅱ型和三度。

1. 一度房室传导阻滞（first degree atrioventricular block） 心电图特征为：①窦性 P 波，PR 间期≥0.21 秒（儿童≥0.18 秒）；②每个窦性 P 波都能下传心室；③PR 间期虽未＞0.21 秒，但与过去的心电图相比较，其心率相近或增快时，PR 间期延长，≥0.04 秒；④交界性 P′R 间期≥0.12 秒，或 RP′间期＞0.20 秒（逆行性一度房室传导阻滞）（图 1－39）。

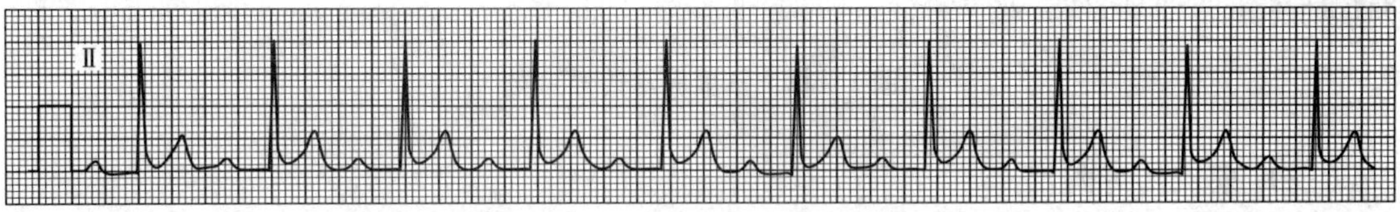

图 1－39　一度房室传导阻滞

2. 二度Ⅰ型房室传导阻滞（type Ⅰ second degree atrioventricular conduction block） 心电图特征为：①PR 间期逐渐延长，RR 间期逐渐缩短，直至发生一次心搏脱漏，而后 PR 间期又进行性延长（此现象称文氏现象）；②心室脱漏后的第一个 PR 间期缩短；③心室脱漏引起的长 RR 间期小于任何两个短 RR 间期之和（图 1－40）。

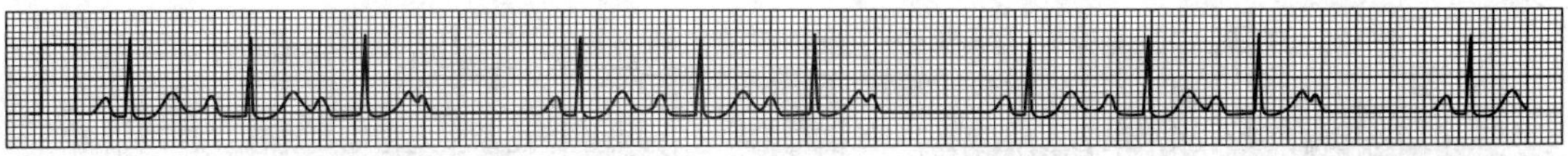

图 1－40　二度Ⅰ型房室传导阻滞

3. 二度Ⅱ型房室传导阻滞（type Ⅱ second degree atrioventricular conduction block） 心电图特征为：①在一个或数个心室搏动之后，突然发生一次心室漏搏，出现长的 RR 间期；②阻滞的 P 波之前，PR 间期可以正常或延长；③房室传导比例可为 2∶1、3∶2、4∶3 等；④无文氏现象（图 1－41）。

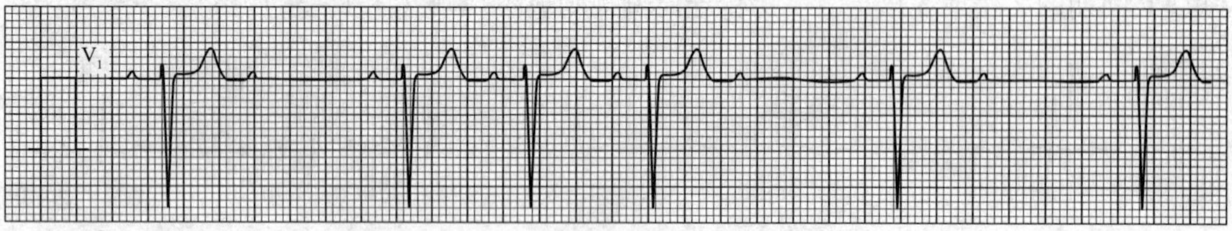

图 1－41　二度Ⅱ型房室传导阻滞

二度Ⅱ型房室传导阻滞的发病机制，主要是由于多病理因素导致房室传导系统绝对不应期延长，延长的绝对不应期间歇性地延伸，超过一个心房的心动周期时，下一个 P 波因阻滞未能下传至心室，造成心室脱漏。

二度Ⅱ型房室传导阻滞常见于冠心病（尤其是急性前间壁心肌梗塞）、心肌病、心肌炎、高血压性心脏病、特发性双束支纤维化等器质性心脏病患者。也可见于洋地黄中毒、奎尼丁、β 受体阻滞剂过量。多为永久性病变，呈慢性过程，易发展为三度房室传导阻滞。临床症状与心室率快慢有关，心率较快时可无症状，心室率缓慢时可出现头昏、头晕、心悸、乏力、胸闷、黑矇甚至晕厥等症状。症状严重者常须安装心脏起搏器。

4. 三度房室传导阻滞（third degree atrioventricular block） 心电图特征为：①P 波与 QRS 综合波完全无关，两者各有自身的固有频率；②P 波频率较 QRS 综合波快；③P 波常位于 T 波之后；④窦性或异位心律（图 1－42）。

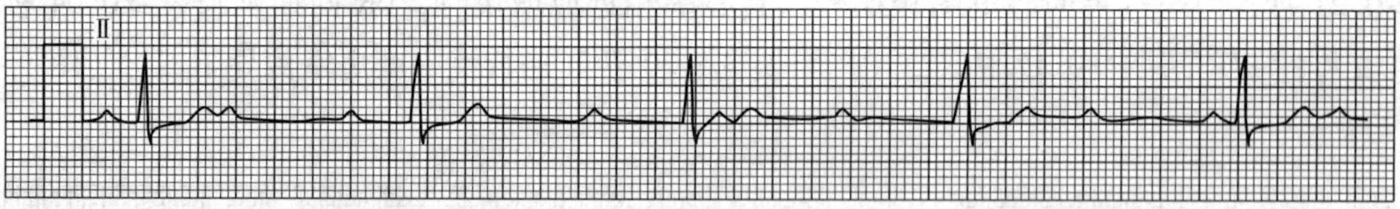

图 1－42　三度房室传导阻滞

（三）束支传导阻滞

又称为室内传导阻滞，阻滞部位发生在房室束分叉以下，又可分为右束支、左束支及左束支分支阻滞等。当某一侧束支发生传导阻滞时，激动可从健侧心肌传向患侧使之除极，因除极顺序发生变化，传导速度减慢，故 QRS 波群形态和时限发生异常改变。此外，复极过程也受影响则产生继发性 ST 段和 T 波异常改变。

1. 右束支传导阻滞（right bundle branch block） 心电图特征为：①V_1 导联 R′波振幅 ≥1.5mV；②心电轴右偏≥＋110°；③顺钟向转位；V_5 导联呈 Rs 型，R/s＜1（图 1－43）。

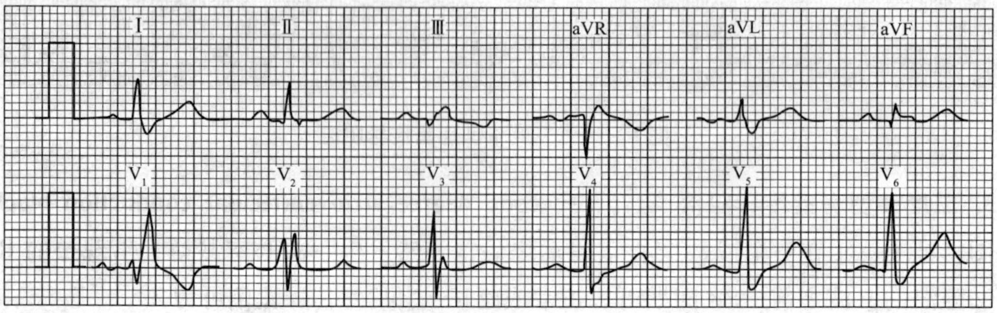

图 1－43　完全右束支传导阻滞

2. 左束支传导阻滞（left bundle branch block）　心电图特征为：①V_5、V_6q 波消失，QRS 综合波时间≥0.12 秒，R 波顶部明显错折；②Ⅲ、aVF 导联可呈 QS 型；③I、AVL、V_5、V_6 导联 QRS 综合波呈 R 波且宽大有切迹（图 1-44）。

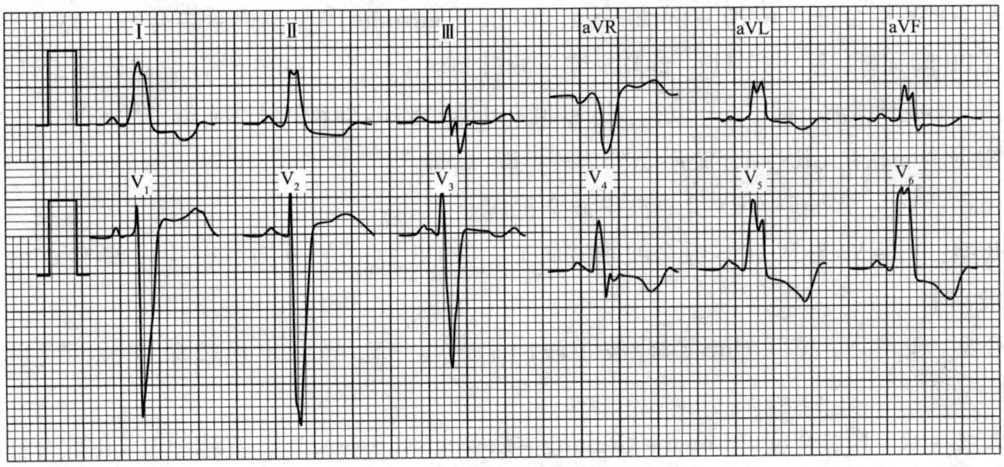

图 1-44　完全左束支传导阻滞

左束支自房室束分出后，又分为两束纤维，一束沿左心室内膜下，向前上呈扇形展开，称为左前分支；另一束纤维沿左心室内膜下，向后下呈扇形展开，称为左后分支。左前分支相对细长，血液供应差，其传导阻滞较为常见；左后分支相对较粗，血液供应较好，其传导阻滞较少见。

（1）左前分支传导阻滞　心电图表现为：①心电轴左偏，在 -30° ~ -90°之间，≥ -45°时有确定诊断的价值；②QRS 波群在Ⅱ、Ⅲ、aVF 导联呈 rS 型，$S_{Ⅲ} > S_{Ⅱ}$，在Ⅰ、aVL 导联呈 qR 型；③QRS 波群时间正常或轻度延长，但一般不超过 0.11s（图 1-45）。

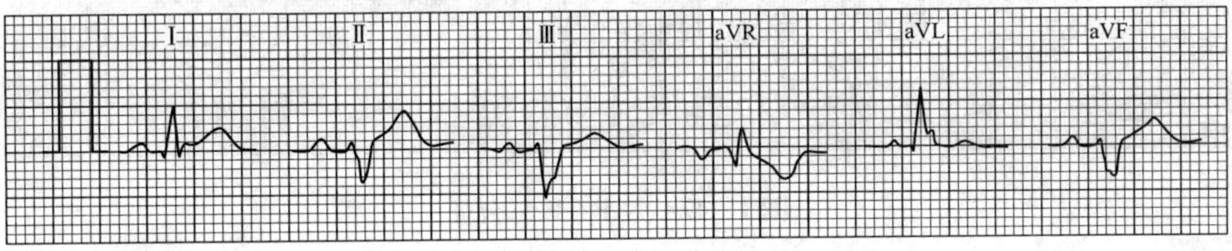

图 1-45　左前分支传导阻滞

（2）左后分支传导阻滞　心电图表现为：①心电轴右偏，在 +90° ~ +180°之间，多在 +110°以上；②QRS 波群在Ⅰ、aVL 导联呈 rS 型，在Ⅱ、Ⅲ、aVF 导联呈 qR 型；③QRS 波群时间正常或轻度延长，但一般不超过 0.11s（图 1-46）。

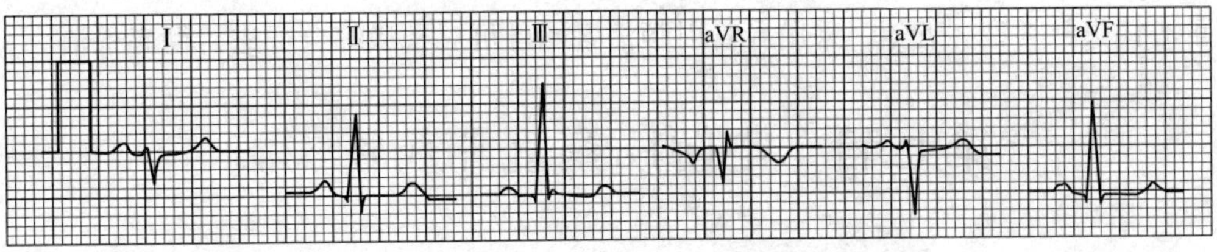

图 1-46　左后分支传导阻滞

（四）预激综合征（pre－excitation syndrome）

预激综合征属传导途径异常，是指在正常的房室结传导途径之外，沿房室环周围还存在附加的房室传导束（旁路）。存在有以下类型。

1. WPW 综合征（wolff－parkinson－while syndrome）典型预激综合征　心电图特征为：①PR 间期短，＜0.12 秒；②QRS 综合波时间＞0.10 秒，QRS 综合波起始部粗钝模糊，有切迹，形成预激波，即“Δ”波；③P－J 间期正常，约 0.26 秒；④多有继发性 ST－T 改变。

根据胸导联在 QRS 综合波形态分为 A、B、C 型。

A 型：$V_1 \sim V_6$ 导联 QRS 综合波主波全部向上。

B 型：$V_1 \sim V_2$ 导联 QRS 综合波主波向下，呈 QS、Qr 或 rS 型，$V_5 \sim V_6$ 导联 QRS 综合波主波向上。

C 型：$V_1 \sim V_4$ 导联 QRS 综合波主波向上，$V_5 \sim V_6$ 导联出现较深 Q 波，或呈 QR、Qr 型。

2. L－G－L 综合征（Lown－Ganong－Levine syndrome）　又称短 P－R 综合征。目前 L－G－L 综合征的解剖生理有两种观点。

（1）存在绕过房室结传导的旁路纤维 James 束。

（2）房室结较小发育不全，或房室结内存在一条传导异常快的通道引起房室结加速传导。心电图上表现为 P－R 间期＜0.12 秒，但 QRS 起始部无预激波（图 1－47）。

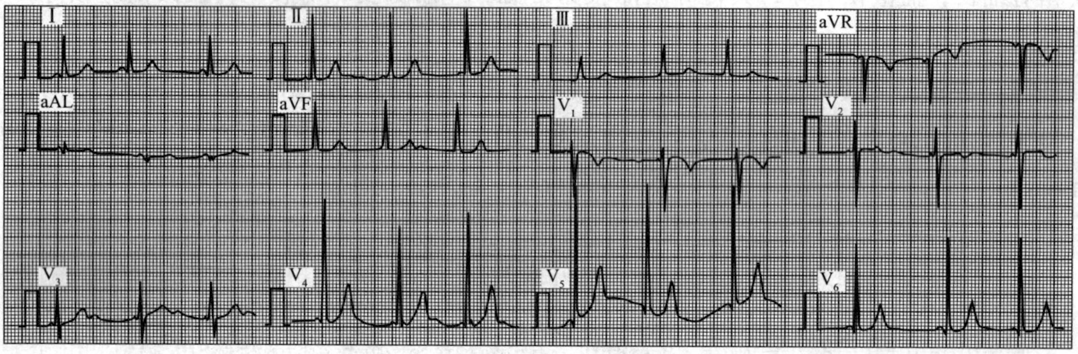

图 1－47　短 P－R 综合征

3. Mahaim 型预激综合征　Mahaim 纤维具有类房室结样特征，传导缓慢，呈递减性传导，是一种特殊的房室旁路。此旁路只有前传功能，没有逆转功能。心电图上表现为 PR 间期正常或长于正常值，QRS 波起始部可见预激波。Mahaim 型旁路可以引起宽 QRS 波心动过速并呈左束支阻滞图形。预激综合征多见于健康人，其主要危害是常可引起房室折返性心动过速。WPW 综合征如合并心房颤动，还可以引起快速的心室率，甚至发生室颤，属于一种严重心律失常类型。近年，采用导管射频消融术已可对预激综合征进行彻底根治。

第七节　电解质紊乱和药物影响

一、药物对心电图的影响

临床上应用的某些药物对心肌细胞的除极和复极产生影响，表现为 P 波、QRS 波群、

ST－T 的变化，也可表现为心率、节律和激动传导的变化。如洋地黄、奎尼丁、胺碘酮和异搏定等。

（一）洋地黄效应

在以 R 波为主的导联中（Ⅱ、Ⅲ、aVF、V_5、V_6），ST 段下移，呈“鱼钩样”改变。T 波呈负正双向，心率快时更明显（图 1－48）。

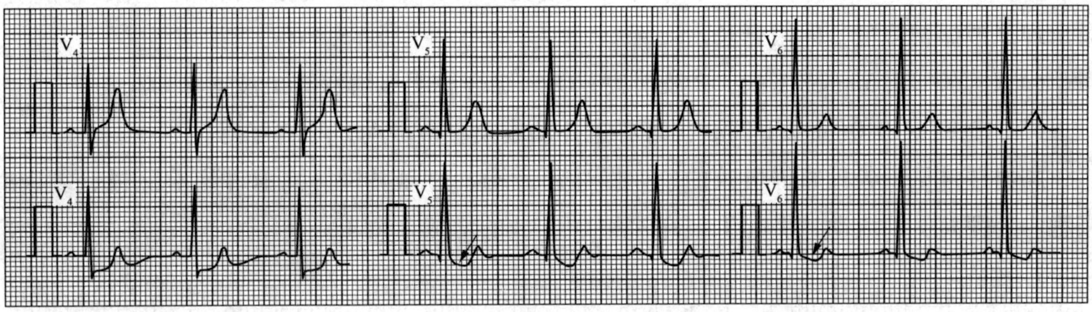

图 1－48　洋地黄效应

（二）洋地黄中毒

洋地黄类药物中毒时，心肌异位起搏点兴奋性增高，可出现各种心律失常。常见的有：①室性期前收缩，如出现频发性、多源性、成对的期前收缩，尤其是室性期前收缩呈二联律或三联律，应考虑为洋地黄中毒；②传导阻滞，如出现严重的窦性心动过缓、房室传导阻滞，特别二度和三度房室传导阻滞是严重中毒的表现；③阵发性心动过速，如室上性阵发性心动过速、室性阵发性心动过速，严重者可引起心室扑动及颤动等。

（三）奎尼丁

为常用的抗心律失常药物之一，影响心肌的自律性、兴奋性和传导性。小剂量可使窦性心律加速，大剂量则抑制心脏传导系统的兴奋性和传导性，使心电图发生相应的改变。

1. 治疗剂量心电图表现　QT 间期延长，T 波低平或倒置，U 波增高。

2. 中毒时的心电图表现　在治疗剂量心电图表现的基础上，可使 QRS 波逐渐增宽 25%～50%；当抑制窦房结的兴奋性和传导性时，可产生窦性心动过缓、窦房传导阻滞及窦性停搏；部分患者在服用奎尼丁后可产生室性阵发性心动过速或心室颤动。

（四）胺碘酮

为疗效较好的抗快速性心律失常药物，对心电图的影响主要表现为 QT 间期延长，T 波平坦或出现切迹，U 波较明显。当胺碘酮中毒时则反复出现尖端扭转性室性阵发性心动过速，甚至导致心室颤动。

二、电解质紊乱对心电图的影响

正常心脏的电活动有赖于细胞内外各种电解质的相对恒定，一旦体内发生电解质紊乱，将影响心肌细胞的代谢过程，即影响 ST－T 的变化或传导障碍，其中以钾、钙离子的变化为敏感。

（一）高血钾（血钾大于 5.5mmol/L）

1. 心电图特征　①P 波振幅降低；②QRS 波群增宽，振幅降低，S 波加深；③ST 段下移；④T 波高尖；⑤心律失常（窦房传导阻滞、房室传导阻滞、室内传导阻滞、窦性停搏、室速、室扑、室颤、心室停搏等）。

2. 不同血钾时的心电图改变

（1）血钾 >5.5mmol/L 时，心电图表现为 T 波高耸，Q－T 间期缩短。

（2）血钾 >6.5mmol/L 时，T 波高尖，QRS 综合波增宽。

（3）血钾 >7.0mmol/L 时，QRS 综合波增宽 >0.12 秒，R 波振幅降低，S 波增深。同时出现 P 波振幅降低，时限延长。

（4）血钾 >8.5mmol/L 时，P 波消失，QRS 综合波明显增宽与 T 波连在一起。

（5）血钾 >10.0mmol/L 时，出现心室扑动或及心室颤动，心室停搏。

高血钾常见于各种原因所致的急、慢性肾衰竭、过量补钾。高血钾影响除极、复极时细胞内外钾离子的流动，引起 T 波高耸和 QRS 波的增宽（图 1－49）。

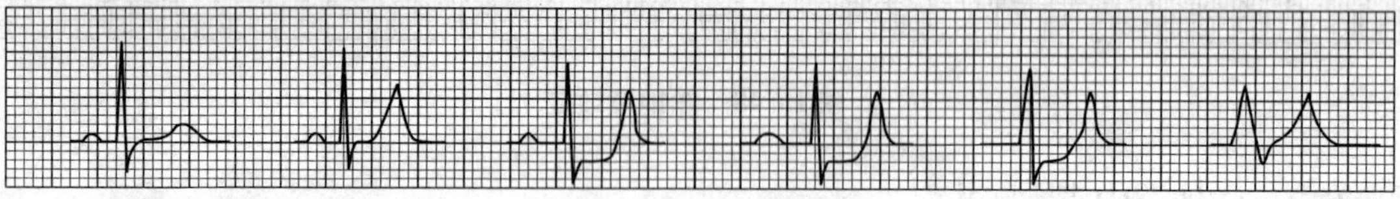

图 1－49　高钾血症心电图

（二）低血钾（血钾小于 3.5mmol/L）

心电图诊断标准为：①ST 段压低；②T 波振幅降低、平坦、双相甚至倒置；③U 波振幅增高（在胸导联较为明显），T 波和 U 波融合；④QT 间期延长；⑤QRS 波群增宽（图 1－50）。

出现各种心律失常，如心动过速、期前收缩，严重时出现室扑或室颤。ST 段压低；T 波振幅降低，平坦，双相甚至倒置；U 波振幅增高（在胸导联较为明显），T 波和 U 波融合；Q－T 间期延长；QRS 综合波增宽。

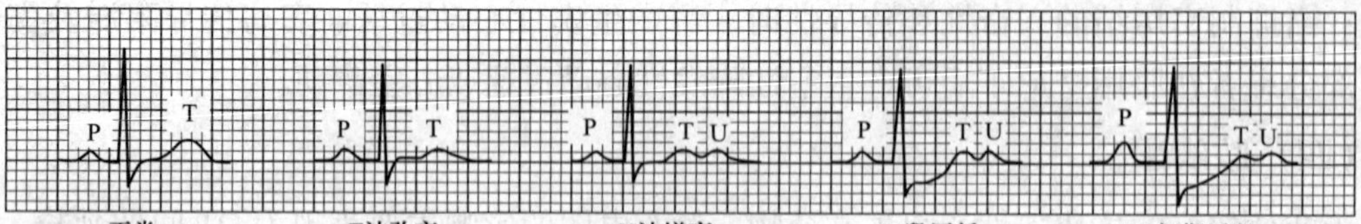

图 1－50　低钾血症心电图

第八节　心电图分析

熟练掌握心电图分析的方法和技巧，并且把心电图与具体临床病例相联系，才能作出正确的诊断和解释。

一、全面的一般性阅读

首先将心电图做一全面检查，看是否存在伪差，导联是否接错。心电图必须保证经放大后的电信号不失真。采样率、频率响应、阻尼、时间常数、走纸速度、灵敏度等各项性能指标应符合规定的标准和要求。应了解临床资料及掌握心电图分析的基本方法。应根据临床需要及心电图变化，决定描记时间的长短和是否需要加作导联。例如疑有后壁心肌梗死应加做 $V_7 \sim V_9$ 导联。对于心律失常，要取 P 波清晰的导联，描记长度最好能达到重复显示具有异常改变的周期。胸痛怀疑有心绞痛时，描记心电图发现有 ST－T 异常改变者，一定要在短期内重复描记心电图，以确定是否为急性心绞痛发作所致。

二、结合临床资料

心电图本身只是记录心肌激动的电学活动，心电图检测技术本身还存在一定的局限性，并且受一些人为因素的影响。很多心脏疾病，特别是早期阶段，心电图可以正常。还有多种疾病可以引起同一种图形改变，例如心肌病、脑血管意外等都会导致出现异常 Q 波，不可轻易诊断为心肌梗死。因此，在做心电图检查之前应仔细阅读申请单，必要时亲自询问病史和作必要的体格检查。对于心电图的各种变化应密切结合临床资料，才能得出正确的解释。

三、熟悉心电图的正常变异

分析心电图时必须熟悉心电图的正常变异，例如 P 波一般偏小常无意义；儿童 P 波偏尖；由于体位和节律点位置关系，Ⅲ、aVF 导联 P 波低平或轻度倒置时，只要 Ⅰ 导联 P 波直立，aVR 导联 P 波倒置，则并非异常；QRS 波群振幅随年龄增加而递减；儿童右室电位常占优势；青年人易见 ST 段斜型度抬高；有自主神经功能紊乱者可出现 ST 段压低、T 波低平或倒置。

四、心电图的定性和定量分析

定性分析是基础，注意 P、QRS、T 各波的有无及其相互之间的关系，平均心电轴的大概方位，波形的大小和有无增宽变形，以及 ST－T 的形态等。通过上述分析，对大部分较单纯的心电图即能做出正确判断。对于可疑或界限不明确的地方，可有目的地去做一些必要的测量，以便得出较准确的参数帮助判断。定量分析常用的参数有 PP 间期、PR 间期、P 波时间、QRS 时间、QT 间期以及 P 波和 QRS 波群的振幅等。为了疾病的诊断，分析心电图至少从四个方面考虑：心律问题、传导问题、房室肥大问题和心肌方面的问题。分析心律问题应首先抓住基础心律是什么，有无规律 P 波，从窦房结开始，逐层下推。对较复杂的心律失常，首先在一个 P 波比较清楚的导联上找出 PP 之间的规律；然后观察 QRS 波群形态以及 RR 之间的规律；最后分析 P 波与 QRS 之间的关系和规律。另外，对得出的结果，还要看与临床是否有明显不符合的地方，并提出适当的解释。原则上能用一种道理解释的不要设想过多的可能性；应首先考虑多见的诊断，从临床角度出发，心电图诊断要顾及治疗和患者的安全。

第九节　心电图运动负荷试验

心电图运动负荷试验（ECG exercise test）是指通过运动增加心脏负荷，使心肌耗氧量增加，用于冠心病及其他疾病的诊断、鉴别诊断及预后评价的一种检查方法。

一、分类

（一）活动平板运动试验

活动平板运动试验是目前的器械运动中引起心肌氧耗量最高的方式，并能人为地控制进程与运动耐量。

（二）踏车运动试验

踏车运动试验达到的心肌氧耗能力比活动平板运动要小，而无充分的“温醒”过程，其优点是占地面积小，运动过程中记录的心电图伪差相对较少。

二、运动测试前的设备准备

（一）基本设备

活动平板运动试验检查仪，踏车运动试验检查仪。

（二）心肺复苏设备

除颤器、氧气、输液器、抢救车（内置心肺复苏必备药物）、断电电源保护器、血压表、听诊器。上诉物品准备用以保证测试过程中的急救安全。

三、运动试验方法

（一）平板运动试验

其是当前应用最广泛的运动负荷试验方法。让受检者在活动的平板上走动，根据所选择的运动方案，仪器自动分级依次递增平板速度及坡度以调节负荷量，直到心率达到受检者的预期心率，分析运动前、运动中及运动后的心电图变化、运动量、临床表现及血流动力学改变 4 个方面判断结果。

（二）踏车运动试验

让患者在装有功率计的踏车上做踏车运动，以速度和阻力调节负荷大小，负荷量分级依次递增。负荷量以 kpm 计算，每级运动 3 分钟。男性由 300kpm 开始，每级递增 300kpm；女性由 200kpm 开始，每级递增 200kpm。直至心率达到受检者的预期心率。运动前、运动中及运动后多次进行心电图记录，逐次分析作出判断。

四、基本操作流程和要求

（一）运动试验前

1. 复核检查适应证及禁忌证，简单询问病史，必要时体格检查，阅读 12 导联常规心电图和各种临床检查资料。评估运动平板负荷试验风险度。

2. 检查前1天禁酒，检查当日吃早餐，餐后至少2小时进行，检查前不得喝浓茶、咖啡、吸烟及饮酒，不能剧烈运动。

3. 向患者介绍此项检查的检查目的、步骤、意义及有可能发生的危险性，以取得患者配合。并让患者阅读知情同意书，同意后本人或其代理人签字。

4. 准备好心肺复苏设备及急救药品，防止检查过程中意外情况发生。定期检查药品有效期。

5. 检查时应温度适中（18～26℃），患者充分暴露前胸。电极放置时，将肢体导联的电极移到躯干部，上臂电极置于锁骨下窝的最外侧，下肢电极置于髂前上棘上方季肋部下方。另亦可将下肢电极放置在左右锁骨中线与肋弓交界处。胸前导联位置不变。在电极安放部位，胸毛多者，剃除，用电极片携带的小砂片打磨患者局部皮肤，用乙醇棉球擦拭。待乙醇挥发皮肤干燥后，再用乙醇擦拭脱脂。

6. 告知患者运动过程中若有不适，如胸痛、头晕等及时告知医师，指导患者学会运动方法

7. 由一位受过良好训练的心内科医师参加（至少1名心电诊断医师，1名心内科医师参与检查）。运动检查室的房间位置尽可能设置在离心内科最近的地方。

8. 运动前应描记受检者卧位、立位心电图并测量血压。

9. 确定运动试验的方案。目前最常用的运动方案是Bruce方案。对于年龄大有心脏病的患者可采用修订的Bruce方案。

（二）运动试验中

1. 连续监测心电图，每2分钟记录1次心电图，如需要可多次记录。

2. 血压监测，每3分钟测量1次，如发现异常，应每分钟测量1次。

3. 受检者的临床监护，运动中注意观察患者的一般情况，如呼吸、意识、神态、面色、步态等。告知患者如有胸痛、严重的疲乏、头晕、下肢关节疼痛等情况要及时告知医师。

（三）运动试验后

1. 连续监测心电图　每2分钟记录1次心电图，至少观察6～10分钟，如需要可多次记录。如果6分钟后心电图ST段改变仍未恢复到运动前的图形，应继续观察至恢复运动前的图形。

2. 血压监测　每2分钟测量1次，至少观察6～10分钟，如发现异常，应每分钟测量1次。如果6分钟后血压仍异常波动，应每分钟测量1次，直至恢复运动前血压。

3. 检查完毕，进行结果分析　应包括运动量、临床表现、血流动力学以及心电图反应4个方面。书写诊断报告。

（四）诊断报告内容

1. 试验名称，如Bruce或其他。

2. 试验持续时间。

3. 试验最大运动当量（METs）。

4. 运动中最高心率是否达到靶心率及达到靶心率的百分比或未达到靶心率的原因。

5. 运动过程的最高血压、最低血压、运动前血压。对有价值的血压变化应详细描述。

6. 运动中有无不适症状，对不适症状的变化过程应详细描述。

7. 描述 ST 段运动前、中、后改变，描述 ST 段形态改变，描述 ST 段改变与症状的相互关系。

五、终止运动试验指征

（一）绝对指征

1. 试验中运动负荷增加，但收缩压较基础血压水平下降超过 10mmHg，并伴随其他心肌缺血的征象。

2. 中、重度心绞痛。

3. 渐进性神经系统症状（例如共济失调、眩晕、近似晕厥状态）。

4. 低灌注表现（发绀或苍白）。

5. 由于技术上的困难无法监测心电图或收缩压。

6. 受试者要求终止。

7. 持续性室性心动过速。

8. 在无诊断意义 Q 波的导联上出现 ST 段上移（≥1.0mm）（非 V_1或 aVR）。

（二）相对指征

1. 试验中运动负荷增加，收缩压比原基础血压下降≥10mmHg，不伴有其他心肌缺血的征象。

2. ST 段或 QRS 波改变，例如 ST 段过度下移（水平型或下垂型 ST 段下移>2.0mm）或显著的电轴偏移。

3. 除持续性室性心动过速之外的心律失常，包括多源性室性期前收缩、室性期前收缩三联律、室上性心动过速、心脏传导阻滞或心动过缓。

4. 劳累、气促、哮喘、下肢痉挛、跛行。

5. 束支传导阻滞或心室内传导阻滞与室速无法鉴别。

6. 胸痛增加。

7. 高血压反应 SBP>250mmHg 和（或）DBP>115mmHg。

六、运动试验阳性标准

1. 运动中出现典型的心绞痛。

2. 运动中心电图出现 ST 段下斜型或水平型下移≥0.1mV，持续时间>1min。

3. 如运动前心电图已有 ST 段下移，则运动后 ST 段在原水平上再下移≥0.1mV。

4. 运动中或运动后在 R 波占优势的导联上 ST 段缺血性弓背向上型上移≥0.1mV。

七、临床意义

（一）ST 段的改变

1. ST 段下移　运动时发生 ST 段下移改变是心肌缺血最可靠的指标，准确测量 ST 段很重要，通常选择 PQ 连接点为等电位线。

2. ST 段上移　运动时诱发 ST 段上移往往发生在 Q 波心肌梗死的患者，常常提示室壁运动异常或有室壁瘤，无 Q 波导联运动时 ST 段上抬则提示局部心肌有严重的透壁性缺血或心外膜缺血，缺血区域相对应的冠状动脉有高度的狭窄。也可以是运动诱发左主干痉挛所致变异型心绞痛。

（二）T 波改变

运动后单纯的 T 波改变对诊断一般无意义。T 波假性正常化需结合临床并做进一步检查，如采用核素心肌显像证实有无心肌缺血。

（三）U 波倒置

运动试验时出现 U 波倒置较少见，但具有较高的特异性，高度提示心肌缺血，是左前降支冠状动脉严重狭窄的标志。

（四）QRS 波群改变

运动引起 QRS 波群的幅度改变是多种多样的，目前认为运动引起的 QRS 波振幅的改变对心肌缺血的诊断和预测无价值。对已知的冠心病患者运动引起 QRS 间期延长是心肌缺血的一种征象。

右束支传导阻滞患者常常在 $V_1 \sim V_3$ 导联出现运动诱发的 ST 段压低，与缺血无关。然而，出现 $V_4 \sim V_6$ 导联则特异性较高。右束支传导阻滞并不降低负荷心电图诊断心肌缺血的敏感性、特异性或预测价值。

运动诱发的 ST 段压低伴左束支传导阻滞，常常不伴随心肌缺血。当心率 <125 次/分时出现左束支传导阻滞且伴随典型心绞痛，提示心肌缺血；心率 ≥ 125 次/分时出现左束支传导阻滞，常常发生在冠状动脉正常者。

运动引起一过性、非频依赖性左前分支传导阻滞，常提示左前降支近端病变或三支血管病变。

（五）心律失常

运动时由于儿茶酚胺的分泌增加，心肌的兴奋性增加、传导加速、不应期缩短，因此往往在运动时诱发心律失常。运动试验诱发的心律失常最常见的是室性心律失常，主要是室性期前收缩。在健康人和患者中运动引起的室性期前收缩发生率相近，均为 50% 左右。室性期前收缩本身不能作为心肌缺血的诊断指标，但在已知冠心病及其他心脏病患者中，运动诱发的室性期前收缩时间越早，Lown 分级级别越高，提示预后越差或病情越重。运动试验时引起的室性心动过速同样不单独是冠心病的诊断标准，因为除冠心病外，还可发生在有各种器质性心脏病的患者及健康人中。

目标检测

一、选择题

1. PR 间期的意义是

   A. 心室除极开始到心室复极完成

   B. 心房除极完了到心室除极开始的时间

   C. 心房除极开始到心室除极完了的时间

扫码“练一练”

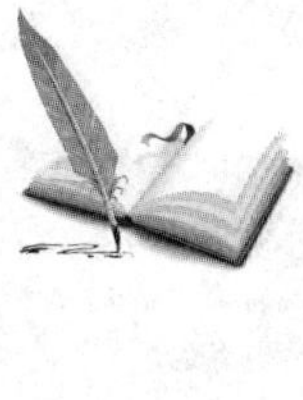

D. 心房除极开始到心房除极完了的时间

E. 心房除极开始到心室除极开始的时间

2. 心电图标准Ⅲ导联的连接方法是

A. 左上肢，左下肢　B. 左上肢，右下肢　C. 左上肢，右上肢

D. 左下肢，右下肢　E. 右上肢，左下肢

3. 单极胸导联 V_5 电极应放在

A. 胸骨右缘第 4 肋间　B. 胸骨左缘第 4 肋间

C. 左锁骨中线与第 5 肋间相交点　D. 左腋前线与 V_4 水平

E. 左腋中线第 5 肋间水平

4. QRS 波群只表现为一个向下的大波时，其命名应该是

A. S 波　B. Q 波　C. QS 波

D. qS 波　E. q 波

5. 在心电图上 P 波反映的是

A. 窦房结除极　B. 窦房结复极　C. 心房除极

D. 心房复极　E. 房室结除极

6. 关于胸导联电极的安放，下列哪项不正确

A. V_1 在胸骨右缘第 4 肋间　B. V_2 在胸骨左缘第 4 肋间

C. V_3 在 V_2 与 V_4 连线中点　D. V_4 在第 5 肋间左锁骨中线处

E. V_5 在第 5 肋间左腋前线处

7. 正常心电轴一般范围是

A. $-30° \sim 0°$之间　B. $0° \sim +30°$之间

C. $+30° \sim +90°$之间　D. $0° \sim +90°$之间

E. $+90° \sim +100°$之间

8. 下列心电图表现异常的是

A. P 波时限 0. 06 ~0. 10s　B. PR 间期 0. 12 ~0. 20s

C. QRS 波群时限 0. 06 ~0. 10s　D. QT 间期 0. 60s

E. ST 段任何导联上抬均 <0.1mV

9. 心电图检查时，一般采用的走纸速度是

A. 10mm/s　B. 25mm/s　C. 40mm/s

D. 50mm/s　E. 75mm/s

10. 如 PP 间距为 0. 8s，则心率为

A. 60 次/分　B. 75 次/分　C. 80 次/分

D. 100 次/分　E. 120 次/分

11. 根据Ⅰ、Ⅲ导联 QRS 主波方向估测心电轴，下列表述正确的是

A. Ⅰ导联主波向上，Ⅲ导联主波向下为电轴左偏

B. 二者主波向上，电轴左偏

C. 二者主波向下，电轴显著右偏

D. Ⅰ导联主波向下，Ⅲ导联主波向上，电轴左偏

E. Ⅰ导联主波向上，Ⅲ导联主波向下为电轴右偏

12. 下列哪项提示 P 波异常

A. Ⅱ导联 P 波直立　　B. Ⅲ导联 P 波双向

C. aVR 导联 P 波倒置　　D. aVL 导联 P 波不明显

E. V_5 导联 P 波倒置

13. 下列不符合右心室肥大的心电图诊断标准的是

A. V_1 导联 R/S≥1　　B. $Rv_1 + Sv_5 > 1.05mV$

C. $R_{Ⅰ} > 1.5mV$　　D. 心电轴右偏≥ +90°

E. $R_{aVR} > 0.5mV$

14. 右心房肥大的心电图主要诊断条件是

A. Ⅱ、Ⅲ、aVF 导联 P 波有切迹　　B. P 波的时限 <0.11 秒

C. V_1 导联 Ptf 为 0.04mms　　D. Ⅱ、Ⅲ、aVF 导联 P 波超过 0.25mV

E. P 波形态圆钝

15. 左心房肥大的心电图诊断条件是

A. P 波时限 <0.11s

B. Ⅱ、Ⅲ、aVF 导联 P 波双峰，间期 >0.04s

C. Ⅱ、Ⅲ、aVF 导联 P 波高尖

D. P 波电压 <2.5mV

E. 电轴右偏

16. 下列哪项为左心室肥大的心电图改变

A. $R_{V1} + S_{V5} > 1.2mV$　　B. $R_{Ⅰ} > 1.0mV$　　C. $R_{aVL} < 1.1mV$

D. $R_{V5} + S_{V1} > 4.5mV$　　E. $R_{aVR} > 0.5mV$

17. 心肌损伤坏死的心电图特征表现是

A. ST 段弓背向上　　B. T 波深而导致　　C. 病理性 Q 波

D. ST－T 鱼钩样改变　　E. ST 段下斜型下移

18. 下列哪项心电图改变能确定有心肌缺血

A. 左心室电压增高

B. P 波电压 >0.3mV

C. V_3 导联 ST 段近似水平抬高 0.3mV

D. 电轴显著左偏

E. V_4、V_5、V_6 导联的 ST 段水平下移 >0.2mV 伴 T 波倒置

19. 心绞痛和心肌梗死的心电图变化最显著的差别在于

A. T 波异常高耸　　B. 合并心律失常

C. 病理性 Q 波　　D. T 波呈冠状“T”倒置

E. T 段上升

20. 关于急性心肌梗死的心电图变化，不正确的是

A. T 波高尖是早期变化　　B. 只有 Q 波出现才表明有心肌坏死

C. 数日后 T 波可由直立变倒置　　D. 数周内 ST 段可回到等电位线

E. QRS 波振幅可有变化

21. 急性前间壁心肌梗死时出现梗死图形的导联是

A. Ⅱ、Ⅲ、aVF　　B. Ⅰ、aVF　　C. V_1、V_2、V_3

D. V_4、V_5、V_6　　E. Ⅰ、aVL、V_5、V_6

22. 心肌梗死的“损伤型”心电图改变主要表现在

A. R 波电压降低　　B. 异常 Q 波　　C. T 波直立高耸

D. ST 段抬高　　E. T 波对称性

23. 房性期前收缩的心电图，错误的是

A. P 波提前出现　　B. P－P 间期 >0.12s

C. P 波形态与窦性 P 波相同　　D. QRS 波形与窦性下传 QRS 波相同

E. 有不完全代偿间期

24. 甲亢性心脏病的心律失常，最容易见到的是

A. 心房扑动　　B. 心房颤动　　C. 房室传导阻滞

D. 阵发性心动过速　　E. 心室颤动

25. 心电图鉴别房性与室性早搏，最有意义的是

A. 早搏的 QRS 波群有无宽大畸形

B. 早搏的 T 波是否与 QRS 主波方向一致

C. 早搏后代偿间歇是否完全

D. 早搏的 QRS 有无与之有固定关系的 P 波

E. 是否有器质性心脏病

26. 哪项心电图表现不符合三度房室传导阻滞的特征

A. P－P 间隔匀齐，R－R 间隔匀齐，各自保持自己的节律

B. P 波与 QRS 波之间无固定关系，P 波频率 <QRS 波频率

C. 在心房颤动时，RR 间隔仍很匀齐

D. 如果阻滞部位在希氏束以上，QRS 波形态，时限一般正常，心率在 40 次/分以上

E. 如果阻滞部位在房室束以下，QRS 波呈宽大畸形，心室频率在 40 次/分以下

27. 哪项不符合室性早搏的心电图特征

A. 无 P′波，但可有窦性 P 波，与提前 QRS 波无关

B. 多呈单相或双相（R、qR、Rs、QR）

C. QRS 波时间 >0.12～0.16s

D. 代偿间歇不完全

E. R－P′段与 QRS 波关系不定

28. 哪种情况下不可能有心悸

A. 窦性心律不齐　　B. 频发早搏　　C. 窦性心动过速

D. 心房颤动　　E. 窦性心动过缓

29. 关于室性早搏，叙述不正确的是

A. 宽大畸形 QRS 波

B. 完全性代偿间歇

C. 提前出现的 P－QRS－T 系列波群

D. T 波可与主波方向相反

E. 可不影响正常 R－R 间期

30. 低血钾的心电图主要特点是

A. ST 段弓背型上抬　　B. V_3 导联 U 波增高　　C. T 波高耸

D. T 波倒置　　E. QT 间期缩短

二、简答题

1. 常用的心电图导联有哪些？$V_1 \sim V_6$ 电极的位置如何放置？
2. 试述心肌梗死各期的心电图表现。
3. 简述室性心动过速的心电图诊断标准。
4. 简述房颤的心电图特征。

（林　可）

扫码"学一学"

第二章　超声检查

学习目标

1. **记住**　超声声像图的描述；肝硬化、急性胆囊炎、胆囊结石、肾结石的超声诊断标准。

2. **知道**　超声检查的应用范围；心脏瓣膜病的超声诊断标准；原发性肝癌、胰腺炎、脾大的超声诊断标准；乳腺增生、子宫肌瘤及正常妊娠的超声诊断标准。

3. **学会**　操作超声诊断仪及分析超声检查报告单。

超声诊断学（ultrasound diagnosis）利用超声的物理特性，结合电子学与生物工程学上的最新成就，以组织器官解剖学、病理学等为基础，与临床医学密切结合，对疾病作出诊断。随着超声成像技术迅速发展，三维超声、声学造影、弹性成像、介入超声及超声治疗等多种技术不断进步。超声用非侵入性的方法获得活体器官和组织的断层解剖图像和病理图像，并利用腔内探头深入体内获得更精细的超声图像，从而使一些疾病得到早期诊断。超声能显示人体软组织及其活动状态，诊断疾病的范围广，是对人体无损伤、无痛苦的非侵入性检查的方法之一。

第一节　概　　述

一、超声诊断的基础知识

（一）超声波的定义

超声波属于机械波，是由物体振动所产生，其频率为超过人耳听觉范围的高频波。超声波属于声波范畴，具有声波共同性质，即反射、折射、衍射及散射等特性。超声波可以在人体这样的复杂介质中传播，但在不同介质（骨骼、软组织、水、空气）中其传导的速度和声衰减是不同。

超声波是由超声诊断仪的探头发出的，用于超声诊断。最常用超声频率为2.5～5.0MHz，其具有一定的频率和能量，从体表透射进入人体，通过声学特性不同的介质和界面时，包括人体正常的组织和器官，也包括病理组织，超声探头可以发射超声波并可接收带有人体组织声学特性信息的超声回波，经过一系列声能与电能的转换，模拟信息与数字信息的转换，则可在荧光屏上显示为不同类型和特点的声像图。

（二）超声的物理特性

超声波有以下与超声学有关的物理特性。

1. 反射　超声波入射到比自身波长大的大界面时，入射声波的较大部分能量被该界面阻挡而返回，超声利用大界面反射显示体表和内部器官的表面形态和轮廓。

2. 散射　小界面产生散射现象（小界面是指实质小于声束波长的界面）使入射超声能量的一部分向空间的各个方向分散辐射。因散射无方向，返回至声源的回声能量低，散射回声能清楚的显示人体表层及内部器官的细微结构。

3. 折射　由于人体各种组织、器官中的声速不同，声速在经过这些组织间的大界面时，透射声束的方向发生改变，这种现象称为折射。其折射角的大小取决于入射角及两种介质的速度。

4. 绕射　声波在传播中遇到物体直径小于 $\lambda/2$，绕过物体继续前行。

5. 全反射　超声波达到含气组织（肺、胃肠等）所形成的界面时，因两界面声阻抗相差太大，声能几乎全部被反射，不能进入下一组织，界面后方组织结构不被显示。

6. 衰减　声束在介质传播过程中，由于各种界面的反射、散射、折射以及人体组织对超声能量的吸收造成超声在前进过程中衰减。一般认为人体组织对声能的吸收是主要的。人体组织衰减规律：骨 > 软骨 > 肌腱 > 肝肾 > 血液 > 尿液胆汁。

7. 多普勒效应　声源发射超声的频率固定，如遇到与声源做相对运动的界面，造成反射频率不同于发射频率，这种现象称为多普勒效应。发射频率与反射频率之差称多普勒频移。频移的变化，取决于声源与接收界面相对运动的方向。界面向着声源运动时，反射声波频率增高，为正频移；界面背离声源运动时，反射声波频率降低，为负频移。频移的大小与相对运动的速度成正比。心壁、血管壁、瓣膜、血流等都是人体中的运动体，当超声波扫查到它们时会产生多普勒效应。

（三）声像图的描述

超声图像是由许多像素所构成的，而回声的强弱由像素的亮暗即灰度来反映。灰度是在显示器上从亮到暗的变化过程即是由白到黑的过程。若将灰度分为若干等级，即灰阶。在显示器上一侧用格数表示灰阶的标志称为灰标。我们所获得的声像图即是各种不同界面的灰阶强度，回声的空间范围和几何形状等来加以描述。

1. 回声强弱的命名　依据图像中不同灰阶强度将其回声信号分为以下几种。

（1）强回声　超声波通过结构复杂，可遇到较多而紊乱的界面，因此，回收的反射较多，表现为灰度明亮，呈极亮的点状、条状或团块状回声，后方伴声影，如结石、气体、金属、致密骨组织以及钙化等。

（2）高回声　图像较明亮，呈点状、片状、条状或团块状回声，后方不伴声影，如纤维组织和肾窦等。

（3）中等回声　灰度中等，呈点状或团块状回声，如肝、脾等实质脏器。

（4）低回声　灰度较暗淡，呈均匀细小的点状回声，如肾皮质等均质结构。

（5）弱回声　灰度暗淡，表现为透声性较好的暗区，如肾锥体和正常淋巴结的回声。

（6）无回声　灰度极暗的黑色区，液体为人体内最均匀的介质，内部不存在声阻抗差，也就无声学界面。表现为无回声暗区，如尿液、胆汁、血液和羊水等液体。

2. 回声分布的描述　按声像图中的回声分布情况分为均匀或不均匀，不均匀包括随机性的不均匀和规律性的深度递减。除此之外，病灶内部的回声分布可用均质或非均质描述。

3. 回声形态的命名　包括点状回声、斑片状回声、团块状回声、环状回声和带状或线状回声。

4. 特殊征象 一些病灶可呈现出特征性回声，为使描述得更加生动，常对其进行形象化描述与命名，如："牛眼征""假肾征""驼峰征""平行管征""彗星尾征""抱球征"等征象。

5. 周围回声及毗邻关系 根据局部解剖判断病变与周围脏器间有无粘连、挤压或侵犯周围邻近脏器，有无淋巴结肿大、继发性管道扩张（胆管、输尿管等），周围血管有无异常。

6. 功能分析 通过脂餐试验前后对比观察胆囊的收缩功能；空腹饮水测定胃的排空，收缩和蠕动状态。

（四）超声伪像的识别

正确识别伪像对分析声像图十分重要。超声伪像是指在超声成像过程中出现的某些征象，此征象并不代表真实的声学界面。常见超声伪像有如下几种。

1. 混响伪像 声束扫查体内平滑大界面时，部分能量返回探头表面之后，又从探头的平滑面再次反射，二次进入体内。图形的重复、移位多见于膀胱前壁及胆囊底、接近于体表的大囊肿前壁，可被误认为壁的增厚、分泌物或肿瘤等。

2. 镜像伪像 声束遇到深部的平滑镜面时，反射回声如测及离镜面较接近的靶标后，按入射途径反射折回探头。在声像图上表现为镜面深部与此靶标距离相等、形态相似的图像。镜像伪像必须在大而光滑的界面产生，常见于膈的附近。一个实质性肿瘤或液性占位可在横膈的两侧同时显示。较横膈浅的一处为实影；深者为虚影或镜影。

3. 部分容积效应 病灶尺寸小于声束时，由于探头发射的声束具有一定的宽度，尤其是在非聚焦区的声束，使得相邻两个位置的反射界面在声像图上相互重叠。部分容积效应较多见于小型液性病灶。例如：小型肝囊肿因部分容积效应常可显示其内部出现细小回声，而难以与实质性肿块作出鉴别。在此情况下，应立即观察有无后壁增强效应及后方回声增强效应。液性病灶明显存在；实质性病灶不存在或仅轻微存在。

4. 旁瓣伪像 探头发射的主瓣外侧有多个旁瓣存在，呈放射状分布，声能较弱，但当旁瓣与高反射体相互作用时，产生的回声可干扰主瓣成像而形成伪像。旁瓣效应常在显示子宫、胆囊、横膈等处发生，表现为膀胱暗区内的薄纱状弧形带、胆囊暗区内的斜形细淡光电分布及多条横膈线段。

5. 振铃效应 又名声尾。是声束在传播途径中，遇到一层甚薄的液体层，且液体下方有极强的声反射界面为其条件。通常在胃肠道及肺部容易产生。胃肠道的腔管内常充满气体，气体的声反射系数大，使绝大部分的入射声波返回。经薄层黏液遇到前壁时，再被反射向下。如此来回往复多次。这种多种反射发生在一个薄层小区内，每作一次往复其声能略有减低。随着反射次数的增加，减低也渐显著。声像图上见到长条状多层重复其声能略有减低。随着反射次数的增加，减低也变得显著。声像图上可见长条状多层重复纹路分布的光亮带，极易辨认。振铃效应亦可在胆道内气体下方出现，胆囊壁内胆固醇小体伴少量液体时，其后方出现的彗星尾亦为振铃现象。

6. 侧壁失落效应 大界面回声具明显角度依赖现象。入射角较大时，回声转向他侧不复回探头，则产生回声失落现象。回声失落时此界面不可能在屏幕上显示辨认。囊肿或肿瘤其外周包以光滑的纤维薄包膜。超声常可显示其细薄的前、后壁，但侧壁不能显示。是因为由于声束对侧壁的入射角过大而致使侧壁回声失落。

7. 后壁增强效应　声束向深部传播时不断衰减，为了使声像图显示深浅均匀、可比性好，故必须加入深度增益补偿（DGC）调节系统。后壁增强效应是指在常规调节的 DGC 系统下所产生的图像显示效应，而不是声能量在后壁被其他任何物理能量所增强的效应。此种效应常出现在囊肿、脓肿及其他液区的后壁，但几乎不出现于血管腔的后壁。有些小肿瘤如小肝癌、血管瘤的后壁，也可略见增强。

8. 声影　是声路中具有较强衰减体所造成。在常规 DGC 正补偿调节后，组织或病灶后方所显示回声低弱甚至接近无回声的平直条状区。由此可见，衰减由于多种因素综合所形成。高反射系数物体（如气体）下方具声影；高吸收系数物体（如骨骼、结石、瘢痕）下方具声影；兼有高反射及高吸收系数者更具声影。

9. 侧后折射声影　圆形病灶如周围有纤维包膜时，则在入射角大于临界角时产生全反射现象。而出现其界面下方第二介质内的失照射，即在圆形病灶的两侧侧后方显示为直线形或锐角三角形的清晰声影。侧后折射声影只从超声物理的角度提示病灶（或脏器）具声速较高的外壁，一般为致密的纤维组织组成，而不能推断此病灶的性质。例如，液性或实质性，良性或恶性。

10. 折射重影效应　声束经过梭形或圆形低声束区时，产生折射现象。例如，在上腹部剑突下横切时，常可显示肠系膜上静脉 2 个并列的血管重影；而腹主动脉亦常可显示为 2 个并列的血管重影。

正确地识别伪像，科学地认识声像图，防止伪像造成诊断上的误诊漏诊。并且掌握好特征性伪像帮助诊断和鉴别诊断达到更精确诊断的目的。

（五）超声图像的分析

分析超声图像时，先看图像左下方的体位标志（仰卧位、俯卧位、左侧卧位、右侧卧位等）和探头摆放的位置。结合超声报告的描述，观察脏器或病灶的内部回声、边界回声、后壁回声、表面情况，血管分布与邻近脏器的关系，有无异常回声，如低回声的暗区或异常的高回声，把超声的提示与超声图像相结合。

二、超声诊断法的种类

超声检查种类很多，一般按显像回声分为四型。

（一）A 型诊断法

幅度调制型，显示屏上横轴代表回声先后出现的时间（距离），纵轴基线以上代表反射回声的高低，过去用于测量脏器大小，对一些病变定位定性。目前除用于颅内病变的诊断外，基本为 B 型超声取代。

（二）B 型诊断法

辉度调制型，以亮度来显示界面反射信号的强弱，回声界面以光点表达，反射强则亮，反射弱则暗，称为灰阶成像。声束顺序扫查时，光点群构成一幅幅二维图像，实时与静态结合，是目前临床使用最为广泛的超声诊断法。

（三）M 型诊断法

活动显示型，以光点辉度显示，单束获得界面回声，主波屏纵轴代表界面深度，横轴上加一慢扫查系统，使某一点界面反射随时间顺序展开。多与二维、多普勒联用，测量心血管内径值。

（四）D 型诊断法

利用多普勒效应原理，通过医学超声技术，用于检查心脏、血管的血流动力学状况。D 型又可分为两种亚型。①连续波式：对声束线上所有的血管内血流均可获得回声，它可测的最大流速不受限制，但无距离分辨力，不能区分浅、深血管中的流速。②脉冲选通门式：脉冲发射与 A 型仪类似。接收器中设选通门，其门宽及浅深均属可调。这一亚型一般均为双向型显示。其不同点为扫描式显示抑或卷轴式显示。

D 型彩色描绘（CDFI）即用自相关技术以迅速获得一个较大腔室或管道中的全部差频回声信息，然后予以彩色编码显示。一般要求如下。①彩色分离：通常用红黄色谱代表一种血流方向；蓝绿色谱代表另一种方向。并用红色表示低流速，愈往黄色，流速愈高，最高流速为亮色；以蓝色表示另一方向的低流速，愈往绿色，流速愈高，最高流速为白色。②彩色实时显示：用来追踪小血管行径。

三、超声诊断的临床应用

超声作为一门新兴的学科，近年来发展得很快，已成为现代临床医学中不可缺少的诊断方法。

超声检查对受检者无痛苦、无损伤、无放射性，且可重复使用，深受医生和患者的欢迎。无需使用对比剂也可以获得人体各部位高清晰度的断层图像，可显示解剖结构及其变化的形态学信息，还能观察运动器官的活动及其变化。应用超声多普勒技术还可以无创地检测到心脏大血管血流动力学参数和观察脏器的血流灌注，因此，可广泛用于临床内科、外科、妇科、儿科和眼科的疾病诊断。但是，超声也有其目前难以克服的局限性。首先是它的穿透力弱，对骨骼、空气等很难达到深部，所以对含气性器官，如肺、胃肠等难以探测，对成人颅脑的诊断也较 X 线、CT 逊色。目前的仪器对 0.5cm 左右的肿瘤组织不易检出，故超声检查阴性；并不排除 0.5cm 左右肿瘤病灶的存在。其次，由于反射法中发生多次重复反射以及旁瓣干扰出现假反射现象，因此有时易造成误诊。

第二节　心脏疾病的超声检查

随着近几年超声技术的迅猛发展，超声检查已成为检查与辅助诊断全身各个系统疾病的重要手段之一，尤其是多普勒技术、二维切面显像技术及实时三维显像技术。下面介绍一些常见心脏疾病的超声检查。

一、心脏超声总论

（一）二维超声心动图

1. 左室长轴切面　探头置于胸骨左缘 3、4 肋间隙，探头长轴方向与右胸锁关节至左乳头连线基本平行。可显示右室壁、室间隔、左室后壁、主动脉根部、右室、左室、左房、二尖瓣、主动脉瓣（图 2-1）。

2. 心底短轴切面　探头置于胸骨左缘 2、3 肋间心脏大血管正前方，扫查方向左肩至右肋弓连线。可显示主动脉根部横切面、右室流出道、肺动脉主干及分支、左右心房、房间隔、三尖瓣、肺动脉瓣。

3. 胸骨旁二尖瓣水平短轴切面　探头置于胸骨左缘 3、4 肋间隙，方向与大血管短轴相同。可显示二尖瓣口横切、左室心肌厚度及运动、心室腔的形态、右室壁的结构。

4. 乳头肌水平短轴切面　探头放置的方向与二尖瓣口短轴切面相同，探头稍往下移，心脏变小。可显示左右室心腔形态、心肌厚度、运动协调性、乳头肌回声及运动。

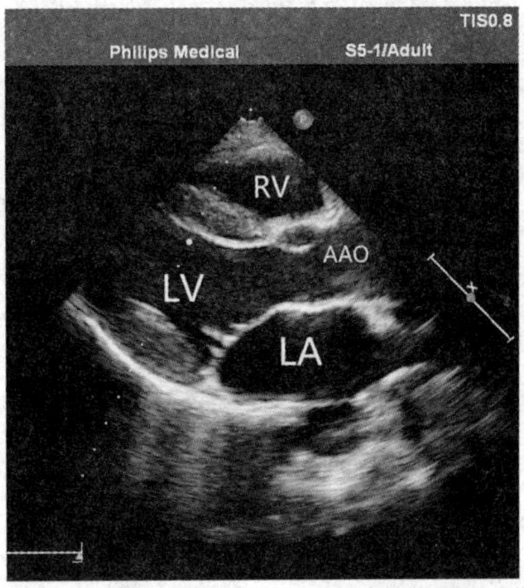

图 2-1　胸骨旁左室长轴切面

5. 心尖四腔心切面　探头置于心尖搏动处，指向右上方，做心脏冠状切面扫查。可显示双房室大小比例，房间隔、室间隔二尖瓣、左室侧壁、右室壁、三尖瓣及肺静脉。

6. 心尖五腔心切面　探头置于与心尖四腔图相同，探头稍向上翘。可显示左室流出道及主动脉瓣，测量左室流出道及主动脉瓣口的血流。

7. 剑下四腔心切面　探头置于剑下，指向左上方对心脏从右侧向左侧作冠状切面。可显示双房、双室、房间隔、室间隔、右室壁心肌厚度。尤其对肺气肿患者，或垂位心者较适合用此切面观察。

8. 下腔静脉入右房长轴切面　探头置于剑下作矢状切面，并将探头逐渐上移直至清晰显示下腔静脉长轴及入右房的入口。可显示下腔静脉结构及静脉瓣。

9. 主动脉弓长轴切面、主动脉弓短轴切面　头稍后仰，探头置于胸骨上凹，右前左后位沿主动脉弓走行方向扫查获取其长轴切面，旋转 90°获取其短轴切面。

（二）M 型超声心动图

M 型超声心动图是一单条声束，通过心脏各个界面反射回来的超声信号，是以不同灰度的光点显示出来的一种心脏运动轨迹图。其原理为在二维显像的基础上，通过单声束取样获取的心脏某一条线上各层解剖结构的时间－运动曲线。通常划分为 4 个区域。

1. 心尖波群（Ⅰ区）　声束依次通过右室前壁、右室腔、室间隔、左室腔、后乳头肌及左室后壁。主要测量心室腔大小、心肌舒张末厚度、心肌收缩末厚度、运动幅度。

2. 心室波群（Ⅱa 区）　在第 4 肋间探及，声束依次通过右室前壁、右室腔、室间隔、左室腔及其内的腱索、左室后壁。主要测量左室腔内径、室间隔及左室后壁厚度及运动幅度。

3. 心室波群（Ⅱb 区）　胸骨左缘第 3～4 肋间探测时，可见具有特征的二尖瓣前、后叶波形，声束依次通过右室前壁、右室腔、室间隔、左室腔内的二尖瓣前后叶及左室后壁。声像图显示，二尖瓣回声纤细。前瓣较长运动幅度较大，后瓣运动幅度较小。舒张期，前叶呈双峰，E 峰高于 A 峰，后叶与前叶呈镜像关系亦为双峰，瓣口呈开放状态，收缩期瓣膜关闭线略斜行向上。

曲线产生机制如下。

（1）CD 段　CD 段出现在二尖瓣收缩期瓣膜关闭线，因协助左室流出道射血，所以略向前移，形成斜行向上的曲线。

（2）E 峰　是曲线的最高点，代表舒张期二尖瓣前叶开放的最大幅度，离胸壁近，为快速充盈期。

（3）EF 斜率　随着血液由左房流入左室，房室间压差减小，进入左室的血液有反冲作用，致使二尖瓣前叶有一股后漂的力量，瓣膜后移至 F 点。

EF 斜率为左室的快速充盈期的充盈速，值越大，充盈速越大，正常值为 70 ~ 160mm/s。

（4）A 峰　心房的收缩，房压再次上升，房室压差增大，瓣口再度开口，只是开大的幅度低于舒张早期的 E 峰。

4. 二尖瓣前叶波群（Ⅲ区波群）及曲线　声束依次通过右室前壁、右室腔、室间隔、左室流出道、二尖瓣前叶、左房腔及左室后壁。主要观察二尖瓣前瓣瓣体的运动曲线，判断瓣体的弹性，左室流出道宽度。

5. 心底波群（Ⅳ区波群）　心前区胸骨左缘第三肋间探测可见，声束依次通过右室前壁、右室流出道、主动脉根部和左心房。右室流出道前壁运动曲线。主动脉的运动曲线，收缩期瓣口开放呈六、四盒形（右冠瓣、无冠瓣）舒张期合并成一条线。主动脉壁运动曲线，可测量主动脉内径、运动幅度、重搏波。

超声心动图的应用价值，可观察心脏、大血管的内径，包括右室、左室、室间隔、主动脉、左房。观察心肌、大血管的厚度、运动幅度。观察二尖瓣、主动脉瓣的开放、关闭运动。进行心功能测量。

（三）频谱多普勒超声心动图

根据多普勒效应，在心腔和血管中流动的血流能以频谱的形式反映其时相、方向、流速和血流状态（层流、湍流或涡流）。如果频谱在基线的上方，表示血流朝向探头流动，在基线下方，则血流背离探头；主要有脉冲多普勒和连续多普勒两种形式，脉冲多普勒可作精确定位，连续多普勒可测高速血流。结合心电图可判断血流出现在收缩期还是舒张期。流速异常增高常提示瓣膜狭窄、反流或分流性疾病等。

1. 二尖瓣口血流频谱　正向双峰窄带波型。E 峰较高，为舒张早期左室快速充盈所致；A 峰较低，为舒张末期心房收缩，血流再度加速所致。

2. 三尖瓣口血流频谱　为舒张期正向双峰频谱，E 峰大于 A 峰。因血流速度较低，频谱幅度较二尖瓣口血流频谱低。收缩期无血流信号。

3. 主动脉瓣口血流频谱　收缩期可见一向下的空心三角形频谱。频谱带窄，音频输出呈高频乐音，为层流，流速快。

4. 肺动脉瓣口血流频谱　收缩期可见一向下的空心三角形或抛物线形窄带频谱。

（四）彩色多普勒超声心动图

是在二维超声心动图的切面上，叠加彩色编码的实时血流显像，可在二维和 M 型超声心动图基础上同时显示血流的方向和相对速度，提供在心脏和大血管内血流的时间和空间信息，它具有直观感，可以直接显示病变性质（分流、反流或狭窄），但不能作精确的定量。通常用红色表示血流方向朝向探头，蓝色表示血流方向背离探头，色彩的明暗表示速度的快慢，在流动速度不均的紊乱血流即湍流中掺有绿色，由于红绿色的掺和呈现黄色，蓝绿相掺呈现青蓝色，从而使湍流呈现特征性的红、黄、青、蓝等多色镶嵌型，对心脏大血管中的异常湍流及狭窄射流的发现有很大的应用价值。

在二维显像的基础上，应用彩色多普勒血流显像、脉冲式多普勒、连续性多普勒三种手段获得心脏的血流动力学指标，直接或间接提供诊断信息。可观察各瓣口、瓣环、瓣上的血流信息；主动脉、肺动脉、腔静脉、肺静脉内血流信息。有无左向右或右向左分流（图2-2）。

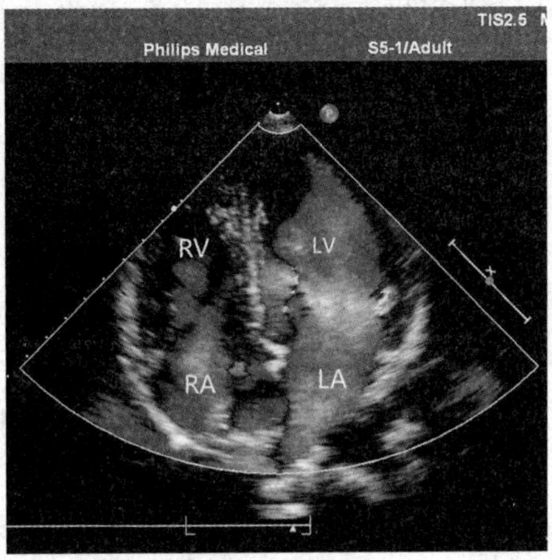

图2-2　心尖四腔心层面彩色多普勒图

1. 二尖瓣口彩色多普勒　在心尖四腔切面上，舒张期二尖瓣开放，在左房至左室流入道，呈现红色血流区，收缩期二尖瓣闭合，在二尖瓣口左房面无任何彩色出现。

（1）CDFI　舒张期宽大的红色血流束沿开放的二尖瓣自左房下部向左室流动，中心较明亮，周边较暗淡。

（2）PW　取样容积SV置于二尖瓣口，血流频谱为正向出现在舒张期，频谱为窄带双峰，E峰高于A峰，Vp 0.6～1.3m/s。E峰快速充盈期流经瓣口至左室的流速较快，A峰为舒张晚期左房收缩时瓣口流速再次加大，但是低于E峰。

2. 三尖瓣口彩色多普勒　尖瓣口出现与二尖瓣相似的有规律的色彩变化，舒张期瓣口开放，由右房经瓣口至右室呈现红色血流区。

（1）CDFI　与二尖瓣口血流相似，因流速低于二尖瓣口，所以颜色呈暗红色。

（2）PW　与二尖瓣相似，产生机制相同，只是峰值流速较低，一般 $Vp < 1.0m/s$。

3. 主动脉瓣口彩色多普勒　心尖五腔切面上，收缩期主动脉瓣口呈蓝色为主的血流，此时血流背离探头，而胸骨上凹切面上，主动脉瓣口呈红色血流，此时血流对着探头。

（1）CDFI　收缩期出现自左室流出道向主动脉瓣口流动的宽大蓝色血流束，流近瓣口时流束加快、色泽明亮，甚至为黄红色。升主动脉内血流为红色，降主动脉内为蓝色。

（2）PW　SV置于主动脉瓣口和瓣上下两侧，收缩期负向单峰三尖形波形。Vp 0.7～1.5m/s。

4. 肺动脉瓣口彩色多普勒　在大动脉短轴上见肺动脉瓣区收缩期出现蓝色血流，此时血流背离探头。

（1）CDFI　收缩期肺动脉内出现宽大的蓝色血流束，瓣口流速较快，可呈黄红色。

（2）PW　SV置于瓣口或瓣上1cm，频谱形态同主动脉，Vp 0.6～1.2m/s。

二、心脏常见疾病的超声诊断

（一）二尖瓣狭窄

常见于风湿性心脏病及老年退行性变，先天性少见。由于二尖瓣口狭窄，舒张期左房血流入左室受阻，可引起左房增大、肺淤血、肺水肿、肺动脉高压、右室后负荷加重、右室肥大。

1. 二维超声心动图

（1）二尖瓣叶增厚、回声增强；二尖瓣开口明显减小，其中瓣口面积小于1.5～2.0cm²为轻度狭窄，1.0～1.5cm²为中等狭窄，小于1.0cm²为重度狭窄；二尖瓣腱索增粗，缩短，有粘连，乳头肌可增厚。

（2）左房明显增大，右室大，肺动脉内径增宽。

（3）左房附壁血栓。

2. M型超声心动图

（1）二尖瓣前叶双峰消失，EF斜率减慢，形成城墙样改变；瓣叶回声变宽增强。

（2）由于前后叶交界处粘连可有舒张期前后叶同向运动，间距线缩小。

（3）左房增大，后期右室大，室间隔可呈同行运动。

3. 彩色多普勒超声心动图

（1）舒张期　于二尖瓣口可见以红色为主，五彩镶嵌射流束延伸左室，射流束细而明亮。

（2）收缩期　三尖瓣口见以蓝色为主五彩镶嵌的反流束，舒张期肺动脉口右室流出道见红色为主镶嵌的反流束。

（3）脉冲多普勒　左房腔内血流速度缓慢，二尖瓣口及左室血流速度增快，峰速大于1.5m/s，呈宽频带、充填型湍流频谱。

（二）二尖瓣关闭不全

二尖瓣关闭不全，慢性发病，以风湿热引起最常见，其他各种原因引起的左室明显扩大，二尖瓣环扩张可继发引起的关闭不全。

二尖瓣关闭不全时收缩期左室一部分血流反流到左房，左房容量负荷加重，左房代偿性增大，舒张期正常加上反流入左房的血进入左室，左室容量负荷加重，左室代偿性扩大，最后导致左室左房失代偿，依次出现肺淤血、肺动脉高压、右室右房肥大，最终出现右心衰。

1. 二维超声心动图

（1）二尖瓣叶增厚，变形，回声增强，二尖瓣脱向左房等反流解剖学改变。

（2）二尖瓣前后叶对合不良及完全不能对合；瓣环扩大；左房左室扩大。

2. M超声心动图

（1）二尖瓣前后叶回声增强，前叶活动增强，EF斜率增快，DE速度增加，CD段呈双线或多条回声，吊床样改变。

（2）收缩早期主动脉瓣狭窄，主动脉瓣开放曲线呈锥形。左房扩大，左房后壁运动加强，C凹加深大于4mm。左室扩大，左室流出道增宽，室间隔运动幅度增大。

3. 彩色多普勒超声心动图　收缩期在左房侧记录到以蓝色为主的五彩镶嵌的反流束，长度和面积取决于反流程度。二尖瓣口舒张期血流量增多，速度增加，血流显示明亮，主动脉瓣收缩期血流量少，血流显示暗淡。频谱多普勒于收缩期在左房侧探及反流频谱，速度大于1.5m/s。

（三）房间隔缺损

分为原发孔型和继发孔型两大类。原发孔型发病率较低。多数为继发孔型，发生率占先天性心脏病的10%～20%。房间隔缺损通常单独存在，也可是复杂性心血管畸形的组成部分。

1. 二维超声心动图　可见房间隔回声局部或全部中断，断端回声增强，摆动度较大。同时还可观察到右房、室增大，右室流出道增宽、肺动脉增粗、三尖瓣环扩大等间接征象。

2. 彩色多普勒超声心动图　可见左、右房血流相连续，一束宽大的红色血流束穿过房间隔。发生在原发孔缺损，血流束靠近“十字交叉处”；发生在继发孔缺损，分流血流束位于中、上部。频谱多普勒当将取样容积置于房缺处或其右房侧，可探及舒张期正向分流频谱。

（四）室间隔缺损

室间隔缺损是常见先天性心脏病之一，发病率为12%～25%。室间隔通常可单独存在，亦可是某种心血管畸形的组成部分。

1. 二维超声心动图　可见于左室长轴切面、心尖四腔心切面，大血管短轴切面可见室间隔回声中断，大于0.5cm的室间隔缺损易于检出，对于小于0.5cm的室间隔缺损不易检出，需变化多个切面仔细观察，测量大小，确定部位。

2. 多普勒超声检查　可直观地观察到分流血流。缺损较小，左向右分流时，可见红色或五彩镶嵌分流血流束，缺损较大时，或左右室压力接近时，分流束为暗红色，当由右向左分流时，出现红蓝相间的彩色血流信号。早期左向右分流，肺动脉血流量增加，肺动脉内可见宽大、明亮的彩色血流显像。脉冲多普勒可在收缩期室间隔缺损处右侧探及高速正向湍流频谱。如有肺动脉高压时，可见分流速度减低，出现双向分流频谱或出现负向频谱。

（五）扩张型心肌病

扩张型心肌病是一种以左心室或左、右心室扩张及收缩和舒张功能障碍为特征的心肌疾病。可以是特发性、家族性或遗传性、病毒性，以及并发于已知的心血管疾病，但其心功能损伤程度不能以负荷或缺血损伤的范围来解释。组织学改变并非特异性的。

1. 二维超声心动图　可见各房室均有不同程度扩大，以左室显著，左心室腔内径线较小，可出现收缩期心腔闭塞，舒张期变化不大；心肌活动度呈普遍性减弱；二尖瓣口开放幅度减小，出现“大心腔、小瓣口”的图像；少数病例可见心腔壁上附着团状强回声为血栓影像。

2. M型超声心动图　可见左室腔及左房增大；室间隔，左室侧、后壁运动幅度普遍降低。二尖瓣活动幅度及开口降低。

3. 多普勒超声心动图　可见各瓣口血流显色暗淡。收缩期二尖瓣左房侧及三尖瓣右房侧可见蓝色为主的五彩反流束，舒张期主动脉下可见红色为主的五彩反流束。

（六）肥厚型心肌病

肥厚型心肌病是指左心室或右心室肥厚，通常是非对称性肥厚，常侵及室间隔，伴有左室流出道收缩期压力阶差。家族性者为常染色体显性遗传，常可发生心律失常及早年猝死。

1. 二维超声心动图　室间隔异常肥厚，左室流出道狭窄，左室腔变小，可出现收缩期心腔闭塞，二尖瓣或腱索收缩期向室间隔凸起。

2. M型超声心动图　室间隔与左室后壁非对称性肥厚。左室流出道狭窄，二尖瓣前叶收缩期向前运动，严重时可呈关闭不全，左室收缩增强。

3. 多普勒超声心动图 狭窄的左室流出道探及收缩期呈高速湍流频谱。

第三节 消化系统疾病的超声检查

一、肝脏疾病的超声诊断

（一）正常肝脏的超声表现

肝脏是人体最大的实质性器官。肝脏具有良好的声传导特性，适合超声检查的器官。超声能够有效显示肝脏的形态、轮廓、大小、肝内血管、肝内胆道系统和肝韧带等，并能显示肝占位性病变和肝弥漫性病变，已成为临床诊断肝脏疾病的首选检查方法。

正常肝脏呈楔形，右叶大而厚，左叶小而薄。正常肝脏小叶结构的回声低于膈肌，稍低于或大致相等于胰腺实质，而高于肾脏皮质的回声。正常的肝脏内为弱回声；肝门区位于胆囊颈部后方、肝圆韧带、肝镰状韧带为高回声。

正常门静脉主干内径小于13mm；肝左静脉较细，内径5mm左右；肝中静脉及肝右静脉内径均在10mm左右。

（二）肝脏常见疾病的超声表现

1. 肝硬化 由多种原因引起的，发病过程缓慢，在各种病因的作用下，肝细胞弥漫性变性、坏死和再生，进一步发生纤维组织增生和肝细胞结节状再生。肝小叶结构和血液循环途径被改建，导致肝变形、变硬，肝叶萎缩或增大，同时引起门静脉高压和肝功能不同程度的损害。

早期肝脏可正常或轻度增大。肝表面凸凹不平或呈锯齿状，左右叶比例失调，主要是右叶和左内叶萎缩，左外叶增大。实质回声变得弥漫性增高、增粗，分布不均，部分可呈低回声或等回声结节。肝静脉变细或显示不清楚。当并发门静脉高压症时，门静脉左右支及主干可以增宽，主干内径大于13mm；脾脏肿大，脾门静脉扩张；脐静脉开放，胃冠状静脉迂曲扩张；腹水。

2. 脂肪肝 肝脏轻度或中度肿大；肝内近场回声密集增强，远场衰减，后方轮廓显示不清；肝内血管走形、分支模糊。

3. 肝脓肿 肝内可显示一个或多个占位性病变，通常有较厚的壁，且整个脓肿壁的厚度不均匀；肝脓肿侧壁一般显示清晰，无回声失落现象；后壁回声增强，与囊肿相似；后方回声亦可增强；内部回声可为低回声，分布较均匀；周围炎症反应表现为大多数肝脓肿外壁之外具有环状由亮渐暗的分布；慢性脓肿囊壁钙化时显示其上方的半圈亮弧形反射。

4. 肝内囊性占位性病变 可单发或多发。呈大小不等的圆形或椭圆形无回声区；壁薄、边界清楚；后方有增强效应。肝脏正常结构几乎消失，内被大小不等的囊肿占据时多为多囊肝，应注意脾、肾有无类似病灶。

5. 原发性肝癌 声像图表现复杂，典型的特点如下。

（1）直接征象 肝实质内有一个或数个异常回声区。与正常肝实质相比回声可呈低回声型、等回声型、强回声型及混合回声型。边界欠清晰，形状不规则。后方可有衰减。病灶内有出血、坏死液化时，出现无回声区。直径 <3cm 的小肝癌，多呈低回声。

原发性肝癌根据大体形态通常分三型。

1）巨块型：呈圆形，椭圆形或分叶状，边缘有低回声，常与肝实质分界清晰，内部回声多不均匀，为中高回声，中心部有坏死时，可见不规则液性暗区。如有钙化时可见强回声光团。

2）结节型：单发或多发，直径为 2～5mm，边界清晰，轮廓整齐，多有声晕，内部多呈高回声，亦可呈等回声或不均匀回声，较小的结节以弱回声多见。

3）弥漫型：多伴有肝硬化，具有肝硬化声像图特征，肝脏变形，边缘不平，肝内正常结构紊乱，回声强弱不一，出现不规则斑片状高回声及低回声小结节，与结节性肝硬化不易鉴别，肝内静脉及其分支显示不清、残缺，管腔内充满实性癌栓是其主要特征。

（2）间接征象　肿瘤所在的部位可呈非对称性的增大，如形态失常，正常锐利的下缘角变钝，即为“角征”；接近肝包膜的肿瘤可向外突出，呈“驼峰征”；肝内血管受压变细、推移扭曲；肝内胆管扩张；门静脉或肝静脉栓塞及腹腔积液等。

（3）CDFI 检查可在病灶周边及内部见到较丰富的彩色血流信号。

二、胆囊疾病的超声诊断

（一）正常胆囊的超声表现

正常胆囊轮廓清晰，囊壁光滑、整齐，囊腔内为无回声，后方有回声增强效应。胆囊可自内向外呈高－低－高回声，中间的低回声代表肌层，前后的高回声分别代表外膜与内膜，胆囊长径一般不超过 9cm，前后径不超过 3cm。胆囊壁厚一般为 2～3cm，胆囊的纵轴指向肝门，声像图表现为一条连接胆囊颈部和门静脉右支根部的线状强回声带，无论横切或纵切，这是识别胆囊解剖位置的主要标志。

正常肝内胆管与门脉分支相伴行，声像图上只能显示它的 1～2 级分支，左、右肝管位于门静脉左、右支的前方，内径在 2mm 之内，如扩张，呈平行管征或多管征。

肝外管道的上段与门脉伴行，下段与下腔静脉伴行并延伸到胰头的背外侧。纵切面显示正常肝外胆管上、下端的直径比中间段的直径细，直径一般小于 6mm，老年人可略粗，但不应超过 10mm。

（二）胆囊常见疾病的超声表现

1. 胆囊炎

（1）急性胆囊炎　为临床上常见的急腹症。通常由于细菌感染、胆结石嵌顿和蛔虫阻塞引起的胆道淤积为主要病因，胆囊内压力增高，压迫胆囊壁血管和淋巴结，胆囊血供障碍导致炎症发生。

病理表现为三种类型。单纯性急性胆囊炎，以黏膜充血、水肿为主，胆囊轻度肿大；化脓性急性胆囊炎，浆膜纤维素性脓性渗出，可出现胆囊周围粘连或脓肿；坏疽性急性胆囊炎，胆囊增大明显，囊壁缺血、坏死、出血，甚至穿孔，引起胆汁性腹膜炎。

超声表现为胆囊增大，胆囊壁轮廓线模糊，壁弥漫性增厚，增强的胆囊壁呈强回声光带，中间层出现间断或连续弱回声带，为胆囊壁的双层的回声，是由于壁水肿所致；如胆囊腔内出现了弥漫性低回声、云雾状回声等提示胆囊积脓。胆囊穿孔后，扩张的胆囊缩小，胆囊内部回声增高，胆肝间隙可见液性暗区。

（2）慢性胆囊炎　根据病情的程度可有不同的表现，轻者仅为胆囊壁的增厚。典型可见胆囊肿大（积液）或萎缩，壁增厚，腔内可见结石所造成的强回声。胆囊可丧失收缩功能。

2. 胆囊结石　在胆汁淤积和胆道感染等因素的影响下，胆汁中胆色素、胆固醇、黏液物质和钙盐析出、凝结而形成胆结石。

（1）依据结石大小、形态、数量以及化学成分不同构成了多种多样的声像图表现。典型表现如下。

1）胆囊内出现形态稳定的一个或多个强回声光团。

2）后方有声影。

3）改变体位向重力方向移动；结石强回声与胆囊壁间分界清楚。

（2）非典型表现

1）胆囊结石充满型：正常胆囊液性区消失，胆囊前壁呈一弧形强回声光带，其后为宽大声影，胆囊后壁不显示，另一种特征性图像，即增厚的胆囊壁的弱回声带包绕着结石强回声，其后伴声影，简称“囊壁、结石、声影”三联征（WES征）。

2）胆囊颈部结石，颈部结石横切呈环靶征。

3）泥沙样结石，胆囊后壁上是细小强回声光点沉积平面，后方有弱声影，并随体位变化。

4）胆囊壁内结石，胆囊壁内可见单发或多发数毫米强回声光团，其后有“彗星尾征”，改变体位不移动。

三、胰腺疾病的超声诊断

（一）正常胰腺的超声表现及正常测值

胰腺横切的形态可呈蝌蚪形、哑铃形、腊肠形三种。纵切胰头部呈椭圆形，胰尾呈三角形。边界整齐、光滑。内部回声呈细点状均匀回声，儿童、年轻人多呈此回声。老年人及肥胖者多呈高回声，一般与肝脏回声相似或略高于肝脏回声。一般以前后径为正常大小标准：胰头小于2.0cm，胰体小于1.5cm，胰尾小于2.0cm。

（二）胰腺常见疾病的超声诊断

1. 急性胰腺炎　急性胰腺炎病理上分为水肿型和坏死型，声像图表现如下。

（1）胰腺弥漫性肿大，个别局限性肿大，多见于胰头和胰尾。

（2）水肿型，形态规整，边缘整齐。出血坏死型，边缘模糊，形态不规整，与周边组织分界不清。

（3）水肿型一般为较均匀低回声。出血坏死型呈不均质高低回声，实质内见有不规则液性区。

（4）胰管轻度扩张或不扩张。

（5）坏死型胰腺炎常见胰周小网膜囊内积液，重者盆腔、腹腔均探及较多液性暗区。水肿型渗出较轻或不渗出。

（6）坏死型胰腺炎，后期可见胰腺假性囊肿形成。

（7）下腔静脉、肠系膜上静脉受压表现，部分患者因胃肠气体，胰腺显示不清。

2. 慢性胰腺炎

（1）胰腺大小　一般正常或略增大，亦可见局限性肿大者。

（2）形态和边缘　形态饱满或僵硬，边缘不整，表面不光滑。

（3）内部回声　粗糙、粗大光点及光条增多，钙化时可见强回声光团或光斑，梗阻型回声较低。

（4）胰管呈串珠样扩张，扩张的胰管可见结石强回声。

（5）可伴有胰腺假性囊肿。

3. 胰腺癌

（1）直接征象　较小肿瘤，胰腺大小形态正常，肿瘤多为低回声。较大肿瘤，胰腺局限性或弥漫性肿大，形态失常。肿块边界不整，轮廓不清，向周围组织浸润呈蟹足样改变。一般内部呈低回声，中间杂有不均质回声点，癌瘤后方回声衰减，偶见有高回声。肿瘤较大时，中心可产生液化、坏死，也见有不规则液性区。

（2）间接征象　挤压外周血管和周围脏器移位，压迫胆总管引起梗阻性黄疸，晚期可发生肝内转移性和腹腔淋巴结肿大，腹水等。

四、脾脏疾病的超声诊断

（一）正常脾脏的超声表现

正常脾脏呈半月形，轮廓清晰，表面光滑整齐。脏面向内凹陷为脾门，在脾门处有脾静脉、脾动脉、神经和血管出入，回声较强，脾实质呈均匀一致细小点状回声，强度略低于肝脏，比肾皮质回声稍强。脾长径正常值为 8～12cm，厚度男性小于 4cm，女性小于 3.5cm。

脾大的诊断，除外脾下垂，脾的前后缘超出肋缘下应考虑脾大。

脾的厚径，男性大于 4.0cm，女性大于 3.5cm，长径大于 11cm 为脾大。仰卧位时，脾脏前缘与腹壁相贴，脾上极靠近脊柱或超过脊柱左侧缘应考虑脾肿大。

（二）脾脏常见疾病的超声表现

1. 脾大　声像图表现为：脾的厚径，男性大于 4.0cm，女性大于 3.5cm，长径大于 12cm。

根据脾大的程度可分为轻度、中度及重度肿大。

（1）轻度脾大　脾脏形态大致正常，各径线值增加，仰卧位平静呼吸时，肋缘下不能探及脾脏，深吸气时可探及，但未超过肋缘 2～3cm。

（2）中度脾大　脾脏体积明显增大，轮廓圆钝，脾门切迹变浅，各径线值增加，仰卧位平静呼吸时，肋缘下可探及脾脏，深吸气时下缘可达到脐。

（3）重度脾大　脾脏体积进一步增大，轮廓圆钝，脾门切迹消失，邻近器官可出现受压移位。脾脏前缘可超过左锁骨中线达到腹中线，下缘超过脐部，甚至可以抵达盆腔。

2. 脾破裂　脾破裂是常见急腹症之一，多由外伤引起。轻者钝挫伤，常在患面脾实质表现为回声强弱不均，早期常表现为不规则略高回声区，实质内破裂者显示为不规则或圆形液性暗区，破裂于包膜下呈半圆形或不规则液性无回声或低回声区，脾实质受压改变。

陈旧性血肿是强回声表现或有分隔样结构。真性脾破裂表现表面回声中断或见到有实质裂口或局部碎片状，脾周见有液性暗区。破裂较重者腹腔内见有大量液性暗区。

第四节 泌尿系统及生殖系统疾病的超声检查

一、肾脏疾病的超声诊断

（一）肾脏正常超声表现

肾脏纵切呈椭圆形，横切呈马蹄形，肾皮质呈均匀中低回声，锥体呈低回声，肾窦呈高回声占全肾厚度 1/3～1/2，肾盂分离 1cm 多属生理性。

（二）肾脏常见疾病的超声表现

1. 肾结石 声像图表现为：在肾窦区内出现点状或团块状强回声，通常伴有声影，肾盂内较大结石可引起局部或全部肾盂肾盏扩张（图 2－3）。

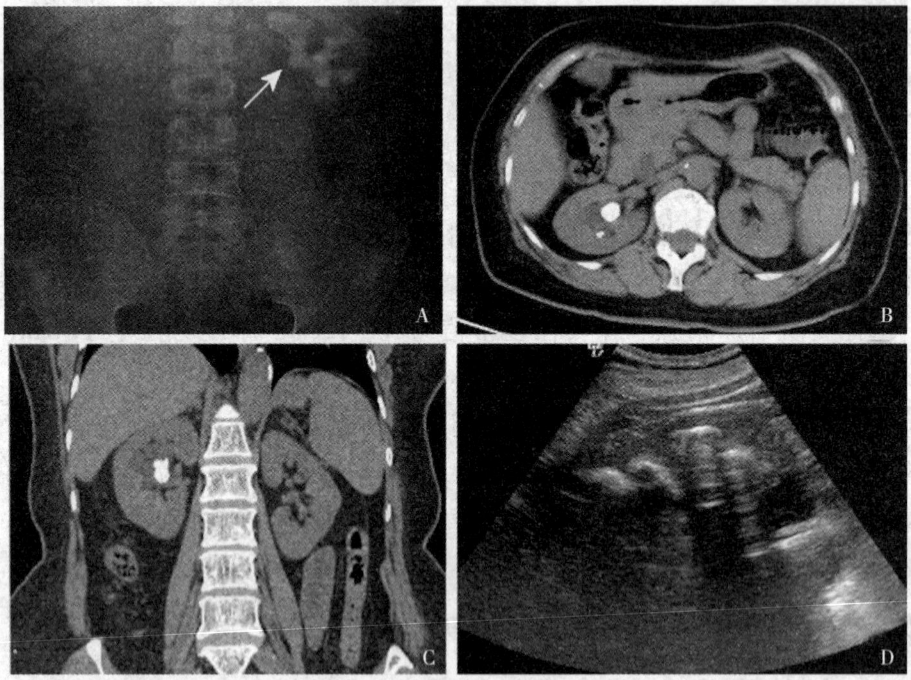

图 2－3 肾结石

2. 肾积水 肾积水由于各种原因导致尿路梗阻引起的肾盂、肾盏扩张。声像图表现为：肾窦内肾盂扩张，出现液性无回声，扩张的肾盏与肾盂相连，1.0～1.5cm 宽度为轻度积水，中度呈手套状回声。重度为多房囊状似调色盘。积水加重常使肾脏逐渐增大。重度肾积水，肾皮质变薄。

3. 肾肿瘤 声像图表现为：小的肾肿瘤外形多无改变，发生在边缘的和较大肿瘤肾外形不规则局部或全部增大，肿瘤内回声可见低回声、中等回声和高回声，中等回声较多。小的肾细胞癌多为高回声，需与小的肾错构瘤鉴别；中等大小的多为低回声，巨大肿瘤内部呈不均匀回声区，有时伴有液化及钙化，多房囊性肾细胞癌，且有不规则增厚的壁，肾集合系统受压，变形中断。由于假包膜有低回声晕圈。肾周边彩色血流丰富，内部多有较丰富的而分布不规则血流信号，一般呈高速低阻，但少数细胞癌内部血流甚少，肾脏炎性病变血流丰富，两者相鉴别。肝静脉及下腔静脉转移时，腔内见有实质团块，血流减慢或中断，癌栓内可探及不规则血流信号和动脉频谱。

二、膀胱疾病的超声诊断

（一）膀胱正常超声表现

膀胱充盈时，横切面呈圆形或椭圆形，纵切面呈三角形，内部为无回声区，周围膀胱壁呈强回声带，连续性好，与周围组织分界清楚。充盈良好时，黏膜皱襞平整。

（二）膀胱常见疾病的超声表现

1. 膀胱癌　声像图表现为：自膀胱壁向腔内突出呈乳头状或菜花样凸起，多呈中等或中等略高回声。早期膀胱壁回声连续性好，浸润性膀胱癌基底部较宽，膀胱回声不完整，层次分辨不清。肿瘤内可见自膀胱壁伸入瘤内的条状血流束，多为高速低阻动脉血流。

2. 膀胱结石　声像图表现为：膀胱液性暗区内可见单个或多个强回声光斑或团块；强回声后伴声影，强回声团块随体位改变而移动（图2－4）。

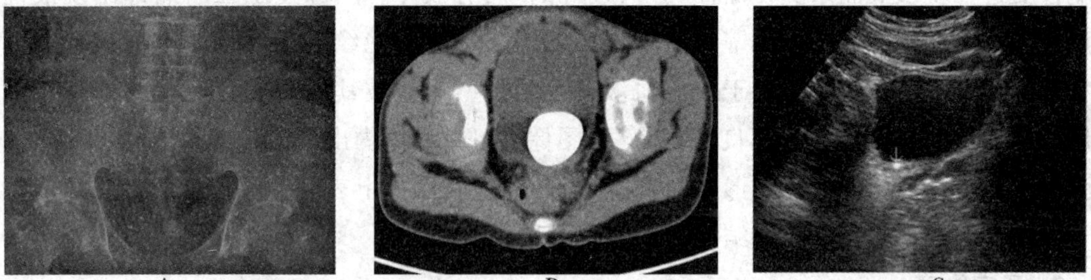

A　　B　　C

图2－4　膀胱结石

三、妇科疾病的超声诊断

（一）正常子宫附件超声表现

正常女性盆腔声像图在耻骨联合上缘横切时，可看到膨胀的膀胱为一液性暗区，探头向下倾斜，在膀胱后方可看到宫颈，宫颈管呈线状回声，为识别宫颈的标志。然后再垂直向上移动探头可以看到宫体与宫底。横切子宫呈椭圆形，上宽下窄。纵切时在膀胱后方，子宫呈倒置的梨形，常呈前倾屈位，较少为水平或后位。

子宫轮廓光滑、清晰，宫体呈均质稀疏光点，中等强度回声。宫腔为线状强回声，其周围有弱回声的内膜围绕。随月经周期内膜的改变，宫腔回声有所不同。宫颈回声较宫体稍强且致密，常可见带状的颈管强回声。子宫下端的阴道，其内气体呈线样强回声，壁为弱回声。

输卵管通常不显示，少数人宫体旁可显示很细的两条平行线状结构。

卵巢横切时，在子宫底两侧略高于子宫。约3cm×2cm×1cm大小，在排卵前，可看到凸出卵泡呈囊性暗区。在膀胱两侧有时可以看到髂腰肌的回声，形似一副眼镜，呈椭圆形弱回声区，边缘为强回声光带。

（二）妇科常见疾病的超声表现

1. 子宫肌瘤

（1）壁间肌瘤　最多见，其声像图表现为子宫增大，增大的程度与肌瘤的大小和肌瘤的数目成正比。单发肌瘤多表现为结节状弱回声；多发肌瘤常见表现为宫体形态失常，宫壁表面凹凸不平，宫区内出现多结节状或漩涡状杂乱回声和竖条状暗影，伴后壁回声衰减。如肌瘤压迫宫腔，可见到宫腔线状反射偏移或消失。

（2）浆膜下肌瘤　子宫形态不规则，表面有球状或结节状突出，呈弱或中等回声。加压扫查时，瘤体与子宫无分离现象。浆膜下肌瘤常与壁间肌瘤同时存在。

（3）黏膜下肌瘤　显示“宫腔分离征”，其间见有中等或弱回声团块，即杯内球状。如肌瘤脱入颈管及阴道，可见宫颈管径增大，其间有肿瘤团块，回声强弱不等。同时可见到宫腔线多扭曲不规则。

子宫肌瘤变性的声像图表现：①玻璃样变，是最常见的一种变性。直径大于4cm的肌瘤都有不同程度的玻璃样变，是肌瘤缺乏血供的结果。变性区没有漩涡及条纹结构，而为质地较软的组织。在图像上出现相应的弱回声区域，后壁回声略增强。②液化或囊性变是玻璃样变进一步发展而来。在瘤体内形成腔隙，内有液体。图像显示在肌瘤部出现液性无回声区，边界往往不规则，后壁回声增强。③钙化常见于绝经后妇女的子宫肌瘤，亦可发生在玻璃样变或坏死之后。由于肌瘤血液循环障碍，钙盐被其组织成分以及其他变性的物质所吸收而沉积，即“营养不良性钙化”。图像上可见瘤体内出现沙粒状，带状、团状、环状强回声后方伴声影。如钙化形成所谓“子宫石”，在图像上表现为弧形强回声带伴后方高度衰减。此时看不到正常子宫结构。

2. 子宫体癌

（1）早期无特殊改变。

（2）中晚期表现

1）子宫体积增大，其轮廓尚规则。如合并子宫肌瘤时形态可不规则呈分叶状。

2）宫腔内为不规则强、中、弱回声或杂乱分布，粗糙不整的点状、小线状及团块状回声。

3）宫腔内有积液、积脓时可见弱回声或无回声区。

3. 卵巢肿瘤　因其病理种类多样，声像图表现多种多样。常见为卵巢囊性肿瘤。

（1）浆液性囊腺瘤　圆形或椭圆形，无回声区；单房或多房，直径5～10cm；壁光滑或增厚，有时可见钙化点；如恶性可有腹水，周边浸润的转移灶。

（2）黏液性囊腺瘤　圆形或椭圆形；多房，壁厚均匀完整；暗区内可有散在光点；恶变时呈分叶状壁薄厚不均，瘤体内偏实性，可合并腹水。

四、产科疾病的超声表现

（一）早期妊娠超声表现

一般呈偏心性，长于宫腔一侧，重要特征是双环征。

1. 妊娠囊　最早确定妊娠的声像图所见是妊娠囊。孕5周后增大的宫腔中央可见妊娠囊，呈圆形或椭圆形，轮廓完整，回声均匀一致的较强光环，其内无回声，后方有增强效应。孕6周时妊娠囊清晰可见，此时径线约为1.6cm，孕12周妊娠囊充满宫腔。

2. 胚胎　妊娠6~7周、妊娠囊内出现呈强光点胎芽回声。妊娠12周时，就可显示完整胎儿声像图，可辨认胎头、躯干，此时可测顶臀长度及双顶径。

3. 胎心、胎动　妊娠6~7周在胚胎回声中可显示有节律地快速闪烁的光点，为原始的心导管搏动。8~9周可以清楚地看到胎心搏动。10~12孕周胎儿可有头和肢体的慢而弱的局部运动，而无体位改变。

4. 胎盘　从妊娠第8、9周起，胎盘开始发生。可见妊娠囊边缘局部增厚，其回声强度大于子宫肌层，妊娠12周时胎盘完全形成，呈新月形弥漫均匀的细小点状回声，在羊水中轮廓清晰。胎儿面绒毛板呈白色线状，母体面无回声特征辨认。胎盘面积约占宫腔1/3，可附于宫壁的任何部位。

（二）中晚期妊娠超声表现

1. 胎头　胎头声像图能观察到颅骨强回声光环外尚能分辨颅内结构。颅骨光环呈椭圆形可测双顶径和枕额径的断面。略移动探头获得侧脑室最大横径，它在中线回声两侧，外周呈线状强回声，内部无回声。测垂直于中线回声的侧脑室最大径值，正常应少于颅骨正中线间距的1/3。

2. 胎位　首先找到有明显标志的颅骨光环，搏动的胎心，胎儿的膀胱暗区及呈念珠状强回声链的脊柱，再依此判定产式或方式。

3. 脊柱　沿脊柱纵轴冠状切面声像图呈两条平行的念珠状强回声，有时可见到三条，中间一条系来自椎体骨化中心。矢状切面可见脊柱全长，骶部间隔小，腰部轻微增宽。横面呈三角形，系两个椎弓一个椎体的骨化中心，其后方伴声影。

4. 胸　12孕周后声像图上可见心脏轮廓和腔室；随着孕龄的增长可辨认各心腔、瓣膜、间隔和大血管。右室呈圆锥形靠近胸壁，左室与胃同侧，居胸腔偏左后，呈卵圆形。胎儿肺组织呈均匀光点回声，位于心脏两侧。

5. 胎体　12孕周可有四肢骨回声。肢体骨横断图像为圆形强回声，其后伴声影。

6. 腹部　位于左上腹胃由于吞咽动作，孕17周可见到液性暗区。胎儿对羊水的吞咽，反吐可使胃的暗区发生形变。孕20周后胎腹内脏结构渐清晰。肝包膜回声光滑、完整，实质为细小均匀光点，可见到大血管暗区。肝占胎腹1/3。肝下为肠管，有形变。15孕周胎儿盆腔可见近圆形，轮廓清晰的膀胱暗区。由于膀胱有排空和再充盈，故大小常有变化。胆囊大小，位置与脐静脉相似，区别在于前者居右侧，两端盲上壁并非平行。胎肾18孕周于脊柱两侧，呈低于肝的实质性回声，位置较成人低，横切呈圆形，纵切呈椭圆形。成熟胎肾与成人相似。

7. 外生殖器　孕25~30周时羊水多，胎儿舒展，外生殖器易于检出。探头由膀胱暗区下移至两股骨间可见到轮廓清晰、壁较厚的中等强度环形阴囊图像，中间有一分隔，分居两侧的圆形光团系睾丸回声。阴茎呈柱状强回声，在阴囊中隔处突出。女性在纵横切面上可见到大阴唇隆起的回声。

8. 胎盘　中期妊娠胎盘上占宫腔面积1/2，位置较低，绒毛板的线状回声强而均匀。

临产前胎盘约占宫腔1/3，下界清晰不应低于子宫峡部。厚度随妊娠时间增加而增厚。实质回声呈弯曲的网状、间有钙化，无回声区呈绒毛间隙的血窦。母体面亦有带状单线的强回声，此是胎盘成熟的标志。胎盘成熟度分为0～Ⅲ级。

9. 脐带 脐带呈明暗相间长形带状图像，弯曲漂浮于羊水中，循其走行可找到连于胎盘和胎脐的两端。脐带内含两条脐动脉和一条脐静脉，有节律性搏动。

10. 羊水 妊娠不同阶段，羊水量不等。孕28周时最多达1000～1500ml。正常羊水量应多于300ml，少于3000ml。羊水计量以暗区前后最大径值计算，为4.0～6.0cm，应大于3.0cm，小于8.0cm。羊水为透声良好的液性暗区，晚期可有轻微的点、絮状回声。

（三）胎儿畸形超声表现

1. 无脑儿

（1）无胎头光环，仅能显示一轮廓不规则的团块状强回声。

（2）常合并羊水过多，胎儿漂浮靠近子宫前壁或沉于后壁。

（3）最常合并脊柱裂，其他并发畸形有脑膜膨出、脊髓脊膜膨出、脐疝等。

2. 脑积水

（1）颅内可见大片状液性暗区。

（2）脑中线常偏移、漂动。

（3）脑组织变薄、光滑，后方回声增强。

3. 脑脊膜膨出 为头部、颈部或脊柱其他部位的大小不等，边界清晰的囊性膨出物，其内部为液性暗区（脑脊液所致）。若有脑组织、脊髓膨出，囊内有相应的实质性回声。

第五节　浅表器官超声检查

一、乳腺的超声诊断

（一）乳腺正常的超声表现

1. 皮肤 强回声弧形光带，厚2～3mm，边界整齐。

2. 皮下脂肪组织 呈低回声，内有散在弱光点，有时可见三角形强回声光条，为Cooper韧带。

3. 腺体层 中等强回声的光点、斑、线与导管圆形、椭圆形暗区将交错排列。

（1）青春期　腺体回声致密，腺体与脂肪组织分界不清。

（2）成熟期　腺体与脂肪分界清楚，腺体回声粗大。

（3）萎缩期　腺体层变薄，多为致密的高回声（纤维组织）取代（图2－5）。

（二）乳腺常见疾病的超声表现

1. 乳腺增生（乳腺囊性增生症） 声像图表现为：腺体增厚或正常，回声减低或增强，可随月经周期改变；可见多个圆形或条索状低回声，有导管扩张；血流信号正常或增加、阻力指数降低。

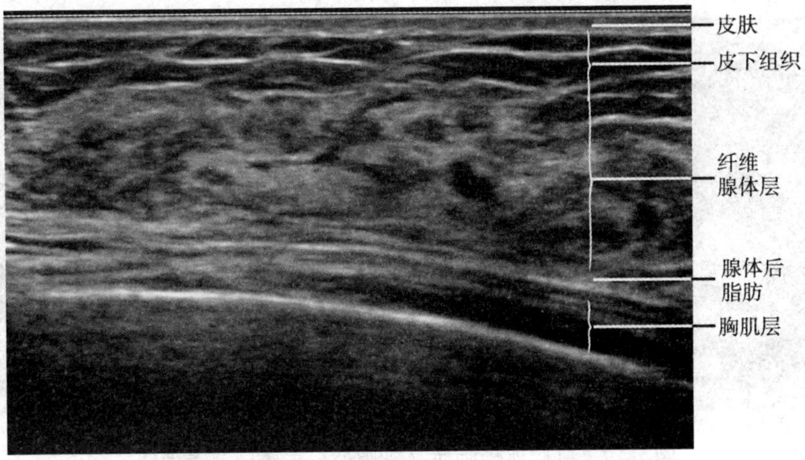

图 2－5　正常乳腺二维超声声像图

2. 乳腺纤维腺瘤　声像图表现为：乳腺内圆形或椭圆形低回声肿物，多呈低密度，内部回声均匀边界清楚、光滑，与周围组织分界清晰，活动度较大。病灶后方腺体回声多正常，少数回声增强，如囊性变时，可见液性暗区（图 2－6）。肿块呈类圆形低回声，界清，边缘光滑，CDFI 显示少量血流信号。

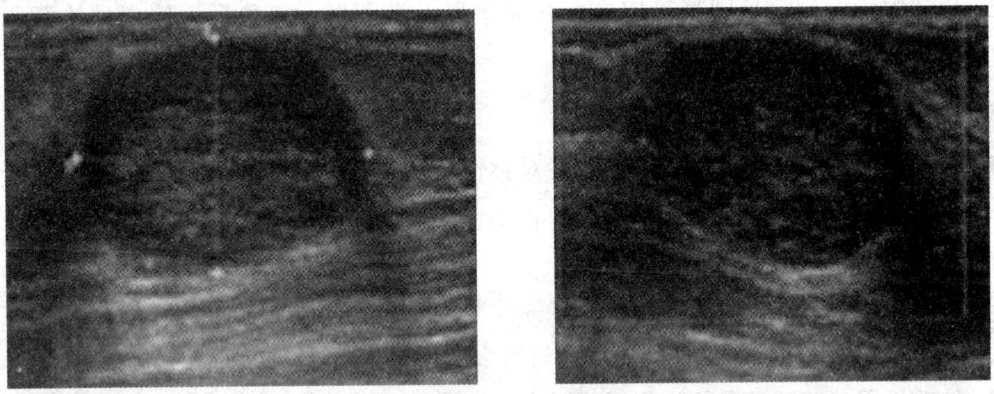

图 2－6　乳腺纤维腺瘤二维超声声像图

3. 乳腺囊肿　可单发或多发，囊肿呈圆形、椭圆形无回声区，边界清楚、整齐光滑。囊肿后方回声及后壁回声增强。

4. 乳腺癌（图 2－7）

（1）肿瘤形态不规则，凹凸不平，可呈分叶状。无包膜，边界不规则，界限不清楚。

（2）内部回声不均匀，多呈低回声。

（3）肿瘤后壁回声减低或消失。

（4）病变突入腺体层时，癌瘤边界不光滑，呈蟹足状浸润。

（5）癌瘤中心液化或坏死。

二、甲状腺的超声诊断

（一）甲状腺正常超声表现

1. 颈部皮肤，呈较高回声的弧形光带。

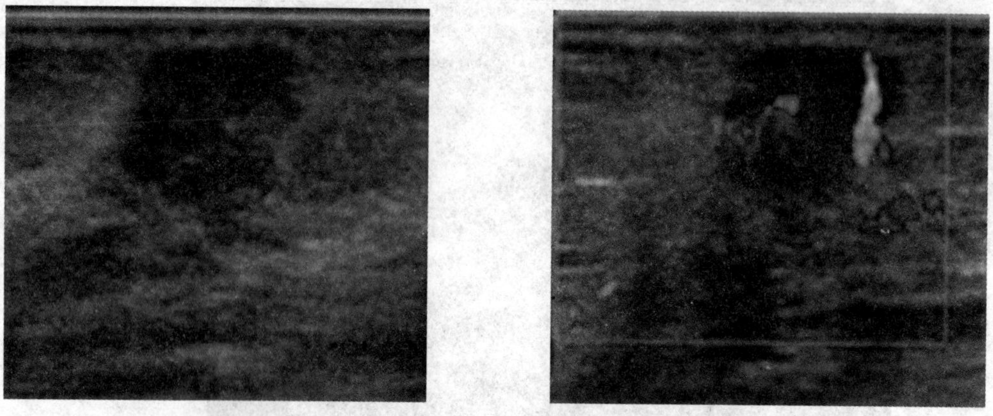

图 2－7　乳腺恶性肿块（乳腺癌）二维超声声像图

肿块呈分叶状低回声，边缘不规则，CDFI 显示血流信号丰富

2. 皮下浅筋膜层包括皮下脂肪组织及颈前浅层肌，其内为点、线状强回声。

3. 两侧方可见梭形低回声区，为胸锁乳突肌。

4. 甲状腺组织横切面呈马蹄形或蝶形，纵切面可见甲状腺两侧叶呈锥形或橄榄球形，上尖而下圆钝。分布均匀，中央由峡部相连。

5. 甲状腺的内侧可见圆形无回声的颈总动脉，椭圆形、三角形无回声的为颈内静脉（随压力程度不同，静脉呈不同的形状）。

（二）甲状腺疾病的超声表现

1. 单纯性甲状腺肿大　甲状腺弥漫性对称性增大，表面光滑，无结节，压迫气管或颈静脉。内部可见多发、弥漫性分布的薄壁无回声区。正常腺体组织显示不清。血流多正常，可有少许散在分布的点状血流信号。

2. 甲状腺功能亢进　甲状腺弥漫性对称性肿大，表面光滑，回声光点增强密集或回声减弱，彩色多普勒血流显像可见腺体内血管增多、增粗，血流速度加快。

3. 结节性甲状腺肿　甲状腺两侧叶增大、不对称，包膜凹凸不平，结节呈高回声，间隔弱回声或无回声，结节无包膜。

4. 甲状腺腺瘤　甲状腺内单个或多个圆形，椭圆形低回声，强回声肿块影像，边界清晰光滑有包膜，部分腺瘤周围有一暗环。腺瘤内液化出血可见无回声区，腺瘤内血管增粗。

5. 甲状腺癌

（1）肿物轮廓不清，边界不整齐，呈锯齿状或蟹足状。

（2）内部回声不均匀，多见强回声光点或液性暗区。

（3）彩色多普勒可显示内部及周边丰富的血流信号。

扫码“练一练”

目标检测

一、选择题

1. 哪种情况下能够得到最佳的超声反射

A. 入射波平行于反射界面

B. 入射波垂直于声阻抗不同的界面

C. 入射波发生散射、衍射、折射及表面反射

D. 声束入射与反射间的夹角 >90°

E. 声束入射与反射间的夹角 <90°

2. 下列哪一种组织或界面回声最强

A. 肾中央区（肾窦区）　　B. 主动脉壁

C. 脏层胸膜 - 肺　　D. 腹直肌

E. 横膈（包括膈胸膜）

3. 下列关于声衰减的描述，哪一项是错误的

A. 不同的体液也存在着不同的声衰减

B. 通常骨骼声衰减很强，往往引起声影

C. 瘢痕组织声衰减也是比较强的，次于骨骼

D. 含气肺的密度很低，因此不容易引起声衰减

E. 肝、脾、肾、胰等实质器官声衰减也存在着一定的程度差异

4. 关于混响产生的条件，哪项最准确

A. 超声投射到肺表面，引起多次反射（也称气体反射）

B. 超声投射到腹壁和肠管界面，引起多次反射（也称气体反射）

C. 超声垂直投射到平整界面，超声在探头和界面之间来回反射（引起多次反射）

D. 超声垂直投射到肺表面，引起多次反射（也称气体反射）

E. 超声垂直投射到腹壁表面，引起多次反射（也称气体反射）

5. 按照规定，彩色多普勒血流显像的彩色图（colormap）用什么彩色表示血流方向

A. 红色表示血流朝向探头，蓝色表示血流背离探头

B. 红色表示血流背离探头，蓝色表示血流朝向探头

C. 蓝色表示血流朝向探头，白色表示血流背离探头

D. 红色表示血流背离探头，白色表示血流朝向探头

E. 可随意设定

6. 下列超声表现的描述，哪项是支持软组织内金属异物最重要的证据

A. 患部显示短带状、斑点状或团块状强回声改变

B. 超声不能十分精确地显示异物的轮廓和大小

C. 强回声后方声影不明显

D. 强回声后方拖着明亮的“彗星尾征”

E. 伴出血、感染时周围出现低回声乃至无回声区

7. 下列支持多发性肾囊肿的超声表现是

A. 液性区与输尿管积液相通　　B. 多个液性腔相互连通

C. 液性腔有漏斗状突起　　D. 多个液性区不相通

E. 较大的囊状积水，在边缘见伸入的不完全分隔

8. 超声诊断报告上描述的胎囊通常指妊娠孕龄

A. 小于 2 周　　B. 5 ~ 8 周　　C. 15 ~ 20 周

D. 20 ~ 22 周　　E. 22 ~ 24 周

9. 彩色多普勒血流显像显示胎儿正常脐带内的三条血管是

A. 一条脐动脉和两条脐静脉　B. 两条脐动脉和一条脐静脉
C. 肝静脉、门静脉和脐静脉　D. 肝动脉、门静脉和脐动脉
E. 肝动脉、脐静脉和脐动脉

10. 下列关于输尿管结石诊断的描述，不正确的是
A. 患侧常伴有肾绞痛
B. 结石易出现在输尿管狭窄部
C. 积水输尿管远端末见强回声团者即除外输尿管结石
D. 积水的输尿管远端出现结石强回声团
E. 患侧输尿管出口喷尿减弱或消失

11. 不支持胰腺癌的表现是
A. 胰腺局部肿大　B. 低回声病灶　C. 边界不清
D. 腹膜后淋巴结肿大　E. 胰管呈不均匀串珠状扩张

12. 胚胎的器官发育在妊娠多少周时已经完成
A. 4 周　B. 6 周　C. 8 周
D. 20 周　E. 24 周

13. 下列哪项不符合乳腺良性与恶性肿物的超声鉴别
A. 边界是否光滑、完整　B. 内部是否回声减低　C. 后方是否回声衰减
D. 皮肤是否受侵犯　E. 是否有压痛

二、简答题

1. 分析实质性器官的声像图时，应注意什么？
2. 正常二维超声心动图常用的断面有哪些？
3. 肝硬化超声表现有哪些？
4. 超声对胆道系统的哪些疾病有诊断意义？各有何特殊表现？
5. 肾结石的超声表现有哪些？

（于　昊）

第三章 内镜检查

扫码"学一学"

学习目标

1. **记住** 内镜的历史、现有状况及发展前景。
2. **知道** 临床工作中能灵活运用内镜思维对患者进行诊疗。
3. **学会** 常用内镜检查及治疗方法。

第一节 概 述

一、概述

内镜（endoscope）是指从人体天然的开口部位（口腔、肛门、鼻腔）或人工建立的孔道（腹腔、胆道）插入人体，用以窥视人体内部，进行诊疗活动的一类仪器。其可以利用光学仪器显示体内影像，从而实现对体内疾病的检查及治疗。

1855 年，西班牙人卡赫萨发明了喉镜。1861 年德国人海曼·冯·海莫兹于发明了眼底镜。1878 年，爱迪生发明了灯泡，特别是出现微型灯泡后，使内窥镜有了很大发展。1878 年德国泌尿科专家姆·尼兹发明了膀胱镜，用它可以直接对膀胱内进行检查。1862 年，德国人斯莫尔创造了食道镜。1903 年，美国人凯利创制了直肠镜。随着现代化科学技术的发展，内窥镜经过彻底改革，用上了光学纤维。1963 年，日本开始生产纤维内窥镜，1964 年研制成功纤维内窥镜的活检装置。1965 年，纤维结肠镜制成，扩大了对于下消化道疾病的检查范围。1967 年开始研究放大纤维内窥镜以观察微细病变。1973 年，激光技术应用于内窥镜的治疗上，并逐渐成为经内窥镜治疗有消化道出血的手段之一。1981 年，内窥镜超声波技术研制成功，这种把先进的超声波技术与内窥镜结合在一起的新发展，大大增加了对病变诊断的准确性。

内镜技术在外科临床实践中的应用，在一定程度上改变了传统外科思维方式，并已逐渐成为传统手术方法的重要补充手段。如纤维肠镜下行直肠 - 结肠息肉切除术、十二指肠镜下行乳头切开胆管取石术、胆道内引流术，腹腔镜下行胆囊切除术等。

二、内镜分类

内镜的种类很多，目前在临床上应用的有胃镜、十二指肠镜、结肠镜、小肠镜、胆道镜、胰管镜、乳管镜、胸腔镜、腹腔镜、气管镜、膀胱镜、输尿管镜、肾盂镜、宫腔镜、关节镜、椎间盘镜、脑室镜、鼻咽镜、血管镜以及心镜等。其中，通常将硬质的内镜称为腔镜，将纤维内镜称为内镜。近年来融超声和内镜技术为一体的超声内镜，以及胶囊内镜也属于内镜范畴。

第二节　临床应用

一、内镜的配置

临床中内镜是由内镜系统、手术设备和手术器械构成

（一）内镜系统

内镜系统包括内镜、主机、光源和内镜监视器。临床上分为胃镜、结肠镜、十二指肠镜、胆道镜、气管镜、小肠镜等；根据光传导性质不同分为纤维光学内镜和电子内镜。

（二）手术设备

包括基本设备高频电发生器和氩气刀，以及微波机、激光器、热凝器、液电碎石器、内镜冷冻机及其辅助探头等。

（三）手术器械

常用器械包括活检钳、注射针、抓钳、狭窄扩张器、止血夹、造影管、切开刀、取石网篮和气囊、导线、穿刺针、机械碎石器等。用于治疗的各种支架和引流管，如食管支架、胆道内引流管、胰管内引流管、鼻－胆（胰、囊肿）外引流管及呼吸道支架等。

二、内镜外科手术基本技术

（一）注射术

在内镜直视下，使用注射针对病灶部位（出血点、肿瘤瘤体）实施穿刺，注射一定的药物以达到止血、托起病灶、使肿瘤坏死、局部闭合创面或封闭小穿孔等目的。注射物包括生理盐水、硬化剂、组织粘合剂、凝血酶等。

（二）钳夹术

临床中为达到止血、闭合创面或预防出血等目的，使用专用止血夹，夹闭出血点、钳夹息肉基底或裂开的黏膜边缘等技术。

（三）切除术

使用专用切除器械，剖开病灶表面，显露病灶，切除病灶的方法，如：高频电刀，氩气刀，激光等。

（四）导线置入术

在内镜直视下将导线前端对准狭窄的腔道口，使导线通过狭窄段，以完成进一步的内镜手术操作。

（五）扩张术

使用扩张器（如探条扩张器，气囊扩张器）在内镜直视或 X 线监视下对内脏器官腔道的狭窄段进行扩张，以缓解狭窄，重建通道。

（六）支架置放术

在狭窄的内脏空腔器官内支架以维持腔道的通畅性。

（七）引流术

在内镜直视下，将病灶部位的液性囊腔或腔道梗阻段以上的体液进行引流的方法，可将液体引入体内自然腔道或引出体外。

（八）碎石术

使用专用碎石器械（如液电碎石器、激光碎石器、弹道碎石器及超声碎石器等），在内镜直视下或辅助定位下破碎各种结石、粪石等。

（九）氩气刀凝切术

用专用设备，在内镜下对病灶部位进行凝切，使得目标物凝固、坏死和气化。

（十）切开术

使用内镜下切开刀，切开病灶部位，以便继续进行下一步手术步骤。

（十一）超声内镜穿刺术

使用穿刺针，在单独超声内镜或联合 X 线监视下对目标物进行穿刺，以吸取病灶组织、注射药物或建立通道。

（十二）染色

是指在内镜下应用特殊的染料，对病灶区域进行染色，从而提高病变检出率的方法。

（十三）内镜下造影术

在内镜直视下将造影剂打入需要造影的部位，通过 x 线设备获得病灶区域的造影图像，从而判断疾病的方法。如经内镜逆行胰胆管造影术，膀胱镜下逆行输尿管肾盂造影术等，此方法扩展了常规 X 线造影技术的应用范围，提高了诊断准确率。

三、内镜技术的临床应用

（一）消化内镜外科技术

1. 胃肠道疾病

（1）消化道出血　是消化系统常见的临床表现之一，急性出血危险性大，死亡率高。门静脉高压导致的食管－胃底静丛脉破裂出血、食管－贲门黏膜撕裂出血、食管溃疡出血、胃及十二指肠溃疡出血、消化道肿瘤出血、消化道息肉出血、血管畸形出血等为内镜止血适应证。较大动脉性出血（如十二指肠球后壁大溃疡伴十二指肠上动脉出血）、动脉或静脉消化道瘘性出血、出血伴大穿孔及广泛性渗血等为内镜止血的禁忌证。

（2）消化道恶性肿瘤　对于直径小于 2cm 的消化道（食管、胃、结肠和直肠）原位癌、黏膜或黏膜下层癌，无肌层浸润、无远处淋以结转移者，可采用内镜下黏膜切除术切除癌灶。适用于合并重要脏器功能不良而无法手术或拒绝手术者。切除前应使用超声内镜检查，确定病变的浸润具体范围以及是否有淋巴结侵犯。

对于晚期肿瘤，往往出现消化道梗阻、出血等，内镜可以对症止血、再通腔道、缓解症状，是一种姑息性疗法，如对食管癌致吞咽困难和直肠癌致排便不畅，治疗后可以缓解症状，改善病人心理状态，提高生活质量。适应证是已不能手术的食管、贲门、胃出口和结直肠晚期癌性狭窄、出血以及食管气管瘘形成。禁忌证为生命垂危不适合行内镜手术者。

（3）良性狭窄　可以用内镜方法有效地缓解症状，部分可以治愈。食管、胃、结肠或直肠的局限性炎症、溃疡愈后狭窄、术后吻合口狭窄、理化损伤后并发症等因素造成的消化道狭窄为其适应证。难治性或原因不明的狭窄，经内镜治疗效果不佳时应改作手术。

（4）食管瘘　晚期食管癌自发或放疗后所发生的食管－气管瘘。先明确瘘的位置、特点和大小；同时，应进行气管镜检查以了解病灶侵犯呼吸道的情况，必要时进行有效吸痰。瘘一旦确定，如无手术适应证，应及早内镜下堵塞食管瘘，再通食管腔。

（5）胃石症　胃石可在排除消化道远端的器质性梗阻的前提下将其击碎从口腔取出或经胃肠道排出。

（6）胃肠道息肉、良性肿瘤　于内镜直视下将息肉或肿瘤切除。

（7）内镜下经皮胃/空肠造口术。

2. 肝胆胰疾病

（1）肝外胆管结石　现内镜下十二指肠乳头切开、取出胆管结石技术已普遍应用于临床，成为胆总管结石治疗的首选方法。肝外胆管钻石内镜治疗术包括：①乳头切开取石术；②碎石术；③引流术等。

（2）肝内胆管结石　内镜下治疗肝内胆管结石有手术损伤小、并发症低、可以多次碎石等优点。

（3）胆道梗阻、瘘与炎症　肝外胆管各种原因造成梗阻而继发黄疸、胆瘘或急性化脓性胆管炎；通过内镜下行内引流和（或）外引流可替代传统外科手术达到治疗目的。

（4）胰腺炎　胰腺炎是一种常见病，内镜下乳头切开术，此法可降低胰管高压，解除胰腺炎病因，从而达到治疗目的。相对于手术方法，其简便快速、有效、创伤小和并发症低。

（5）十二指肠结合部疾病　十二指肠内镜下可以明确具体病情。一旦发现病灶，可以在内镜下取组织进行病理学检查。超声内镜下可以明确十二指肠壁外压占位的可能来源、确定乳头病变的浸润深度和范围等。

（二）呼吸内镜外科技术

1. 适应证　包括恶性气道梗阻、癌性出血、良性肉芽肿、呼吸道异物以及手术后吻合口狭窄和术后缝线异物。对于恶性肿瘤，内镜治疗的主要目的是对症止血、通呼吸道和保持痰液引流通畅，以缓解呼吸困难。以 CT 检查结果为基础、内镜直视下或在超声气管镜介导下可对气管外占位病灶进行穿刺吸引组织活检。

2. 呼吸内镜设备　呼吸内镜包括硬质气管镜和纤维气管镜两种。在内镜外科手术中两者各具优缺点，前者进入支气管深度和角度受限，但手术器械容易操作；后者可较前者更加深入气管，但可选用的器械有限，难以操作。在复杂的手术过程中，常需两种内镜联合使用，或在 X 线等辅助设备监测下施行手术。

（三）腹腔镜外科手术

腹腔镜外科手术是在腹部的切口伸入内镜，观察腹腔内病变情况同时予以治疗的一种外科微创技术。

1. 腹腔镜手术的适应证　腹腔镜技术是外科治疗中常用的一种微创技术。经腹腔镜胆囊切除术已经被公认为治疗胆囊结石的标准术式，亦有利用腹腔镜技术进行高难度的腹部外科手术。目前被普遍接受的手术包括胆囊切除术、腹腔镜探查术、结肠切除术、阑尾切除术、小肠切除术、疝修补术、脾切除术、肾上腺切除术、肝部分切除术等。

2. 腹腔镜在外科疾病中的应用　随着近代腹腔镜设备的改进及临床技术的改善，极大地扩展了腹腔镜技术在外科疾病诊治中的应用。腹腔镜可以弥补一些实验室与影像学检查的不足，为诊疗提供更直观、可靠的依据。损伤小，恢复快，容易接受是腹腔镜的优点。但其仍是一种有创手术方式，同时其对设备及术者要求较高，是制约腹腔镜发展的因素。

（四）关节镜外科手术

适用于进行骨与关节疾病的诊断与治疗，关节镜可以更直观地观察病变部位的情况，有利于疾病的研究与治疗。如膝关节半月板损伤、滑膜切除术、膝关节交叉韧带修补及重建术等。

（五）宫腔镜外科手术

适用于进行子宫内疾病的诊断与治疗，如各种异常子宫出血的诊断与治疗，子宫颈管和子宫腔内赘生物的检查和治疗，宫内节育环的定位和取出，子宫内肿瘤的切除等。

（六）超声内镜外科技术

超声内镜融内镜和超声的优点，其可行 360° 扫描和扇形扫描。其主要难点是要求术者兼有内镜和超声的双重诊断知识与手术技巧。

四、内镜技术的发展

内镜技术还在迅速发展之中，近年来又有许多革命性的发展。这些极大地扩充了内镜医学的应用领域，标志着内镜的跨时代飞跃。

1. 模拟手术技术　先进的影像模拟技术可使医生对内镜的使用更加熟练，提高手术技巧，缩短手术时间，减轻手术对患者的损伤。同时也是一种很好的内镜教学方法。

2. 机器人手术　是指在内镜下使用机械手臂进行外科手术的一种方法。机器手臂以遥控的方式服从于医生发出的各种操控命令。现借助手术机器人，已能完成腹腔镜胆囊切除术。此外机器人辅助下冠脉旁路移植术、房间隔缺损修补术、前列腺癌根治性切除等多种手术已陆续见诸报道。

3. 胶囊内镜　胶囊内镜是一个塑料胶囊，其内包含有摄相机、无线电发射器等装置。胶囊被检查者吞入后，借助消化道的蠕动前进。胶囊内镜能随时将胃肠道所观测到的图像传至相关设备中，从而协助医生进行诊断与治疗。

目标检测

扫码“练一练”

一、选择题

1. 下列哪项不适合进行上消化道内镜检查

A. 上消化道出血　　B. 溃疡病　　C. 萎缩性胃炎

D. 食道肿瘤　　E. 腐蚀性胃炎

（2～4 题共用备选答案）

A. 胃镜检查　　B. 结肠镜检查　　C. 十二指肠镜检查

D. 小肠镜检查　　E. 食道镜检查

2. 梗阻性黄疸行

3. 上消化道出血行

4. 便血行

（5～6 题共用备选答案）

A. 胃镜下治疗　　B. 肠镜下治疗

C. 两者均可　　D. 两者均不可

5. 胃肠道息肉行

6. 食管、胃肠良性狭窄行

二、简答题

1. 简述胃镜检查的适应证。
2. 简述纤维支气管镜检查的适应证。
3. 简述纤维支气管镜检查的禁忌证。

（刘　洋）

扫码“学一学”

第四章　肺功能检查

学习目标

1. **记住**　肺功能各项检查的正常值。
2. **知道**　肺功能常用的检查项目。
3. **学会**　根据检查结果进行临床分析。

肺功能检查是胸、肺疾病和呼吸生理的重要检查内容，检查的意义在于：①评价患者呼吸功能基本情况；②判定肺功能障碍的程度和类型；③早期诊断肺和气道病变及气道病变的部位、鉴别呼吸困难的原因、评估疾病的严重程度；④评定治疗疗效；⑤评估胸、肺和腹部手术的耐受力；⑥评定劳动力以及危重患者的监护。

第一节　肺容积检查

肺容积是肺功能检查最重要的指标之一，根据肺和胸部扩张与回缩程度，肺内容纳气量产生的相应变化，分为 4 种基础肺容积（basal lung volume）和 4 种肺容量（lung capacity）。

一、基础肺容积

肺容积是指安静状态下，一次呼吸所出现的呼吸气量变化，不受时间限制。基础肺容积有潮气容积、补吸气容积、补呼气容积和残气容积组成。

1. 潮气容积（tidal volume，VT）　VT 为 1 次平静呼吸进出肺内的气量，正常成人约 0. 5L。主要影响因素是吸气肌功能、性别、年龄、身高与呼吸习惯。呼吸肌功能不全时 VT 减少。

2. 补吸气容积（inspriatory reserve volume，IRV）　IRV 是指平静吸气末再尽最大力量吸气所吸入的气体量。正常男性约 2160ml，女性约 1400ml。当呼气肌和吸气肌功能减弱时，ERV 与 IRV 均减少。

3. 补呼气容积（expiratory reserve volume，ERV）　ERV 为平静呼气末再用力呼气时，所能呼出的最大气量。正常男性为（1609 ±492）ml，女性为（1126 ±338）ml。

4. 残气容积（residual volume，RV）　RV 是指完全深呼气后肺内残余的气量，是保证部分肺泡处于开放状态，利于气血交换的重要因素。正常男性为（1615 ±397）ml，女性为（1245 ±336）ml。

二、肺容量

肺容量是由 2 个或 2 个以上的基础肺容量叠加而成，包括深吸气量、肺活量、功能残气量和肺总量。

1. 深吸气量（inspiratory capacity，IC） IC 为平静呼气末尽力吸气所能吸入的最大气量，即 IC = VT + IRV。正常 IC 占肺活量的 2/3 或 4/5，约为呼气容积的 2 倍，是肺活量的主要组成部分。男性为（2617 ±548）ml，女性为（1970 ±381）ml。影响 IC 的主要因素是呼吸肌功能、肺活动度、肺组织弹性回缩力、气道状况等。

2. 肺活量（vital capacity，VC） VC 是最大吸气后所能呼出的最大气量，VC = IC + ERV，或 VC = VT + ERV + IRV。右肺肺活量大于左肺，约占全肺活量的 55%。

测定方法：①一期肺活量，又称一次慢呼气肺活量，是指深吸气末尽力呼气所能呼出的全部气量（即 IC + ERV）；②分期肺活量，用若干次平静呼吸所分别测定的深吸气量加补呼气量。

【参考值】

男性为（4217 ±690）ml，女性为（3015 ±452）ml。实测值/预计值 < 80% 为异常（预计值即同年龄、同性别、同身高正常人测定的参考值），60% ~79% 为轻度降低，40% ~59% 为中度降低，< 40% 为重度降低。

【临床意义】

VC 减低主要见于各种引起限制性通气障碍疾病、呼吸肌功能障碍或气道阻塞（见表 4 –1）。

表 4 –1 肺活量减低的临床意义

分类	临床意义
胸廓畸形	脊柱侧凸、后凸等
胸腔	胸腔积液、积气、气胸、胸腔肿瘤
肺实质	肺炎、肺占位性病变、肺水肿等
肺间质	肺纤维化、矽肺、尘肺
支气管	慢性阻塞性肺疾病、支气管哮喘、支气管完全阻塞所致的肺不张
神经肌肉	重症肌无力、膈麻痹等
腹部及其他	大量腹水、腹腔巨大肿瘤、高度肥胖者

3. 功能残气量（funcitional residual capacity，FRC） FRC 是指平静呼气后残留于肺内的气量。FRC = RV + ERV，FRC 与 RV 的意义在于呼气末肺内能够有足够的气量，继续进行气体交换。正常男性为 2300ml，女性为 1600ml。

4. 肺总量（total lung capacity，TLC） TLC 是深吸气后肺内所含全部气量，TLC = VC + RV。

【参考值】

男性为（5766 ±782）ml，女性为（4353 ±644）ml。

【临床意义】（见表 4 –2）

表 4-2　肺总量变化的临床意义

指标	变化	临床意义
功能残气量	增加	慢性阻塞性肺疾病、哮喘、肺大疱等
	减少	各类弥漫性限制性肺疾病、急性呼吸窘迫综合征
肺总量	增加	慢性阻塞性肺疾病、肺气肿、哮喘。正常时≤RV/TLC≤35%，若>40%提示肺气肿
	减少	肺内因素：肺萎缩、肺实变、肺间质纤维化、肺不张、肺水肿 肺外因素：胸膜疾病、胸腔积液、胸膜肥厚、气胸、肋骨畸形、脊柱畸形、胸廓成形术、呼吸肌无力等

第二节　通气功能检查

通气功能是指在单位时间内随呼吸运动出入肺内的气量和流速，又称动态肺容积。凡能影响呼吸频率、呼吸幅度和流速的生理性、病理性因素，均可影响通气功能。

一、肺通气量

1. 每分钟静息通气量（minute ventilation，VE）　VE 是指静息状态下每分钟出入肺内的气量。

$$VE = 潮气容积（VT）\times 呼吸频率（RR）$$

【参考值】

男性为（6663±200）ml/min，女性为（4217±160）ml/min。

【临床意义】

（1）VE>10L/min 表明通气过度，导致呼吸性碱中毒。

（2）VE<3L/min 表明通气不足，可引起呼吸性酸中毒。

2. 最大通气量（maximum voluntary ventilation，MVV）　MVV 是在单位时间内以尽可能快的速度和尽可能大的幅度，重复最大努力呼吸所得到的通气量。MVV 主要用于评估胸腹部手术前通气功能储备能力。MVV 是一种负荷试验，重症心肺疾病和咯血患者不宜开展。

【参考值】

男性为（104.0±2.7）L/min，女性为（82.5±2.2）L/min，可用实测值与预计值之比进行判定，低于预计值的80%为异常。

【临床意义】

常用于判定患者肺功能状况，鉴定职业病劳动能力。正常通气储量>95%，<86%为通气功能储备不佳，60%~70%为气急阈。

$$通气储量（\%）=\frac{每分钟最大通气量-每分钟静息通气量}{每分钟最大通气量}\times 100\%$$

二、用力肺活量（forced vital capacity，FVC）

FVC 是指深吸气至肺总量程度后，以最大力、最快速所能呼出的全部气量。采用肺活量描绘容积-时间曲线（volume-time curve，V-T 曲线）（图 4-1）。V-T 曲线是指在用力呼气过程中各呼气时间段内发生相应改变的呼气时间与肺容积的关系。V-T 曲线的指标包括 FVC、第一秒用力呼气容积（forced expiratory volume in one second，FEV_1）、最大呼气中段流量。

【适应证】

1. 评估被检者的症状、体征和异常检查结果。
2. 提供客观、定量肺功能测定。
3. 评估和监测疾病。
4. 评估环境、职业、药物等带来的副作用和益处。
5. 术前评估。
6. 环境与保险评估。
7. 肺移植患者发生阻塞性支气管炎的早期检查。

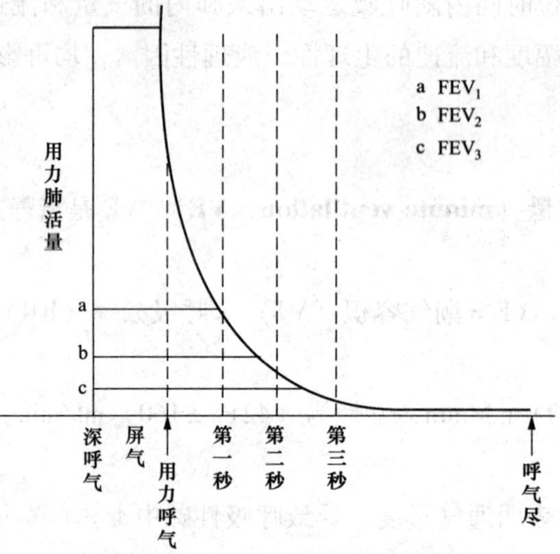

图 4-1 用力肺活量的时间-容积曲线

【指标意义】

1. FEV_1 是指最大吸气到 TLC 位后，开始呼气第一秒内的呼出气量，是容积测定，更是流量测定。

2. 1 秒率 常用 FEV_1/FVC 或 FEV_1/VC（正常人 FVC = VC）。正常人 1 秒能呼出 FVC 的 70% 甚至 80% 以上，一般 1 秒率与年龄呈负相关，年龄越大 1 秒率越低。

3. 第 3 秒用力呼气容积（forced expiratory volume in three second，FEV_3） FEV_3 是指最大吸气至 TLC 位后，3 秒内的全部呼出气量。

4. 第 6 秒用力呼气容积（forced expiratory volume in six second，FEV_6） FEV_6 是指最大吸气至 TLC 位后，6 秒内的快速呼气量。正常人在 6 秒内不能呼出全部的 FVC，则为阻塞性障碍。

5. 用力呼气 200～1200ml 的流量（$FEF_{200\sim1200}$） 是指用力呼气开始 200～1200ml 的平均流量，反映呼气早期流量变化，对胸内型上气道阻塞的判断较为灵敏。

三、肺泡通气量（alveolar ventilation，VA）

VA 是指安静状态下每分钟进入呼吸性细支气管及肺泡，参与气体交换的有效通气量。正常成人 VT 为 0.5L，其中解剖无效腔（在呼吸性支气管以上气道中只有传导气体作用，不参与气体交换）约占0.15L。以每分钟呼吸18次计算，其静息通气量为9L/min，减去无效腔气，则V_A为6.3L/min。进入肺泡内的气体，若无相应的肺毛细血管血液与之进行气体交换，称为肺泡无效腔。解剖无效腔和肺泡无效腔之和称为生理无效腔（dead space ventilation，VD）。

正常情况下，肺泡无效腔极小，可忽略不计，所以解剖无效腔和生理无效腔基本一致。VA =（VV - TD）×RR，可见通气效率受潮气容积与无效腔比值的影响，正常VD/VT = 0.3～0.4，比值小则有效肺泡通气量增加；比值大则减少，如VD/VT = 0.7时，VT为0.5L，RR为18次/分，则VA = 0.5L×（1 - 7/10）×18次/分 = 2.7L/min，所以浅快呼吸的通气效率低于浅慢呼吸。

四、小气道功能（small airway function）

小气道是指在吸气状态下气道内径≤2mm的细支气管（第6级支气管以下），包括全部细支气管和终末细支气管，是慢性阻塞性肺疾病早期极易受累的部位。小气道功能检查对早期发现和诊断小气道病变有重要意义。

1. 最大呼气中段流速（maximum mid - expiratory flow，MMEF/MMF）　MMEF（图4-2）是由V-T曲线计算得到的用力呼出肺活量25%～75%的平均流量。将FVC曲线的起止两点间平行垂直分为4等份，取其第2、3等份，分析肺容量与其所用的呼气时间（最大呼气中段时间，mid - expiratory time，MET）的关系。

【计算公式】

$$MMEF = \frac{FVC}{2MET}$$

【参考值】

正常男性为（3452±1160）mls，女性为（2836±946）ml/s。

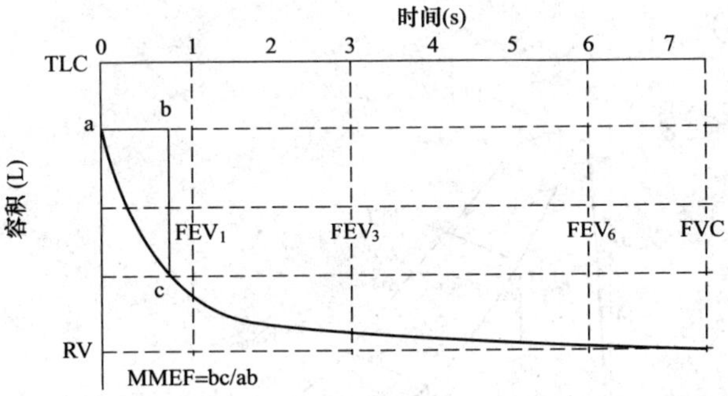

图4-2　最大呼气中段流速

2. 闭合容积（closing volume，CV）　是指深呼气至残气位，肺低垂部位小气道开始关闭时所能继续呼出的气量。小气道开始闭合时存留于肺内的气量，称为闭合总量（closing capacity，CC），CC = CV + RV。

【参考值】

CV以CV/VC（%）和CC/TLC（%）表示，也可以CC/FRC（%）进行判定。

30岁CV/VC为13%，50岁为20%，随年龄增长呈直线上升。

【临床意义】

主要用于吸烟、大气污染、粉尘作业等对小气道功能与损害的研究，更多作为环境医学早期筛查检查。

3. 动态肺顺应性（dynamic lung compliance，Cldyn） 小气道疾病早期病变不均匀，当快速呼吸时，呼吸频率越高，吸气时间越短，导致有病变而时间常数延长的肺泡不能及时充盈，肺泡扩张受限。

【参考值】

男性为（0.17±0.06）L/cmH_2O，女性为（0.11±0.03）L/cmH_2O。正常平静呼吸时，Cldyn 接近或略小于静态肺顺应性（static lung compliance，Clst），Cldyn/Clst>0.75。

【临床意义】

对小气道疾病的早期诊断比较灵敏。

4. 气道阻力（airway resistance，Raw） Raw 是在呼吸过程中，流动气体分子之间以及气流与气道壁之间摩擦产生的阻力。正常呼吸频率时，非弹性阻力消耗的能量约占呼吸总耗量的30%，其中气道阻力占非弹性阻力的80%~90%。

【参考值】

以单位时间内推动一定量气体流经气道时所需的肺内压与口腔压差来表示，正常值为0.2~2.0cmH_2O/（L·s），正常均值为1.5cmH_2O/（L·s），呼气阻力略大于吸气阻力。

【临床意义】

对气道功能评估具有意义。Raw 增加提示气道阻塞，多见于阻塞性肺疾病患者。

五、流量-容积曲线

在用力依赖性肺功能检查中，应用计算机技术记录呼吸的容量和流量变化，并将瞬间流量和容积的函数进行计算，即形成流量-容积曲线（flow-volume cyrve，F-V 曲线）（图4-3）。由于 F-V 曲线在呼吸过程中形成一个密闭的环，称为流量-容积环（flow-volume loop，F-V 环）。

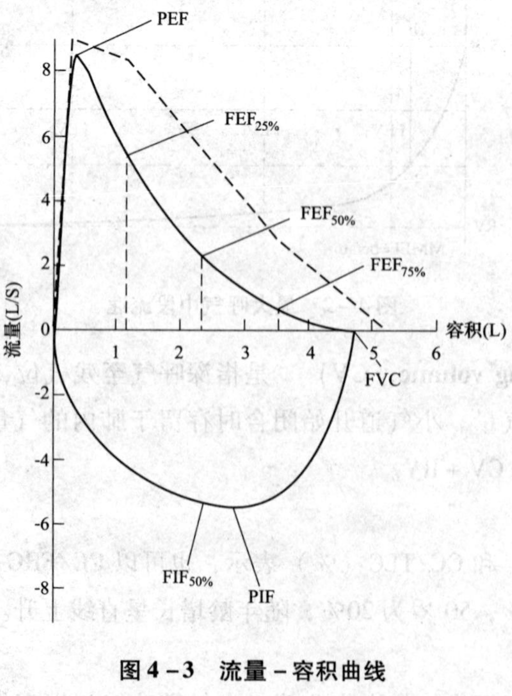

图4-3 流量-容积曲线

【指标意义】

F－V 曲线上常用的指标包括最高呼气流量（peak expiratory，PEF）、用力呼气 25%、用力呼气 50%、用力呼气 75% 肺活量时的瞬间流量，50% 肺活量的用力呼气流量（表 4－3）。

表 4－3 流量－容积曲线的指标参考值及意义

项目	参考值及临床意义
PEF	男性 9L/s，女性 7L/s
$FEF_{25\%}$	$FEF_{25\%}$ 略低于 PEF，反映呼气早期的流量指标，大气道阻塞时 $FEF_{25\%}$ 明显下降
$FEF_{50\%}$	正常情况下 $FEF_{50\%}$ 与 MMEF 接近，反映呼气中期的流量指标，评价小气道功能，指标降低提示小气道病变或气道阻塞
$FEF_{75\%}$	正常情况下 $FEF_{75\%}$ 约为 MMEF 的 50%，反映呼气后期的流量指标，评价小气道功能，指标降低提示小气道病变或气道阻塞
$FEF_{50\%}/FIF_{50\%}$	正常人 $FEF_{50\%}/FIF_{50\%} < 1$，反映上气道阻塞的指标。若正常人 $FEF_{50\%}/FIF_{50\%} > 1$，提示胸外型上气道阻塞

第三节 换气功能检查

影响肺有效气体交换（“内呼吸”）的因素包括：①通气量与血流量；②气体在肺内分布状况；③血流状态；④通气/血流灌注比例；⑤弥散膜对气体通过的影响。

一、气体分布

肺泡是气体交换的基本单位，其交换效率受区域性差异、气道阻力、肺顺应性、胸腔内压变化等因素影响，同时气体在终末肺单位内的分布也不均匀。当气道阻塞时，吸入气体易进入阻力低的肺内；呼气时，因肺泡内压不均和呼吸加快而加重气体分布不均。

【参考值】

1. 一口气氮稀释法（单次呼吸法） 以呼气至 750～1250ml 的瞬时氮浓度差为准，正常小于 1.5%。

2. 重复呼吸 7 分钟氮清洗法 反复吸入纯氧 7 分钟，总的呼出肺泡气体中氮浓度 < 2.5%，提示肺内气体分布相对均匀，氮浓度增高提示肺内气体分布不均。

【临床意义】

1. 气流阻力不均匀，见于支气管痉挛、支气管狭窄、肺气肿。

2. 顺应性不均匀，见于间质性肺炎－肺纤维化、肺气肿、肺淤血、肺水肿和胸腔积液。

二、通气/血流比值

有效的肺泡气体交换与肺泡通气量、吸入气体在全肺的分布状况有关，且需要充分的血流量相匹配，即通气/血流比值（ventilation/perfusion，$\dot{V}/\dot{Q}$）。

【参考值】

正常肺泡通气量约 4L/min，肺血流量约 5L/min，$\dot{V}/\dot{Q}=0.8$，换气效率最佳。

【测定方法】

通过测定肺泡－动脉氧分压差［$P_{(A-a)}O_2$］和二氧化碳分压差［$P_{(A-a)}CO_2$］、动脉血－肺泡气氮分压差［$P_{(a-A)}N_2$］、肺内分流率（QS/QT）、无效腔比率（VD/VT）的变化来反映通气与血流灌注情况。

【临床意义】

凡能影响肺顺应性、气道阻力和血管阻力的因素，均可使 $\dot{V}/\dot{Q}$ 异常，常见于肺实质、肺血管与气道疾病，如肺炎、肺不张、肺肿瘤、急性呼吸窘迫综合征、肺栓塞、肺水肿、支气管哮喘、阻塞性肺气肿。

三、弥散功能

肺泡弥散是指气体分子通过肺泡膜（肺泡－毛细血管膜）进行交换的过程，以肺弥散量（diffusing capatory of lung，D_L）为衡量指标。D_L是指肺泡膜两侧气体分压差为 1.0mmHg 时，每分钟所能透过（或转移）的气体量（ml）。

【影响因素】

肺泡膜的面积、厚度（距离）、膜两侧气体分压差、气体分子量、气体在介质中的溶解度、肺泡毛细血管血流及气体与血红蛋白的结合能力。

【测定方法】

氧气的弥散量（D_LO_2）测量技术困难，临床上常用 CO 作为指示气体来测定肺弥散功能（D_LCO），用以反映 D_LO_2。

【参考值】

正常弥散功能与年龄、身高、性别有关，一般为 20ml/（min · mmHg）（或大于预计值的 80%）。

【临床意义】

D_LCO 升高意义不大，降低主要见于各种原因所致的肺弥散面积减少或肺泡毛细血管膜增厚等（表 4－4）。

表 4－4　D_LCO 降低的意义

分类	原因
弥散膜面积减少	阻塞性肺气肿、肺叶切除、气道阻塞、多发性肺栓塞和贫血等
肺泡毛细血管膜增厚	特发性肺间质纤维化、充血性心力衰竭、结缔组织病、药物所致肺泡炎、过敏性肺炎、嗜酸性肉芽肿、肺泡蛋白沉着症、石棉沉着病、结节病累及肺等
其他	吸烟所致 CO 增高、妊娠、$\dot{V}/\dot{Q}$ 失调

四、比弥散量

比弥散量是肺弥散量（D_LCO）与肺泡通气量（V_A）之比（D_LCO/V_A），也称为弥散常数或 Krogh 常数。肺弥散量与肺容积、吸入的气体量有直接关系，但 D_LCO/V_A 不受其影响，可更好地反映肺的弥散功能。

第四节　血气分析和酸碱测定

血液气体和酸碱平衡正常是体液内环境稳定，机体赖以健康生存的一个重要因素。其标本的采集是重要环节，具体要求是：①采血部位是桡动脉、肱动脉、股动脉；②严格隔绝空气，在安静状态、海平面大气压下采血；③采集肝素抗凝血，即时送检，若不能及时送检，保存在4℃环境中，不超过2小时；④吸氧者在病情允许的情况下，可停吸30分钟，否则应标明给氧浓度与流量；⑤采血时应标明体位（PaO_2在仰卧位较直立位低）；⑥采血时应平静呼吸，不能屏气也不能过度呼吸。

一、动脉血氧分压（PaO_2）

PaO_2是血液中物理溶解的氧分子所产生的压力，PaO_2 = （100 - 0.33 × 年龄） ± 5mmHg。

【参考值】

80 ~ 100mmHg（10.6 ~ 13.3kPa）

【临床意义】

PaO_2主要用于判断机体是否缺氧及其程度。PaO_2低于同年龄人正常值低限者，称为低氧血症（hypoxemia）。PaO_2 < 60mmHg，机体处于失代偿边缘，是诊断呼吸衰竭的标准。PaO_2 < 40mmHg为重度缺氧；PaO_2 < 20mmHg，机体不能进行正常的有氧代谢。

二、动脉血氧饱和度（SaO_2）

SaO_2是指动脉血血红蛋白（Hb）实际结合的氧与所能结合的最大氧量之比，反映了动脉血氧与Hb结合的程度。

$$SaO_2 = \frac{HbO_2}{\text{全部 Hb}} \times 100\% = \frac{\text{血氧含量}}{\text{血氧结合量}} \times 100\%$$

【参考值】

95% ~ 98%

【临床意义】

SaO_2是判断机体是否缺氧的指标，但不灵敏，而且有掩盖缺氧的潜在危险。PaO_2 > 60mmHg时，PaO_2发生大幅度变化，但SaO_2增减变化小；当PaO_2 < 57mmHg时，PaO_2发生小幅度变化，但SaO_2明显下降。血液pH降低，SaO_2略降低，血液血红蛋白易释放氧，有利于提高组织氧分压；相反，血液pH升高，会加重组织缺氧。

三、动脉血氧含量（CaO_2）

CaO_2是指每升动脉全血的含氧量（mmol）或每升动脉血的含氧量（ml），CaO_2是红细胞和血浆中含氧量的总和，包括HbO_2中结合的氧和物理溶解氧两部分。

$$CaO_2 = 1.34 \times Hb\ (g/dl) \times SaO_2 + PaO_2\ (mmHg) \times 0.0031$$

公式中，0.0031为氧在血中的物理溶解系数，单位为：ml/（dl · mmHg）。

【参考值】

8.55 ~9.45mmol/L（19 ~21ml/dl）

【临床意义】

1. 根据 $CaO_2 - CvO_2$ 变化评估组织代谢状况。

2. 根据 Fick 公式推测心排血量（Q_T）。

3. 肺内右－左分流率（Q_S/Q_T）的诊断　Q_S/Q_T 对右－左分流型的先天性心脏病、急性呼吸窘迫综合征的诊断和预后判断有重要意义。

$$Q_S/Q_T = \frac{P_{(A-a)} \times 0.0031}{(CaO_2 - CvO_2) + P_{(A-a)}O_2 \times 0.0031}$$

四、动脉血二氧化碳分压（$PaCO_2$）

$PaCO_2$ 是动脉血中物理溶解的 CO_2 分子所产生的压力，正常人 $PaCO_2$ 水平较稳定，波动范围 <4mmHg（5.33kPa）。

【参考值】

35 ~45mmHg（4.66 ~5.99kPa），平均 40mmHg（5.33kPa）。

【临床意义】

$PaCO_2$ 测定的临床意义见表 4－5。

表 4－5　$PaCO_2$ 测定的临床意义

临床意义	评价指标
判断肺泡通气状态	$PaCO_2$ 升高提示肺通气不足，CO_2 潴留；$PaCO_2$ 降低提示肺通气过度，CO_2 排出过多
判断呼吸性酸碱平衡失调的性质	$PaCO_2$ <35mmHg，提示通气过度，有呼吸性碱中毒存在；$PaCO_2$ >50mmHg，提示有呼吸性酸中毒或代谢性碱中毒存在
判断代谢性酸碱平衡失调代偿反应	代谢性酸中毒时，若 $PaCO_2$ 降低，提示机体应通过呼吸进行代偿；代谢性碱中毒时，若 $PaCO_2$ 上升，提示机体已代偿
判断呼吸衰竭的类型与程度	PaO_2 < 60mmHg，$PaCO_2$ < 35mmHg 或正常，为Ⅰ型呼吸衰竭；PaO_2 < 60mmHg，$PaCO_2$ >50mmHg，为Ⅱ型呼吸衰竭；$PaCO_2$ >70mmHg，为肺性脑病；PaO_2 <40mmHg 时，急性患者 $PaCO_2$ >60mmHg 或慢性患者 $PaCO_2$ >80mmHg，提示病情加重

五、碳酸氢盐（bicarbonate，HCO_3^-）

HCO_3^- 是反映机体酸碱代谢状况的指标，包括实际酸碱氢盐（actual bicarbonate，AB）和标准酸碱氢盐（standard bicarbonate，SB）。AB 是指隔绝空气的动脉血中实际的 HCO_3^- 含量；SB 是动脉血在体温 37℃，$PaCO_2$ 40mmHg，$SaO_2$100% 条件下，测得的 HCO_3^- 含量，一般 AB 与 SB 无差异。

【参考值】

21 ~26mmol/L，平均 24mmol/L。

【临床意义】

1. SB 不受呼吸因素影响，更能准确反映代谢性酸碱平衡的指标。SB <22mmol/L 为代谢性酸中毒；SB >27mmol/L 则为代谢性碱中毒。

2. AB 受呼吸和代谢双重因素影响，AB 升高既可能是代谢性碱中毒，也可能是呼吸性酸中毒肾代偿调节所致；反之，AB 降低既可能是代谢性酸中毒，也可能是呼吸性碱中毒肾代偿所致（表 4-6）。

表 4-6　酸碱失衡的判定指标

类型	HCO_3^- 变化	AB 与 SB 关系
呼吸性酸中毒	增加	AB > SB
呼吸性碱中毒	降低	AB < SB
代谢性酸中毒	降低	AB = SB < 正常
代谢性碱中毒	增加	AB = SB > 正常

六、二氧化碳结合力（carbon dioxide combing power，CO_2CP）

CO_2CP 是指在标准气压、室温 25℃时，血浆结合的 CO_2 浓度，即血浆中所含 CO_2 减去物理溶解的 CO_2 的量。

【参考值】

50% ~70%（22 ~31mmol/L），平均 60%（27mmol/L）。

【临床意义】

临床意义同 SB。

七、缓冲碱（buffer base，BB）

BB 是指血液中一切具有缓冲作用的阴离子的总和，包括 HCO_3^-、Hb^-、血浆蛋白（Pr^-）和 HPO_4^{2-}，其中 HCO_3^- 是主要成分。

【参考值】

血浆为 41 ~43mmol/L；全血为 45 ~52mmol/L。

【临床意义】

BB 不受呼吸因素和 CO_2 变化的影响，能够客观反映机体对酸碱平衡紊乱的缓冲能力。代谢性酸中毒时 BB 减少，代谢性碱中毒时 BB 增加。

八、剩余碱（bases excess，BE）

BE 是指在 37℃、一个标准大气压、$PaCO_2$ 40mmHg、SaO_2 100% 条件下，将 1L 血液标本滴定至 pH 7.40 时所需要的酸或碱的量。

【参考值】

±3mmol/L

【临床意义】

BE 为正值增加时，说明缓冲碱增加，固定酸减少，为代谢性碱中毒；BE 为负值增加时，说明缓冲碱减少，固定酸增加，为代谢性酸中毒。

九、阴离子间隙（anion gap，AG）

AG 为血清中常规测定的阳离子总数与阴离子总数之差。其中 Na^+、H^+ 为可测定阳离子（约 145mmol/L）；K^+、Ca^{2+}、Mg^{2+} 为未测定阳离子（unmeasured cation，UC）；Cl^-、

HCO_3^- 为可测定阴离子（约 128mmol/L），SO_4^{2-}、PO_4^{3-} 为未测定阴离子（unmeasured anion，UA）。

【参考值】

AG 取决于未测定阴离子与未测定阳离子之差，参考值为 8～16mmol/L。

【临床意义】

1. 高 AG 代谢性酸中毒 常见于乳酸酸中毒、尿毒症、酮症酸中毒。

2. 正常 AG 代谢性酸中毒 常见于腹泻、肾小管中毒、过多使用含氯的酸。

3. 判断三重酸碱失衡 AG＞30mmol/L 时肯定为酸中毒；20～30mmol/L 时酸中毒概率高；17～19mmol/L 时有 20% 概率酸中毒。

扫码"练一练"

目标检测

一、选择题

1. 患者，男，30 岁。肺功能结果如下：$FEV_1$85%，$PaO_2$12.2kPa，$PaCO_2$5.00kPa。应诊断为

A. 肺功能基本正常　B. 肺功能轻度减退
C. 肺功能显著减退　D. 肺功能严重减退
E. 呼吸衰竭

2. 平静呼气后，再作最大吸气所能吸入的最大气量是

A. 潮气容积　B. 深吸气量
C. 补呼气容积　D. 肺活量
E. 肺总量

3. 用于小气道阻塞早期诊断的检查是

A. 深吸气量　B. 补呼气容积
C. 肺活量　D. 最大呼气流量－容积曲线
E. 闭合容积

4. 肺功能检查临床应用的缺点是

A. 不能观察肺功能损害的可复性
B. 不能用于进行劳动鉴定
C. 不能区别病灶部位
D. 没有一个指标可反映肺功能的全貌
E. 不能区别心源性和肺源性病变

5. 下列哪项不能用肺量计测得

A. 补呼气容积　B. 深吸气量
C. 肺活量　D. 潮气容积
E. 残气容积

6. 下列哪项属于小气道功能检查

A. 肺容积测定
B. 气体分布
C. 弥散功能测定
D. 最大呼气流量－容积曲线
E. 血液气体分析

7. 下列哪项是肺总量
   A. 一次平静呼吸进出肺内的气量
   B. 最大吸气所能吸入的最大气量
   C. 在平静呼气后作最大呼气，呼出的气量
   D. 最大呼气后仍残留在肺内的气量
   E. 深吸气后肺内所含的全部气量

（刘　洋）

第二篇

放射线诊断

第五章 概　论

扫码"学一学"

学习目标

1. **记住**　X 线防护的意义和措施；图像存档和传输系统的基本原理和临床应用。

2. **知道**　各种影像检查的作用和限度，恰当地选择检查方法。

3. **学会**　描述各种影像检查的基本原理、设备和检查技术；各种影像检查的图像特点、解读要点。

1895 年德国科学家伦琴发现了 X 线，并被用于人体的检查。20 世纪 70～80 年代相继出现了 X 线计算机体层成像（X－ray computed tomography，CT）、磁共振成像（magnetic resonance imaging，MRI）和发射体层成像（emission computed tomography，ECT），极大地拓宽了原有的放射诊断领域，形成了相对完善的医学影像诊断学（medical diagnostic imaging）。尽管各种成像技术的原理和诊断价值不同，但都通过人体结构和器官成像，了解人体功能状况及形态学变化，以达到疾病诊断的目的。

近年来，CT、MRI、超声和核素显像设备不断改善，检查技术和方法也不断创新，使影像诊断学完成了从单一依靠形态学变化进行诊断，发展为集形态、功能改变相结合的综合体系。医学影像学在自身不断发展的同时，也极大地促进了其他临床学科的发展。

学习放射线检查应注意以下几点。

1. 各种检查方法均有优势与不足。对某一疾病，有时用一种检查就可确诊，如外伤性骨折，X 线检查可诊断；有时一种检查不能发现异常，而另一种检查却可确诊，如肺部的微小病变，胸部 X 线片不易发现，而 CT 则能检出。应该掌握各检查方法在诊断中的作用和限度，恰当地选择一种或综合应用几种检查来进行诊断。

2. 通过对图像的观察、分析与综合判断才能做出诊断。应该熟悉正常表现，并能够辨认异常表现及其病理变化。

3. 影像诊断必须要密切结合临床病史、实验室检查。

4. X 线、CT 和 MRI 都是由黑到白不同灰度的图像，由于成像原理不同，所以图像表现不同。

第一节　X 线成像

一、X 线成像基本原理与设备

（一）X 线成像基本原理

X 线是波长极短、肉眼看不见的电磁波，波长范围为 0.0006～50nm。具有穿透性、荧光效应、感光效应和电离效应等特性。

1. 穿透性 是X线成像的基础。X线在穿透物质过程中被不同程度地吸收及衰减。

2. 荧光效应 是透视检查的基础。X线能激发荧光物质，使X线转换成可见荧光。

3. 感光效应 是X线摄影的基础。X线照射涂有卤化银的胶片，银离子被还原成金属银并沉积于胶片上。依据金属银沉积的多少，便产生了从黑到白不同灰度的影像。

4. 电离效应 X线穿过物质并使之产生电离效应。空气的电离程度与空气所吸收X线的量呈正比。

X线之所以能使人体组织结构成像，除了以上特性外，还与人体组织之间存在密度和厚度的差别有关。X线透过人体密度、厚度不同的组织时，会发生不同程度的吸收，到达荧屏或胶片上的X线量不同，在荧屏或X线片上就形成黑白不同的影像。物质的密度高，比重大，吸收的X线量多，在图像上呈白影；物质的密度低，比重小，吸收的X线量少，图像上呈黑影。在描述X线图像的黑白程度时，通常用高密度、中等密度和低密度来表示，分别对应白影、灰影和黑影。

（二）X线设备

X线设备包括X线管、变压器、操作台以及检查床。

（三）数字X线成像

数字X线成像分为计算机X线成像（CR）和数字X线摄影（DR）。数字化图像有别于传统X线成像，图像处理系统可调节影像对比，提高图像质量；摄照条件的宽容度较大，降低X线辐射剂量；图像信息可摄成照片或由光盘储存，也可输入PACS中进行传输。

（四）数字减影血管造影

血管造影是将碘对比剂注入血管内以显示血管的摄影技术。数字减影血管造影（DSA）是用计算机处理数字影像信息，消除骨骼和软组织影像，使血管显示更清楚的成像技术。

二、X线图像特点

1. X线图像为直接模拟灰度成像，是由从黑到白不同灰度的灰阶图像组成。

2. X线图像是重叠影像，是X线束穿透某一部位的不同密度和厚度组织后的投影总和，是该穿透路径上各个结构影像的相互叠加。

三、X线检查技术

（一）普通检查

1. 透视 为常用X线检查方法。优点是：①可转动患者体位，改变方向进行观察；②可同时观察器官的形态和动态；③可立即得到检查结果；④费用较低。缺点是：①对比度及清晰度较差，难于观察密度与厚度差别较小的器官以及密度与厚度差别较大的部位；②缺乏客观记录。

2. X线摄影 常简称为拍片。优点是：①成像清晰，对比度及清晰度较好；②可作为客观记录，便于会诊和复查时对照。缺点是：①每一照片仅是一个方位和一瞬间的X线影像，常需摄影两个互相垂直的方位进行定位，如胸部正位及侧位（图 5－1）；②功能方面的观察，不如透视方便；③费用比透视稍高。

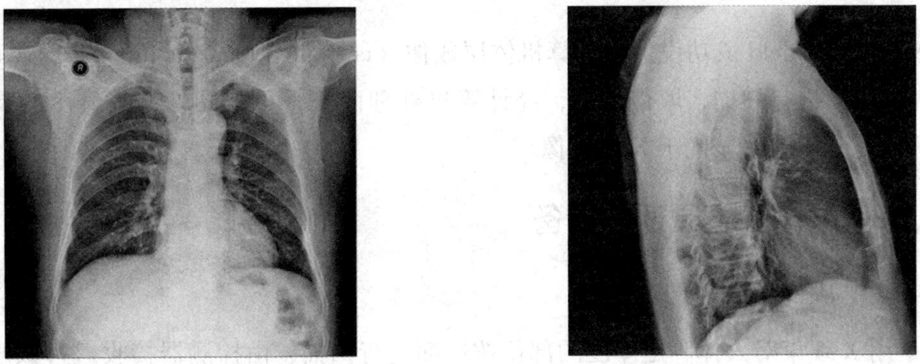

图 5－1　胸部正侧位片

A. 胸部正位片　B. 胸部侧位片

（二）特殊检查

特殊检查包括软 X 线摄影、体层摄影、放大摄影和高千伏摄影等。

（三）造影检查

普通 X 线检查时依人体组织的自然对比形成影像，对于缺乏自然对比的组织，可采用造影检查，即将对比剂引入器官内或其周围间隙，人为地使之产生密度差别而形成影像。

1. 对比剂

（1）高密度对比剂　常用的有钡剂和碘剂。钡剂仅用于食管及胃肠造影；水溶性有机碘对比剂主要用于血管造影、血管内介入治疗、尿路造影、子宫输卵管造影检查等，包括①离子型，如泛影葡胺，适用于尿路造影；②非离子型，如碘海醇，适用于血管、神经系统及造影增强 CT 扫描。

（2）低密度对比剂　二氧化碳、氧气、空气。

2. 造影方法

（1）直接引入　包括①口服，如上消化道钡餐检查；②灌注，如钡剂灌肠、逆行尿路造影及子宫输卵管造影等；③穿刺注入或经导管直接注入组织内，如心血管和脊髓造影等。

（2）间接引入　经静脉注入排泄性尿路造影。

（四）X 线检查中的防护

应遵循屏蔽防护、距离防护和时间防护的原则。保护患者和工作人员的健康，特别是孕妇、小儿患者和长期接触放射线的工作人员。

四、X 线诊断的临床应用

乳腺疾病、胃肠道疾病、骨骼系统疾病和胸部疾病多首选 X 线检查。对中枢神经系统、生殖系统等疾病的检出价值有限。

第二节　计算机体层成像

1969 年 Hounsfield 成功设计出计算机体层成像（cmoputed tomography，CT）。CT 通过 X 线束对人体层面进行扫描，取得信息，经计算机处理而获得重建图像，其显示的是断面解剖图像，密度分辨力明显优于 X 线图像。

一、CT 成像基本原理与设备

（一）CT 成像基本原理

CT 是用 X 线束对人体一定厚度的部位按层面进行扫描，由探测器接收透过该层面的 X 线，再转换为数字，输入计算机处理。扫描所得信息经计算而获得每个体素（即选定层面被分成若干个体积相同的长方体）的 X 线吸收系数，再排列成矩阵，即数字矩阵。经数字/模拟转换器把数字矩阵中的每个数字转为像素（即由黑到白不等灰度的小方块），并按矩阵排列，构成 CT 图像。

（二）CT 设备

CT 设备包括扫描部分（由 X 线管、探测器和扫描架组成）、计算机系统、图像显示和存储系统。

二、CT 图像特点

1. CT 图像是数字化模拟灰度图像，是由一定数量从黑到白的不同灰度的像素按固有矩阵排列而成。像素反映相应体素的 X 线吸收系数。不同 CT 的像素大小及数目不同。像素越小，数目越多，构成图像越细致，即空间分辨力越高。

2. CT 图像有较高的密度分辨力，相当于传统 X 线图像的 10~20 倍，能够较清楚地显示由软组织构成的器官，如脑、纵隔、肝、胆囊、胰腺、脾脏等器官，并可确切显示出病变影像。但其空间分辨力不及常规 X 线图像。

3. CT 图像密度的量化。X 线图像反映组织的密度，如高密度和低密度，但没有量的概念。CT 图像不仅以灰度显示密度的高低，还可用组织对 X 线的吸收系数说明其密度高低的程度，具有量的概念。把吸收系数换算成 CT 值，用 CT 值说明密度，单位为 Hu。规定水的 CT 值定为 0Hu，人体中密度最高的骨皮质吸收系数最高，CT 值定为 +1000Hu，空气密度最低，定为 -1000Hu。人体各种组织的 CT 值则居于 -1000 ~ +1000Hu 的 2000 个分度之间。临床工作中，为了使感兴趣区达到最佳显示可选用不同的窗技术，包括窗宽和窗位。

4. CT 图像是数字化图像，所以可以用二维显示技术、三维技术及其他各种分析、处理技术进行后处理。

5. CT 图像是断层图像，常用的是横断位，是多个连续的层面图像。使用重建程序，可重建冠状面和矢状面的图像。

三、CT 检查技术

患者摆好位置后，先扫定位图以确定扫描范围，然后按设定好的扫描程序开始扫描，常规采用横断面扫描，层厚用5mm或10mm，特殊需要可选用薄层，如2mm。嘱患者不动，胸、腹部扫描需要配合屏气。

（一）CT常用检查

1. 平扫　不用对比增强或造影的普通扫描（图5-2）。

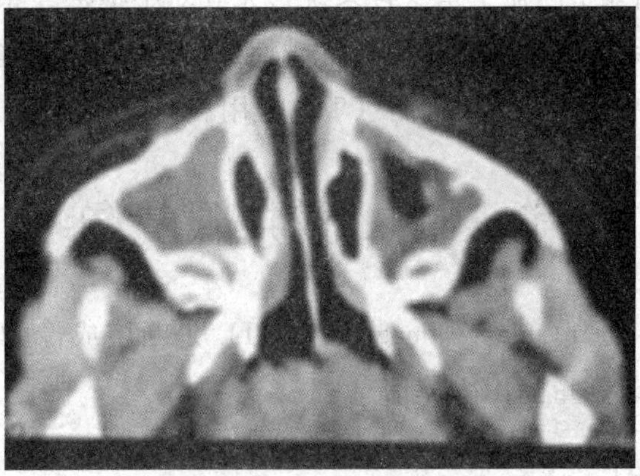

图5-2　鼻窦CT软组织窗

双侧上颌炎症CT表现，双侧上颌窦黏膜增厚

2. 对比增强扫描　经静脉注入水溶性有机碘剂后再行扫描，器官与病变内碘的浓度可产生差别，形成密度差，能使平扫未显示或显示不清的病变显影或显影更为清楚。通过病变有无强化及强化方式，有助于定性诊断（图5-3）。

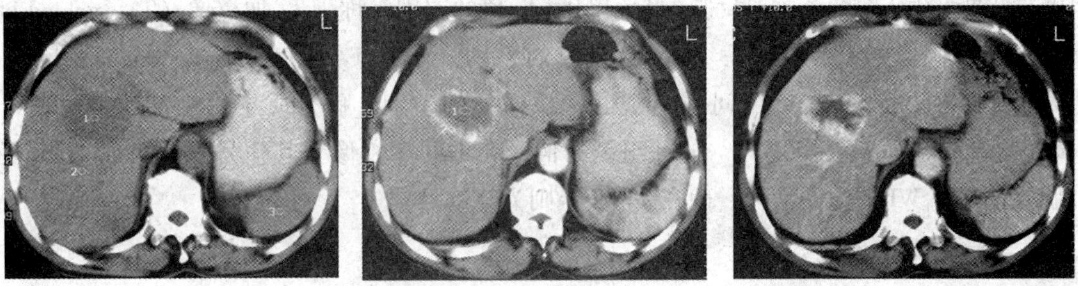

A　　B　　C

图5-3　肝脏CT检查

A. 肝脏CT平扫：肝内见类圆形稍低密度影；B. 肝脏CT增强动脉期病灶边缘呈结节样增强；

C. 肝脏CT增强延迟期病灶强化区明显增大，结合CT平扫及增强扫描病灶符合海绵状血管瘤

3. 造影扫描先做器官造影，然后再行扫描　在工作中常提及高分辨力CT（high resolution CT，HRCT），是指可获得良好空间分辨力CT图像的扫描技术，可清楚显示微小组织结构，如肺间质的次级肺小叶间隔、内耳与听骨。

（二）图像后处理技术

螺旋CT获得的数据，经过计算机后处理，除常规横断面显示外，还可重组冠状、矢状乃至任意方位的断层图像，并可得到其他方式的图像，如CT三维立体图像、CT血管造影和仿真内镜。

（三）CT灌注成像

CT灌注成像为经静脉团注水溶性有机碘对比剂后，对受检器官的选定层面行扫描，获

得灌注参数图以了解感兴趣区血管血流动力学（即血流灌注状态）的一种功能成像技术。主要用于诊断急性脑局部缺血、脑瘤新生血管、急性心肌缺血和脏器肿瘤的研究。

四、CT 诊断的临床应用

CT 检查的应用范围几乎涵盖了全身各系统，尤其对中枢神经系统、呼吸系统、消化系统、泌尿系统和内分泌系统疾病的检查具有优越性，但是由于 CT 检查的辐射剂量明显高于传统 X 线检查，所以在一定程度上限制了 CT 的应用。

第三节　磁共振成像

磁共振成像（magnetic resonance imaging，MRI）是断层成像的一种，利用磁共振现象从人体中获得电磁信号，并重建出人体信息。

一、MRI 图像特点

（一）数字化模拟灰度成像

MRI 图像上的灰度代表 MRI 信号强度，反映的是弛豫时间的长短。

（二）多参数成像

MRI 成像的主要参数有 T_1、T_2 和质子密度，可分别获得同一层面的 T_1WI、T_2WI 和 PDWI 图像。MRI 图像若主要反映的是组织间 T_1 值的差别，称为 T_1 加权像（T_1 weighted image，T_1WI）；若主要反映的是组织间 T_2 值的差别，称为 T_2 加权像（T_2 weighted image，T_2WI）；若主要反映的是组织间质子密度弛豫时间的差别，称为质子密度加权像（proton density weighted image，PdWI）。同一组织的信号在不同加权像上其信号强度可以不同，例如脑脊液在 T_1WI 上为低信号，而在 T_2WI 上则为高信号。

（三）多序列成像

最常用的是经典的自旋回波（spin echo，SE）序列和快速自旋回波（fast SE，FSE）序列。其他的如梯度回波序列（gradient echo，GRE）、反转回复（inversion recovery，IR）序列等，这些不同的成像序列和成像方法具有不同的成像速度和组织对比。

（四）多方位成像

MRI 检查可直接进行冠状位、矢状位及任何方位成像。血液由于迅速流动，使发射 MR 信号的氢质子离开接收范围之外，所以测不到 MR 信号，在 T_1WI 或 T_2WI 中均呈黑影，即流空效应，血液流空效应使血管腔不注入对比剂就可显影。

（五）具有高的组织分辨力

软组织结构显示清晰，对中枢神经系统、膀胱、子宫、直肠、阴道、关节和肌肉等检查优于 CT。

二、MRI 检查技术

1. 序列技术　获得 MRI 图像的关键。自旋回波序列（SE）是基本成像序列（图 5－4）。

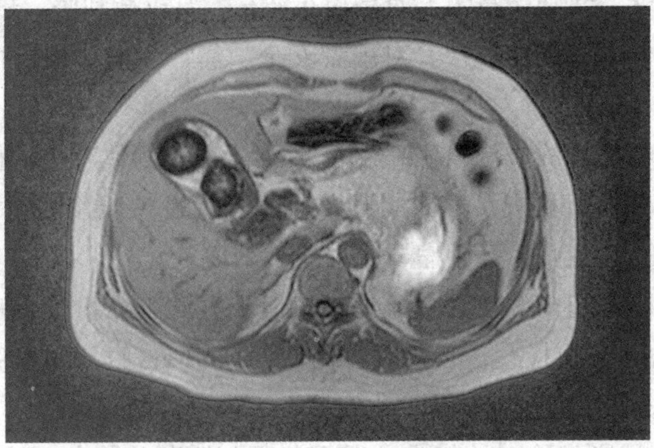

图 5-4　MRI 平扫 T_1WI 轴位

MRI T_1 WI 横轴位显示胆囊内见多个结节样稍高及低信号，诊断为胆囊多发结石

2. 对比增强检查技术　可增多病变的诊断信息。

3. MR 血管成像技术　显示血管及其病变（图 5-5）。

4. MR 电影成像技术　观察运动器官的运动功能。

5. MR 水成像技术　可获得犹如造影检查的图像（图 5-6）。

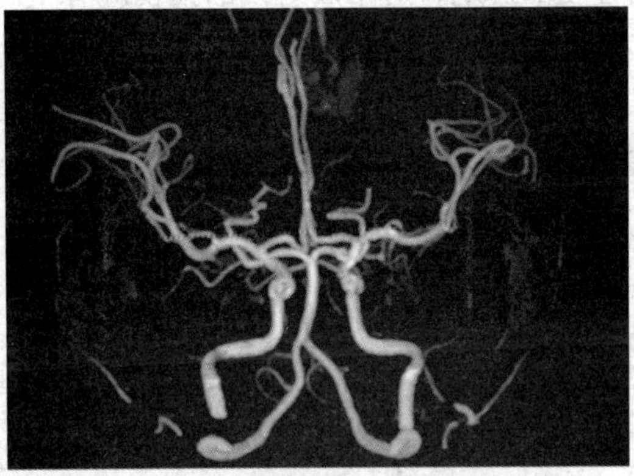

图 5-5　颅内动脉成像 MRI

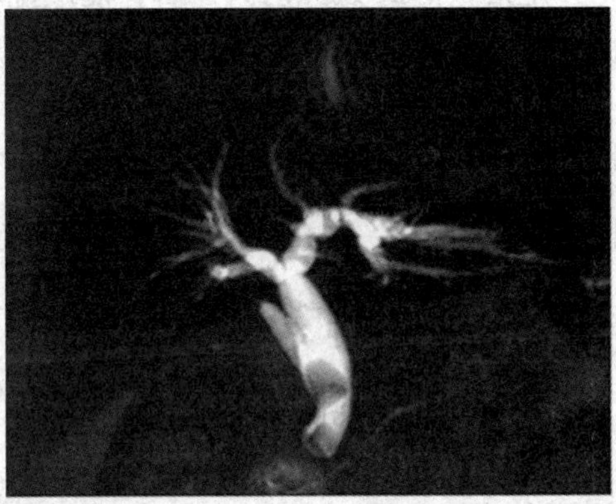

图 5-6　MRCP 胆总管多发结石

MRCP 显示胆总管扩张，胆总管末端见多个结节样低信号

6. MR 功能成像技术

7. 磁共振波谱技术

三、MRI 诊断的临床应用

MRI 检查广泛应用于中枢神经系统、头颈部、纵隔、心脏和大血管、消化系统、泌尿系统、腹腔和腹膜后及骨关节和软组织的肿瘤和肿瘤样病变、炎性病变和外伤性病变的检查。但也存在检查禁忌证，如心脏起搏器、早期妊娠及幽闭恐惧综合征患者不能进行 MR 检查。

第四节　不同成像技术的综合应用

各种成像技术都有优势与不足，并非一种成像技术可以适用于人体所有器官，也不是一种成像技术能取代另一种成像技术，而是相互补充。要权衡利弊，进行选择和综合利用。在能确诊的前提下，应选用简单方便，对患者安全、痛苦少的非损伤性和检查费用低的成像技术。

虽然 CT 和 MRI 有先进的成像技术，但每日能检查的例数有限，检查费用高，而且不是对人体所有部位都能进行检查，不能代替大量而有效的 X 线诊断。脊椎疾病，X 线检查多可诊断；颅内和椎管内疾病，如肿瘤、脑损伤和脑血管意外，以 CT 或 MRI 为好；心脏、大血管疾病，X 线检查与超声心动图多可诊断；但观察心脏大血管疾病细节，则用心血管造影；肺与纵隔应先用 X 线检查，必要时再用 CT 或 MRI；腹部与盆腔器官，X 线检查有限，USG 与 CT 则较为可靠；骨骼疾病，X 线检查大多可诊断。

应该充分掌握各种影像检查的优劣、适用范围、诊断价值与限度，本着有效、安全、经济、简便的原则，提出影像检查的程序。

第五节　X线防护

一、防护意义

一定剂量的 X 线照射人体后，能产生不同程度的影响，对于放射线的损伤应有正确的认识，既要消除不必要的顾虑，又要对放射线接触者采取防护措施。

从 X 线管发出的 X 线称为原发 X 线，原发 X 线遇到空气、检查床及患者身体后，会产生另一种向各方向散射的射线，称为散射 X 线。散射 X 线能量低，穿透性较原发 X 线弱，但接触人体时被体表组织吸收，过量能造成放射损伤。

二、防护措施

1. 机房及机器的防护要求　机房宜较大，并有通风设备，机房墙壁应由一定厚度的砖、水泥和铅皮构成。X 线球管置于足够厚度的金属套内，球管套的窗口应有隔光器作适当的缩小，以减少原发射线的照射。X 线通过人体投照于荧光屏上，荧光屏的前方应有铅玻璃将原发 X 线阻挡，密封式 X 线检查床的床周以金属板完全封闭，可减少散射线。

2. 工作人员的防护　工作人员尽量不将身体暴露在原发 X 线之中，尽可能避免直接用手在透视下操作。透视时应使用防护器材，如铅橡皮手套、铅围裙及铅玻璃眼镜等。利用隔光器使透视野尽量缩小，尽量降低毫安量，尽量缩短曝光时间。

3. 患者的防护　患者与 X 线球管须保持一定的距离，不少于 35cm。患者距 X 线球管愈近，接受放射量愈大。患者应避免短期内反复多次检查及不必要的复查。对性成熟及发育期的妇女照射，尽量控制次数及部位，避免伤害生殖器官。早期怀孕第一个月内，胎儿对 X 线特别敏感，易造成流产或畸胎，对孕妇避免放射线照射骨盆部。对男性患者，在不影响检查的情况下，宜用铅橡皮保护阴囊，防止睾丸受到照射。

扫码“练一练”

目标检测

一、选择题

1. 关于X线性质的描述，哪项是错误的

A. X线与紫外线一样，均为电磁波

B. X线具有波动和微粒的二象性

C. X线的干涉与衍射现象，证明了它的波动性，康普顿效应则证明了它的微粒性

D. 光电效应也证明了它的波动性

E. X线不具有质量和电荷

2. X线产生中，电子从阴极射向阳极所获的能量，决定于下面的哪个因素

A. X线管灯丝加热电压　　B. 两极间的管电压

C. 靶物质的原子序数　　D. 管电流

E. 阴极灯丝的焦点大小

3. 下列哪项是透视的缺点

A. 操作方便，费用低　　B. 可多位置观察

C. 能观察器官的动态情况　　D. 无客观记录

E. 马上有结果

4. 下面哪一项属于X线的化学特性

A. 穿透作用　　B. 荧光作用

C. 电离作用　　D. 散射与衍射、反射与折射作用

E. 感光作用

5. X线胶片的核心物质是

A. 卤化银　　B. 明胶　　C. 片基

D. 色素　　E. 胶体银

6. 下列哪项检查使用高千伏摄影

A. 骨骼　　B. 胸部　　C. 乳腺

D. 四肢软组织　　E. 腹部

7. X线摄影的能量范围内，利用了X线与物质相互作用的哪种形式

A. 光蜕变　　B. 康普顿散射　　C. 电子产生

D. 光核反应　　E. 以上都不是

8. 下列哪种物质有利于电离电荷的收集

A. 骨骼　　B. 气体　　C. 肌肉

D. 肠管　　E. 体液

9. 放射线工作人员每年定期健康检查一次，其中血液检查项中，不包括哪一项

A. 红细胞计数　　B. 白细胞总数及其分类

C. 血红蛋白　　D. 血压测定

E. 全血比重

10. 具有较高物体对比度的是下面叙述的人体哪个部位

A. 腹部　B. 胸部　C. 头颅

D. 骨盆　E. 足

11. 下列各部位的造影，哪个不能用阴性造影剂

A. 关节　B. 膀胱　C. 脑室

D. 脑血管　E. 纵隔

12. 下列脏器或组织，哪个不能在平片摄影中显示出来

A. 肾脏　B. 籽骨　C. 心脏

D. 甲状软骨　E. 胆囊

13. CR 的图像处理功能，不包括

A. 灰阶处理　B. 窗位处理　C. 时间减影处理

D. 能量减影处理　E. 磁信号处理

14. CR 的缺点是

A. 常规 X 线摄影数字化　B. 图像的密度分辨力

C. X 线的辐射量　D. 实现 X 线住处数字化储存再现及传输

E. 时间、空间分辨力

15. CR 摄影和常规 X 线摄影不同之处在于

A. 使用影像板代替胶片　B. X 线发生器不同

C. 人体 X 级吸收数不同　D. 对 CR 图像的观察与分析不同

E. 将已摄取的 X 线胶片数字化

16. X 线在体内各部穿透力，由大到小的排列有以下几种，正确的是

A. 气体，液体及软组织，脂肪，骨骼

B. 骨骼，脂肪，液体及软组织，气体

C. 气体，脂肪，液体及软组织，骨骼

D. 脂肪，气体，液体及软组织，骨骼

E. 骨骼，液体及软组织，脂肪，气体

二、简答题

1. X 线的特性有哪些？
2. 简述 X 线图像的特点及其解读。
3. 简述 CT 图像的特点及其解读。
4. 试论述 X 线的防护意义。

（于连峰）

第六章　骨骼肌肉系统

扫码“学一学”

学习目标

1. **记住**　常见骨骼肌肉的正常影像学表现、基本病变影像学表现及鉴别诊断。
2. **知道**　肌肉骨骼系统常见疾病的临床表现。
3. **学会**　骨骼肌肉医学影像学检查方法的选择。

第一节　概　述

骨骼肌肉系统由骨、关节和骨骼肌组成。骨骼肌肉系统的疾病多而复杂，影像学的各种成像手段都能在不同程度上反映这些疾病的病理变化。影像学检查方法有 X 线检查、CT 检查、MRI 检查等，结合各种影像检查技术手段，多数病变可以做出正确的诊断。但是，由于病变的病理性质或解剖位置的不同以及临床需要的不同，优化选择不同的影像学检查方法十分必要。

一、检查技术

（一）X 线检查

X 线检查是骨骼肌肉系统最常用的影像学检查方法。X 线检查不仅能显示病变的范围和程度，而且对一些病变可做出定性诊断，特别是对钙化和骨皮质破坏的显示非常清楚。

1. 骨关节系统摄影体位一般采用正位及侧位。此外根据不同的临床需要，还可以采用斜位、切线位和轴位等。

2. 影像除了包括周围的软组织外，对于四肢长骨 X 线检查还要包括邻近的一侧关节；脊柱摄影时要包括相邻组织部位，以便计数。

3. 两侧对称的骨关节，出现病变在一侧，但病变不够明显或无法诊断时，需要加照另一侧，以便对照观察。

（二）CT 检查

X 线诊断有疑难时，可选取 CT 作进一步检查。对软组织病变和骨骼解剖结构较复杂的部位，如脊柱和骨关节三维重建，也可首选 CT。CT 在骨关节系统中的应用弥补了 X 线摄影的影像重叠及不能实现三维重建（图 6－1）等缺点，提高病变的检出率和诊断的准确性。

1. 平扫检查　要根据病变的部位和范围，确定扫描范围和位置，一般包括邻近关节。两侧对称的骨关节需同时扫描两侧以利于对照观察。由于 CT 具有强大的后处理功能，可根据需要重建冠状、矢状及各种斜位的图像，以满足临床需要。

2. 增强扫描　对于平扫检查发现软组织病变和骨质病变的软组织肿块，需进行增强扫描以进一步观察病变是否强化，强化程度和有无坏死等。增强扫描对确定病变的范围和性质有较大的帮助。

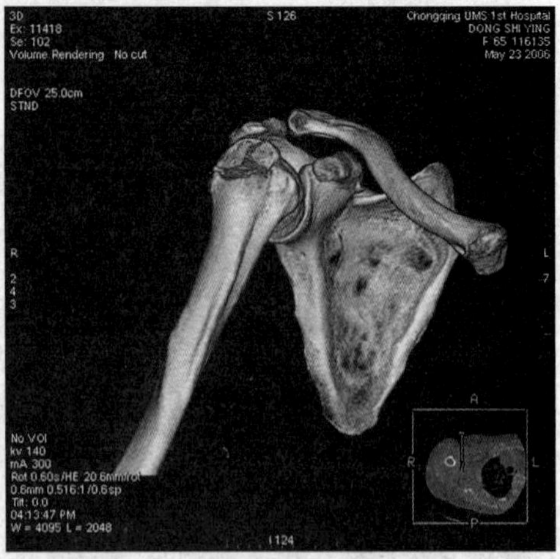

图 6－1　CT 三维重建

（三）MRI 检查

MRI 是骨骼肌肉系统常用的检查方法，各种正常软组织的显示，如脂肪、肌肉、韧带、肌腱、软骨、骨髓等，较 CT 更具有优势。对于病变组织，如肿块、坏死、出血、水肿等都能很好显示。但是 MRI 对钙化和细小骨化的显示不如 X 线和 CT 检查，且检查费用高昂。

1. 扫描序列　骨骼肌肉系统的 MRI 检查扫描范围与 CT 相同，扫描结果可直接显示横断面、矢状面、冠状面和各种斜面的影像。目前 MRI 常见的扫描序列为自旋回波序列（SE）、快速自旋回波序列（FSE）、脂肪抑制序列。

（1）自旋回波序列（SE）　T_1 加权像主要是采集结缔组织和肌肉骨骼系统的基本序列。质子密度加权像结合脂肪抑制技术，可以显示骨髓、软骨及软组织等病变。T_2 加权像是呈现病理变化的重要序列。

（2）快速自旋回波序列　扫描速度时间较短，降低运动伪影的出现率。对于脊髓和腹部检查等容易出现流动伪影的部位特别有利，但在显示细微结构方面，相对于自旋回波序列图像来说，快速自旋回波序列图像的分辨率有所降低。

（3）脂肪抑制序列　对轻微骨软组织损伤、炎症及肿块的检查，能够很好的显示。

2. MRI 平扫　MRI 平扫是显示关节内软骨、半月板、韧带、滑膜病变的首选医学影像检查方法。MRI 平扫早期发现骨髓病变，鉴别病变组织成分，分辨血肿与囊肿，分辨血管与神经，显示软组织肿瘤界限及对周围组织侵犯方面明显优于 CT。

3. 增强 MRI 及 MRA　常规增强扫描主要用于检查软组织病变。可提供肿瘤供血情况，进一步明确划分病变与水肿的界限，区分肿瘤活性成分和坏死成分，可用于早期发现肿瘤术后的复发，是肿瘤治疗前后疗效观察的最好方法。

MRA 不需要对比剂即可得到血管的三维图像，应用对比剂得到的血管三维图像可提供更准确的信息。用于观察肿瘤供血血管及有无血管发育异常，特别是下肢血管情况。

二、正常影像学表现

（一）正常 X 线表现

骨骼肌肉系统的 X 线影像，是基于人体不同组织的密度差别形成的自然对比度，通过影像黑白程度的不同呈现正常及病变组织。正常人体的骨骼因形状不同分为长骨、管状骨和不规则骨三类，管状骨又分为长管状骨和短管状骨。

1. 长骨　成人的长骨分为骨干和骨端两部分。

（1）骨干　正常骨膜在 X 线平片上不显示，如果出现，则是病理现象。骨皮质密度均匀致密，在骨干中段最厚，两端逐渐变薄。骨皮质外缘光滑整齐，仅在肌肉及肌腱、韧带附着处隆起或凹凸不平。骨松质表现为细致而整齐的骨纹理结构。骨髓腔常为骨皮质和骨松质遮盖显示不清，在骨干中段可显示为边界不清、较为透亮的带状区

（2）骨端　骨端的骨皮质多较菲薄且光滑锐利，但韧带附着处可不规则，其内可见较清晰的纵横交叉的网络状的骨纹理，为骨小梁和小梁间隙构成的骨松质影像。

2. 关节

（1）关节间隙　X线上为两个骨端骨性关节面间的透亮间隙，是关节软骨、关节间纤维软骨和真正的关节腔的投影。

（2）骨性关节面　表现为边缘光滑锐利的线样致密影，通常凹侧关节面较凸侧为厚。

（3）关节囊　一般在X线片上不显影。有时，在关节囊外脂肪层的衬托下可见其边缘。关节积液时，其内层滑膜肿胀亦可显影。

（4）韧带　大关节的韧带在脂肪的衬托下有时可显影。

3. 脊柱　脊柱由脊椎和椎间盘组成。

（1）正位片　椎体呈长方形。椎体边缘密度较高而均匀，轮廓光滑。椎体上下缘的致密线状影为终板，其间的透明间隙为椎间隙，是椎间盘的投影。椎体两侧可见横突影其外侧端圆滑。椎弓根指椎弓与椎体连接处，呈环状致密影，椎弓根的上、下方分别为上关节突、下关节突。椎体中央偏下方呈尖端向上类三角形的致密影为棘突。

（2）侧位片　椎体呈长方形，上下缘与后缘呈直角，自下胸椎起，椎间隙向下逐渐增宽。侧位片可更好地观察椎间隙。椎弓板位于椎弓根与棘突之间，左右椎板联合形成椎弓，椎体后方纵行的半透亮区为椎管影像。棘突指向后下方。上、下关节突分别位于椎弓根与椎弓板连接之上、下方，下关节突位于下一椎体上关节突的后方。同一脊椎上、下关节突之间为椎弓峡部。椎间孔位于相邻的椎弓根、椎体、关节突和椎间盘之间（图6－2）。

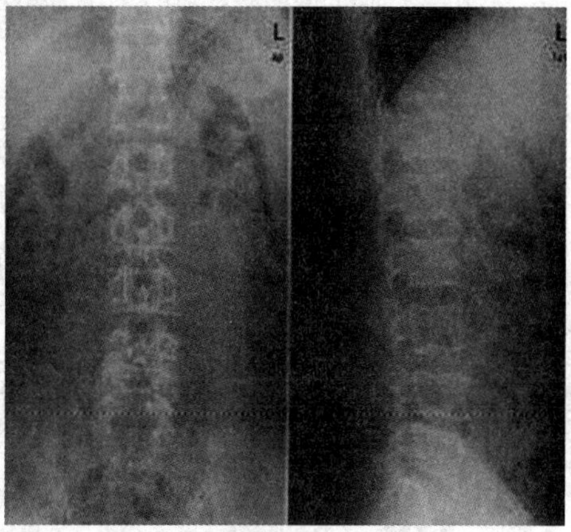

图6－2　腰椎正侧位

（二）正常CT表现

1. 骨　在CT轴位骨窗图像上，骨皮质呈致密的线状、带状影，骨小梁表现为细密的网状影，骨髓腔因含脂肪而成低密度（图6－3）。

2. 关节　CT轴位骨窗图像可显示关节骨端和骨性关节面，后者表现为线状高密度影。适当调整窗宽、窗位可见关节囊、周围肌肉和韧带的断面，但显示不如MRI清晰。

3. 脊柱　经椎体中部的层面，椎体呈后缘向前凹的圆形结构，可见由椎体、椎弓根和椎板构成的椎管骨环，环的两侧有横突，后方可见棘突。椎弓板内侧可见附着的黄韧带，呈2～4mm厚的软组织密度影。

经椎体上、下部的层面，椎体呈后缘向前凹的肾形，其后方可见椎间孔和上下关节突；经椎间盘的层面，椎间盘密度高于硬膜囊而低于椎体，其后方可见呈软组织密度的硬膜囊影。

4. 软组织　在CT轴位断面上，软组织窗可显示软组织结构，能区分肌肉、脂肪、血

管等结构（图6－4）。

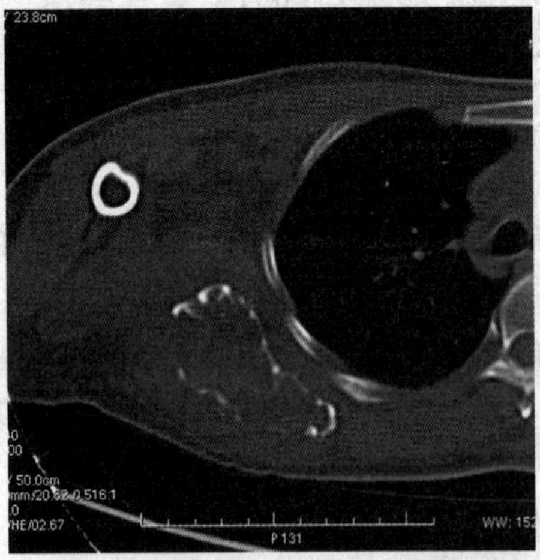

图6－3　骨CT

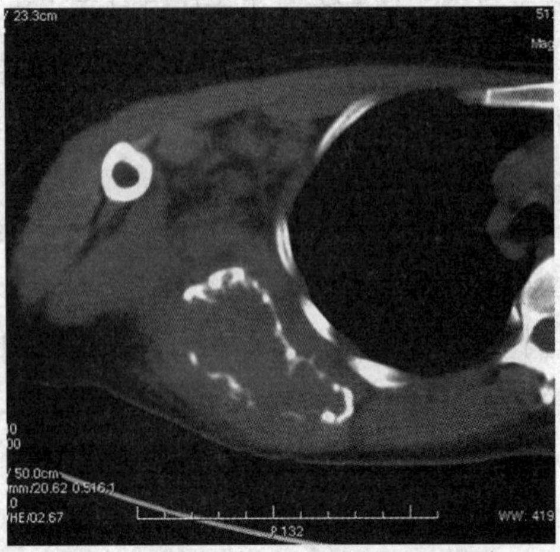

图6－4　软组织CT

（三）正常MRI表现

1. 骨　骨组织因缺乏氢原子核，在所有序列中骨皮质均为极低信号。

2. 关节　MRI能清楚显示关节各种结构，关节软骨在T_1WI与T_2WI上均呈弧形中等或略高信号，信号均匀，表面光滑。关节软骨下的骨性关节面在T_1WI与T_2WI上均呈清晰锐利的低信号。骨性关节面下的骨髓腔在T_1WI与T_2WI上均呈高信号。关节内软骨、韧带、关节囊在T_1WI与T_2WI上均呈低信号。正常少量关节腔内液体在T_1WI呈薄层低信号，在T_2WI上呈高信号。

3. 脊柱　MRI冠状面、矢状面，可显示脊柱的连续解剖结构。

（1）椎间盘　在T_1WI呈较低信号，分不清髓核和内外纤维环，而在T_2WI上髓核和内纤维环呈高信号而外纤维环呈低信号。

（2）椎管内脑脊液　在T_1WI为低信号，在T_2WI上为高信号。

（3）椎体　在T_1WI为高信号，在T_2WI上为中等或略高信号。

4. 软组织　骨关节周围的软组织结构可清晰显示（图6－5）。肌肉在T_1WI呈等或略低信号，T_2WI为低信号。脂肪在T_1WI与T_2WI上均为高信号。纤维组织、肌腱、韧带在各种序列上均为低信号。血管因其内血液的流空现象而呈无信号的圆形或条状结构。神经呈中等信号。

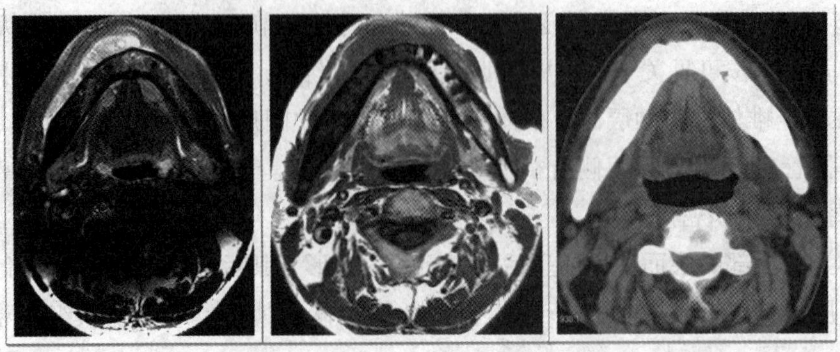

图6－5　软组织MRI

三、基本病变的影像学表现

（一）骨基本病变的影像学表现

1. 骨质疏松　指一定单位体积内正常钙化的骨组织减少（图6－6），即骨组织的有机成分和钙盐呈比例减少。X线表现主要是骨密度减低，骨皮质出现变薄分层，骨小梁细少，但边界尚整。如骨折后及绝经后妇女、甲状旁腺功能亢进等。

2. 骨质软化　指一定单位体积内骨组织有机成分正常，而钙盐含量减少。X线表现为骨密度减低（图6－7），但骨小梁和骨皮质边缘模糊，严重者出现骨骼变形，如佝偻病。

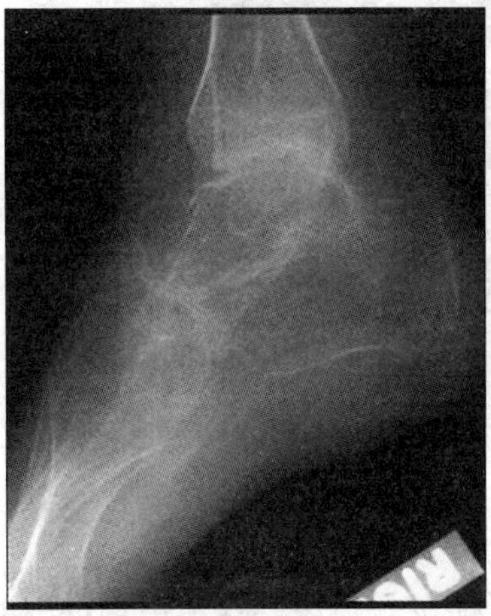

图6－6　骨质疏松

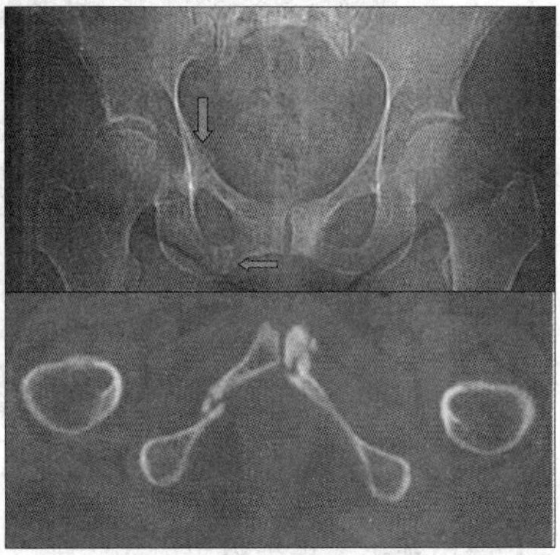

图6－7　骨质软化

3. 骨质破坏　指正常骨质为病理组织代替所致。X线表现是骨质局限性密度减低，骨小梁消失（部分或者全部），骨质破坏呈虫蚀状、筛网样密度减低影（图6－8）。在CT上，松质骨的破坏表现为斑片状骨小梁缺损区；骨皮质破坏表现为其内的筛孔样破坏和其内外表面的不规则虫蚀样改变。在MRI上，骨质破坏区表现为长T_1长T_2主信号（图6－9），可评价病灶周围水肿及软组织受累情况，如肿瘤、骨脓肿、骨结核。

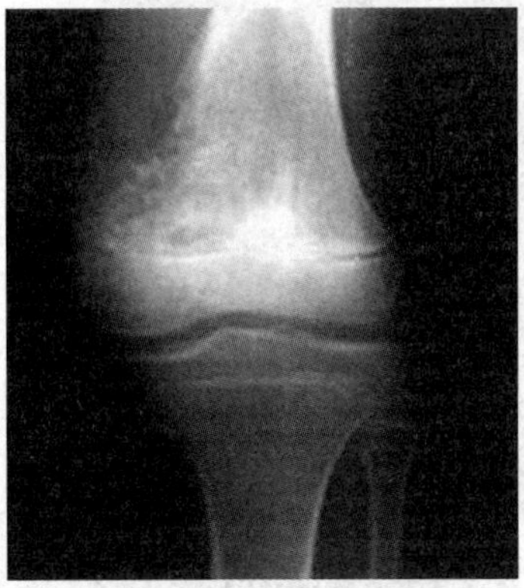

图6－8　骨质破坏

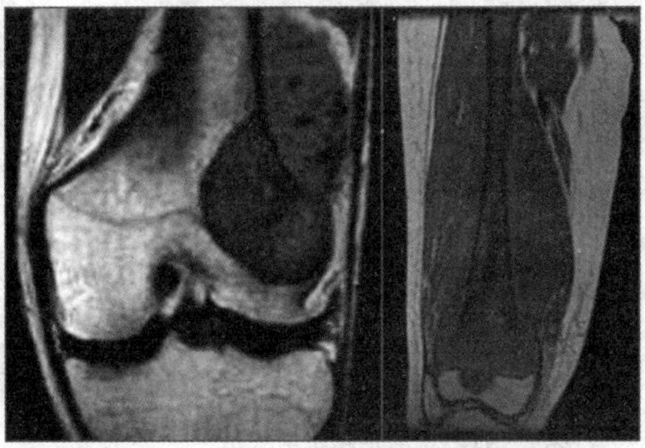

图6－9　骨质破坏MRI

4. 骨质增生硬化　指单位体积内骨量增多，常发生于长骨。这是由于成骨与破骨的平衡受到破坏所致，如成骨增多、破骨减少、肿瘤成骨。X线、CT表现是骨质密度增高，皮质增厚，小梁增粗、增多，骨髓腔变窄或消失。

5. 骨膜反应 正常骨膜X线不显影，骨膜受到刺激后，内层成骨细胞活动增加导致骨膜增生（图6-10）。骨膜反应分五型，即线型、葱皮型、花边型、放射型、三角型。线型是一段与骨皮质平行的线状致密影，同骨皮质间可见1～2mm宽的透亮间隙。葱皮型、花边型是指骨膜反应外缘的形态改变，常见于慢性炎症。放射型是指骨膜反应呈细而整齐，如车辐样与骨干垂直的骨针。三角型指肿瘤生长迅速，突破层状增生骨膜，如溶骨性骨肉瘤所致的Codman三角。

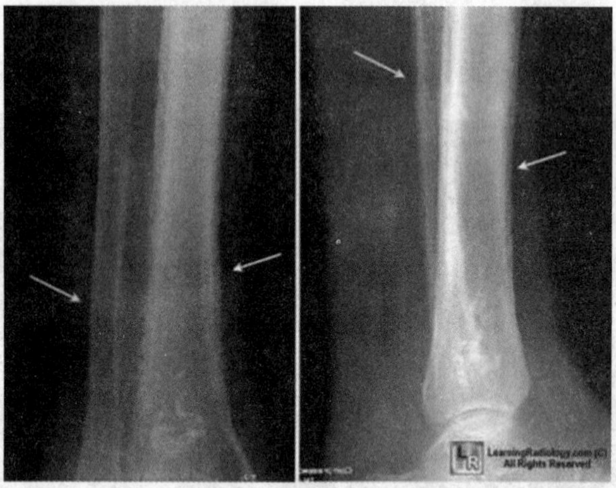

图6-10　骨膜增生

6. 骨与软骨内钙化 指骨松质内或软骨内发生钙化或骨化，分为生理性（如骨岛）、病理性（如软骨类肿瘤内钙化）。X线表现为颗粒状或小环状无结构的致密影（图6-11），可数量不等，可广泛分布或局限于某一区域。

7. 骨质坏死 指局部骨组织代谢停止，常为血供中断。死骨在X线及CT图像上表现为低密度坏死区内局限性密度增高影（图6-12）。常见于慢性化脓性骨髓炎、骨梗死等。

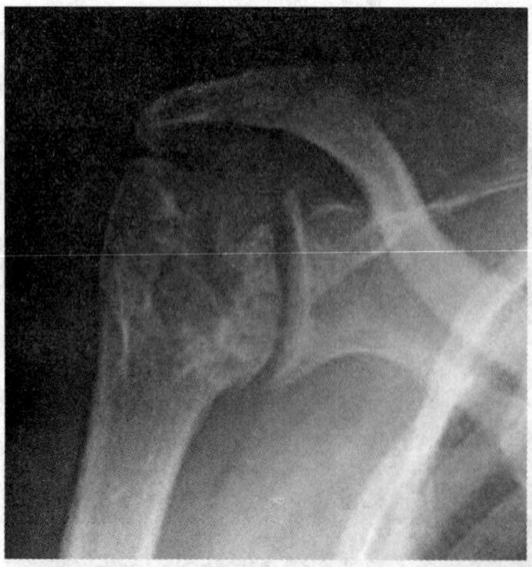

图6-11　骨内与软骨内钙化

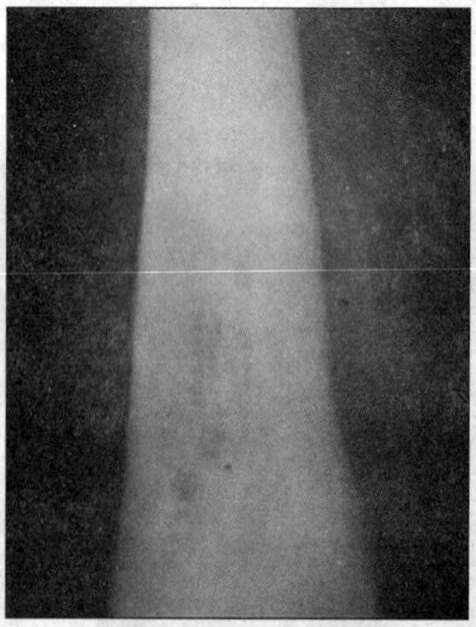

图6-12　骨质坏死

8. 骨骼变形 指骨骼变形与骨骼大小改变同时存在，如肿瘤使骨局部增大；发育畸形使一侧骨骼增大；巨人症、佝偻病、骨软化症和成骨不全等全身骨骼变形。

9. 周围软组织病变 指在正常的影像图像基础上，软组织内出现肿胀、萎缩、肿块、钙化、气体等影像征象。

（二）关节基本病变的影像学表现

1. 关节肿胀　指由于关节积液或关节囊及其周围软组织充血、水肿和炎症等所致。X线表现是关节周围软组织肿胀、密度增高，层次不清，大量关节积液可导致关节间隙增宽。常见于炎症、外伤等。

2. 关节破坏　指关节软骨及骨性关节面骨质为病理组织所代替。影像学表现是骨性关节面骨质破坏，关节软骨破坏可导致关节间隙变窄，严重时可引起关节半脱位和变形。如类风湿关节炎等。

3. 关节退行性变　早期始于软骨，导致软骨变性、坏死和溶解，并逐渐为纤维组织或纤维软骨所代替。广泛软骨坏死可引起关节间隙狭窄，造成软骨下骨质囊变和骨性关节面骨质增生硬化，骨赘形成，关节囊肥厚、韧带骨化，一般不发生明显骨质破坏、无骨质疏松。常见于老年人、运动员等。

4. 关节强直　可分为骨性与纤维性两种。

（1）骨性强直　指关节骨端由骨组织所连接。X线表现为关节间隙消失，并见骨小梁通过。多见于急性化脓性关节炎愈合后。

（2）纤维性强直　在X线上可见狭窄的关节间隙，但无骨小梁通过。多见于关节结核。

5. 关节脱位　组成关节骨骼的脱离、错位。分为完全脱位和半脱位。多为外伤性，也有先天性或病理性。

第二节　骨骼肌肉系统疾病

一、骨折

骨结构连续性或完整性中断称为骨折。根据骨折的程度和形态，骨折可分为不完全性骨折和完全性骨折。前者包括裂缝骨折和青枝骨折，后者包括横行、纵行、螺旋形、粉碎型和压缩骨折。

（一）临床与病理

骨折部位多出现疼痛、压痛、局部肿胀与瘀斑、功能障碍。骨折特有体征，即畸形、反常活动和骨擦音。

（二）影像学表现

1. 青枝骨折　发生于幼儿和青少年长骨骨干的不完全性骨折。X线平片上表现为骨皮质局部发生褶皱、凹凸或者隆起而见不到骨折线，形似折而不断的柳枝（图6－13）。

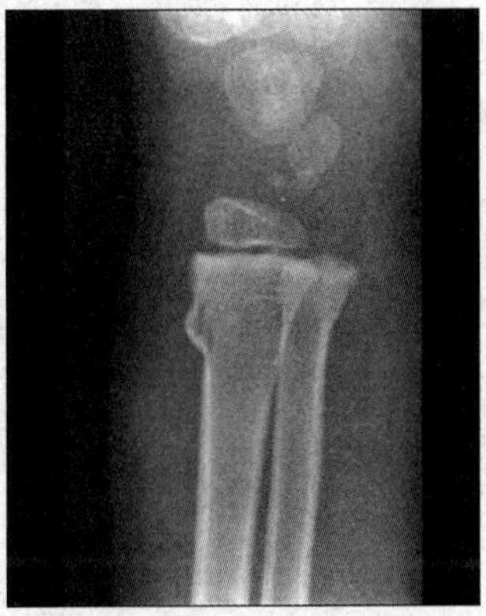

图6－13　青枝骨折X线

2. 骺离骨折　骺离骨折多发生于4～8岁儿童。骨干、骺愈合前，常见于肱骨远端骨折，以外侧髁最多见。X线平片上，未骨化的骨骺不显影，因此难以发现骨折，只有在骨骺骨化后并有较明显移位的情况下才能发现（图6－14）。MRI可直接显示软骨中断和分离。

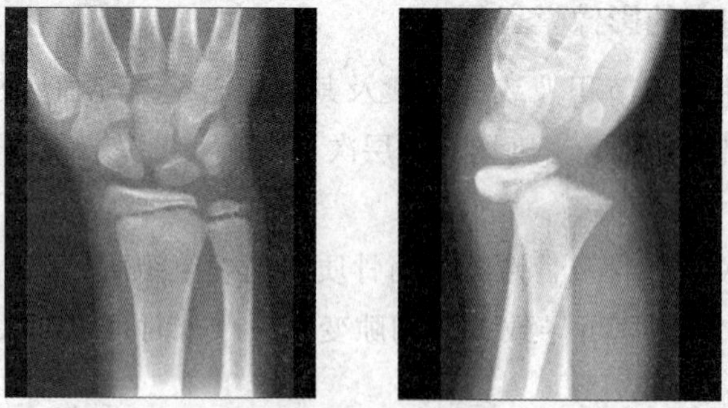

a　　　　　　　　　　b

图 6－14　骺离骨折 X 线

3. 脊柱骨折　多数系由间接外力所致。根据外力和脊柱所处位置的不同，可分为过伸性损伤和过屈性损伤。过屈性损伤多见，多表现为椎体压缩性骨折，可伴附件骨折。

（1）X 线表现　椎体压缩，多呈前窄后宽之楔形变扁，椎体上部骨质塌陷、密度增高。骨皮质中断，上缘骨质折断、下陷，椎体边缘皮质向内凹陷、折断（图 6－15）。椎体压缩较轻，但椎体边缘出现骨折线或碎骨片。附件骨质中断，椎间隙多保持正常。

（2）CT 表现　显示附件骨折及骨折碎片情况较好，尤其是了解椎管内有无碎骨片（图 6－16）。

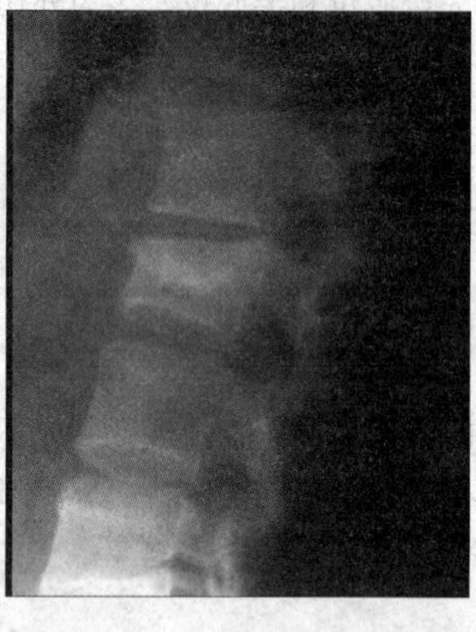

图 6－15　椎体压缩性骨折 X 线

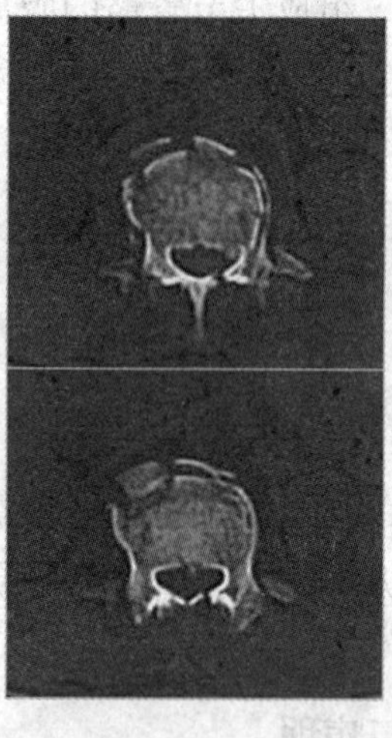

图 6－16　椎体压缩性骨折 CT

（3）MRI 表现　轻微的椎体压缩，出现椎体髓内的水肿和可能的终板断裂。椎体压缩、楔形变扁，呈长 T_1、不均匀长 T_2 信号。MRI 信号异常改变系椎体内压增高、骨髓水肿、出血所致。

椎体上缘终板断裂、下陷，侧缘皮质中断、内陷。压缩椎体后上缘向后突入椎管，脊膜囊和脊髓受压。邻近软组织水肿、增厚，呈长 T_2 信号。

二、关节脱位

（一）临床与病理

外伤性关节脱位多见于中青年患者，都有明确的外伤史。常见症状为关节局部肿痛、压痛、肿胀、关节畸形和关节功能障碍。

（二）影像学表现

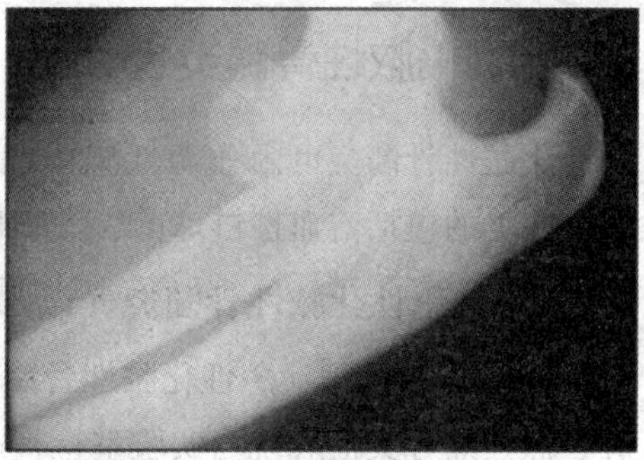

图 6－17　肘关节脱位 X 线

1. 肩关节脱位　肩关节关节盂浅，关节囊和韧带松弛，关节活动范围大，结构不稳，外伤性关节脱位非常常见。根据肱骨头与肩胛骨的前后方向，分前脱位和后脱位，前者多见。

肩关节前脱位多见，X 线平片正位显示肱骨头向下内方移位，根据移位程度的不同可出现肱骨头盂下脱位、喙突下脱位和锁骨下脱位。肩关节脱位常伴有肱骨大结节撕脱骨折。

2. 肘关节脱位　多见于青少年，以肘关节后脱位多见。X 线平片表现为尺桡骨向肱骨下端的后上方移位，常伴尺骨鹰嘴窝和肱骨下端骨折（图 6－17）。

三、椎间盘突出

椎间盘突出是在髓核和纤维环变性的基础上，髓核经纤维环向周围组织突出的病理状态。大多为慢性损伤所致，急性外伤可加剧症状。

（一）临床与病理

多见于 30～50 岁人群，男性较多。椎间盘突出好发于腰 4－5 椎间盘和腰 5－骶 1 椎间盘，其次为下颈椎诸椎间盘。主要表现为神经根和脊髓的压迫症状。反复腰痛和一侧坐骨神经痛是腰椎间盘突出的常见症状。

（二）影像学表现

1. 椎间盘膨出　CT 表现为椎间盘向周围较均匀膨隆，后缘呈凸向后的弧形改变，后纵韧带受压后移。矢状图像显示椎间盘前，后缘分别推压前、后纵韧带。两侧椎间孔与椎间孔脂肪对称性弧形受压，硬脊膜囊也可受压、局部凹陷。

MRI 表现与 CT 表现相似；硬脊膜囊切迹样改变，T_2WI 较 T_1WI 明确；椎间盘变性可表现为椎间盘变扁，在 T_2WI 上呈低信号（图 6－18）。

2. 椎间盘脱出　以髓核为主的椎间盘脱出多向椎间盘侧后缘突出，一侧或双侧发生。以纤维环为主的椎间盘脱出，常向中央后缘突出，对后纵韧带和硬脊膜囊形成切迹压迫（图 6－19）。

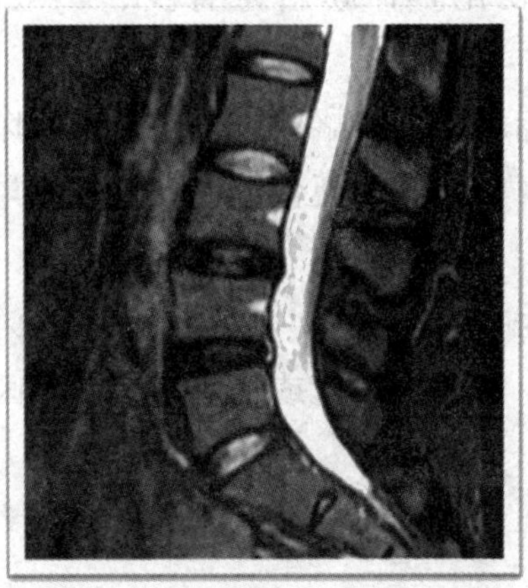

图 6－18　椎间盘膨出 MRI

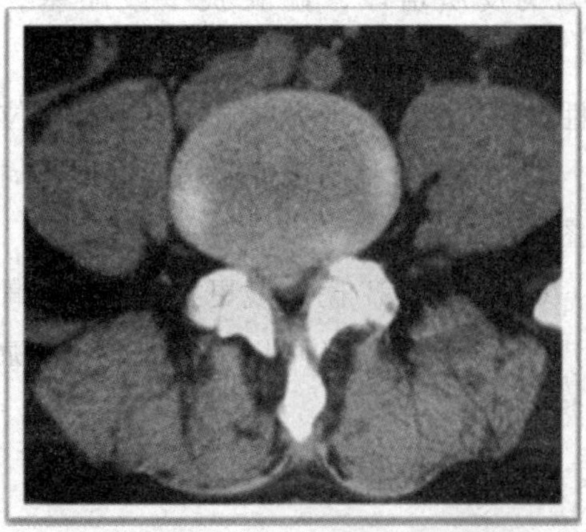

图 6－19　椎间盘脱出 CT

四、化脓性骨髓炎

化脓性骨髓炎可由血源性感染或外源性感染引起。常见的致病菌为金黄色葡萄球菌，其他少见的包括溶血性链球菌、大肠杆菌和布鲁杆菌等。

（一）急性化脓性骨髓炎（以四肢长骨为例）

1. 临床与病理 急性化脓性骨髓炎起病急，进展快，多有高热、寒战，局部可出现红、肿、热、痛等炎症表现。实验室检查可见白细胞计数明显增高。

慢性化脓性骨髓炎多无全身症状，但患骨局部可出现肿痛、窦道形成、流脓，久治不愈。慢性硬化性骨髓炎无全身症状，主要表现为反复发作的病骨肿胀、疼痛，为骨质增生导致骨内压力增高所致。

2. 影像学表现

（1）X线表现 急性化脓性骨髓早期症状轻微。主要为骨质疏松和软组织肿胀，皮下脂肪层模糊。起病后1周内，干骺端松质骨内斑片状低密度骨质破坏，骨小梁结构模糊，可出现轻微骨膜反应，此后X线表现包括长骨干骺端局限性骨质疏松，骨质破坏区不断融合、扩大（多数情况下不累及骨骺），由骨膜下脓肿的刺激骨膜产生分层样、葱皮样骨膜增生（图6-20）。

（2）CT表现 可显示早期骨髓内脓肿的部位和蔓延范围，骨髓充满脓液，密度稍高。

（3）MRI表现 由于骨髓内脓肿形成和骨髓水肿、渗出，形成髓内广泛病变，在T_1WI呈低信号，在T_2WI呈不均匀高信号。

（二）慢性化脓性骨髓炎

1. 临床与病理 慢性化脓性骨髓炎是急性化脓性骨髓炎未得到及时充分治疗的结果。临床上进入慢性炎症期时，有局部肿胀、骨质增厚、表面粗糙、有压痛。如有窦道，伤口长期不愈，偶有小块死骨排出。

2. 影像学表现

（1）X线表现 X线平片上，慢性化脓性骨髓炎主要表现为广泛的骨质增生，脓腔和死骨存在。骨膜新生骨显著，骨内膜增生致髓腔变窄、闭塞消失；骨外膜增生致骨干增粗，轮廓不规整。软组织以增生修复为主，形成局限性肿块。慢性硬化性骨髓炎主要表现为皮质增厚，髓腔狭窄或闭塞，骨质硬化。骨膜新生骨少，一般无死骨形成。

慢性骨脓肿主要表现为局限性骨破坏，位于干骺端中央或略偏一侧，早期破坏边缘常较模糊，周围无明显骨硬化。随病变进展，周围出现反应性骨硬化，骨膜新生骨与死骨均少见（图6-21）。

（2）CT表现 CT比X线更容易发现死骨和骨内脓肿。

（3）MRI表现 MRI可以很好地显示炎症组织、脓肿、窦道或瘘管，有助于区分不典型骨髓炎与肿瘤。

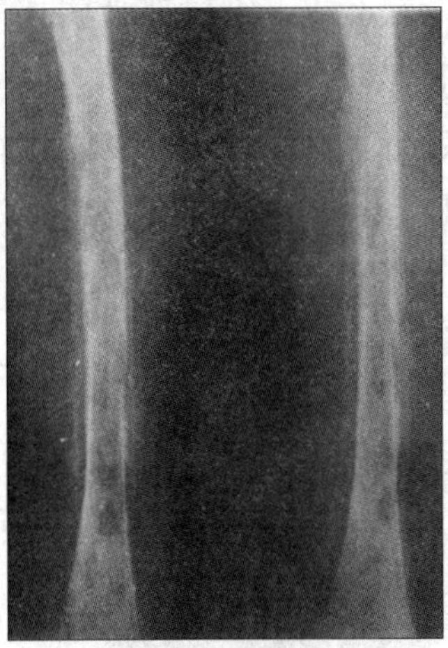

图 6 - 20　急性化脓性骨髓炎 X 线

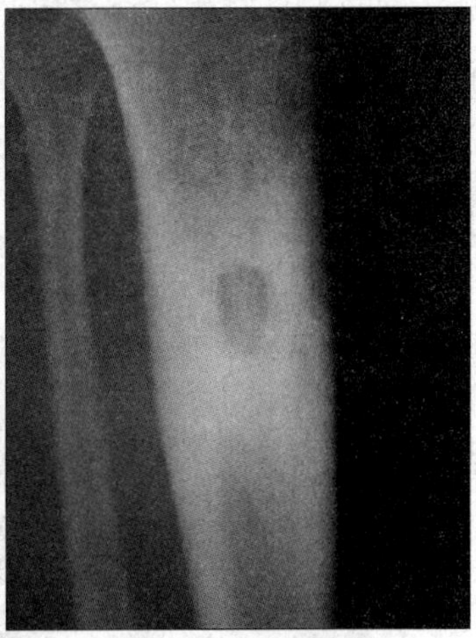

图 6 - 21　慢性化脓性骨髓炎 X 线

（三）化脓性关节炎

1. 临床与病理　化脓性关节炎为细菌感染滑膜而引起的关节化脓性炎症。本病在儿童和婴儿多见。致病菌以金黄色葡萄球菌最常见，主要经血行播散进入关节内，以承重的大关节较常见，多为单发。临床症状主要为关节肿胀，出现红、肿、热、痛等急性炎症表现，关节活动受限。

2. 影像表现

（1）X 线表现　早期关节囊和周围软组织肿胀，关节间隙增宽，局部骨质疏松。随后，关节间隙变窄，软骨下骨质破坏，以持重面为重，随破坏灶扩大，可出现大块骨质破坏和死骨。

（2）CT 表现　对一些复杂关节，如髋、肩和骶髂关节等，显示骨质破坏和脓肿侵犯的范围常较 X 线片敏感。

（3）MRI 表现　显示化脓性关节炎的滑膜炎和关节渗出液比 X 线片和 CT 敏感，能明确炎症侵犯周围软组织的范围，还可显示关节囊、韧带肌腱、软骨等关节结构的破坏情况。

五、骨关节结核

骨关节结 95% 以上继发于肺结核，好发于儿童和青年。以脊椎结核发生率最高，约占 50.9%，其次为关节结核，骨结核少见。

（一）脊椎结核

1. 临床与病理　脊椎结核是骨关节结核中最常见者，以腰椎最多，胸椎次之，颈椎较少见。儿童以胸椎最多，成人好发于腰椎。

依据骨质破坏的部位，可分为椎体结核和附件结核。前者又分为中心型、边缘型和韧带下型。约 90% 的脊柱结核发生在椎体，单纯附件结核少见。

临床上，发病隐袭，病程缓慢，症状较轻，可有低热、食欲差和乏力。

2. 影像学表现

（1）X 线表现　X 线表现与类型有关。中心型（椎体型）多见于胸椎，椎体内骨质破坏。边缘型（椎间型）腰椎结核多属此型。椎体的前缘、上或下缘局部骨质首先破坏，再向椎体和椎间盘侵蚀蔓延，椎间变窄为其特点之一。韧带下型（椎旁型）主要见于胸椎，病变在前纵韧带下扩展，椎体前缘骨质破坏，椎间盘完整。附件型较少见，以脊附件质破坏为主，累及关节突时常跨越关节。以上各型均可产生椎旁脓肿，死骨较少见（图6－22）。

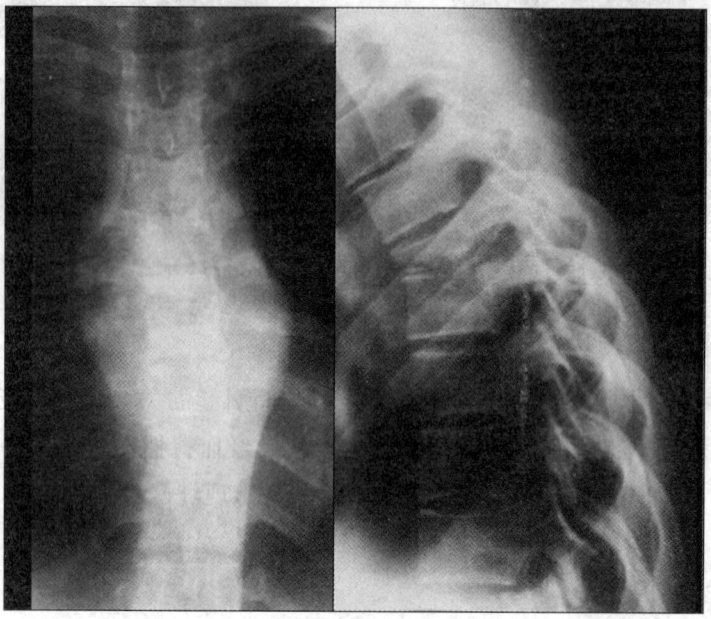

图6－22　脊柱结核X线

（2）CT表现　与X线片相比，CT具有下述优势。更清楚地显示骨质破坏；更易发现死骨及病理骨折碎片；更明确地显示脓肿或骨碎片位置、大小及其与周围大血管组织器官的关系，以及突入椎管内的情况。

（3）MRI表现　MRI是显示脊椎结核病灶和累及范围最敏感的方法，可发现X线、CT表现正常的早期椎体结核病灶，观察软组织改变和向椎管内侵犯优于CT。被破坏的椎体和椎间盘T_1WI呈较低信号，T_2WI多呈混杂高信号，增强检查多不均匀强化。脓肿和肉芽肿T_1WI呈低信号，T_2WI多为混杂高信号，增强检查可不均匀、均匀或环状强化，脓肿壁薄且均匀的强化是其特点。

（二）关节结核

1. 临床与病理　常见于少年和儿童，多累及一个承重的大关节，以髋关节和膝关节常见。依据发病部位，分为骨型关节结核和滑膜型关节结核。前者先为骨骺、干骺端结核，后蔓延至关节，侵犯滑膜及关节软骨。后者是结核菌先侵犯滑膜，较晚才破坏关节软骨及骨端。以骨型关节结核多见。在晚期，关节组织和骨质均有明显改变时，则无法分型，此时称为全关节结核。

临床上症状轻微，发病缓慢。活动期可有全身症状，如盗汗、低热，食欲减退，逐渐消瘦。关节肿痛，活动受限。

2. 影像学表现

（1）X线表现　骨型关节结核以髋、肘关节常见。平片表现为在骨骺与干骺结核的基础上，出现关节周围软组织肿胀、关节骨质破坏及关节间隙不对称狭窄等，容易诊断。

滑膜型关节结核多发病于膝和踝关节。平片上，早期表现为关节囊和软组织肿胀，关节间隙正常或稍增宽，相邻关节骨质疏松。病变发展，在关节非承重面出现虫蚀状骨质破坏，且关节上下骨端多对称受累。晚期肉芽组织增生，病变修复，关节面及破坏边缘变清晰并可出现硬化；严重病例，病变愈合后产生关节强直，且多为纤维性强直。

（2）CT 表现　骨型关节结核的骨质破坏改变与骨骺、干骺结核相同。滑膜型在 CT 上可清楚地显示关节囊增厚，关节腔积液和周围软组织肿胀。脓肿形成可确定其部位和范围。增强检查，关节囊和脓肿壁呈均匀强化。

（3）MRI 表现　MRI 的信号变化能全面地显示关节结核的病理改变，关节腔积液，滑膜肿胀充血，结核肉芽组织，软骨及软骨下骨破坏，关节周围的冷性脓肿等，对其诊断和鉴别诊断有很大帮助。

（三）长骨结核

1. 临床与病理　长骨结核好发于骨骺与干骺端，骨干罕见。多见于股骨上端、尺骨近端及桡骨远端，其次为胫骨上端、肱骨远端及股骨下端。发病初期，邻近关节活动受限，酸痛不适，负重、活动后加重。局部肿胀，但热感不明显。

2. 影像学表现　骨骺、干骺结核分为中心型和边缘型，中心型较多见。

中心型：病变位于骨骺、干骺端内。X 线平片上，早期表现为局限性骨质疏松，随后出现点状骨质破坏，并逐渐扩大相互融合，邻近无明显骨质增生现象，骨膜新生骨轻微，死骨呈砂粒状，这与化脓性骨髓炎不同。后者死骨较大，呈块状。此外，破坏灶常横跨骺线，此系骨骺、干骺结核的特点。

边缘型：病灶多见于骺板愈合后的骺端，特别是长管状骨的骨突处（如股骨大粗隆处）。X 线平片上，早期表现为局部骨质糜烂，病灶进展，可形成不规则的骨质缺损，可伴有薄层硬化边缘，周围软组织肿胀。

（四）短管骨骨干结核

1. 临床与病理　短管骨骨干结核也称结核性指（趾）骨炎或骨气，多见于 5 岁以下儿童。病变常为双侧多发，好发于近节指（趾）骨。可有肿胀等轻微症状，本病大多可自愈，偶有破溃形成窦道。

2. 影像学表现　本病常累及多指和多骨。X 线平片上，早期仅见软组织肿胀，手指呈梭形增粗和局部骨质疏松；继而骨干内出现圆形、卵圆形骨破坏，或呈多房性并向外膨隆，大多位于骨中央，长径与骨干长轴一致。病灶内有时可见粗大而不整的残存骨嵴，但很少见死骨。病灶边缘大多比较清楚，可有轻度硬化，并可见层状骨膜新生骨或骨皮质增厚。严重的骨破坏可延及整个骨干，但很少侵及关节。

六、骨肿瘤及瘤样病变

骨肿瘤并不多见，恶性肿瘤约占全身恶性肿瘤的 1%，多发生在青壮年，诊断目的是早期发现，并显示肿瘤的部位、大小、邻近骨骼和软组织的改变，判断良性或恶性、原发或转移及组织类型。X线检查常作为骨肿瘤及瘤样病变首选的的检查方法。

1. 骨肿瘤的发病部位 不同的骨肿瘤有其一定的好发部位。例如，骨巨细胞瘤好发于长骨骨端，骨肉瘤好发于长骨干骺端，而骨髓瘤则好发于扁骨和异状骨。病变数目：原发性骨肿瘤多单发，转移性骨肿瘤和骨髓瘤常多发。

2. 骨质变化 恶性骨肿瘤常见的变化是骨质破坏、骨膜增生、肿瘤骨、软组织肿块等，良性骨肿瘤多引起膨胀性或压迫性骨质破坏，界限清晰。肿瘤骨呈毛玻璃状、斑片状、放射针状等，是恶性骨肿瘤的一个特征性影像改变。恶性骨肿瘤常有广泛的不同形式的骨膜增生，根据形态分为层状、放射状、花边状，甚至可出现Codman三角。

3. 周围软组织变化 良性骨肿瘤多无软组织肿胀，仅见软组织被肿瘤推移，肿瘤较大，可见局部肿块，但其边缘与软组织界限清楚。恶性骨肿瘤常侵入软组织，并形成肿块影，与邻近软组织界限不清。

（一）骨软骨瘤

1. 临床与病理 骨软骨瘤是最常见的骨肿瘤，又称骨软骨性外生骨疣，多见于少年和儿童，好发于股骨远端和胫骨近端。多发性骨软骨瘤病影像表现与本病相似，但属于遗传性疾病。

2. 影像学表现 X线上肿瘤包括骨性基底和软骨盖帽两部分。前者表现为自母骨骨皮质向外伸延突出的骨性赘生物，发生于长管状骨者多背离关节生长，其内可见骨小梁，且与母骨的小梁相延续。基底部顶端略为膨大，或呈菜花状，或呈丘状隆起。基底部顶缘为不规则的致密线。软骨盖帽在X线片上不显影（图6－23）。

（二）骨囊肿

1. 临床与病理 好发于青少年，多发于股骨及肱骨干骺端上端，单发。多因发生病理性骨折而被发现。

2. 影像学表现 X线表现为卵圆形或圆形、边界清楚的透明区，多偏于沿长骨纵轴发展，边缘规则，无骨膜增生。骨囊肿引发骨折后，小囊肿可随骨折愈合而自行消失，大的囊肿也可变小。

（三）骨巨细胞瘤

1. 临床与病理 20～40岁常见，好发于四肢长骨，以股骨下端、胫骨上端和桡骨下端为常见。

2. 影像学表现

（1）X线表现 X线表现为骨壳较薄，其轮廓一般完整，其内可见纤细骨峰，构成分房状。有的肿瘤膨胀可很明显甚至将关节对侧的另一骨端包绕起来，这是该瘤的特征之一。肿瘤常直达骨性关节面下，此亦为其特征之一。一般无骨膜新生骨或仅在骨壳与正常皮质交界，可见少量骨膜新生骨（图6－24）。

（2）CT表现 CT可清楚显示骨性包壳，肿瘤内密度不均，可见低密度的坏死区，有时可见液－液平面。肿瘤与骨质的交界多清楚，但无骨质增生硬化。

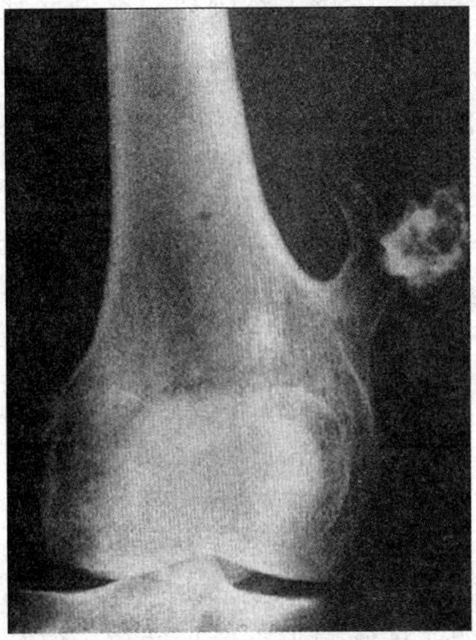

图 6－23　骨软骨瘤 X 线

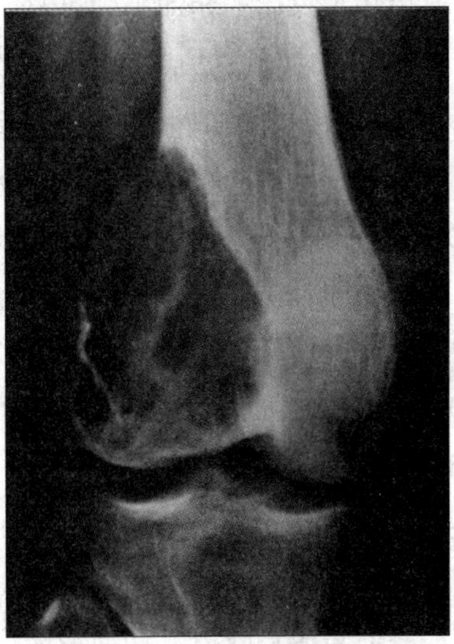

图 6－24　骨巨细胞瘤 X 线

（四）骨肉瘤

1. 临床与病理　多见于青年男性，好发于股骨下端、胫骨上端和肱骨上端的干骺端，绝大多数为单灶。骨肉瘤主要病理学特征是肿瘤在生长和发展过程中出现数量不等的骨样组织和肿瘤骨。

2. 影像学表现　根据其 X 线表现，又可分为成骨型（以肿瘤新生骨为主，又称硬化型）、溶骨型（以骨质破坏为主）和混合型。主要包括肿瘤骨、骨质破坏、骨膜新生骨、软组织肿块等。

（五）软骨肉瘤

1. 临床与病理　软骨肉瘤是常见的原发恶性骨肿瘤，约占全身骨组织肉瘤性病变的16%。临床表现没有特异性。多表现为缓慢发展的疼痛。有时可触及肿块。当肿瘤累及神经根、马尾或脊髓时，可导致相应的神经损害表现。

2. 影像学表现　中心型软骨肉瘤在骨内呈溶骨性破坏，X 线平片表现为髓腔内高、低混杂密度肿块，其中肿瘤破坏区呈低密度，边界多不清楚，破坏后残余骨、瘤骨及软骨钙化呈高密度；邻近骨皮质膨胀变薄，或穿破骨皮质形成大小不等、密度不均匀的软组织肿块；肿块内有片状、环状或半环状钙化灶是其特征。偶可见骨膜反应和 Codman 三角。周围型软骨肉瘤多为继发性。继发于骨软骨瘤者，肿瘤与相应骨皮质相连，顶部有一较厚的软骨帽，形成界限模糊的软组织肿块，内有较多的不规则钙化灶。

（六）骨髓瘤

1. 临床与病理　骨髓瘤（又称浆细胞瘤）是起源于骨髓中浆细胞的恶性肿瘤，是一种较常见的恶性肿瘤。有单发性和多发性之分，以后者多见。多发性骨髓瘤又称细胞骨髓瘤（multiple myeloma，MM），是由具有合成和分泌免疫球蛋白的浆细胞发生恶变，大量单克隆的恶性浆细胞增生引起，易累及软组织，晚期可有广泛性转移，但少有肺转移。较多见于脊柱，占脊柱原发肿瘤的10%，以腰椎部多见。好发年龄多在40 岁以上，男性与女性之比约 2∶1。多发于 40 岁以上男性，好发部位依次为脊椎、肋骨、颅骨、胸骨等。

其主要症状为疼痛，初期为间歇性，继为持续性，疼痛十分剧烈，多发者其疼痛范围很广。神经可能被压迫，造成放射性疼痛或截瘫。肿瘤一旦发现后，多数患者逐渐发生进行性贫血和恶病质变化。但很少产生转移瘤，肺部极少被累及。40% ~50%的患者伴有病理性骨折。易出现截瘫和神经根受压症状。

2. 影像学表现 早期X线可表现正常。X线、CT检查常见表现为多个溶骨性破坏和弥漫的骨质疏松，即骨质密度减低，骨小梁细而稀少，骨皮质变薄。受累骨骼示圆形穿凿样缺损，周围无反应性新骨增生，此为骨髓瘤的特点，以颅骨为典型。病理性骨折较多。在脊柱主要表现椎体的骨质破坏和病理性压缩骨折，椎弓多不受累。

（七）骨转移瘤

1. 临床与病理 在恶性骨肿瘤中最常见，多灶性，血行转移为主要转移方式。多见于胸、腰椎、肋骨和股骨上段，其次为髂骨、颅骨和肱骨。骨外原发肿瘤多为乳癌、肺癌、甲状腺癌、前列腺癌、肾癌、鼻咽癌等，骨本身的恶性肿瘤很少向骨转移，但尤因肉瘤和骨的恶性淋巴瘤例外。根据X线表现可分为溶骨型、成骨型和混合型，以溶骨型常见。

2. 影像学表现

（1）溶骨型转移瘤 好发于长骨骨干或邻近的干骺端，早期表现为骨松质中多发或单发的小的虫蚀状骨质破坏，病变发展，破坏融合扩大，形成大片溶骨性骨质破坏区，骨皮质也被破坏，但一般无骨膜增生和软组织侵犯。常并发病理性骨折。发生在脊椎则见椎体的广泛性破坏，因承重而被压变扁，但椎间隙保持完整。

（2）成骨型转移瘤 少见，见于前列腺癌、乳癌、肺癌或膀胱的转移。多系生长缓慢的肿瘤所引起，病变为高密度影，密度均匀一致，居骨松质内，呈斑片状或结节状，骨皮质多完整，多发生在腰椎与骨盆。常多发，边界不清。

七、常见慢性骨关节病

慢性骨关节病是指发病缓慢、逐渐发展、病程漫长、涉及全身关节，不易治愈，病因多不明的疾病。以X线检查为首选检查方法。

（一）退行性骨关节病

1. 临床与病理 退行性骨关节病又称骨性关节炎，是一种由于关节软骨退行性改变所引起的慢性骨关节病。原发性多见于40岁以上成年的承重关节，如髋、脊柱和膝等关节；继发于炎症或外伤，任何年龄、任何关节均可累病为继发性。临床表现为局部疼痛，运动受限，关节变形，但无肿胀和周身症状。症状轻重与关节变化程度并不平行。

2. 影像学表现

（1）四肢关节的影像学表现 由于关节软骨破坏，使关节间隙变窄，软骨下骨质内出现退行性假囊及骨内纤维组织增生。晚期还可见关节半脱位和关节内游离骨体。

（2）脊椎的影像学表现 包括脊椎小关节和椎间盘的退行性变。脊椎小关节改变包括关节突及关节面骨质增生硬化和关节间隙变窄。椎体边缘出现骨赘或骨桥形成（图6－25）。椎间盘退行性变表现为：X线平片见“真空征”及schmorl′s结节，脊柱生理曲度改变，椎间孔或椎管狭窄，韧带钙化。CT见椎体骨质增生、硬化椎间盘膨出。均匀膨出于椎体边缘，后缘保持前凹状态，硬膜囊受压椎间盘可出现“真空征”和髓核钙化，黄韧带、后纵韧带、项韧带等肥厚、钙化。MRI检查对明确病变更为准确。

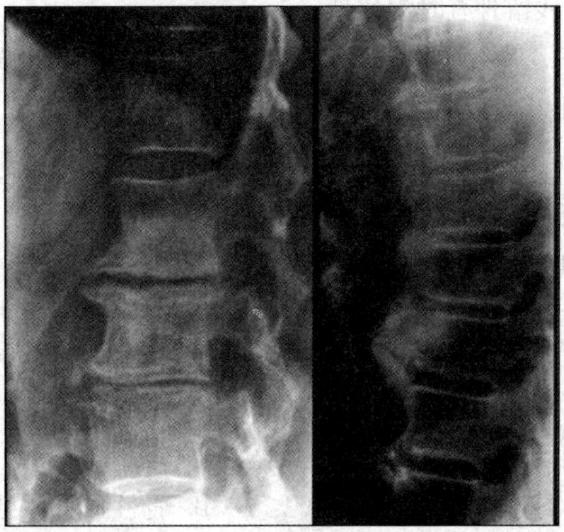

图6-25 脊柱退行性骨关节病

（二）类风湿关节炎

1. 临床与病理 是以多发性、非特异性慢性关节炎症为主要表现的全身性疾病，以对称性侵犯手足小关节为特征。男女性之比为1∶3，高发年龄为45～54岁。本病的病因不明，多认为是在遗传易患体质的基础上受环境因素影响而致病。

2. 影像学表现 X线检查表现包括关节间隙早期因关节积液而增宽，待关节软骨破坏，则变窄；关节软组织梭形肿胀；骨性关节面模糊、中断，软骨下骨质吸收囊变，周围有硬化；关节面骨质侵蚀多见于边缘，手骨常见；关节邻近骨骼发生骨质疏松，病变进展则延及全身骨骼；邻近关节的骨骼可出现骨膜增生，呈层状；若累及膝、髋等大关节，可形成滑膜囊肿向邻近组织突出；晚期可见四肢肌萎缩，关节呈半脱位或脱位，骨端破坏后形成骨性融合，指间、掌指间关节半脱位明显，且常造成手指向尺侧偏斜畸形，具有一定特点。

目标检测

扫码“练一练”

一、选择题

1. 关于脊椎的解剖描述，哪项不正确

   A. 颈椎7个、胸椎12个、腰椎5个、骶椎5个、尾椎4个

   B. 成年颈椎段前突，胸椎段后突，腰椎段前突，骶骨及尾骨明显后突

   C. 脊椎是软骨化骨及膜化骨均有

   D. 椎骨的组成有椎体、椎弓（或称附件）

   E. 椎体之间有椎间盘

2. 骨质坏死的X线表现不正确的是

   A. 早期常无异常表现

   B. 主要表现为骨质局限性密度增高

   C. 多见于慢性化脓性骨髓炎

D. 主要表现为骨质密度局限性减低

E. 恶性肿瘤内的残留骨有时为死骨

3. 患儿，男性，9 岁。X 线示右肱骨近侧干骺端有椭圆形骨破坏区，边界清晰，透过度较大，骨皮质轻度膨胀。应诊断为

A. 骨巨细胞瘤　　B. 溶骨型骨肉瘤　　C. 单纯性骨囊肿

D. 尤因肉瘤　　E. 骨髓瘤

4. 退行性骨关节病叙述，不正确的是

A. 又名增生性关节炎、骨关节炎　　B. 分为原发性和继发性

C. 好发于四肢大关节和脊柱　　D. 原发性青少年多见

E. 基本病理变化为关节软骨退行性变

5. 关节强直的叙述，错误的是

A. 关节强直分为骨性和纤维性　　B. 骨性强直可见骨纹理贯穿关节

C. 纤维性强直关节间隙窄，活动消失　　D. 纤维性强直常见于关节结核

E. 骨性强直常见于退行性骨关节病

6. 骨折的并发症或后遗症中，错误的是

A. 骨髓炎　　B. 骨畸形　　C. 缺血性坏死

D. 骨质软化　　E. 创伤性关节炎

7. 关于火器伤骨折的特点，错误的是

A. 常为单发骨折　　B. 粉碎性骨折多见　　C. 常有异物存留

D. 常并发感染　　E. 骨折愈合较慢

8. 有关陈旧性骨折，叙述错误的是

A. 骨折部位的软组织常常肿胀明显　　B. 骨折线模糊

C. 附近骨质可有疏松表现　　D. 骨性骨痂生长

E. 骨折线消失和骨髓腔再通是痊愈的证据

9. 有关长骨骨折叙述，不正确的是

A. 骨折线包括透明线、致密线、骨纹理扭曲、骨骺分离

B. 确立移位，以骨折远端为准，借以判定近端移位方向

C. 骨折嵌入表现为密度增加的条带状影

D. 儿童常表现为青枝骨折

E. 陈旧骨折常有骨质疏松

10. 疲劳骨折，最好发于

A. 肱骨　　B. 尺骨和桡骨　　C. 第二、三蹠趾骨

D. 股骨　　E. 胫腓骨

11. 关于脊椎骨折 X 线表现，叙述错误的是

A. 好发于下胸及上腰段　　B. 单发性较多

C. 椎体呈楔状变形或（和）骨碎片　　D. 椎间隙变窄

E. 脊柱常有后凸及侧凸畸形等

12. 急性血源性化脓性骨髓炎早期 X 线表现为

A. 干骺端内骨小梁模糊不清，有斑片状密度减低影

B. 花边状骨膜增生

C. 软组织肿胀、层次模糊，皮下脂肪层内有条网状密度增高影

D. 死骨

E. 骨质破坏同时伴骨质增生

13. 急性血源性化脓性骨髓炎病理变化特点是

A. 只有骨破坏而无增生　　B. 只有骨质增生硬化

C. 早期以增生为主，伴有破坏和死骨　　D. 破坏和骨质疏松同时进行

E. 早期以软组织肿胀为主，随后出现骨质破坏增生

14. 关于早期急性化脓性骨髓炎的叙述，不正确的是

A. X 线的早期含义是指发病 2 周内　　B. 软组织形成局限性肿块

C. 软组织较广泛增厚，密度增加　　D. 肌间隙模糊、消失

E. 皮下脂肪层混浊，出现条状或网状影

15. 关于脊椎 X 线表现的叙述，错误的是

A. 脊椎分椎体和椎弓

B. 椎弓分弓根、弓板、关节突、横突、棘突

C. 相邻上下关节突形成椎间小关节

D. 椎体与椎弓围成椎间孔

E. 脊椎与脊椎之间有椎间盘，X 线表现为椎间隙

16. 骨质坏死的 X 线表现为

A. 局限性骨质疏松　　B. 局限性骨质缺损

C. 局限性骨质密度增高　　D. 局限性骨小梁变模糊

E. 局部骨膜增生

17. 关于骨折基本 X 线表现，错误的是

A. 骨折线　　B. 骨碎片　　C. 骨变形

D. 软组织肿胀　　E. 骨折端为骨密质封闭

18. 椎间盘脱出叙述，哪一项错误

A. 好发于腰 4 ~ 5 和腰 5 ~ 骶 1　　B. 常为多个椎间盘脱出

C. 平片示椎间隙不均匀或狭窄　　D. 平片可见椎体后缘骨质增生

E. 造影可见硬膜囊压迹 >3mm

19. 急性化脓性骨髓炎 X 线片上出现骨质破坏，一般是在发病后

A. 3 天内　　B. 1 周内　　C. 2 周后

D. 2 个月后　　E. 6 个月后

20. 化脓性骨髓炎是指下列何类组织的感染

A. 骨髓　　B. 骨皮质和骨髓　　C. 骨骺和骨髓

D. 骨骺板和骨髓　　E. 骨髓、骨松质、骨皮质和骨膜

21. 急性化脓性关节炎早期诊断，最有效的检查方法是

A. X 线平片　　B. CT 检查　　C. MRI 检查

D. 核医学检查　　E. 脓腔穿刺

22. 关于脊柱结核与脊柱骨折的区别点，错误的是

A. 结核常侵犯多个椎体

B. 结核椎间隙多数狭窄或消失

C. 结核有冷脓肿

D. 结核常见于颈椎

E. 结核椎体可见骨质破坏

23. 患者，女性，5 岁。右大腿疼痛，X 线片见右股骨远侧干骺端骨髓腔及骨皮质破坏，骨膜增生及软组织肿块，其最大可能是

A. 骨肉瘤

B. 骨髓炎

C. 骨结核

D. 骨软骨瘤

E. 骨巨细胞瘤

24. 骨肿瘤的影像学检查优选原则是

A. MRI 检查

B. 平片检查后，根据需要做 MRI、CT 或 ECT

C. CT 检查

D. ECT 检查

E. 超声检查

25. 良性骨肿瘤不常见的 X 线表现是

A. 生长缓慢

B. 一般无骨膜增生

C. 无软组织肿块

D. 骨质破坏区边界不清

E. 骨破坏区轻度膨胀

二、简答题

1. 试述脊柱结核的 X 线表现。
2. 简述骨折的 X 线表现。
3. X 线的关节异常改变包含哪几个方面？

（焦德琼）

第七章　呼吸系统

扫码"学一学"

学习目标

1. 记住　呼吸系统影像学检查方法以及检查前的准备工作；呼吸系统检查时的注意事项。

2. 知道　各种检查方法在呼吸系统疾病诊治中的优势及局限性；各种检查方法的选择及综合利用。

3. 学会　常见呼吸系统疾病如肺炎、支气管扩张、肺肿瘤、肺脓肿的特征性影像学表现。

第一节　概　　述

影像检查是呼吸系统疾病的主要检查和诊断方法。胸部具有良好的天然对比，使得 X 线检查和 CT 检查在胸部的应用很普遍。

一、常用影像学检查方法

（一）X 线检查

1. 透视　胸部透视（chest fluoroscopy）虽然操作简单、检查费用较低，但由于空间及时间分辨率低且不能保存影像资料，逐步被淘汰。

2. 摄片　胸部 X 线摄影（chest radiography）是胸部疾病最常用的检查方法，常用摄影位置包括正位和侧位（图 7-1），正位片应包括全部肺野、胸廓、肋膈角及下颈部；侧位胸片可帮助确定病变在肺或纵隔内的位置，并能从侧面观察病变的形态。

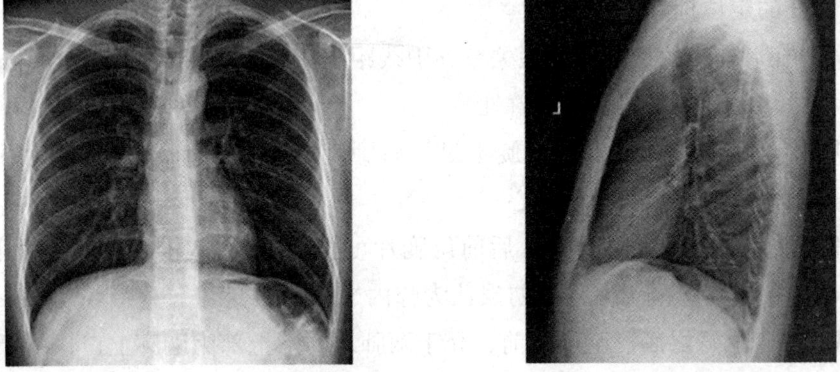

A　　B

图 7-1　正常胸部正侧位片

A. 正常胸部正位片；B. 正常胸部侧位片

（二）CT检查

1. 普通扫描 普通扫描系不使用对比剂的常规扫描，用于检查呼吸系统常见疾病。平扫通常分为肺窗、纵隔窗。

2. 增强扫描 增强扫描为经静脉快速注射对比剂后再进行的扫描，主要用于鉴别肺门周围的血管断面与肺内病灶，鉴别肺门淋巴结与血管断面，了解病变的血供情况。

3. 高分辨力扫描 高分辨力CT扫描技术为薄层扫描及高分辨力算法重建图像的检查技术。主要用于观察病灶的微细结构，对弥漫性肺间质病变及支气管扩张等的诊断具有突出效果。

二、正常影像表现

（一）X线检查

1. 胸廓 正常胸部X线影像是胸腔内、外各种组织、器官相互重叠的综合投影，其包括胸壁软组织、骨骼、心脏大血管、肺、胸膜和膈肌等。

（1）软组织

1）胸锁乳突肌及锁骨上皮肤皱褶：胸锁乳突肌（sterno－mastoid muscle）表现为自胸骨柄斜向后上的带状阴影，密度均匀，边缘清楚。当颈部偏斜时，两侧胸锁乳突肌影可不对称，勿误认为肺尖部病变。锁骨上皮肤皱褶（skin reflection over the clavicle）为与锁骨上缘平行的3～5mm宽的薄层均匀软组织影。

2）胸大肌（pectoral muscle major）：表现为两侧肺野中外带斜向腋窝的扇形密度增高影，一般右侧较明显。

3）女性乳房及乳头：女性乳房表现为双肺下野，下缘清楚、上缘密度逐渐变淡的半圆形高密度影，双侧可不对称。乳头（nipple）在两肺下野相当于第5前肋间处，有时可形成小圆形致密影，常见于老年女性，有时亦见于男性。

（2）骨骼

1）肋骨（ribs）：肋骨影自后上向前下倾斜，后缘轮廓清晰，密度较高，前缘轮廓相对模糊。肋骨前后端不在同一水平，一般第6肋骨前端相当于第10肋骨后端的高度。未钙化的肋软骨不显影，肋软骨钙化表现为与肋骨条状相连的斑点状高密度影。肋骨及肋间隙常被用作胸部病变的定位标志。

2）锁骨：在后前位片上两侧胸锁关节到中线距离应相等，否则为投照位置不正。锁骨的内下缘有半月凹陷，为菱形韧带附着处。

3）肩胛骨（scapula）：若双肩前旋不足，肩胛骨内缘可与肺野外带有不同程度重叠。青春期肩胛骨下角可出现二次骨化中心。

4）胸椎与胸骨：投照条件合适，后前位胸片可显示1～4胸椎。后前位片上只有胸骨柄两侧外上角可突出于纵隔影之外，勿误认为肺内或纵隔病变。

2. 纵隔 位于胸骨之后，胸椎之前，介于两肺之间。上部为胸廓上口，下缘为隔。

纵隔的划区常用九分区法，即在侧位胸片上将纵隔划分为前、中、后及上、中、下共九个区。前纵隔系胸骨之后，心、升主动脉和气管之前的狭长三角区。中纵隔相当于心、主动脉弓、气管及肺门所占据的区域，食管前壁为中、后纵隔的分界线。食管以后和胸椎旁区为后纵隔。自胸骨柄、体交界处至第4胸椎下缘连一水平线，其上为上纵隔，其下至肺门下缘（第8胸椎下缘）的水平线为中纵隔，肺门下缘以下至膈为下纵隔。纵隔的分区在判断纵隔肿块的来源和性质上有着重要意义（图7－2）。

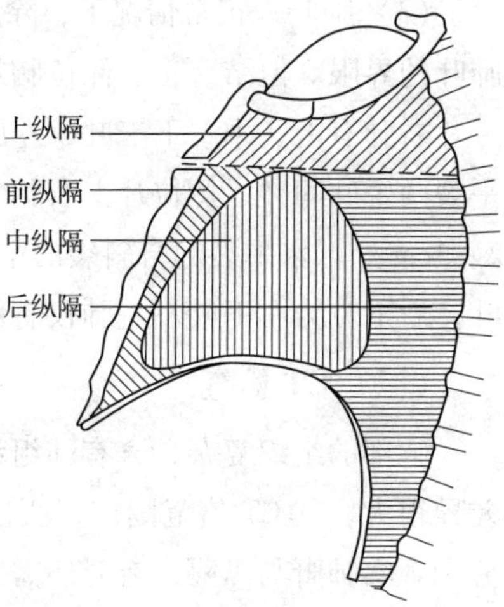

图7－2　纵隔分区

3. 横膈　膈后前位上分左右两叶，呈圆顶状，轮廓光滑，一般右膈高于左侧1～2cm。膈在外侧及前、后方与胸壁相交形成肋膈角，在内侧与心形成心膈角。侧位胸片，横膈与前胸壁形成前肋膈角，与后胸壁形成后肋膈角。

4. 胸膜　正常时一般不显影，只有在胸膜褶处或X线与胸膜走行方向平行时，才在X线片上显示为薄层状或线状致密影，见于肺尖胸膜返折及叶间裂返折。

5. 气管、支气管　气管在后前位胸片上位于纵隔中部，在第5～6胸椎平面分为左、右主支气管，气管分叉角度为60°～85°，吸气时角度略大。主支气管以下分支不能显示。

6. 肺　肺的各解剖部分的投影在X线上表现为肺野、肺门及肺纹理。

（1）肺野　肺野是含有空气的肺在胸片上所显示的透光区域。深吸气时肺内气量多，透光度高；呼气时则透光度低，以两肺中下野表现明显。为便于标明病变位置，从肺门到一侧肺野纵行分为三等分，称为内、中、外带，沿第2、4肋骨前端下缘画一水平线，将肺野分为上、中、下三野（图7－3）。

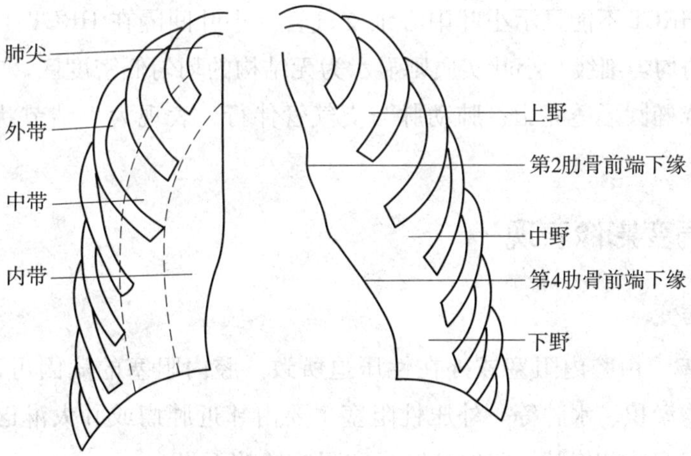

图7－3　肺野分区示意图

（2）肺门及肺纹理

1）肺门影：是肺动脉、肺静脉、支气管及淋巴组织的总和投影，肺动脉和肺静脉的大分支为其主要组成部分。后前位上，肺门位于两肺中野内带第2～4前肋间处，左侧比右侧高1～2cm。侧位上，右肺门多位于前方，左肺门位于后方。

2）肺纹理：是自肺门向肺野放射状分布的树枝状影。由肺动、静脉及支气管组成。肺纹理自肺门向外围延伸，逐渐变细，立位时肺下野较肺上野粗。

（3）肺叶　正常情况下，除肺叶间胸膜显影借以分辨肺叶外，在胸片上并不能显示各肺叶的界限。但结合正、侧位胸片，却可推断各肺叶的大致位置，借以确定病变的所在。

右肺有上、中、下三叶，左肺有上、下两叶。各肺叶由叶间裂分隔。右肺有斜裂与水平裂两个叶间裂。侧位片上右肺斜裂上起第4胸椎水平，向前下斜行达膈前部距前肋膈角2~3cm处。水平裂起自斜裂的中部，向前稍向下达前胸壁。水平裂上方为上叶，下方为中叶，后下方为右下叶。左肺仅有斜裂，斜裂前上为上叶，后下为下叶。

（二）CT检查

胸部的组织复杂，含有肺组织、脂肪组织、肌肉组织及骨组织。因为这些组织的密度差异很大，其CT值范围广，所以在观察胸部CT时，至少需采用两种不同的窗宽和窗位，分别观察肺野与纵隔，有时还需采用骨窗，以观察骨骼的改变。

1. 胸壁　CT纵隔窗观察可显示胸壁肌肉、脂肪、女性乳房、胸骨、锁骨、胸锁关节、胸椎及肩胛骨等。CT三维重建图像可立体显示胸部骨骼。

2. 纵隔　胸部CT纵隔窗可显示纵隔内胸腺、心及大血管、食管、纵隔淋巴结等。正常胸腺外缘平直或稍凹陷，青少年胸腺位于血管前间隙呈均匀软组织密度影，老年胸腺呈脂肪密度。食管管壁一般不超过3mm。纵隔淋巴结CT表现为圆形、卵圆形软组织密度影。正常淋巴结短径一般小于10mm。

3. 横膈　横膈CT表现为软组织密度的波浪状或弧形线影。膈角显示位于椎体两旁、主动脉前方的弧形软组织密度影，膈角前方是腹腔，后方是胸腔。

4. 肺　胸部CT肺窗的肺叶、肺段显示明显优于X线平片。次级肺小叶是肺组织的微小解剖结构单位，由小叶核、小叶间隔、小叶实质构成。小叶核由小叶中心细支气管、伴随小叶中央动脉及包绕纤维结缔组织构成。高分辨力CT（HRCT）上小叶中央动脉呈分支状或逗点状，但HRCT不能显示小叶中心细支气管。小叶间隔在HRCT上偶可显示与胸膜垂直的1~2mm的均匀细线。小叶实质则显示为无结构的均匀低密度区。支气管的CT表现为长管状、圆形或椭圆形透亮影；肺动脉与支气管伴行，表现为小结节状；肺静脉变异较多，识别困难。

三、基本病变影像表现

（一）肺部病变

1. 支气管阻塞　由腔内阻塞或外在性压迫所致。腔内阻塞的病因可以是异物、肿瘤、炎性狭窄、分泌物淤积、水肿等。外压性阻塞主要由邻近肿瘤或肿大淋巴结压迫所致。支气管阻塞可引起阻塞性肺气肿、阻塞性肺炎和阻塞性肺不张。

（1）阻塞性肺气肿　肺气肿系肺组织过度充气而膨胀的一种状态。支气管的部分性阻塞产生活塞作用，空气被吸入后，不能完全呼出，致使由该支气管所分布的肺泡过度充气、膨胀，形成肺气肿。可分为弥漫性及局限性两种。弥漫性者阻塞部位多在细支气管，可继发于多种慢性肺疾病，以慢性支气管炎、支气管哮喘和尘肺多见。局限性者可为叶段肺气肿，阻塞发生在较大支气管，见于支气管异物、肿瘤及慢性炎性狭窄等。

X线表现：弥漫性阻塞性肺气肿表现为肺过度充气膨胀，肺内可见肺大疱，肺纹理稀疏、变细、变直（图7－4）；局限性阻塞性肺气肿表现为肺部局限性透明度增加。CT表现：肺气肿病理学分为小叶中心型、全小叶型、间隔旁型。小叶中心型累及肺小叶中央部分，呈肺内小圆形低密度区，无壁；全小叶型累及全部肺小叶呈广泛分布的低密度区，肺纹理稀少；间隔旁型累及肺小叶边缘表现为胸膜下小气囊、肺大泡。

（2）阻塞性肺不张　肺不张系多种原因所致肺内气体减少和肺体积缩小的改变。分先天性与获得性，后者可由支气管完全阻塞、肺外压迫及肺内瘢痕组织收缩引起，以支气管阻塞最为多见，可以是支气管腔内阻塞或是腔外压迫。

支气管完全阻塞后，肺内气体多在18～24小时内被循环的血液所吸收，肺叶萎陷，肺泡内可产生一定量的渗液。无气的肺缩小，密度增高，可并发肺炎或支气管扩张。

1）X线表现：①一侧性肺不张表现为患侧肺野均匀致密，纵隔向患侧移位，肋间隙变窄。健侧肺可有代偿性肺气肿（图7－5）。②肺叶不张表现为不张的肺叶缩小，密度均匀增高，叶间裂呈向心性移位。纵隔及肺门可有不同程度的向患部移位。邻近肺叶可出现代偿性肺气肿。③肺段不张较少见，单纯肺段不张，后前位一般呈三角形致密影，基底向外，尖端指向肺门，肺段缩小。④小叶性不张多见于支气管哮喘及支气管肺炎，由于多数末梢细支气管被黏液阻塞所致。X线表现为多数小斑片状影，其周围可有透明的气肿带。

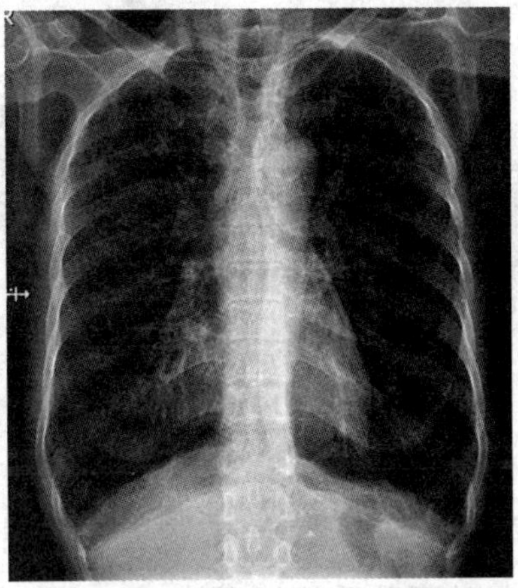

图7－4　弥漫性肺气肿

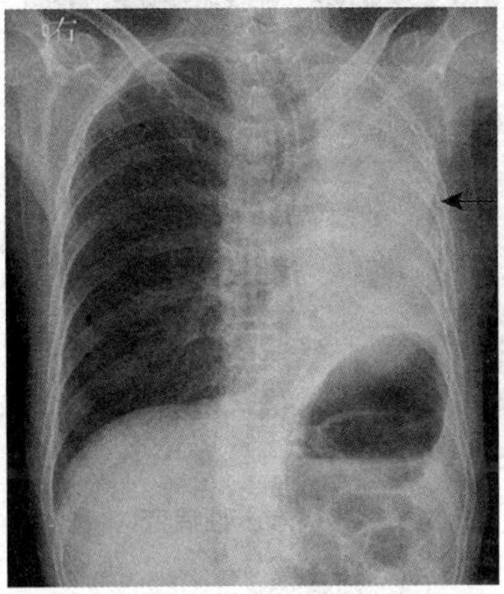

图7－5　左侧肺不张

2）CT表现：①一侧性肺不张时，不张侧肺缩小，呈均匀软组织密度结构，增强扫描可见明显强化，常可发生在主支气管阻塞的部位。②肺叶不张时，右肺上叶不张表现为上纵隔右边的三角形或窄带状软组织密度影，尖端指向肺门，边缘清楚。左上肺不张表现为三角形软组织密度影，底部与前外胸壁相连，尖端指向肺门，其后外缘向前内方凹陷。③肺段不张常见于右肺中叶的内、外段，表现为由心缘旁三角形软组织密度影，边缘内凹。④小叶性不张CT表现与X线表现相似。

2. 渗出与实变

（1）X线检查　机体的急性炎症反应主要表现是渗出，在X线上表现为密度不太高的较为均匀的云絮状影，边缘模糊，与正常肺间无清楚界限。肺部急性炎症进展至某一阶段，肺泡内气体即被由血管渗出的液体、蛋白及细胞所代替，形成渗出性实变（图7－6）。渗出是产生实变常见原因之一。当实变扩展至肺门附近，则较大的含气支气管与实变的肺组织常形成对比，而在实变的影像中可见到含气支气管分支影，称支气管气像。

（2）CT表现　以渗出为主的急性实变在肺窗上表现为均匀性高密度影，大的病灶内常可见空气支气管征。病灶密度均匀，边缘多不清楚，与叶间胸膜相邻时边缘可清楚。渗出性病变的早期或吸收阶段，可表现为较淡薄的磨玻璃样影，其内常可见肺血管纹理。纵隔窗上急性渗出性病变可完全不显示。慢性过程的实变密度多高于急性病变所引起的病变密度，病灶的边缘也多较清楚。

3. 空洞与空腔　空洞为肺内病变组织发生坏死，坏死组织经引流支气管排出而形成。多见于肺结核、肺脓肿、肺癌及某些真菌病。空洞分为以下几种。①虫蚀样空洞：又称无壁空洞，是大片坏死组织内的空洞，较小，形状不一，常多发，洞壁为坏死组织。X 线与 CT 表现为实变肺野内多发小的透明区。轮廓不规则，如虫蚀状。多见于干酪性肺炎。②薄壁空洞：壁厚在 3mm 以下，由薄层纤维组织及肉芽组织构成。X 线与 CT 表现为边界清晰、内壁光滑的圆形透明区。一般空洞内无液面，周围很少有实变影，常见于肺结核。③厚壁空洞：洞壁厚度超过 3mm，多见于肺脓肿、肺结核及肺癌。肺脓肿的空洞内多有明显的气液平面；肺癌空洞的内壁多不规则，呈结节状（图 7－7）。

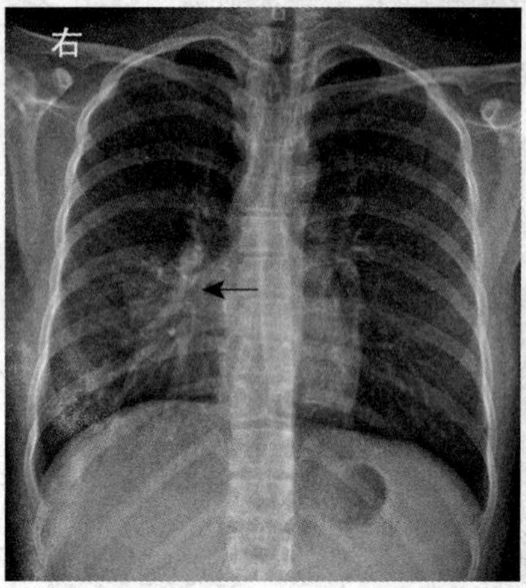

图 7－6　渗出性病变

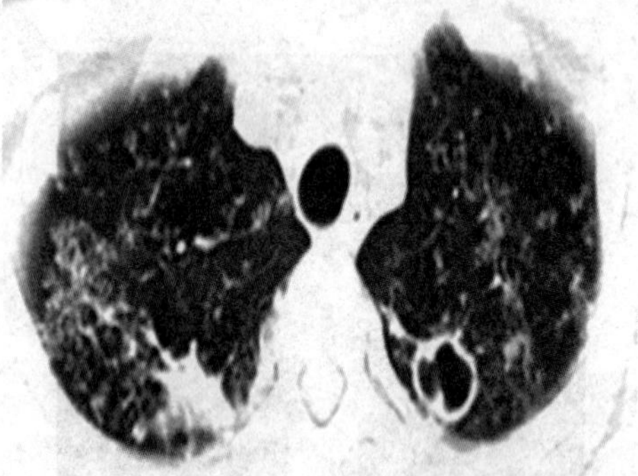

图 7－7　空洞

空腔是肺内腔隙的病理性扩大，如肺大疱、含气肺囊肿及肺气囊等。空腔的 X 线表现（图 7－8）与薄壁空洞相似，但较空洞壁薄，一般腔内无液面，周围无实变。囊状支气管扩张亦属空腔，但其中可见液面，周围可见炎性实变。

4. 结节与肿块　当病灶直径小于 3cm 者称为结节（图 7－9），大于 3cm 者称为肿块（图 7－10）。结节或肿块可单发，也可多发。可分为良性和恶性。良性者 X 线与 CT 表现为边缘清晰光滑，偶分叶，少有毛刺。

（1）X 线表现　肺良性肿瘤多有包膜，呈边缘锐利光滑的球形肿块，生长慢，一般不发生坏死。恶性肿瘤多无包膜，呈浸润性生长，故边缘多不锐利，并可有短细毛刺伸出。由于生长不均衡，其轮廓常呈分叶状，可发生中心坏死。

（2）CT 检查　肿块可表现为多种征象。分叶征：即肿块轮廓可呈多个弧形凸起，弧形相间则为凹入而形成分叶形肿块，多见于肺癌。棘状突起或毛刺征：瘤体边缘可有不同程度的棘状或毛刺状突起。胸膜凹陷征：是由近胸膜的肿块，其内纤维反应收缩牵拉胸膜而形成，多见于周围型肺癌。

增强扫描：结核球仅周边环形轻度强化；肺良性肿瘤可不强化或轻度均匀性强化；肺恶性肿瘤常为较明显的均匀强化或中心强化，且常呈一过性强化。

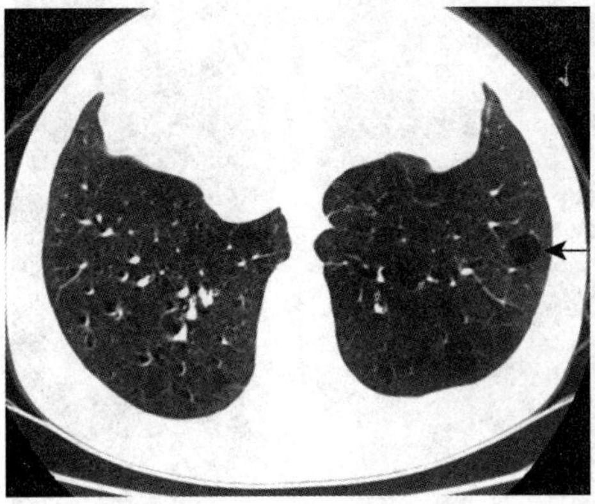

图 7-8　空腔

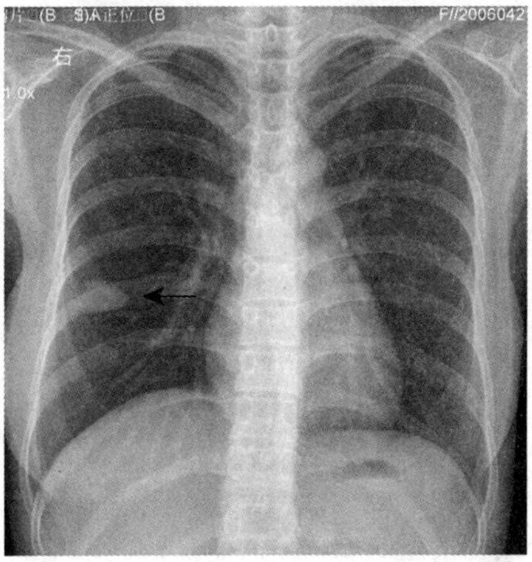

图 7-9　右肺结节

5. 网状、细线状及条索状影　肺的网状、细线状及条索状影是间质性病变的反映。肺间质病变是指以侵犯肺间质为主并同时伴有肺实质改变的病变。

（1）X 线表现　范围较小的纤维化，X 线表现为局限性索条状影，密度高，僵直，与正常肺纹理不同，多见于肺结核及慢性炎症。范围较大的纤维化，表现为病灶收缩形成密度高、边缘清楚的块状影。病变常累及 1～2 个肺叶，可使部分肺组织发生瘢痕性膨胀不全，形成大片致密影，密度不均，其中可见密度更高的索条状影，有时可见由支气管扩张形成的低密度影。周围器官可被牵拉移位，如气管、纵隔向患侧移位，上肺野大量纤维化可拉肺门上提，使下肺野的纹理伸直呈垂柳状，多见于慢性肺结核及尘肺。弥漫性纤维化依病变程度不同可表现为紊乱的索条状、网状或蜂窝状，自肺门区向外伸展，直至肺野外带，同正常纹理不同。在网状影像的背景上也可有多数弥散的颗粒状或小结节状影，称网状结节病变，多见于尘肺及慢性间质性肺炎。

（2）CT 表现　CT 检查对肺间质病变的检出很敏感，尤其是高分辨力 CT 对肺间质病变的诊断具有重要的价值，可发现早期轻微肺纤维化，显示小叶间隔增厚等微细病变。小叶间隔增厚表现为与胸膜相连的粗线状影，病变明显时可呈多角形的网状影。肺纤维化时，由于广泛的小叶间隔增厚，相邻增厚的小叶间隔相连，在胸膜下 1cm 以内，可见与胸壁平行的弧形线状影。肺纤维化后期，在两中、下肺野和胸膜下区可见蜂窝状影。

6. 钙化　钙化一般发生于退行性变或坏死组织内，多见于肺或淋巴结干酪样结核灶的愈合期。某些肿瘤组织内或囊肿壁也可钙化，如肺错构瘤、肺包虫病等。尘肺时肺门淋巴结、肺胞浆菌病及肺内转移性骨肉瘤也可发生钙化。

（1）X 线表现　钙化表现为高密度影，边缘锐利，形状不一。可为斑点状、块状或球形，呈局限或弥散分布。结核灶多位于两肺上野，形状不定，常伴有不规则的肺门淋巴结钙化。尘肺时肺门淋巴结的钙化常为蛋壳样。肺错构瘤内可以发生“爆玉米花”样钙化（图 7-11）。

（2）CT 表现　在纵隔窗上钙化的密度明显高于软组织，CT 值常可达 100Hu 以上。弥漫性小结节状钙化多见于肺泡微石症、含铁血黄素沉积症和矽肺。

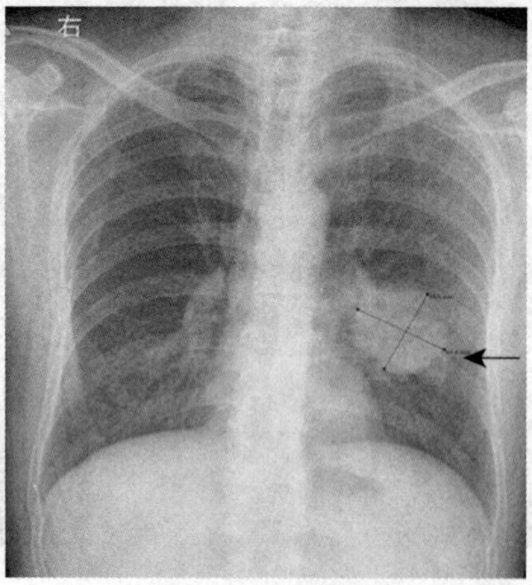

图 7－10　左肺肿块

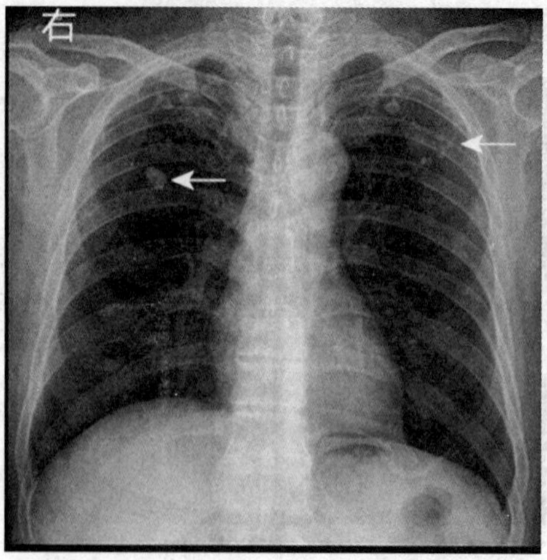

图 7－11　双肺上叶钙化灶

（二）胸膜病变

1. 胸腔积液　多种疾病可累及胸膜产生胸腔积液，病因不同，液体的性质也不同。胸膜炎可产生渗出液；化脓性炎症则为脓液；心肾疾病、充血性心力衰竭或血浆蛋白过低，可产生漏出液；胸部外伤及胸膜恶性肿瘤可为血性积液；颈胸部手术伤及淋巴引流通道、恶性肿瘤侵及胸导管及左锁骨下静脉，均可产生乳糜性积液。X 线、CT 检查能明确积液的存在，但难以区别液体的性质。胸腔积液因积液量的多少和所在部位的不同，而有不同的 X 线表现。

（1）X 线检查

1）游离性胸腔积液：少量积液时，液体首先聚积于后肋膈角，故站立后前位检查难以发现。液体量在 300ml 以上时，侧肋膈角变平、变钝，其上缘在第 4 肋前以下，呈外高内低的弧形凹面。中量积液：其上缘在第 4 肋前端平面以上，第 2 肋前端以下，表现为下肺野均匀致密。大量积液：其上缘达第 2 肋前端以上，患侧肺野均匀致密，有时仅肺尖部透明。纵隔常向健侧移位，肋间隙增宽（图 7－12）。

2）局限性胸腔积液：①包裹性积液：胸膜炎时，脏、壁层胸膜发生粘连，使积液局限于胸腔的某一部位，为包裹性积液。好发于侧后胸壁，偶发于前胸壁及肺尖，也可发生于纵隔旁。发生于侧后胸壁者，切线位片表现为自胸壁向肺野突出的半圆形或梭形致密影，密度均匀，边缘光滑锐利，其上、下缘与胸壁的夹角常为钝角。发生于纵隔旁，积液可局限于上或下部。少量呈位于纵隔旁的三角形致密影，基底在下。液体量较多时，外缘呈弧形突出，侧位表现纵隔密度增高，但无清楚边界（图 7－13）。②叶间积液：叶间积液发生在水平裂或斜裂。后者可局限于斜裂的上部或下部。后前位上 X 线诊断较难，侧位则易于识别。少量叶间积液侧位表现为叶间裂部位的梭形致密影，密度均匀，梭形影的两尖端与叶间裂相连。液体量多时，可呈球形。

（2）CT 表现　少量、中等量游离性积液表现为后胸壁下弧形窄带状或新月形液体样密度影，边缘光滑整齐。大量积液则整个胸腔为液体样密度影占据，肺被压缩于肺门呈软组织影，纵隔向对侧移位。包裹性积液表现为自胸壁向肺野突出的凸镜形液体样密度影，基底宽而紧贴胸壁，与胸壁的夹角多呈钝角，边缘光滑，邻近胸膜多有增厚，形成胸膜尾征。叶间积液表现为叶间片状或袋状的液体密度影，有时呈梭状或球状高密度影。

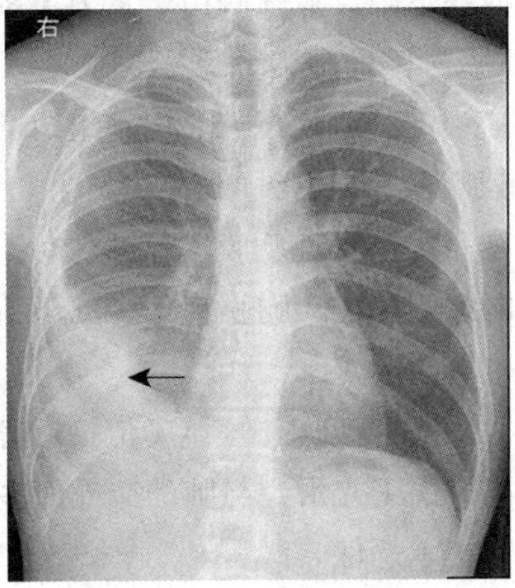

图 7－12　右侧游离胸腔积液

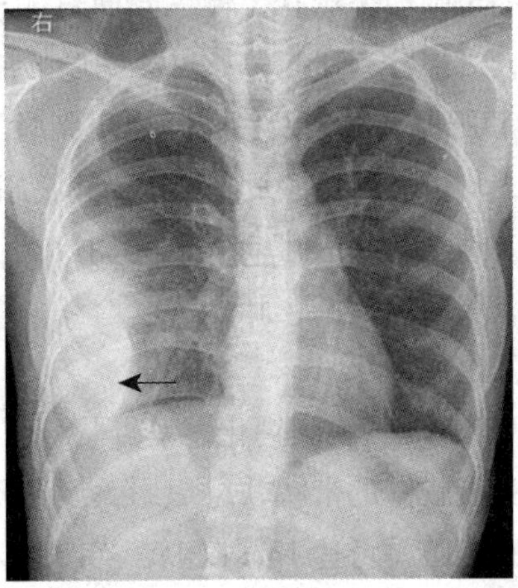

图 7－13　右侧包裹性胸腔积液

2. 气胸与液气胸　空气进入胸腔则形成气胸。依胸腔气体量多少，肺可有不同程度压缩。胸腔内液体与气体并存，为液气胸。

（1）X 线表现　在被气体压缩的肺与胸壁间出现透明的含气区，其中不见肺纹理。肺被压缩的程度与胸腔内气体多少成正比。气体首先自外围将肺向肺门方向压缩，被压缩肺的边缘，呈纤细的线状致密影，呼吸时清楚。大量气胸可将肺完全压缩，肺门区出现密度均匀的软组织影。纵隔可向健侧移位，患侧隔下降，肋间隙增宽（图 7－14）。张力性气胸时，可发生纵隔疝。健侧肺可有代偿性肺气肿。发生胸膜粘连，可见条状粘连带影。多处粘连，可将气胸分隔为多房局限性气胸。

明显的液气胸立位检查时可表现为横贯胸腔的液面，液面上方为空气及压缩的肺（图 7－15）。气体较少时，则只见液面而不易看到气体。如有胸膜粘连，可形成多房性液气胸。

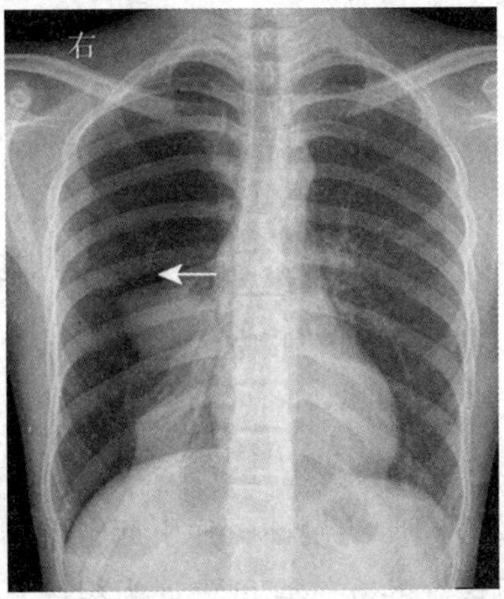

图 7－14　右侧气胸

气胸区可占肺野的中外带，内带压缩的肺呈密度均匀软组织影

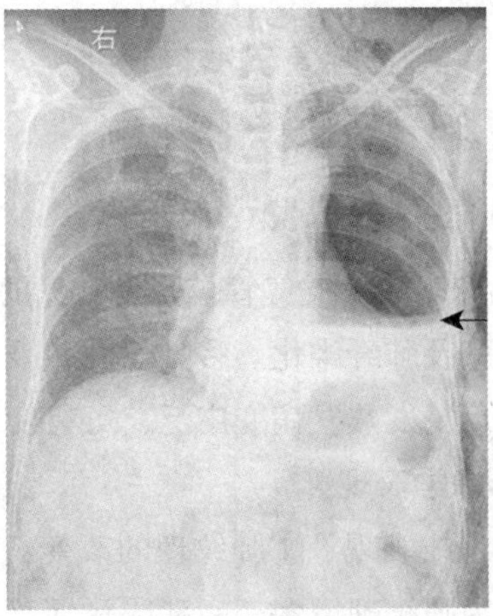

图 7－15　左侧液气胸

胸膜腔内液体与气体同时存在，可见气液平面

（2）CT 表现　肺窗上气胸表现为肺外侧带状无肺纹理的高透亮区，其内侧可见弧形的脏层胸膜呈细线状软组织密度影，与胸壁平行。肺组织有不同程度的受压萎陷，严重时整个肺被压缩至肺门呈球状，伴纵隔向对侧移位，横膈下降。液气胸由于重力关系，液体分布于背侧，气体分布于腹侧，可见明确的液气平面及萎陷的肺边缘。

3. 胸膜肥厚、粘连及钙化　由于胸膜发生炎症引起纤维素沉着、肉芽组织增生或外伤出血机化，均可导致胸膜肥厚、粘连和钙化。胸膜肥厚与粘连常同时存在。

（1）X 线表现　轻度者表现为肋膈角变浅、变平。广泛性胸膜增厚粘连时，可见患侧胸廓塌陷，肋间隙变窄，肺野密度增高，纵隔可向患侧移位。胸膜钙化多见于结核性胸膜炎、脓胸及出血机化。

（2）CT 表现　胸膜钙化多呈点状、带状或块状的高密度影，其 CT 值接近骨骼。胸膜肥厚表现为沿胸壁的带状软组织影，厚薄不均匀，表面不光滑，与肺的交界面多可见小的粘连影。胸膜肥厚可达 1cm 以上，当厚达 2cm 时常提示恶性。

（三）纵隔改变

纵隔的形态改变多表现为纵隔增宽。引起纵隔增宽的病变可分为肿瘤性、炎症性、出血性、淋巴性、脂肪性和血管性，以纵隔肿瘤最常见。

1. X 线检查　纵隔内肿瘤、淋巴结增大、动脉瘤等均可表现为纵隔肿块，纵隔相应部位增宽变形。畸胎瘤所含牙齿、动脉瘤壁钙化、淋巴结结核钙化均表现为纵隔内高密度影。腹腔组织或脏器疝入胸腔时，可见空气影。一侧肺气肿时，纵隔向健侧移位；一侧主支气管内异物可引起纵隔摆动。

2. CT 检查　根据 CT 值，可将纵隔病变分为四类，即脂肪密度、实性、囊性及血管性病变。脂肪瘤以心膈角多见。CT 增强检查可明确动脉瘤、动脉夹层及附壁血栓。实性病变中良性病变多均匀轻度强化，恶性病变多不均匀较明显强化。囊性病变仅见囊壁轻度强化，脂肪密度病变仅见其内的血管强化。

第二节　常见呼吸系统疾病

一、支气管病变

（一）支气管扩张

1. 临床表现　支气管扩张是常见的慢性支气管疾病，多继发于支气管、肺的化脓性炎症、肺不张及肺纤维化。多见于儿童及青壮年。主要症状是咳嗽、咯血和咳痰。常有呼吸道感染及反复发热。病变广泛，可有发绀、杵状指等。

2. 影像学表现

（1）X 线表现　①肺纹理的改变：支气管及肺间质的慢性炎症引起管壁增厚及纤维增生，表现为肺纹理增多、紊乱或呈网状。扩张而含气的支气管可表现为粗细不规则的管状透明影。②肺内炎症：在增多、紊乱的肺纹理中可伴有小斑片状模糊影。③肺不张：病变区可有肺叶或肺段不张，表现为密度不均的三角形致密影，多见于中叶及下叶。肺膨胀不全可使肺纹理聚拢，失去其正常走行与分布。④慢性肺源性心脏病表现：见于病变广泛而严重的病例。

（2）CT 表现　柱状支气管扩张表现为“轨道征”、“印戒征”。静脉曲张状支气管扩张表现为支气管管壁呈粗细不均的增宽，壁不规则，可呈念珠状。囊状支气管扩张表现为支气管远端呈囊状膨大，成簇的囊状扩张形成葡萄串状阴影（图 7－16）。

（二）慢性支气管炎

1. 临床表现　临床上以咳嗽、咳痰为主，可伴有不同程度的气短。痰血少见，多数患者有呼吸困难，冬季发病较多。易发生急性呼吸道感染，使咳嗽及呼吸困难加重。

2. 影像学表现

（1）X 线片表现　早期无异常 X 线征象，发展到一定阶段表现为肺纹理增多、增粗、扭曲及边缘不清，有时可见轨道征及网线影，以两下肺为重。慢性支气管炎常合并不同程度肺气肿。肺血管纹理近肺门处增粗（右下肺动脉横径超过 15mm），而外围分支细小，为合并肺动脉高压征象（图 7－17）。合并肺实质感染时，表现为两肺多发斑片状模糊阴影。

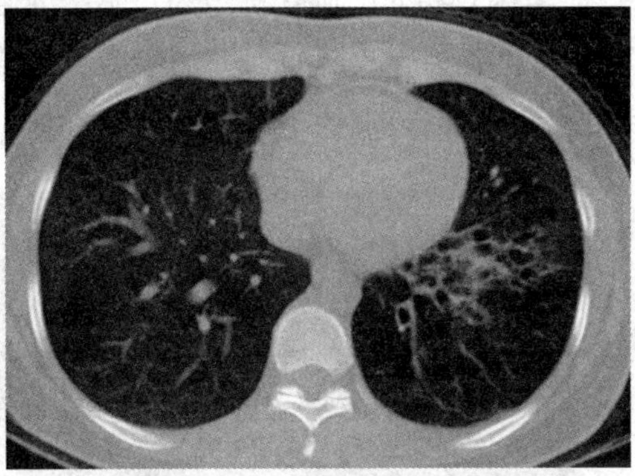

图 7－16　囊状支气管扩张

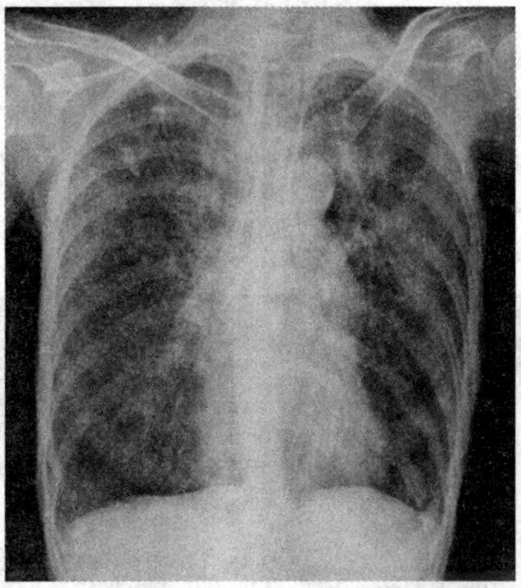

图 7－17　慢性支气管炎合并肺动脉高压

两肺纹理增粗、紊乱，肺动脉段膨出

（2）CT 表现　其影像学表现同 X 线检查。

二、肺部炎性病变

（一）大叶性肺炎

1. 临床表现　多为肺炎双球菌致病。好发于冬春季，多见于青壮年。起病急，以突然高热、恶寒、胸痛、咳嗽、咳铁锈色痰为临床特征。血白细胞总数及中性粒细胞明显增高。

2. 影像学表现

（1）X 线表现

1）充血期：X 线检查常无阳性发现。

2）实变期：包括红色肝样变期及灰色肝样变期，表现为密度均匀的致密影，病变的叶间裂一侧可见平直的界限，其他部分边缘模糊。由于实变肺组织与含气的支气管相衬托，其内可见透明支气管影，即支气管气像。不同肺叶的大叶性实变形状各不相同（图 7－18）。

3）消散期：病变多表现为散在、大小不等和分布不规则的斑片状致密影，进一步吸收可只遗留少量索条状影或完全消散。少数病例可因长期不吸收而演变为机化性肺炎。

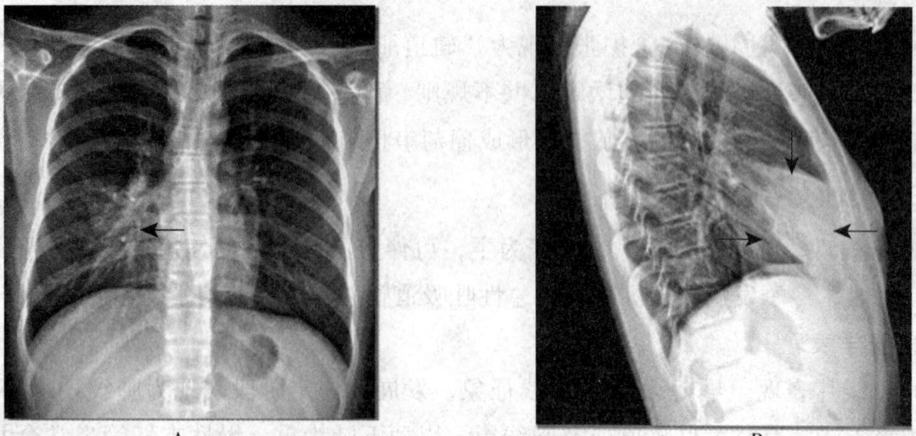

A　　B

图 7－18　大叶性肺炎

A：正位片；B：侧位片

右肺中叶大片高密度影（←），呈肺野阴影，水平裂（↓）、斜裂（→）显示清楚

（2）CT 表现　充血期病变呈磨玻璃样影，边缘模糊，病变区血管仍隐约可见。实变期可见沿大叶或肺段分布的致密实变影，内有空气支气管征。消散期随病变的吸收，实变影密度减低，呈散在、大小不等的斑片状影，最后可完全吸收（图 7－19）。

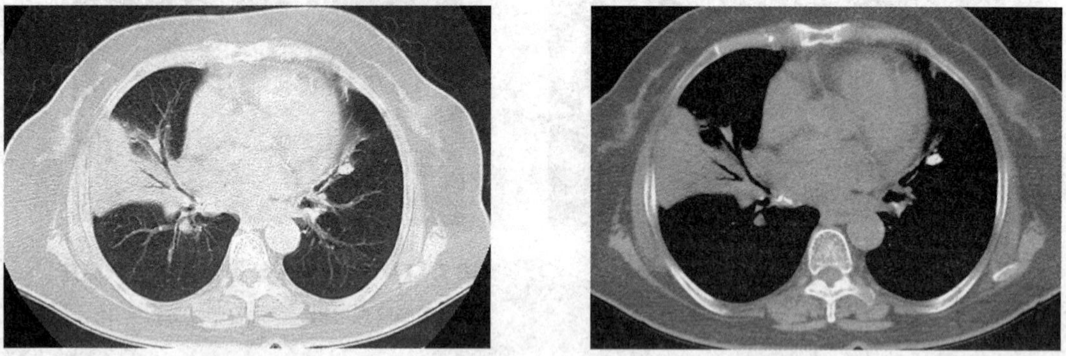

A　　B

图 7－19　大叶性肺炎 CT 表现

右肺大片实变影，内可见空支气管征

（二）支气管肺炎

1. 临床表现　又称小叶性肺炎，多见于婴幼儿、老年及极度衰弱的患者或为手术后的并发症。临床表现较重，可有高热、咳嗽、胸痛、呼吸困难及发绀等症状。对于极度衰弱的老年人，体温可不升高，白细胞总数亦可不升高。

2. 影像表现

（1）X 线表现　病变多发生在两肺中下野的内、中带。支气管及周围间质的炎症表现为肺纹理增多、增粗和模糊。小叶性渗出与实变则表现为沿肺纹理分布的斑片状模糊致密影，密度不均。病变可融合成较大的片状。病变广泛可累及多个肺叶。小儿患者常见肺门影增大、模糊并常伴有局限性肺气肿（图 7－20）。

（2）CT 表现　两肺中下部可见局部支气管血管束增粗，大小不同的结节状影及边缘模糊的片状影。偶见肺炎液化坏死形成空洞。小叶支气管阻塞时，可形成小叶性肺气肿或肺不张。小叶性肺炎治疗后可完全吸收或残留少许纤维条索。

（三）间质性肺炎

1. 临床表现　间质性肺炎系肺间质的炎症，可由细菌或病毒感染所致。多见于小儿，常继发于麻疹、百日咳或流行性感冒等急性传染病。主要表现为发热、咳嗽、气急及发绀，体征常较临床症状少。

2. 影像学表现

（1）X线表现　病变分布较广泛，好发于两肺门区附近及肺下野，但肺尖及两肺野外带常不受累及。当病变累及支气管及周围间质时，可见边界清楚或略模糊的纤细条纹状密度增高影；当病变累及终末细支气管以下的肺间质时，可见短条状、网状密度增高影，其内见大小一致、分布不均的小结节状密度增高影；当肺门周围间质及肺门淋巴结受累时，表现为肺门影模糊、增大，密度增高（图7－21）。

（2）CT表现　急性间质性肺炎早期，肺泡腔内尚存一定气体，可表现为磨玻璃样密度影。HRCT可见小叶间隔及叶间胸膜增厚导致的弥漫分布的网状影。有时可见两肺多发弥漫的小片状或结节状高密度影。肺门和气管旁淋巴结可肿大。

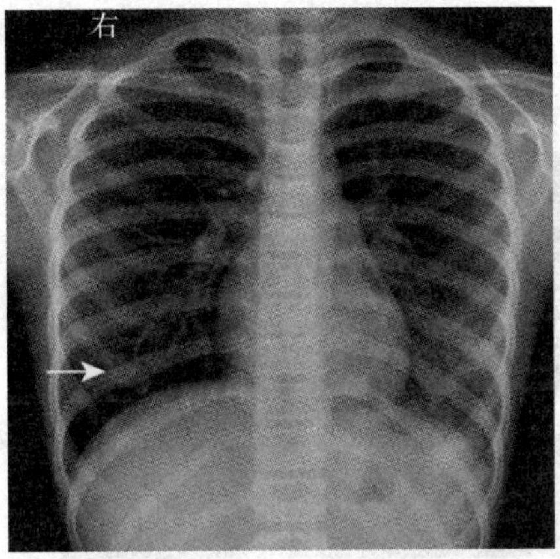

图7－20　支气管肺炎

双肺纹理增粗，左下肺野可见伴随纹理走行的斑块状影，边缘模糊

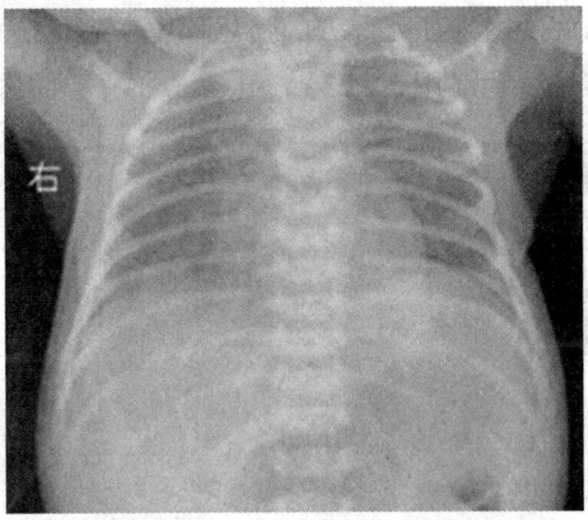

图7－21　间质性肺炎

双肺纹理增强，成纤细条纹状密度增高影，边缘清晰或略模糊，其行径僵直，可数条互相交错

（四）肺脓肿

1. 临床表现　系由化脓性细菌引起的肺坏死性炎性疾病。早期为化脓性炎症，继之发生坏死液化形成脓肿。分为急性与慢性两种。急性肺脓肿主要表现为咳嗽、发热、咳脓臭痰，时有咯血，白细胞数呈慢性增加趋势。慢性肺脓肿由急性发展而来，主要表现为咳嗽、咯血、胸痛，白细胞无慢性变化。

2. 影像学表现

（1）X线表现　急性化脓性炎症阶段，可见肺内出现大片致密影，边缘模糊，密度较均匀。当病变中心发生坏死液化并经支气管排出后，病变中可有空洞形成，内壁略不规整。病变好转表现为空洞内容物减少、消失，痊愈后可不留痕迹，若坏死肺组织多时，可见患侧肺组织体积缩小。可伴有临近胸膜增厚或少量胸腔积液形成，甚至形成脓胸或脓气胸

（图 7－22）。

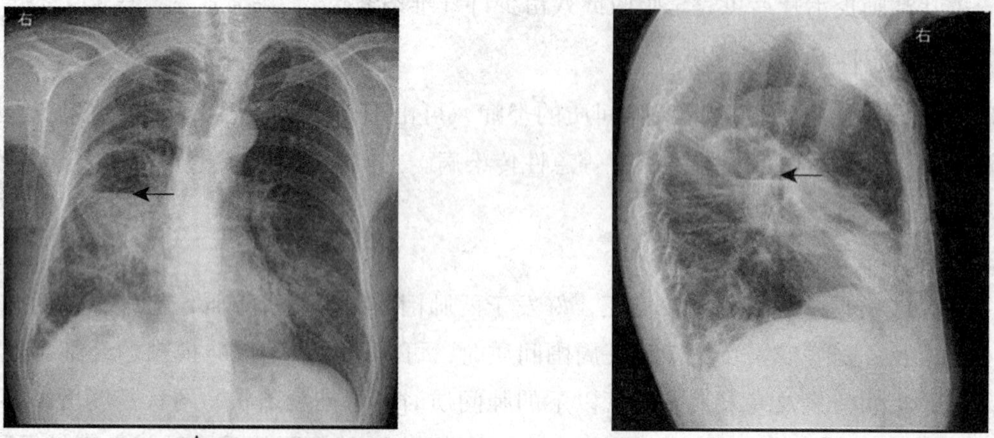

A　　B

图 7－22　肺脓肿 X 线表现

右肺下叶大片状的致密影，密度较均匀，边缘模糊，空洞内可见液平面

（2）CT 表现　病变早期肺窗可见较大片高密度影，纵隔窗上可见空气支气管征；病灶内坏死液化呈低密度影，有空洞者其内可见气液平面；增强检查脓肿壁可见明显强化，还可显示病变内未坏死部分的强化程度。新形成的空洞内壁多不规则，慢性期脓肿洞壁增厚，内壁多较清楚（图 7－23）。

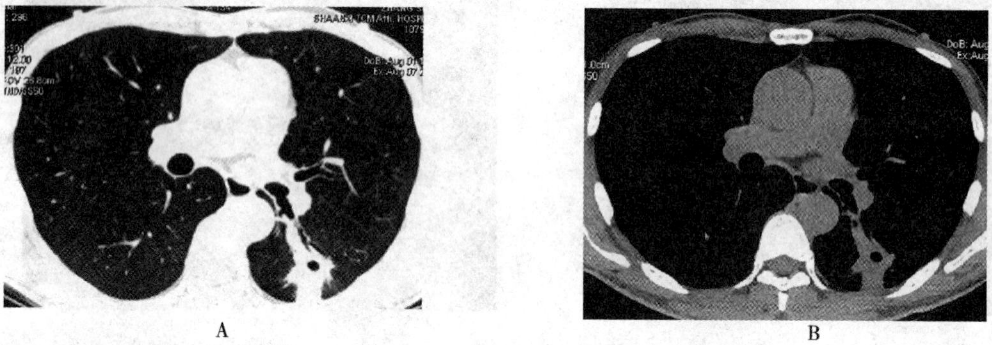

A　　B

图 7－23　肺脓肿 CT 表现

左下肺叶片状高密度影，可见空气支气管征及空洞形成

三、肺结核

肺结核是由人型或牛型结核分枝杆菌引起的肺部慢性传染病。现在肺结核的患病率与死亡率较建国初期均有明显下降。但目前仍不少见。

肺结核的临床分类，对肺结核的防治很重要。但因肺结核具有复杂的临床、病理及 X 线表现，所以较难制订一个满意的分类。1998 年中华结核病学会制定了我国新的结核病分类法。将肺结核分为五个类型：①原发型肺结核（Ⅰ型）；②血行播散型肺结核（Ⅱ型）；③继发型肺结核（Ⅲ型）；④结核型胸膜炎（Ⅳ型）；⑤其他肺外结核（Ⅴ型）。

肺结核主要表现为午后低热、盗汗、乏力、咳痰、痰中带血等，部分患者可有高热、胸痛等症状。

（一）原发型肺结核（Ⅰ型）

1. 临床表现　原发型肺结核为初次感染所发生的结核，多见于儿童，也见于青年。初期症状不明显，可有低热、轻咳、食欲减退、盗汗、无力及精神不振。有时婴幼儿发病较急，体温可达39～40℃，以后转为低热。一般无阳性体征，当病变范围较大或有增大的淋巴结压迫支气管致肺不张时，可有叩浊、呼吸音减弱等体征。

2. 影像学表现　X线和CT检查表现为呈“哑铃”状，称为原发综合征。

（1）原发浸润灶　肺近胸膜处原发病灶，多位于中上肺野，呈圆形、类圆形或局限性斑片影。

（2）淋巴管炎　为从原发病灶向肺门走行的不规则条索状阴影。

（3）肺门、纵隔淋巴结增大　表现为肺门增大或纵隔淋巴结增大，并突向肺野。CT较X线更易显示肺门及纵隔淋巴结增大，可显示其形态、大小、边缘和密度等。由于增大淋巴结中心为干酪样坏死物质，增强CT时，中心不强化而周边强化，故增大淋巴结常呈环状强化。

（二）血行播散型肺结核（Ⅱ型）

根据结核分枝杆菌进入血循环的途径、数量、次数以及机体的反应，可分为急性血行播散型肺结核及慢性血行播散型肺结核。

1. 急性血行播散型肺结核　又称急性粟粒型肺结核。X线表现为两肺弥漫性粟粒状阴影。粟粒大小为1～2mm，边缘清晰。主要特征为“三均匀”，即分布均匀、大小均匀和密度均匀。CT检查可更清晰地显示粟粒性病灶，对早期急性血行播散型肺结核显示优于X线（图7－24）。

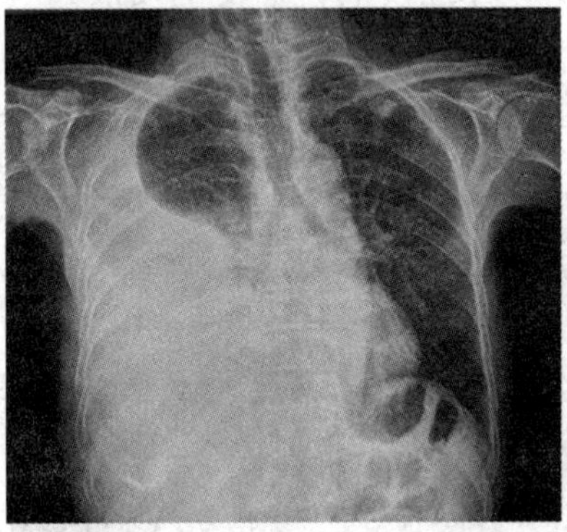

A

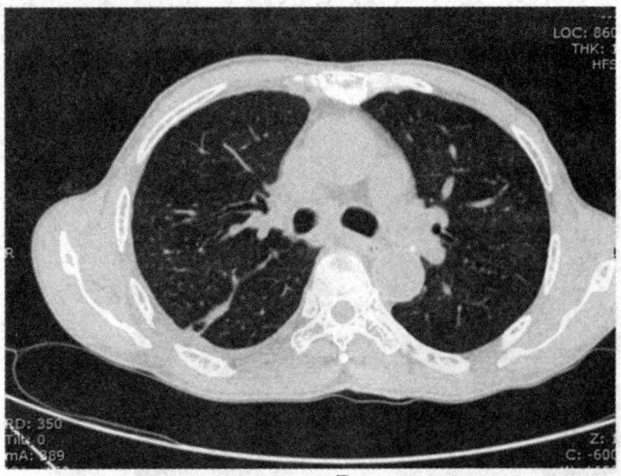

B

图7－24　急性血行播散型肺结核

A. 胸部正位片显示双肺多发粟粒状致密影，右侧胸腔中量积液

B. CT肺窗可见肺内多发粟粒状病灶，大小、密度、分布较均匀

2. 亚急性或慢性血行播散型肺结核　由于病灶系多次血行播散所形成，故CT检查表现为三不均，即大小不一、密度不同、分布不均（图7－25）。

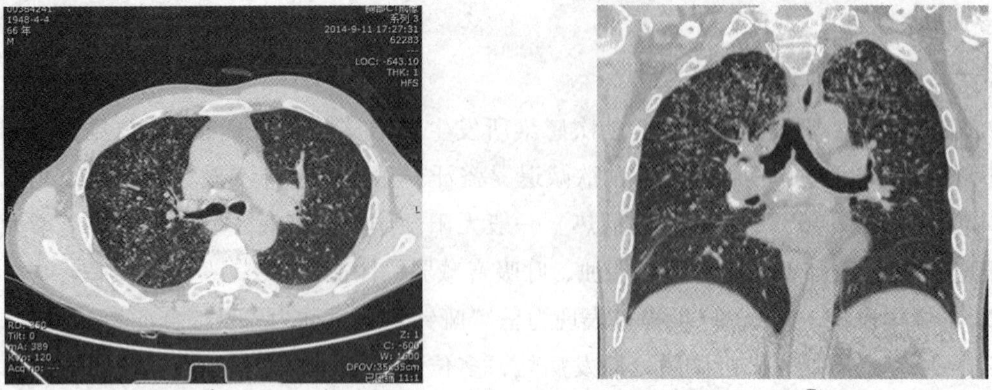

A　　　　B

图 7－25　亚急性血行播散型肺结核 CT 表现

A. 肺窗，双肺多发粟粒状致密影；B. 冠状面 MPR 图可见多发粟粒状病灶，病灶大小、密度、分布不均匀，上肺病灶较多

（三）继发型肺结核（Ⅲ型）

1. 临床表现

（1）浸润型肺结核　多为已静止的原发病灶重新活动，偶为外源性再感染。因为机体已产生特异性免疫力，病变趋向局限于肺的一部，多在肺尖、锁骨下区及下叶背段。

（2）慢性纤维空洞性肺结核　属于继发型肺结核晚期类型，由于肺内结核迁延不愈，结核病灶严重破坏肺组织，形成慢性纤维空洞。

2. 影像学表现

（1）浸润型肺结核　X 线和 CT 检查表现可多种多样，一般为陈旧性病灶周围炎，多在锁骨上、下区，表现为中心密度较高而边缘模糊的致密影。也可为锁骨下区出现新的渗出性病灶，表现为小片云絮状影，范围较大时可呈肺段或肺叶性浸润，症变的发展过程较为复杂，一般多呈时好时坏的慢性过程，故可有渗出、增殖、播散、纤维和空洞等多种性质的病灶同时存在。早期渗出性病变也可以完全吸收（图 7－26A）。

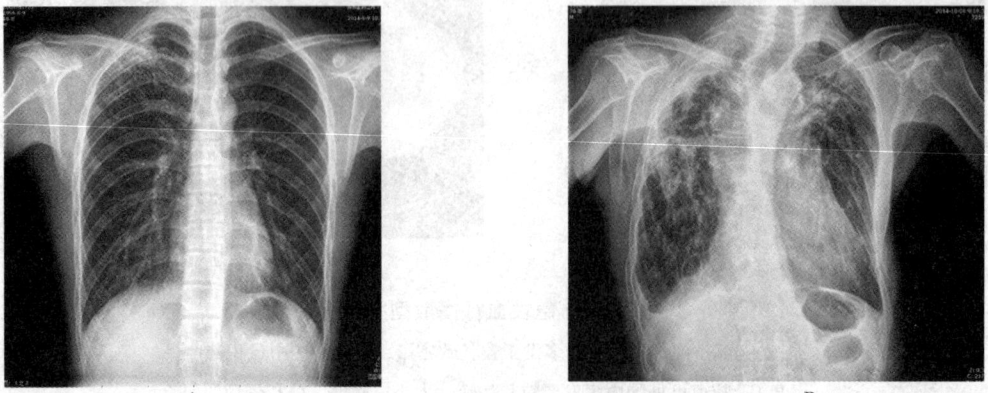

A　　　　B

图 7－26　继发性肺结核 X 线表现

A. 渗出为主，右上肺斑块状渗出病灶；B. 空洞为主，双上肺纤维条索影及小斑片状影，右上肺可见空洞，右上肺外缘可见胸膜增厚；双侧肺门上提

浸润型肺结核还包括结核球及干酪性肺炎两种特殊类型的病变。

1）结核球：结核球为纤维组织包绕干酪样结核病变而成。可呈圆形、椭圆形及分叶状。多为直径2～3cm的单发球形病变，也可多发。多见于锁骨下区，但可发生于任何部位。一般密度均匀，轮廓光滑，中心可有小空洞存在。结核球内可以出现层状、环状或斑点状钙化影。结核球附近常有散在纤维增殖性病灶，称为卫星灶。

2）干酪性肺炎：干酪性肺炎X线表现为一个肺段或肺叶的大部呈致密性实变，轮廓与大叶性肺炎相似，但密度较大叶性肺炎高。在高电压摄影或体层摄影时，可见大片实变中有多处密度低的虫蚀样空洞影。小叶性干酪性肺炎常表现为两肺内分散的小叶性致密影，有时与大叶性干酪性肺炎同时存在。

CT表现与X线胸片相似，但易于发现结合灶的细微改变及其解剖结构的空间关系，CT增强扫描结核球常不强化或表现为边缘轻度环状强化（图7－27A）。

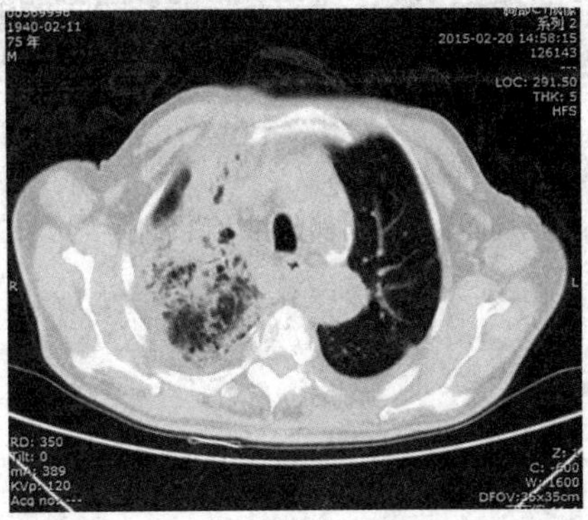

A

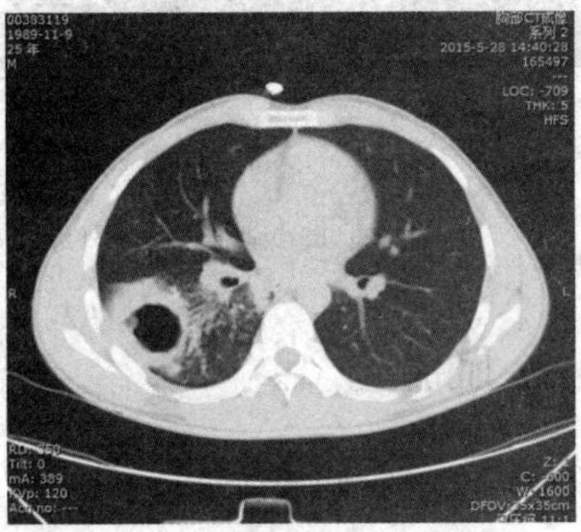

B

图7－27　继发性肺结核CT表现

A. 继发性肺结核干酪为主型CT，肺窗显示右上肺致密影，内可见小的无壁空洞，临近肺组织可见树芽状的支气管播散病灶，右侧胸腔可见少量胸腔积液；B. 继发性肺结核空洞为主型CT，肺窗显示右下叶背段空洞，病灶周围可见树芽状的支气管播散病灶

（2）慢性纤维空洞性肺结核　纤维空洞，上中肺野常见，壁厚，内壁光整；空洞周围改变，可见大片渗出和干酪病变，也可见不同程度的钙化或大量纤维粘连；肺叶变形，病变肺叶收缩，患侧肺门上提，肺纹理紊乱，呈垂柳状；代偿性肺气肿，无病变肺常呈代偿性肺气肿表现；胸膜肥厚及粘连；纵隔向患侧移位（图7－26B、7－27B）。

（四）结核性胸膜炎（Ⅳ型）

1. 临床表现　结核性胸膜炎多见于儿童与青少年。胸膜炎可与肺部结核同时出现，也可单独发生而肺内未见病灶。前者多系邻近胸膜的肺内结核病灶直接蔓延所致；后者多系淋巴结中的结核分枝杆菌经淋巴管逆流至胸膜所致。

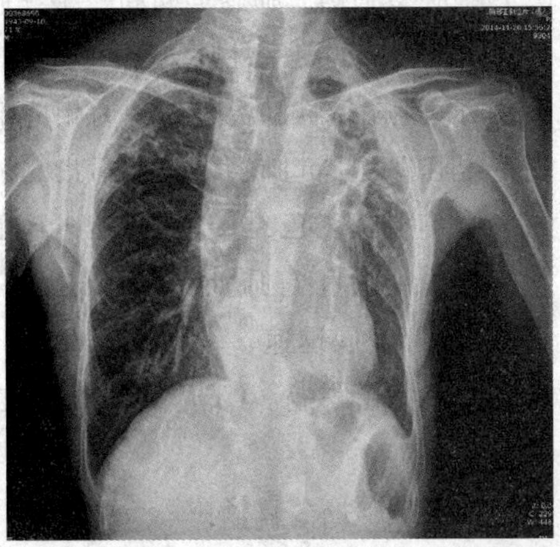

图7－28　左上肺结核性干性胸膜炎X线表现

双上肺纤维条索影及小斑片状影，左上肺外缘可见胸膜增厚，左肺门可见上抬，纵隔左侧移位，左上肋间隙可见狭窄，左侧肋膈角变钝

2. 影像学表现　X线（图7－28）和CT（图7－29）检查可见不同程度的胸腔积

液表现，慢性者有胸膜广泛或局限性肥厚，可见胸膜钙化。CT 检查更利于显示和诊断叶间、肺底积液或包裹性积液。

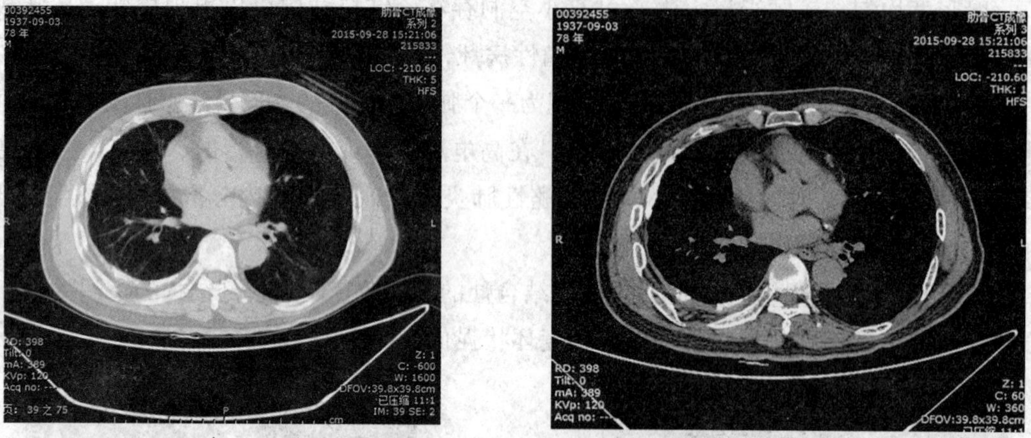

A　　B

图 7-29　继发性肺结核干性胸膜炎 CT 表现

A. 肺窗；B. 纵隔窗，右肺外缘可见胸膜增厚钙化，右侧肋间隙变窄，右侧胸腔体积缩小

四、肺肿瘤

（一）支气管肺癌

1. 临床表现　支气管肺癌发病高发年龄为 50～60 岁，35 岁以下比较少见。临床表现多种多样。最常见的有咳嗽、咳痰带血、发热、胸闷或胸痛等症状。其临床症状和特征取决于原发肿瘤的部位和大小、周围结构侵犯、转移灶的部位及副肿瘤综合征。

2. 影像学表现　癌起源于支气管的上皮、腺体或细支气管及肺泡上皮。组织学上可分为鳞癌、腺癌、大细胞癌、小细胞癌及类癌等。按照肺癌发生的部位可以分为三型：①中心型，系指发生于肺段或肺段以上支气管的肺癌；②周围型，系指发生于肺段以下支气管的肺癌；③弥漫型，指肿瘤弥漫性分布，以肺腺癌多见。

（1）中心型肺癌　肺癌早期局限于黏膜内，可无异常发现。病变发展，使管腔狭窄先引起肺叶或一侧肺的阻塞性肺气肿，但在实际工作中难于发现。不少患者由于支气管狭窄，引流不畅而发生阻塞性肺炎，表现为相应部位反复发作、吸收缓慢的炎性实变。继而导致支气管完全阻塞而引起肺不张。肺不张的范围取决于肿瘤的部位。如肿瘤同时向腔外生长和（或）伴有肺门淋巴结转移时，则可在肺门形成肿块。发生于右肺上叶支气管的肺癌，肺门部的肿块和右肺上叶不张连在一起可形成横行 S 状的下缘（图 7-30A、7-31）。有时肺癌发展迅速、较大，其中心可发生坏死而形成空洞，表现为内壁不规则的偏心性空洞，多见于鳞癌。CT 可清晰显示支气管壁的不规则增厚、管腔狭窄或腔内结节等改变。

（2）周围型肺癌　直径在 2cm 以下者可为结节影或小片状磨玻璃密度影，较大者多位分叶状。多数病灶边缘毛糙，常有胸膜凹陷征，也可引起阻塞性改变，还可侵犯临近胸膜而出现胸膜增厚。转移者可见肺内多发病灶、肺门和纵隔淋巴结肿大、胸腔积液、骨转移等（图 7-30B）。

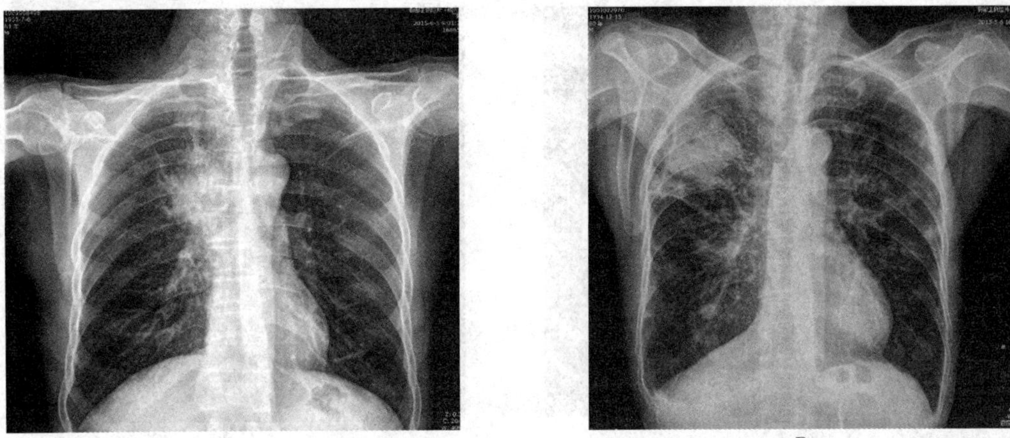

A　　　　B

图 7－30　肺癌 X 线表现

A. 中心型肺癌正位片显示右上肺门肿块，边缘不清晰，上肺门正常结构消失；B. 周围型肺癌并肺内转移正位片显示右上肺肿块，边缘形态不规则，可见分叶、胸膜凹陷，肺内可见多发结节

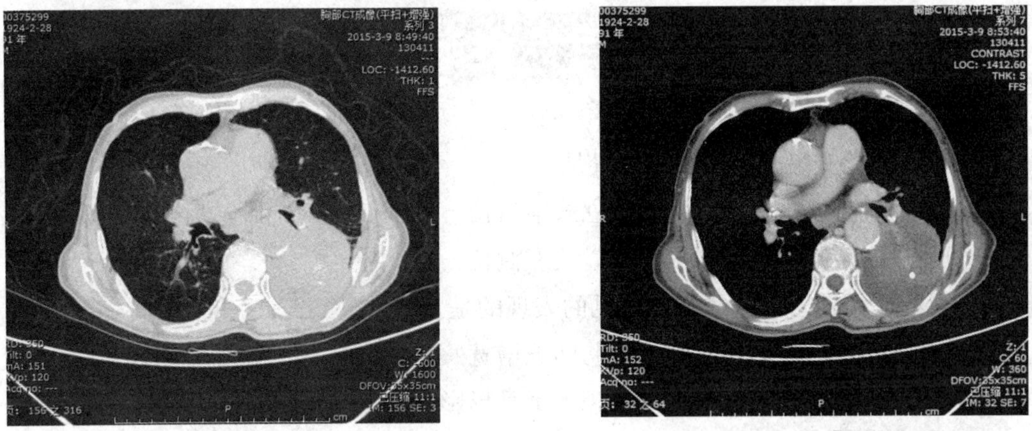

A　　　　B

图 7－31　中心型肺癌 CT 表现

A. 中心型肺癌 CT 肺窗显示左下叶背段支气管狭窄，支气管周边可见肿块；B. 中心型肺癌增强 CT 纵隔窗显示左下背段支气管周围肿块轻中度强化，左侧胸腔可见积液

（3）弥漫型肺癌　两肺多发弥漫分布结节、斑片影或实变影，如出现肺段、肺叶实变影，常可见空气支气管征，其特点是不规则狭窄、扭曲及僵硬感，病变周围常可见大小不一小气腔影或蜂窝影。

（二）转移瘤

人体肺外部位的恶性肿瘤可以经血行、淋巴或由邻近器官直接蔓延等途径转移至肺部形成肺转移瘤。

X 线和 CT（图 7－32）：多表现为多发球形病变，密度均匀、大小不一、轮廓清楚似棉球状。以两肺中、下野外带较多，也可局限于一侧肺野。少数可为单发球形灶，应结合临床表现同原发性肺癌鉴别。血供丰富的原发瘤可以发生粟粒状转移，表现为中下肺野较多的粟粒状病灶，也可表现为多数小片状浸润，类似支气管肺炎。某些肺转移瘤中可以发生薄壁或厚壁空洞。骨肉瘤的转移瘤中可以出现钙化或骨化。

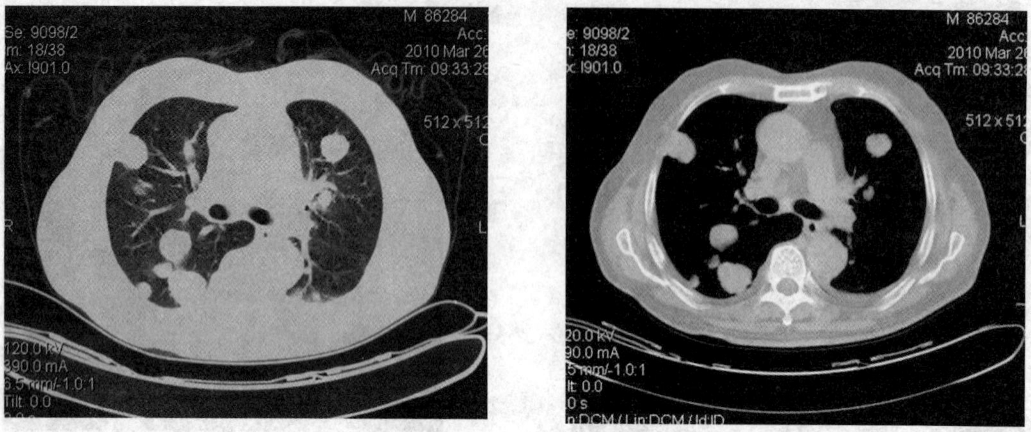

A　　　　　　　　　　　　　　　　B

图 7－32　肺转移瘤 CT 表现

A. 肺转移瘤 CT 肺窗；B. 肺转移瘤 CT 纵隔窗，肺内多发圆形高密度病灶，边界清晰，双侧胸腔积液

扫码“练一练”

目标检测

一、选择题

1. 胸部 X 线检查最常用的投照位置是
   A. 立式后前位　　B. 立式前后位　　C. 卧式后前位
   D. 卧式前后位　　E. 立式左侧位
2. 下列不是大量气胸 X 线胸片可见的表现的是
   A. 患侧膈下降　　B. 肋间隙增宽　　C. 纵隔健侧移动
   D. 肺完全压缩　　E. 膈下半月形影
3. 产生液气胸的常见原因是胸腔积液并发
   A. 感染　　B. 外伤　　C. 出血
   D. 胸膜粘连　　E. 肺转移瘤
4. 大叶性肺炎多见于
   A. 青壮年　　B. 老年人　　C. 婴幼儿
   D. 青少年　　E. 中年女性
5. 中心型肺癌胸片不易发生的征象是
   A. 肺不张　　B. 肺气肿　　C. 黏液嵌塞征
   D. 阻塞性肺炎　　E. 肺门纵隔肿块
6. 肺结核空洞一般可为
   A. 薄壁空洞　　B. 厚壁空洞　　C. 虫蚀样空洞
   D. 以上都是　　E. 以上都不是
7. 肺脓肿急性化脓性炎症阶段，X 线片示
   A. 小片状阴影　　B. 大片状密影　　C. 空洞
   D. 胸腔积液　　E. 粟粒状阴影
8. 血源性肺脓肿以双肺

A. 肺尖较多　　B. 外围较多　　C. 肺门周围较多
D. 膈上较多　　E. 左心缘较多

9. 胸膜粘连最常见的部位是
A. 肺尖部胸膜　　B. 肋膈角处　　C. 心膈角处
D. 纵隔胸膜　　E. 肺底部

10. 胸腔积液需要在（　　）毫升以上才有 X 线表现
A. 50～100ml　　B. 100～150ml　　C. 200～250ml
D. 300～350ml　　E. 400～450ml

二、简答题

1. 肺部基本病变有哪些 X 线表现？
2. 简述大叶性肺炎的 X 线表现。
3. 简述原发性肺结核的 X 线表现。
4. 影像检查中空洞和空腔的区别有哪些？

（于连峰）

扫码“学一学”

第八章　循环系统

学习目标

1. 记住　循环系统影像学检查方法以及检查前的准备工作；循环系统检查时的注意事项。

2. 知道　各种检查方法在循环系统疾病诊治中的优势及局限性；各种检查方法的选优及综合利用。

3. 学会　循环系统的检查方法；常见循环系统疾病的特征性影像。

第一节　概　　述

循环系统在医学影像上主要显示心脏功能、瓣膜功能和血流的动态变化；显示心脏大血管（包括冠状动脉及分支）解剖形态的变化；显示心肌灌注、心肌代谢、组织特征等改变。除了普通X线、超声、核医学、心血管造影外，多层螺旋CT技术和心脏快速MRI成像序列的开发，拓展了心脏大血管检查的领域，已成为心脏大血管检查的重要手段。

一、常用影像检查方法

（一）X线检查

1. 摄影

（1）心脏远达片　X线焦点与胶片距离为200cm的后前位，X线摄影条件为一般高电压100～150kV、短曝光时间小于0.01s。心脏远达片是心脏X线检查最基本的方法（图8－1）。

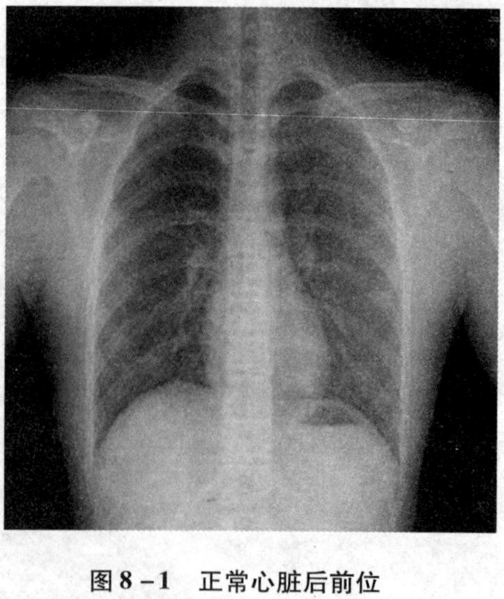

图8－1　正常心脏后前位

（2）心脏左前斜位与右前斜位（服钡）片　心脏左前斜位指患者身体的冠状面与影像信息接收器成60°～70°，左前紧贴影像信息接收器，能够观察主动脉全貌、心房增大、心室增大。右前斜位指患者身体的冠状面与影像信息接收器成45°～55°，右前紧贴影像信息接收器，服钡后观察左房增大、肺动脉段突出、右室流出道扩张。

（3）心脏左侧位片　心脏X线检查常取左侧位。左侧位是观察胸廓、主动脉和心脏大小、形态常用的体位。某些情况下兼有左右前斜位片的作用，常用于主动脉瘤与纵隔肿瘤的定位。

X 线对肺循环的显示明显优于其他影像方法。后前位胸片结合左侧位胸片是最适合的观察胸部大血管体位。

2. 透视检查　透视检查可以观察心脏大血管的搏动，目前不做为常规检查手段。

3. 造影检查　心血管造影是将造影剂快速注入心腔和大血管内，借以显示心脏和大血管内腔的形态及血流动力学改变，为诊断及手术治疗心脏、大血管疾病提供有价值的资料。

（二）CT 检查

CT 增强扫描可以观察心脏大血管情况，CT 平扫只显示心脏大血管的轮廓和钙化斑，时间分辨力较低，受心脏搏动的影响大，心肌与心腔内血液的密度接近而影像对比不明显，诊断价值有限，因此循环系统常做 CT 增强扫描。

螺旋 CT 扫描由于扫描速度快，成像时间短，辅助对比增强和心电门控术，可获得高质量轴位和三维重建图像，其中 CT 血管造影（CTA）检查的影像质量已接近心血管造影水平，适用于心脏大血管形态、功能及血流动态的检查。

（三）MRI 检查

心脏 MR 成像不作为心脏的首选影像检查。一般用自旋回波、梯度回波、快速梯度回波等序列采集图像。

横轴位图像所见与 CT 横轴位相似，是心脏扫描最基本的体位。冠状位图像可较好地显示左室和左室流出道、升主动脉的形态和走行、左房及右房后部的上腔静脉入口。矢状位图像显示右室流出道和肺动脉、动脉弓、降主动脉较好，常用于定位。MRI 检查存在特殊扫描层面，例如心脏长轴位扫描层面平行于左室长轴和室间隔，显示左室前壁、心尖、膈面、后壁各段肌壁运动和二尖瓣功能；心脏短轴位扫描层面垂直于室间隔，用于评估左室功能、计算射血分数；大血管斜位根据横轴断面血管走行的角度定位左前斜位断面扫描，显示主动脉各部及头臂动脉开口。

MR 血管成像（MRA）检查信号的强弱取决于血液的流速，血流呈白色的高信号。对比增强 MR 血管成像从静脉注射顺磁性对比剂，利用二维或三维快速梯度回波技术，经最大强度投影技术重建血管图像，从任意角度进行观察。用于检查大血管，显示中小血管欠佳。

二、正常影像表现

（一）X 线表现

1. 后前位　心脏右缘上方为上腔静脉，向下进入右心房，右心房构成心脏大血管的下 1/2；近膈面处有时可见下腔静脉，向上内方向斜行，左缘上方向外突起的部分为主动脉结；其下为肺动脉段，此处向内凹入，故称心腰；肺动脉与左心室缘之间为左心耳，正常情况下 X 线片上不能显示；左心室缘向外下方延伸然后向内，转弯处称心尖。

心胸比即为心脏横径与通过右膈顶水平胸廓横径之比，可以反映心脏的大小，正常值的上限是 0.5（图 8－2）。影响心胸比的因素有年龄、体型、曝光过程中呼吸时相及心脏搏动周期等，儿童的心胸比较大，老年人的心胸比也较同体型的年轻人大；呼气相或心脏舒张期时摄像，心胸比率也相对较大。以上情况均属于正常。

2. 右前斜位　前方为右心室构成心缘；向上与肺动脉段相接，弧形后弯成左右肺动脉；

在肺动脉段后方为升主动脉，升主动脉向上后行，形成主动脉弓。在此位上主动脉弓并非充分显示；升、降主动脉前后重叠。在心影的后缘，左、右心房呈上下排列，难以分清其界限，最下端有时可见下腔静脉影。食管吞钡时受主动脉、左主支气管及左心房压迫形成三个压迹。心前缘与胸壁之间有三角形透明区，称心前间隙或胸骨后区。

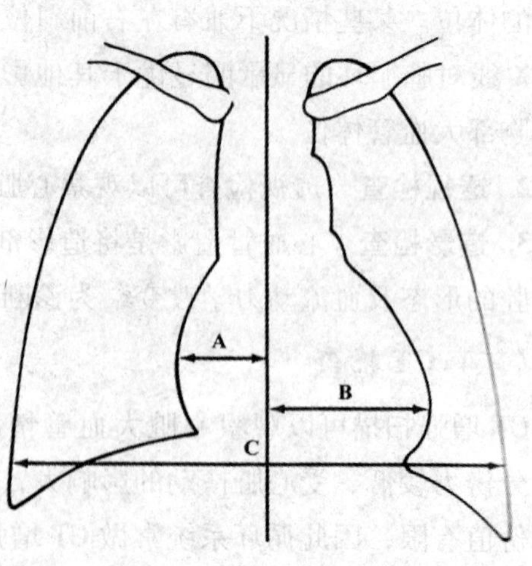

图 8－2　心胸比率测量示意图

心胸比率＝（A＋B）/C

A 为胸廓中线至右心缘最大径；B 为胸廓中线至左心缘最大径；C 为右膈顶水平胸廓最大横径

3. 左前斜位　前方的心缘为右心室；上为肺动脉主干与主动脉，肺动脉主干弯向后分为左、右肺动脉，右肺动脉表现为圆形致密影。心影内主动脉从左心室向上升，越过肺动脉主干向上向后形成主动脉弓，主动脉弓围成主动脉窗，内见气管分叉及左、右主支气管，主动脉弓在此位上显示最佳。主动脉弓向后向下续为降主动脉，与脊柱相重叠。心后缘上为左心房，下为左心室。此位置也可见心前间隙。

4. 侧位　胸片的正前方为胸骨侧位相。心影的前下缘为右心室；向上向后为右心室流出道与肺动脉主干，然后与主动脉重叠，并被掩盖。心后缘上方为左心房，下方为左心室。左心室与横膈接触面处可见凹面向前的下腔静脉影。当食管吞钡时可见左心房处有一轻度压迹，向下食管与左心室及横膈构成一三角形透亮的心后食管前间隙。在胸骨后右心室前有一倒三角形透亮影，即心前间隙。

（二）CT 表现

1. 主动脉弓上层面　位于气管前方的大血管，从右至左依次为右无名静脉、无名动脉、左颈总动脉、左锁骨下动脉。无名动脉前方斜行的带状血管影为左无名静脉，稍下层面左右无名静脉汇合成上腔静脉。

2. 主动脉弓层面　主动脉弓由气管右前弧形弯至左后，胸骨两旁可见一对乳内动脉。

3. 主动脉弓下层面　亦称主肺动脉窗层面。气管右前方为上腔静脉，前方为升主动脉，左后方为食管和降主动脉，升主动脉与降主动脉之间的低密度区为主肺动脉窗。

4. 肺动脉层面　左、右主支气管横向走行，其前方的大血管从右至左为右上肺静脉及上腔静脉、升主动脉、主动脉及左右肺动脉、左上肺静脉，其后方的大血管从右至左为奇静脉、降主动脉。

5. 主动脉根部层面　升主动脉根部居中，前方为右室流出道，后方为左房和房耳部，右侧为右房耳部，左侧可见左窦发出的左冠状动脉，包括左主干、前降支近端、对角支和回旋支近端。左房两侧可见肺静脉引入。本层面下方可见由右窦发出的右冠状动脉的近端。

6. 左室流出道层面　左房、室位于左侧，左房在后，左室在前，两者之间为二尖瓣。右侧为右心房、室，但三尖瓣层稍低。纵隔中央可见主动脉窦部及与此相连的左室流出道。前室间沟、左房室沟及右房室沟分别可见前降支、回旋支和右冠状动脉的断面。

7. 左室体部层面 四个心腔和房、室间隔清楚显示。心包在低密度的纵隔及心外膜脂肪层的衬托下表现为细线影，最厚不超过3毫米。

8. 左室膈面 纵隔左侧仍为左室，其心腔较上层面小，右室后方见少许右房影，并可见与其相连的冠状静脉窦由左后向右前斜行。根据横断面扫描的数据，应用多种后处理软件可重组出冠状动脉、肺动脉的二维、三维图像（图8－3）。

（三）MRI表现

心脏形态右房横轴位呈不规则四边形，右心耳呈宽基底的三角形。左房呈长方形，左心耳呈管状。右室呈三角形，内壁粗糙，肌小梁粗大。左室呈类圆形，内壁光滑，肌小梁细（图8－4）。

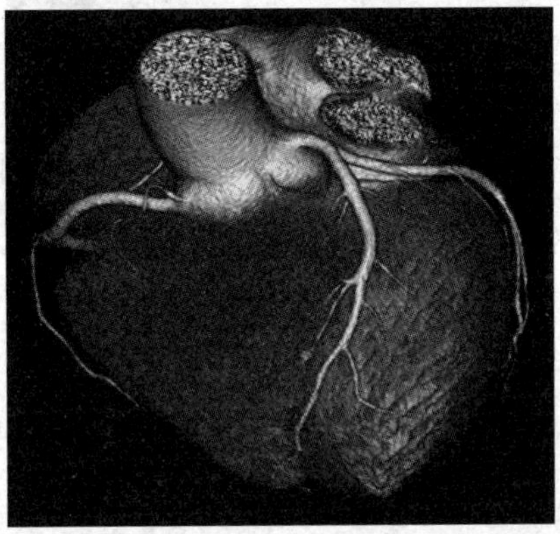

图8－3 MSCT冠状动脉成像

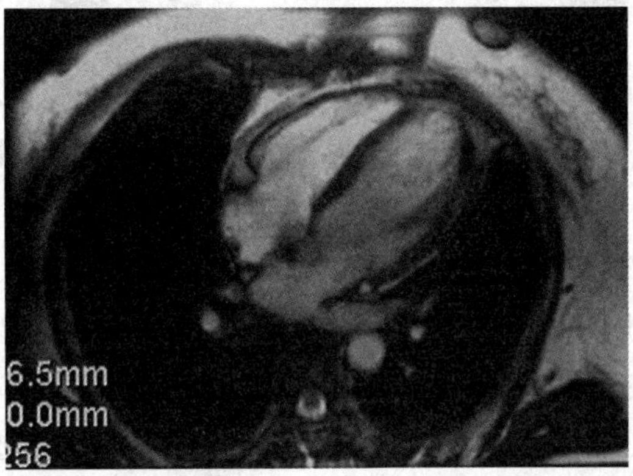

图8－4 MRI成像

心肌呈均匀中等信号，与胸壁肌肉信号强度相似。乳头肌是条带状中等信号。左心室心肌的收缩期厚度比舒张期多30%以上。心腔在SE序列上呈无或极低信号。房间隔与瓣膜呈线状中等信号，略低于心肌。心外膜脂肪和心内膜分别呈线状高信号和较高信号。心包在T_1WI、T_2WI上均呈弧线状低信号，心包腔在舒张期的厚度为0.5～1.2mm。

大血管、冠状动脉血管呈圆形或管状无或低信号。根据横断面扫描的数据，应用多种后处理软件可重建出冠状动脉及肺动脉的二维、三维图像。

三、基本病变影像表现

（一）心脏大血管X线平片的异常表现

1. 心脏位置异常 心脏异位常与胸肺疾患或畸形有关（图8－5），而非心脏大血管发育畸形。心脏异位是先天异常，判断心脏异位应综合心脏和内脏位置，左旋心是内脏反位的左位心，右旋心是内脏正位的右位心，镜面右位心是内脏反位的右位心。

2. 心脏外形的改变 心脏外形的改变并不代表具体的心脏病，可揭示一定的病理变化，为进一步诊断提供线索。形态和大小异常，二尖瓣型心脏呈梨形（图8－6），心腰平直或弧形突出，左心缘下段圆钝、上翘，心右缘下段较膨隆，主动脉球较小。常见于二尖瓣病变、慢性肺源性心脏病、心间隔缺损和肺动脉狭窄等；主动脉瓣型心脏呈靴形（图8－7），心腰凹陷，心左缘下段向左下方扩展，主动脉球突出。常见于高血压病和主动脉瓣病变。普遍增大型心向两侧均匀增大，较对称，以心肌炎和全心衰竭最多见。心包积液时，心影可普遍增大，但非心脏本身增大。

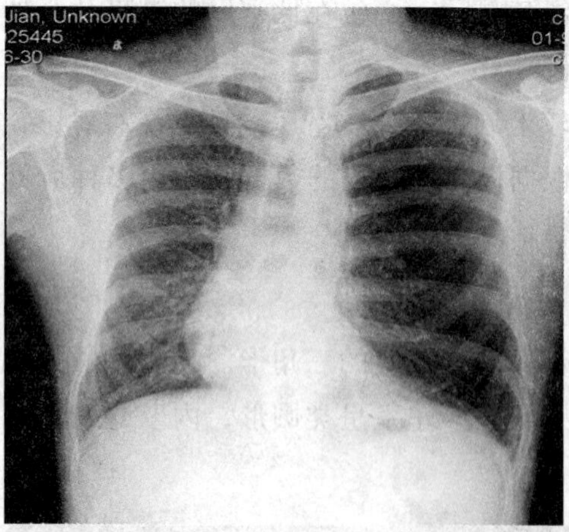

图 8－5　心脏位置异常

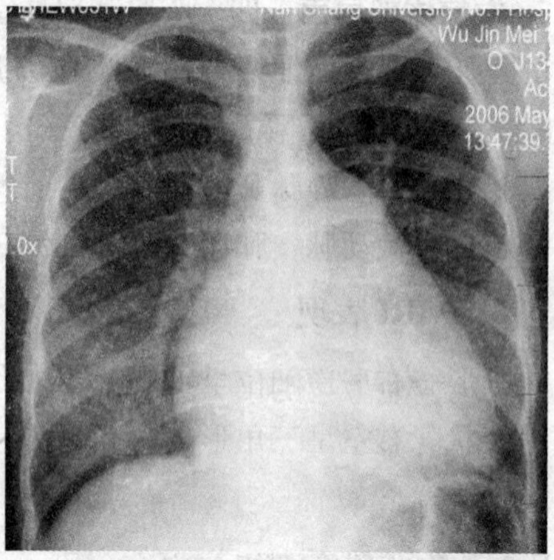

图 8－6　二尖瓣型心脏

普通 X 线检查不能区分，故统称增大。判断心脏增大最简便的方法是测量心胸比率，0.50～0.55 为轻度增大；0.55～0.60 为中度增大；0.60 以上为重度增大。

3. 胸部大血管的异常　胸主动脉屈曲延长、扩张，升主动脉向右前弯曲，主动脉弓顶超过胸锁关节明显向左突出，降主动脉向左后弯曲，食管呈相应的牵拉移位。

主动脉钙化管壁见弧线状密度增高影。主动脉粥样硬化多见主动脉弓或弓降部钙化，梅毒多见升主动脉钙化，大动脉炎常见降主动脉钙化。

4. 肺循环异常　肺循环沟通左右心腔，反映心脏血流动力学和功能状态。心脏血流动力学和功能状态异常，可引起肺循环异常。

肺血增多心内分流、心排血量增多使肺动脉血流量增多，也称肺充血。肺血减少，右心排血受阻、肺动脉阻力、压力升高、肺动脉分支的重度狭窄、阻塞性病变等引起肺动脉血流量减少，亦称肺缺血（图 8－8）。

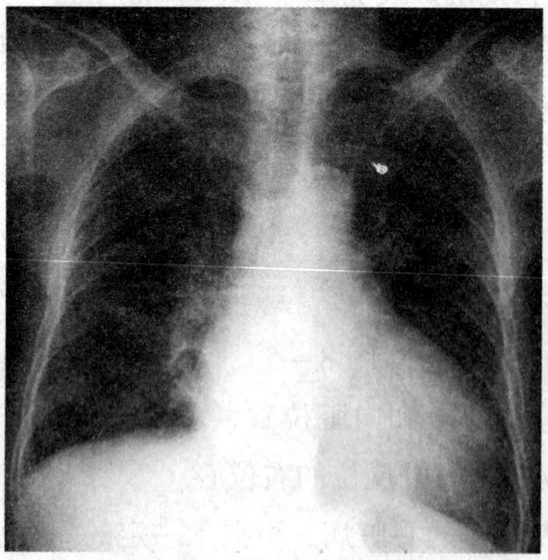

图 8－7　主动脉瓣型心脏

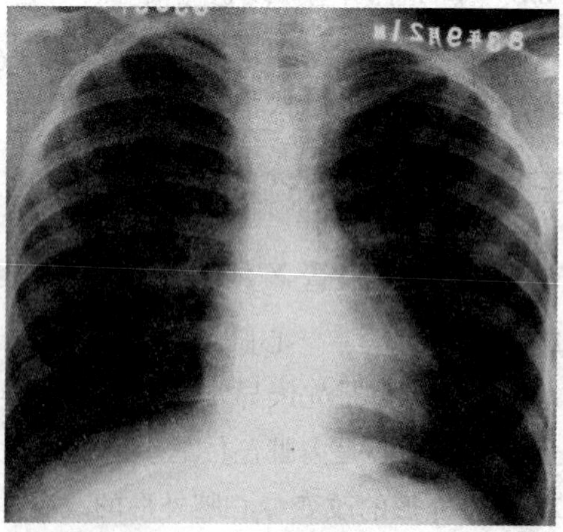

图 8－8　肺缺血

肺动脉高压常由肺动脉血流量增加、心排血量增加、肺小动脉阻力增加和胸肺疾患引起（图 8－9）。

肺静脉高压常由左房阻力增加（二尖瓣狭窄）、左室阻力增加（主动脉瓣狭窄、左心衰）、肺静脉阻力增加（肺静脉狭窄、阻塞）等引起。肺淤血指轻度肺静脉压升高，表现为肺野透亮度减低，肺门为肺纹理模糊，上肺野纹理增多且上、下肺静脉管径比例失调。间质性肺水肿是不同部位的肺泡间隔水肿增厚形成小叶间隔线胸膜下或（和）胸腔少量积液。肺泡性肺水肿好发于肺中内带，边缘模糊的斑片状阴影，常融合成片，可见含气支气管征。以两肺门为中心形成“蝴蝶状”阴影是其典型征象（图8－10）。阴影短期内变化迅速。常见于急性左心衰竭和尿毒症。

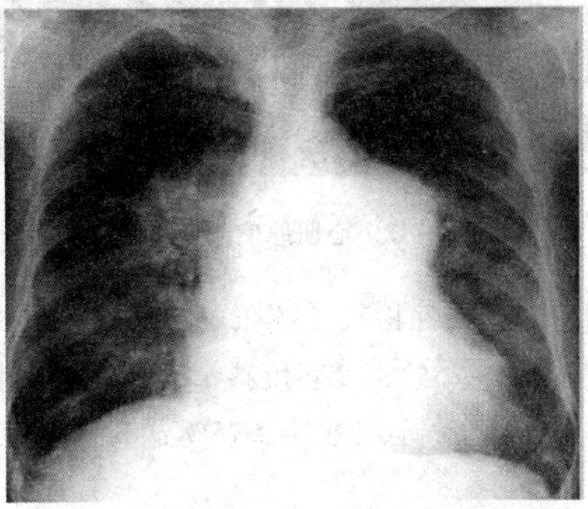

图8－9　肺动脉高压

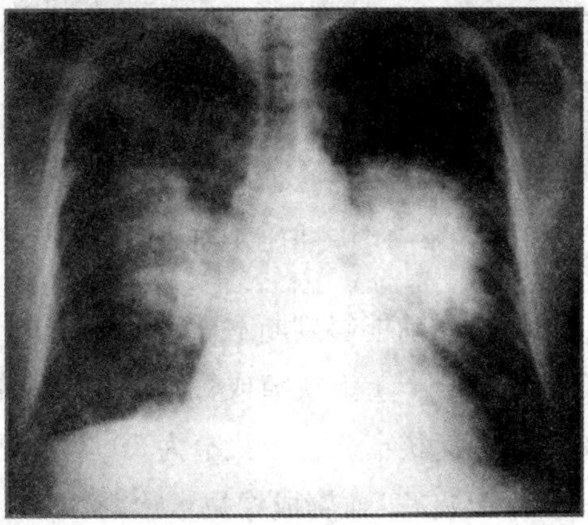

图8－10　肺泡性肺水肿

肺动脉栓塞简称肺栓塞，指栓子（下肢和盆腔的深静脉血栓、右心附壁血栓等）堵塞肺动脉及其分支的病理及病理生理状态。肺栓塞的征象为区域性的肺血管纹理显著纤细、稀疏或无正常走行的纹理；叶、段动脉或分支粗细不均、缺支、走行异常；同侧肺门或相应的叶、段动脉阴影异常细小；对侧肺门阴影可因代偿或肺动脉高压而扩张。在此基础上发生的肺组织坏死（多为出血性）称为肺梗死。典型梗死阴影呈底边面向胸膜、尖端指向肺门的三角形、楔形实变影。由于缺血性坏死或继发感染可形成空洞。患侧胸膜反应或少量积液。患侧膈肌升高或运动受限。

（二）心脏大血管CT异常表现

1. 心脏异常　多种病因均可导致心腔扩大。陈旧性心肌梗死（图8－11）、室壁瘤形成以左心室增大为主；扩张型心肌病常以左心增大为主。

心肌肥厚最常见于肥厚型心肌病，可表现为以室间隔肥厚为主的非对称性肥厚，以心尖为主的心尖肥厚，还可为室间隔和左室游离壁弥漫增厚的对称性肥厚。长期高血压病由于左心室后负荷的加重，也可引起左室心肌增厚。心肌变薄（图8－12）和密度异常多见于冠心病的陈旧性心肌梗死，梗死心肌通常变薄，心肌密度减低，有时左心室腔内还可见血栓形成。

2. 冠状动脉异常

（1）冠状动脉粥样硬化斑块及狭窄　冠状动脉CT血管成像是无创影像学技术中能够对冠状动脉粥样硬化斑块进行显示的最佳手段。但是，并不能将纤维组织和脂质、血栓或出血等组织明确地进行分辨，仅能根据CT值，将斑块划分为钙化斑块、非钙化斑块和混合斑块。CT值大于130Hu的斑块定义为钙化斑块，冠状动脉钙化是粥样硬化病变的标志；CT值小于130Hu的斑块属于非钙化斑块；通常情况下斑块内既有钙化成分，又有非钙化成分，此时称为混合斑块。

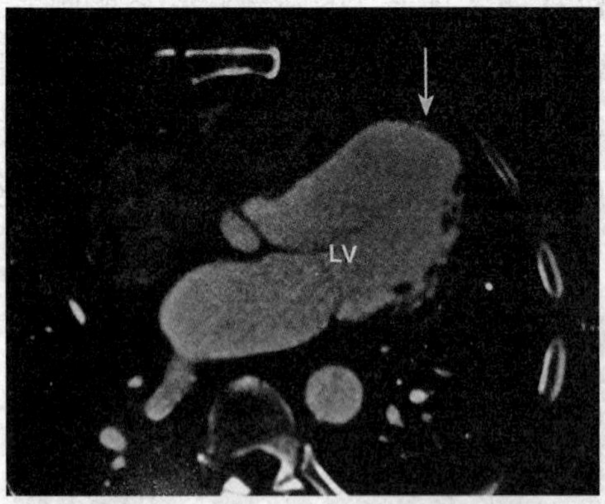

图 8－11　陈旧性心肌梗死

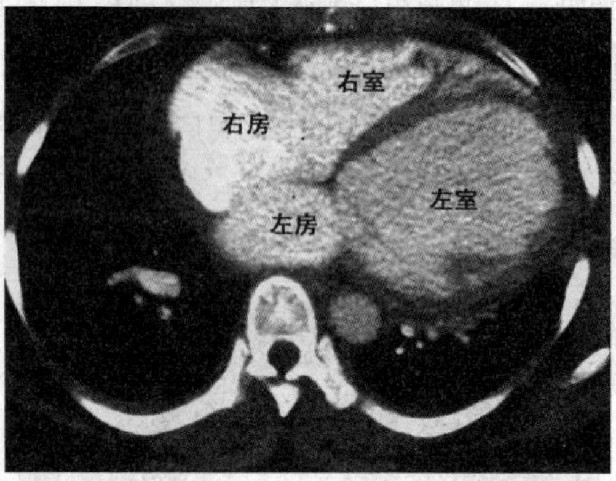

图 8－12　心肌厚度改变（薄）

CTA 是目前能够判断冠状动脉狭窄的最常用的非创伤性检查。按照冠状动脉管腔狭窄程度分为五级：①无狭窄或管腔不规则，管腔狭窄为 0～25%；②轻度狭窄，管腔狭窄小于 50%；③中度狭窄，管腔狭窄为 50%～74%；④重度狭窄，管腔狭窄≥75%；⑤管腔闭塞，须经多排螺旋 CT 血管成像技术诊断。

（2）先天性冠状动脉起源异常　冠状动脉开口位置异常为先天性冠状动脉起源异常。部分变异对供血无明显影响，多无症状；部分变异可被周围组织挤压而出现狭窄或闭塞，引起心肌缺血，甚至猝死，称为恶性冠状动脉起源异常。

3. 体肺循环大血管异常

（1）主动脉异常　主动脉扩张最常见于主动脉粥样硬化导致的主动脉瘤。马方综合征多引起主动脉根部瘤样扩张。主动脉狭窄的病因有先天性和后天获得性两种。钙化是动脉粥样硬化最常见的表现。主动脉管壁增厚是动脉粥样硬化最早的表现，随着粥样硬化程度的加重，管壁增厚变为弥漫，可见多发溃疡和钙化。

（2）肺动脉异常　主肺动脉横径超过同一层面升主动脉横径，则为肺动脉扩张，常见病因有肺动脉高压、肺血增多的先天性心脏病等。肺动脉狭窄可发生于肺动脉瓣、主肺动脉、左右肺动脉及肺内分支的任何部位，最常见的病因为先天性，后天获得性病因常见于肺血管炎。

肺动脉血栓栓塞表现为管腔内充盈缺损，单发或多发，可发生于主干至内各级分支，严重者肺动脉可完全闭塞。肺动脉内占位病变非常罕见，可见于主肺动脉及肺内分支病变，一般呈膨胀性生长，密度不均，形态不规则。

4. 心包异常

（1）心包增厚、钙化　是缩窄性心包炎的典型表现，心包明显增厚，局限性或弥漫性心包钙化（图 8－13），可伴有心脏变形。

（2）心包积液　表现为心脏周围脏、壁心包间隙内水样密度影，多见于渗出性心包炎（图 8－14），积液量较大时可压迫心脏出现心包压塞症状。

（三）心脏大血管 MRI 异常表现

1. 心脏异常

（1）心腔异常　MRI 在获取标准的心脏长、短轴位像后可准确测量心腔径线的改变，如扩张型心肌病表现为心腔内径普遍扩大。各种先天性、后天性心脏病表现为以不同的房室腔增大为主的心脏增大。

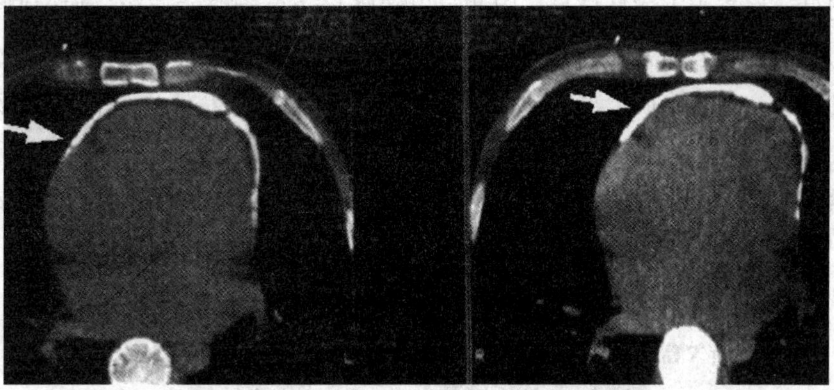

图 8－13　心包增厚钙化

心腔内的异常信号可见于左心房黏液瘤，SE 序列 T_1WI 上多呈均匀或不均匀的中等信号，T_2WI 上为不均匀的较高信号，其形态随心动周期而改变。此外心腔内的异常信号还可见于心腔内血栓。瓣膜狭窄或关闭不全及间隔缺损时显示心腔内异常血流信号。

（2）心肌异常　MRI 可直接显示心肌的厚度，如陈旧心肌梗死，局部心肌变薄、外膨，而在肥厚型心肌病时，心室壁增厚（图 8－15）。

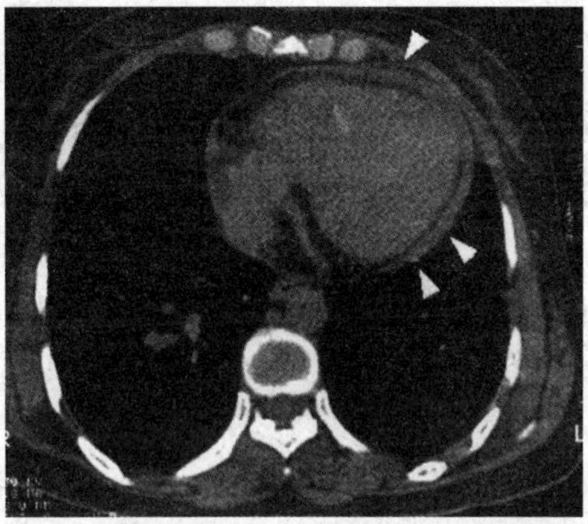

图 8－14　心包渗出

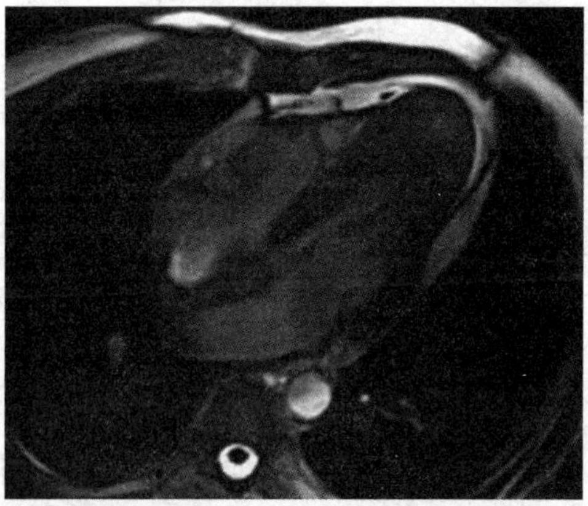

图 8－15　心肌增厚

信号强度的改变，不同原因导致心肌缺血时的 MRI 信号主要与心肌局部的含水量和供血动脉的完整性有关。局部缺血心肌在心肌灌注图像上表现为信号正常或降低；心肌梗死时在心肌灌注延迟期坏死心肌因纤维化而明显强化。信号连续性的中断，MRI 在多种方位成像上若同时观察到房、室间隔心肌信号连续性中断，提示有房、室间隔的缺损。SE 序列表现为间隔缺损处局部无信号，GRE 序列 MRI 电影可见缺损处有异常高速血流信号影。

电影 MRI 可动态显示心壁运动的情况。如心肌梗死时，局部室壁变薄，甚至形成室壁瘤，表现为无运动或反向运动。此外还可应用心肌标记技术准确评估局部心肌的运动情况。

心肌肿瘤在 T_1WI、T_2WI 上多呈异常信号肿块。

2. 体肺循环大血管异常　主动脉和肺动脉管径改变同 CT 所见。

血流信号的改变直接原因是血流速度的变化，如大血管近游膜处的信号改变主要提示局部有反流或向后的血流冲击；在主动脉夹层时因真假腔内血流速度的不同而出现信号差异等。

SE 序列显示血流为无或低信号，因此可以清晰显示血管壁的变化，如增厚、斑块形成等。利用专用线圈，还可以分析粥样硬化斑块的性质。MRI 对管壁的钙化显示欠佳。

3. 心包异常 心包缺损罕见。多为局限性缺损，常位于左侧心包，无明显临床症状。MRI 可见心包壁层缺如，心包外脂肪局限性消失。

心包积液时，心包脏、壁层间距增大，SE 序列 T_1WI 呈低信号；血性积液或心包积血时，表现为中、高信号；T_2WI 上呈均匀高信号（图 8－16）。

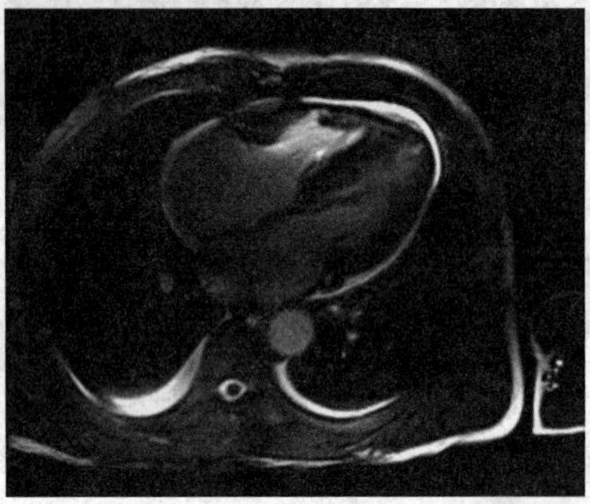

图 8－16 心包渗出

心包增厚及钙化常见于缩窄性心包炎，MRI 显示心包脏、壁层界限不清，心包腔闭塞，呈不规则增厚，以右心侧多见且增厚明显，其厚度大于 4mm，甚至超过 20mm。增厚的心包在 SE 序列 T_1WI 上呈中等或低信号，其中少数斑块状极低信号影为心包钙化。少数增厚心包呈高信号，提示为肉芽组织。

心包原发肿瘤少见，以心包间皮瘤最多。MRI 见心包腔内异常信号团块影，SE 序列 T_1WI 表现为混杂信号，T_2WI 为高信号，另外可见心包腔扩大，常合并有血性心包积液。

第二节 循环系统疾病

一、风湿性心脏瓣膜病

风湿性心班病分为急性风湿性心肌炎与慢性风湿性心脏病两个阶段，后者为急性期后遗留下来的心脏病变，在心脏瓣叶交界处发生粘连，瓣口缩小，加之腱索纤维化、缩短与腱素间的粘连，加重了瓣膜的狭窄。以二尖狭瓣窄（图 8－17）最为常见，并常伴有关闭不全。

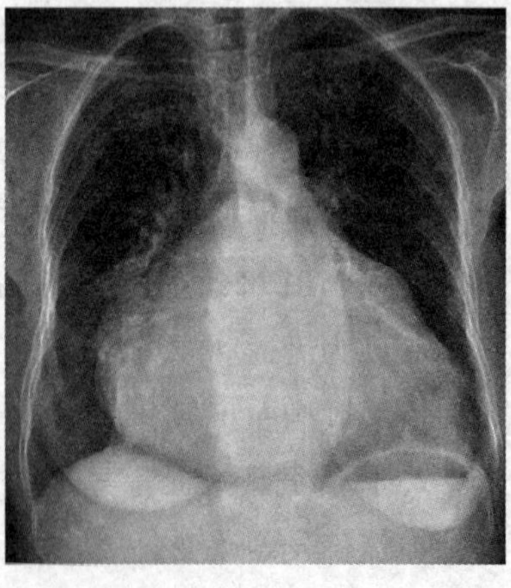

图 8－17 风湿性心脏病

（一）临床与病理

二尖狭窄时，左心房的血液进入左心室发生障碍，左心房内压力升高，致左心房增大，并使肺静脉和肺毛细血管压增高而引起肺静脉和肺毛细血管扩张、淤血，造成慢性肺淤血。这时肺动脉平均压必须上升，以保持正常的肺动、静脉压差，建立有效的肺循环，致使右心室逐渐肥厚。当合并有关闭不全时，左心室收缩除将大部分血推入主动脉外，尚有部分血液回流到左心房，使左心房充盈度和压力增加，因而发生扩张，而左心室也因接受额外的左心房回流血液、产生容量的过负荷而发生扩张。

本病为后天性，临床症状以劳累后心悸为主，表现为劳累后气喘，乃至发生右心衰竭症状，二尖瓣狭窄者有舒张期隆隆样杂音。X 线片为肺淤血者，可有咳血、端坐呼吸、肝大、下肢水肿等右心衰竭症状与体征，心尖区有舒张期隆隆样杂音，关闭不全时症状与上述相似，后期可出现左心衰竭症状。

（二）影像学表现

1. X 线表现

（1）后前位　两侧肺淤血，上肺静脉扩张，下肺静脉变细，血管模糊，重者出现肺静脉高压征象，如间质性或肺泡性水肿、Kerley 线等。左房增大导致右心缘可见双心房影和（或）心影中央密度增高，重者左支气管上抬，气管分叉角增大。主动脉结因心搏量减少及心脏旋转而变小。肺动脉段隆起，肺动脉增粗、模糊。左心缘出现第三心弓（左心耳），左下心缘平直，心尖上翘；当有关闭不全时则左心室增大，左下心缘长径与横径均增大。

（2）右前斜位　心前间隙缩小，肺动脉段隆起，左房增大，心后上缘后突，压迫充钡食管。

（3）左前斜位　心前间隙缩小，肺动脉段隆起，左主支气管受压上抬。

（4）侧位　胸骨后心脏接触面增加，食管受左心房压迫而后移，单纯狭窄者心后透亮三角区存在，关闭不全时缩小或消失。

2. CT 和 MRI 表现　普通 CT 仅能显示风湿性心脏病所致的继发性心脏房室大小的改变，不能显示瓣膜受损的情况（图 8－18）。MSCT 通过对容积数据进行多相重建，即可多角度、动态观察瓣膜形态，同时应用心功能软件还可测量左心室射血分数、心肌质量等。MRI（图 8－19）则诊断价值较大，以心长轴位像的四腔心切层显示最佳，SE 序列可见左心房增大，内有缓慢血流的高信号，左心室不大；主肺动脉扩张，右心室壁肥厚，右心室腔亦见扩大。MRI 电影则可显示二尖瓣狭窄的形态及严重程度，收缩期可见左心室的低信号血流束，在继发二尖瓣关闭不全时可见收缩期的反流血流信号。另外，在左心房壁处可

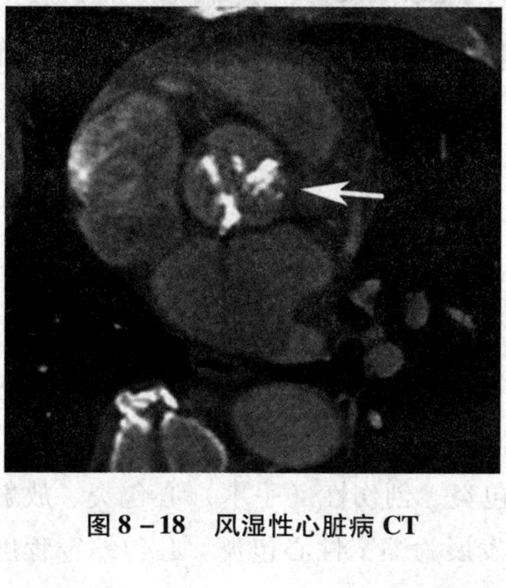

图 8－18　风湿性心脏病 CT

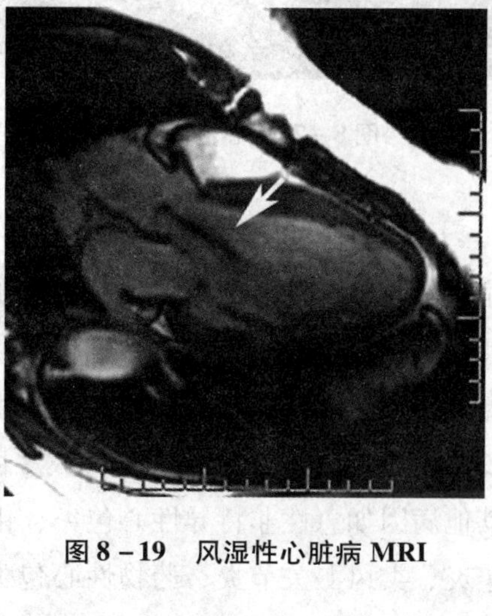

图 8－19　风湿性心脏病 MRI

有中低信号的附壁血栓。二尖瓣狭窄合并关闭不全时，SE 序列可见左心房、左心室均扩大，左心室壁厚度常在正常范围。MRI 电影示收缩期自左心室经二尖瓣口，向左心房内喷射的低信号血流束，可评估其反流量。MRI 可显示房室大小情况，GRE 序列 MRI 电影可见二尖瓣的形态与狭窄程度，应注意是否伴有关闭不全及多瓣膜病变。

二、心包疾病

（一）心包积液

正常情况下，心包腔内含有 50ml 左右液体起润滑作用。当各种原因导致心包腔内液体量增多时，即可产生心包积液。

1. 临床与病理 心包积液产生的原因很多，常见的有心包炎、心力衰竭、肾衰竭、心包肿瘤、心脏创伤特别是动脉瘤破裂引起心包积血、心脏术后等。由于心包囊弹性很大，积液量少或持续缓慢增长时，对循环系统可无明显影响。而当短期内积液量迅速增加时，可引起心包内压力迅速升高，导致心包压塞。

2. 影像学表现

（1）X 线胸片 少、中量积液可为阴性，中大量积液表现为心影增大，呈“烧瓶形”。

（2）CT 检查 直接表现为心包腔内液性密度区。积液可局限分布，量大时可在心包腔内均匀分布。液体的密度是一个重要诊断指标。如为左、右心功能不全引起的心包积液，通常为漏出液，呈水样密度；而感染、肿瘤等所致的心包积液通常为渗出液，密度略高于水；若为心包积血，则 CT 值与血液接近（图 8－20）。

（3）MRI 检查 与 CT 表现相同，只是信号特征（图 8－21），在 SE 和 GRE、电影序列上不同。

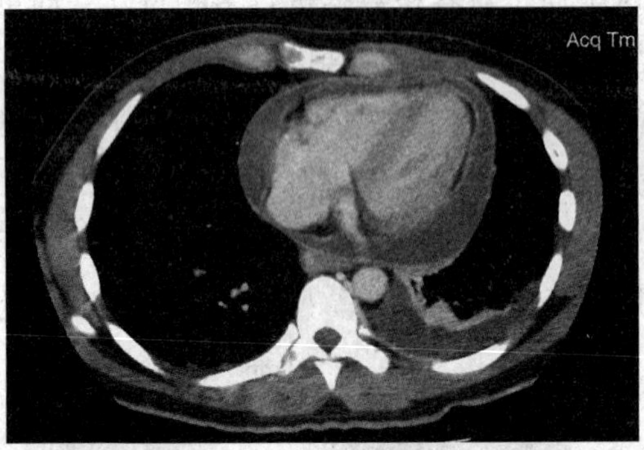

图 8－20 心包病变 CT

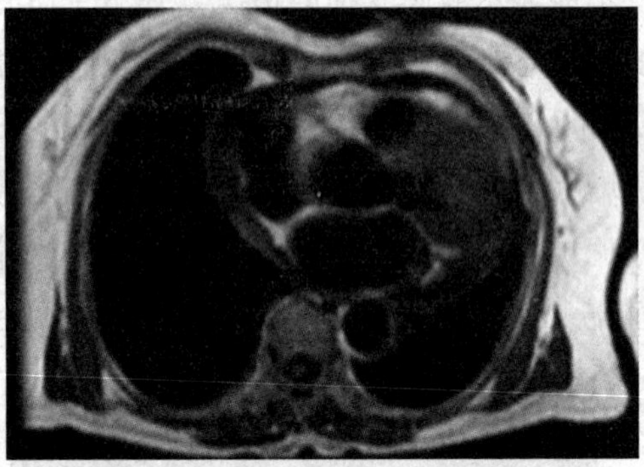

图 8－21 心包病变 MRI

（二）缩窄性心包炎

缩窄性心包炎指各种原因引起心包脏壁层炎症、纤维素性渗出物沉积，并逐渐机化增厚，甚至钙化，压迫心脏和大血管根部，致心脏舒张期充盈受限从而导致右心房、腔静脉压增高及心输出量降低等一系列循环功能障碍。

1. 临床与病理 缩窄性心包炎大多由急性心包炎发展而来，病因难以明确。可以是结核，其他病因如急性非特异性心包炎、化脓性心包炎、创伤性（手术）心包炎、放射治疗后心包炎、类风湿关节炎、药物性心包炎等也可发展为缩窄性心包炎。心包缩窄程度及其功能受损情况，取决于心包增厚或钙化的部位和程度。

2. 影像学表现

（1）X线表现 缩窄性心包炎的典型表现是心包钙化，心脏局部可变形，双房增大，两肺淤血。

（2）CT表现 CT检查是发现心包钙化的最佳方法，心包增厚钙化是缩窄性心包炎的直接征象，通常心包厚度大于3mm提示异常。结合心房扩大，心脏局部的扭曲变形、腔静脉增宽等间接征象，即可明确缩窄性心包炎的诊断。

（3）MRI表现 心包增厚及心房增大等同CT所见。MRI的优点是能够观察心脏的舒张和收缩功能，以及心肌纤维化等损伤情况。但MRI对心包钙化的诊断受限。

三、冠状动脉粥样硬化性心脏病

冠状动脉粥样硬化性心脏病又称冠心病，是临床上常见病、多发病，也是后天性心脏病最常见的类型。冠状动脉粥样硬化主要侵犯主干及大分支，如前降支的近心段、右冠状动脉和左旋支。病变主要发生在冠状动脉的内膜，导致冠状动脉狭窄。由于血流受阻，心肌出现缺血、梗死，严重者出现心室壁瘤。所以冠心病或缺血性心脏病是由冠状动脉狭窄与心肌缺血两部分组成。

（一）临床与病理

病理上，早期冠状动脉内膜下有脂质沉着，形成轻微突起的黄色斑，继而内膜结缔组织细胞增生肿胀和纤维化，管壁增厚，并有突向腔内的粥样斑块，引起狭窄和阻塞。内膜深层组织可因营养障碍而发生崩解，形成粥样瘤，其可向表面破溃，形成粥样溃疡，使内膜表面变粗糙，容易形成血栓，导致管腔进一步阻塞。不规则狭窄可造成局限性或蚯蚓状扩张。临床上出现心绞痛、心律失常。

冠状动脉狭窄可产生心肌缺血，左前降支缺血累及左心室前壁、前侧壁和室间隔前部，左旋支缺血累及左侧壁甚至后壁，右冠状动脉缺血累及左心室后壁、室间隔后部及右心室壁。缺血的心肌可见心肌萎缩，心肌纤维之间有灶性或较轻的纤维增生。慢性（进行性）缺血可有较广泛的间质纤维化，甚至可伴有散在的小坏死灶。严重狭窄使管腔闭塞者发生心肌坏死和室壁运动异常，则为急性心肌梗死。在修复中纤维组织增生，逐渐形成瘢痕，则为陈旧或愈合性心肌梗死。严重而范围较大的心肌梗死及其后遗的纤维化，使心壁变薄，经心腔内压的冲击可向外膨凸而形成室壁瘤，为心肌梗死的重要并发症。

（二）影像学表现

1. X线表现 冠心病在不合并其他异常时，胸片上无异常表现，在有陈旧性心肌梗死或室壁瘤形成的患者可表现为左心室增大。当出现左心功能不全时，可表现为肺淤血、肺水肿。急性肺水肿的特点是来去迅速，治疗后短时间内迅速缓解。

2. 冠状动脉CTA表现 根据CT密度值将斑块划分为钙化斑块、非钙化斑块和混合斑块。CT检查能够对管腔狭窄程度、形态特征、病变范围进行定量或半定量分析（图8－22）。对于闭塞的血管，CT表现为无对比剂充盈。如果是急性闭塞病变，多伴有血栓形成，其CT值较低，约20Hu。如果是陈旧性或慢性闭塞病变，则表现为闭塞血管内病变。

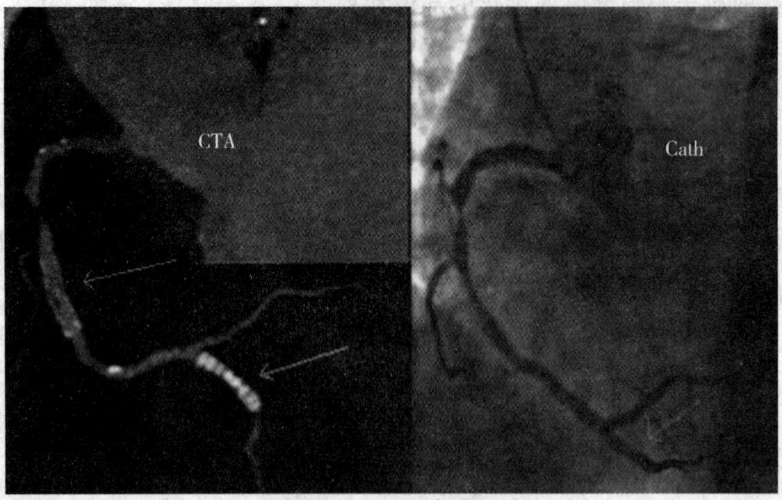

图 8-22 冠状动脉狭窄 CT

组织 CT 值更高，血管萎缩，可有钙化形成。对于闭塞病变，应评估闭塞段 CT 值、累及范围、钙化程度、闭塞处远端血管的显影情况等，为临床治疗方案的选择提供更多信息。

心肌缺血视其严重程度不同，可能在 CT 图像上为阴性表现，或者在增强扫描的 CT 图像上缺血区的心肌密度略有减低，可仅为心内膜下，部分患者左室腔内还可见血栓形成。

3. MRI 表现 MRA 可以显示冠状动脉，因其检查时间长，图像空间分辨率不如 CTA，临床尚未广泛应用。急性缺血期，病变心肌 T_2WI 信号增高，室壁运动减弱。心肌梗死后，病变心肌变薄、室腔扩大或室壁瘤形成、室壁运动减弱甚至消失。坏死心肌出现延迟强化，而顿抑心肌或冬眠心肌无延迟强化，多巴酚丁胺负荷试验时，心肌功能障碍可短暂恢复，从而判断心肌活性。

四、先天性心脏病

先天性心脏病按其血流动力学改变，可分为左向右分流、右向左分流和无分流三类。临床上一般将其分为有发绀和无发绀两大类。X 线上可根据肺血管表现分为肺血管纹理增多、肺血管纹理减少和肺血管纹理无明显改变三类。常见先天性心脏病有以下几种。

（一）房间隔缺损

房间隔缺损，简称房缺，按缺损部位分为第一孔（原发孔）型、第二孔（继发孔）型及其他少见类型。原发孔型缺损位于房间隔下部，常合并心内膜垫缺损；继发孔型位于卵圆窝区域；其他类型有上腔型或静脉窦型、冠状窦型与下腔静脉型。缺损的数目通常是 1 个，偶尔可以多个，大小为 1～4cm，但大到可完全缺如则称共心房，小可至针孔状。

1. 临床与病理 通常情况下血流流向阻力低的方向，且正常右心室壁比左侧者薄，容易扩张，所以有缺损时左心房的血优先流过房间隔缺损，构成左向右分流。分流量的多少决定于两个心房的扩张性（顺应性）与缺损的大小。患者可以无症状，形体正常，发育稍差，累后有心悸、气促，易患呼吸道感染，无发绀。体检胸骨左缘第 2 肋间可闻及收缩期杂音。心力衰竭常出现于 30 岁以后。

2. 影像学表现

（1）X 线表现　X 线表现决定于分流量。故婴儿期或年龄较大而分流量很少者可以表现为正常。达一定分流量时，右心房、右心室因容量的过负荷而增大，肺血增多，而左心房大致正常，左心室相对发育较差，主动脉正常或缩小（图 8－23）。在不同位置上表现为：后前位心脏左移，右上纵隔与右心缘影不明显，主动脉结缩小（右心增大致心脏旋转，使主动脉结影更小），肺动脉段突出，心尖上翘，肺血增多。左、右前斜位肺动脉段隆起，心前间隙缩小，左心房不大，右心房段延长或隆起。侧位心前缘与胸骨接触面增加，心后三角形透亮区存在。

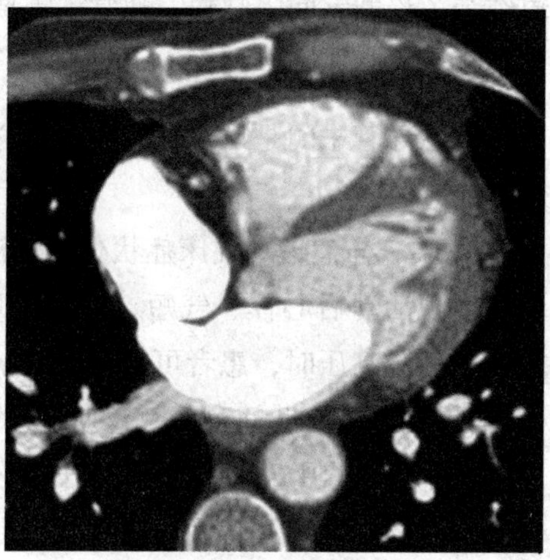

图 8－23　房间隔缺损 CT

（2）CT 表现　普通 CT 平扫难以直接显示缺损的部位和大小，诊断价值不大，但可显示心脏径线的增大。增强 MSCT 可直接显示缺损的位置和大小，故能明确诊断。

（3）MRI 表现　MRI 通常采用横轴位和心室长轴成像，辅以四腔心位。SE 序列 MRI 可直接显示房间隔的不连续，对于常见的继发孔型房缺，诊断时需在同一方位两个以上层面或不同方位层面均显示房间隔有中断。这是由于此型房缺位于卵圆孔区，正常时该处就菲薄而呈低信号或无信号，易致假阳性诊断。房间隔缺损的残留边缘常变钝，厚度增加，呈火柴头样。快速成像序列 MRI 电影能在 SE 序列拟诊缺损的层面清楚显示有无左向右的分流，可用于鉴别真性房缺与卵圆孔未闭。真性房缺时，可见在高信号的血液内，有起自房间隔缺损的低信号血流束。除准确显示其部位外，还能直接显示其大小和分流量。此外 MRI 还可显示房间隔缺损产生的继发性改变如右心房和右心室的增大，肺动脉的扩张等。

（二）室间隔缺损

室间隔缺损是心室间隔各部分发育不全或相互融合不良而引起的心室间血流交通的一种先天性心脏畸形。

1. 临床与病理　心室间隔缺损也是最常见的先天性心脏病之一，易累及男性，可单独或作为复杂先天性畸形中的一部分而存在。可有劳累后心悸、气短、咳嗽、乏力和易患肺部感染等表现，胸骨左缘 3～4 肋间闻及响亮而粗糙的收缩期吹风样杂音，并扪及收缩期震颤。心电图可见心室肥大或不完全性右束支传导阻滞。

2. 影像学表现

（1）X 线表现　典型表现为肺血增多，肺动脉段饱满，左心房、室增大，如出现肺动脉高压，艾森门格综合征时则为全心增大。

（2）CT 表现　直接征象为室间隔连续中断，并可显示缺损的部位和大小；间接征象为左心房、室增大，肺动脉扩张。CT 检查目的不是为了诊断室间隔缺损本身，主要是为了诊断有无合并其他心外畸形；主动脉瓣周病变的鉴别，如主动脉窦瘤破裂；上述特殊类型室间隔缺损，而超声难以诊断。

（3）MRI 表现　对室间隔缺损中膜部和肌部缺损显示较好，对漏斗部缺损易漏诊。若单纯为了诊断室间隔缺损，通常不需要做 MRI 检查。

（三）动脉导管未闭

动脉导管未闭是最常见的先天性心脏病之一，占先心病的 20% 左右，发病率女多于男，约为 3∶1。

1. 临床与病理　临床症状少量分流时，动脉导管未闭患者可无症状；较大分流时，患者可出现活动后心悸、气短、反复呼吸道感染；大量分流时，患者早期可发生左心衰竭；重度肺动脉高压时，患者可出现发绀，往往下肢重于上肢，称为分界性发绀。大多数患者于胸骨左缘 2～3 肋间可闻及双期连续性机器样杂音，伴震颤，可有周围血管征；细小的动脉导管未闭及合并重度肺动脉高压者杂音常不典型，或仅有收缩期杂音，甚至无明确杂音，但后者肺动脉区第二音明显亢进。

2. 影像学表现

（1）X 线表现　典型动脉导管未闭，肺血增多，左室增大。90% 病例主动脉结增宽。好发肺动脉，近半数可见“漏斗征”，“漏斗征”指正位片上主动脉弓降部呈漏斗状膨凸，其下方降主动脉在与肺动脉段相交处骤然内收。细小的动脉导管未闭，肺血正常或轻度增多，心脏大小多在正常范围。合并肺动脉高压的动脉导管未闭，出现肺动脉段不同程度的凸出，肺门动脉扩张，外周肺血管纹理扭曲、变细，双心室增大甚至以右心房、室增大为主，提示肺动脉高压。

（2）EBCT 或增强螺旋 CT 表现　在横断面表现为连通左肺动脉与降主动脉之间的管道。

（3）MRI 表现　横轴位表现为左肺动脉与降主动脉之间的异常管道，呈无或低信号。

（四）先天性肺动脉狭窄

先天性肺动脉狭窄包括肺动脉瓣狭窄、肺动脉主干及其外围分支的狭窄。肺动脉瓣狭窄可以单独存在，临床相对常见。肺动脉及其分支的狭窄可以独立存在，更多的情况是伴随各种复杂畸形而存在。

1. 临床与病理　先天性肺动脉瓣狭窄时，肺动脉瓣增厚、粘连，瓣口缩小，跨瓣压差增大（压差 20～30mmHg 为轻度，30～50mmHg 为中度，大于 50mmHg 为重度狭窄）。肺动脉瓣狭窄导致右心负荷增大，舒张末压升高，继发引起心肌肥厚、右心室增大，或者三尖瓣关闭不全等。患者临床表现取决于病程和狭窄的严重程度。出现胸闷、憋气症状后，主要由于右心功能不全所致。听诊闻及心前区明确的收缩期杂音。

2. 影像学表现

（1）X 线表现　主要表现为两肺血非对称性减少，即右肺血明显减少，左肺外围肺血减少，左肺门反而增大呈“直立样”凸出。右心室圆隆。

（2）CT 和 MRI 表现　显示肺动脉瓣增厚、开放受限的直接征象，也可以显示主肺动脉扩张、右心室游离壁和右心室流出道心肌肥厚的表现。MRI 电影序列可以显示跨肺动脉瓣口的“喷射征”。

（五）法洛四联症

法洛四联症是一组包含四种病理变化即室间隔缺损、肺动脉狭窄、主动脉骑跨、右心室肥厚的先天性复合心内畸形，其中最主要的是前两者，是最常见的发绀型先天性心脏病。

1. 临床与病理 法洛四联症的病理生理变化主要取决于肺动脉狭窄和室间隔缺损对血流动力学的影响。由于室间隔缺损使左右两心室收缩压近似，肺动脉狭窄更使右心室压力升高并导致心内右向左分流。动脉血氧饱和度降低，组织缺氧，临床出现发绀征象。肺血减少使体－肺动脉之间的侧支循环增加。肺血减少程度主要取决于肺动脉狭窄的严重程度和肺动脉发育状况，狭窄越重，组织缺氧与发绀越严重。

2. 影像学表现

（1）X线胸片表现 主要表现为两肺血减少，肺动脉段凹陷，右心室圆隆、增大（图8－24）。

（2）CT表现 显示肺动脉狭窄的部位及程度是其优势，包括肺动脉瓣、瓣上、瓣下肌性流出道，以及肺动脉外围分支一个或多个水平的狭窄；确定VSD位置，以及合并的其他畸形；通过室间隔与左、右、无窦的位置关系判断骑跨程度；右室壁增厚、肌小梁肥大；主动脉弓、降主动脉及其分布于肺内或纵隔的分支血管。

（3）MRI表现 解剖诊断与CT相同。GRE序列MRI电影能清晰显示肺动脉瓣狭窄程度。MRA则可显示体－肺动脉的侧支循环血管。

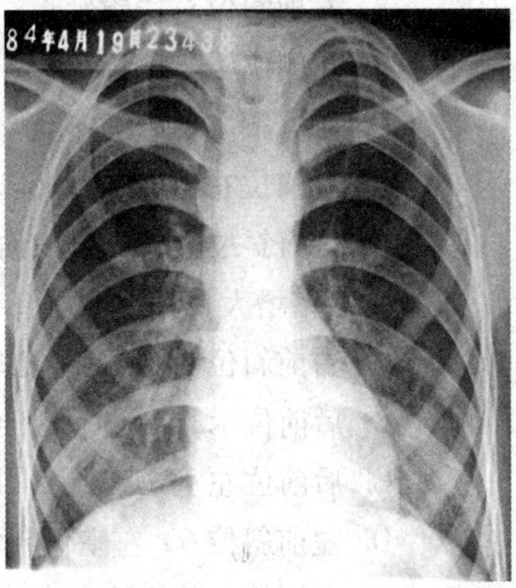

图8－24 法洛四联症X线

目标检测

一、选择题

1. 心脏右前斜位片主要观察

A. 左心房、肺动脉主干和右心室　　B. 左心室、主动脉弓的全貌

C. 右心房、主动脉　　D. 气管分叉

E. 以上全不是

2. 心脏左前斜位片主要观察

A. 右房　　B. 左右室房、左主支气管、左肺动脉

C. 右无名静脉　　D. 相反搏动点

E. 以上全不是

3. 指出测量后前位心胸比值划线的叙述，不正确的是

A. 胸廓最大横径是右膈顶平面，两侧肋骨内缘之间的最大距离

B. 心右侧横径是右心缘最突出点至胸廓中线的垂直距离

C. 胸廓最大横径是胸廓内缘最宽处的最大距离

D. 心左侧横径是左心缘最突出点至胸廓中线的垂直距离

E. 左右侧心横径相加为心横径，除以胸廓最大横径，其比值为心胸比值

4. 复杂心及大血管畸形最佳的X线检查方法是

A. 高千伏摄影　　B. 远达X线摄影　　C. 记波摄影

扫码“练一练”

D. 胸部后前位摄影　　E. 心血管造影

5. 后前位心及大血管平片左心房增大的征象不会有

A. 心底部出现双重阴影　　B. 左心缘出现左心耳弓，故有四个弓

C. 右心缘出现双心房（双心缘）影　　D. 左主支管下压而气管分叉角度小

E. 降主动脉左移

6. 指出右心房增大在心、大血管 X 线平片表现错误之处

A. 左前斜位右房段延长，超过心前缘长度一半

B. 左侧位压迫食管变窄、移位

C. 左前斜位右房段膨隆，并与右室成角

D. 后前位右房段向右膨隆，最突出点位置较高

E. 右前斜位心后缘下段向后突出

7. 左心室增大在心、大血管 X 线平片（各位置）的表现，错误的是

A. 右前斜位 60°照片示心前间隙变窄

B. 后前位示心尖左下延伸、反搏点上移

C. 后前位左室段延长、圆隆并向左扩张

D. 左前斜位 60°左室仍与脊柱重叠

E. 左侧位心后间隙变窄、消失，心后下缘的食管前间隙变窄、消失

8. 右心房增大，下列错误的是

A. 后前位，右侧第二弓增大，右心膈角锐利

B. 左前斜位，心前缘上段突出或（和）延长

C. 右前斜位，心后缘下部向后突出

D. 右房增大常发生在房缺

E. 右房增大多为室缺所致

9. 慢性支气管炎发展为肺心病的主要 X 线征象为

A. 心脏普大　　B. 左右房大　　C. 左室大

D. 右室大　　E. 心腰凹陷

10. 肺淤血主要的 X 线征象是

A. 上肺静脉扩张，下肺静脉缩小或正常　　B. 肺血管轻度增粗，边缘清晰

C. 肺门阴影正常　　D. 肺野透过度增加

E. 以上全不是

11. 急性肺水肿时，典型 X 线征象应为

A. 肺门舞蹈征　　B. 两肺纹理增粗　　C. 两肺门蝴蝶形阴影

D. 肺透明度增加　　E. 以上全不是

12. 只引起左心室负荷加大的主要原因是

A. 肺循环高压　　B. 体循环高压　　C. 右心回心血量增加

D. 三尖瓣关闭不全　　E. 心房水平左向右分流

13. 指出一般不引起左心室增大的疾病

A. 高血压性心脏病　　B. 主动脉瓣关闭不全及狭窄

C. 肺源性心脏病　　D. 风湿性心脏病二尖瓣关闭不全

E. 先天性心脏病－动脉导管未闭

14. 指出引起左心房增大的疾病

A. 风湿性心脏病－二尖瓣狭窄
B. 先天性心脏病－房间隔缺损
C. 先天性心脏病－Fallot 四联症
D. 慢性肺源性心脏病
E. 早期高血压性心脏病

15. 患者，男性，23 岁。右心房、室增大，肺动脉段凸出，两肺门增大而搏动增强，右下肺动脉干增粗达 17mm，两肺纹理增多、增粗，边界清晰，肺野透过度正常。其肺循环变化是

A. 肺血少
B. 肺血多
C. 肺淤血
D. 肺出血
E. 肺栓塞

16. 患者，女性，24 岁。因患风湿性心脏病而摄心、大血管远达高千伏心脏后前位和左侧位片。照片示二尖瓣型心，心胸比值为 0. 53，左心房和右心室增大，两肺门影增大模糊，上肺门大于下肺门，两肺纹理多而模糊，并有网状影及淡薄的密度增高影为背景。肺部改变应考虑为

A. 肺充血
B. 肺动脉高压
C. 肺少血
D. 肺栓塞
E. 肺淤血

17. 典型慢性肺源性心脏病应具备的 X 线表现为

A. 肺动脉高压，右室大
B. 肺淤血，右室大，左房大
C. 肺充血，左、右室大
D. 肺血少，右室大，主动脉宽
E. 肺水肿，心脏普遍大

18. 典型风湿性心脏病，二尖瓣狭窄应具备的 X 线表现为

A. 左房大，肺淤血，左室大
B. 左房大，肺充血，右室大
C. 左房大，肺血正常，右室大
D. 左房大，肺淤血，右室大
E. 右房大，肺充血，右室正常

19. 风心病二尖瓣狭窄的 M 型超声心动图叙述正确的是

A. 二尖瓣双峰消失，呈“城垛”样改变，前后叶同向运动
B. 二尖瓣双峰消失，呈“城垛”样改变，前后叶逆向运动
C. 二尖瓣双峰，前后叶同向运动
D. 二尖瓣双峰，前后叶逆向运动
E. 以上都是

20. 风湿性心脏病患者，心尖部双期杂音，左心房、左心室和右心室增大，两肺呈淤血征，应诊断为

A. 二尖瓣狭窄
B. 二尖瓣狭窄伴主动脉瓣关闭不全
C. 二尖瓣关闭不全
D. 二尖瓣狭窄伴二尖瓣关闭不全
E. 主动脉瓣狭窄伴关闭不全

21. 二尖瓣关闭不全的超声诊断要点是

A. 左室变小
B. 收缩期显示左室倒流入左房的血流
C. 升主动脉狭窄后扩张
D. 肺动脉变小
E. 二尖瓣口变小

22. 心脏正侧位片，显示两肺呈淤血征，心影呈二尖瓣型，心胸比值为0.53，心影可见左心缘出现四个弓，主动脉弓较小，心尖上翘，心底有双重密度影。应诊断为

A. 慢性肺源性心脏病
B. 缩窄性心包炎
C. 先天性心脏病房间隔缺损
D. 风湿性心脏病二尖瓣狭窄
E. 风湿性心脏病二尖瓣狭窄伴关闭不全

23. 关于肥厚型心肌病（HCM）及其影像表现的描述，错误的是

A. 以肌部室间隔增厚最常见
B. 心脏不大或左室轻度增大
C. 常有肺静脉高压和心搏动减弱
D. USG诊断价值较大，但对心尖部HCM漏诊率较高
E. MRI诊断价值类似超声，对心尖部HCM诊断更具优势

24. 患儿，女性，8岁。自幼心悸、气短、活动受限、易感冒，体检胸左缘第2～3肋间闻及机器样连续性杂音。照片示两肺血多，主动脉结宽，肺动脉段凸出，两者之间填平，左、右心室增大，心及主动脉搏动强烈。应诊断为

A. 动脉导管未闭
B. 二尖瓣关闭不全
C. 房间隔缺损
D. 室间隔缺损
E. 法洛四联症

25. X线平片显示靴形，心、两肺透光度增加，肺野呈网状肺纹理。应考虑为

A. 室间隔缺损伴肺动脉高压
B. 房间隔缺损伴肺动脉高压
C. 动脉导管未闭伴肺动脉高压
D. 法洛四联症
E. 高血压性心脏病

二、简答题

1. 高血压性心脏病的X线表现是什么？
2. 肺源性心脏病的X线表现是什么？
3. 先天性心脏病房间隔缺损的X线表现是什么？

（焦德琼）

第九章　消化系统

扫码"学一学"

学习目标

1. 记住　消化系统影像学检查方法及检查前准备工作；消化系统检查时的注意事项。

2. 知道　各种检查方法在消化系统疾病诊治中的优势及局限性；各种检查方法的选优及综合利用。

3. 学会　消化系统的检查方法；常见消化系统疾病的特征性影像。

第一节　概　　述

一、常用影像学检查方法

（一）X线检查

1. 透视　腹部透视可动态观察膈肌运动等，目前腹部透视应用较少。

2. 腹部平片　其是急腹症首选的检查方法。主要观察消化系统密度改变，如腹腔内游离气体、肠道积气积液、腹部钙化及阳性异物等，对急性胃肠道穿孔及肠梗阻患者意义重大。

（1）站立位　常用于观察膈下游离气体或肠腔内有无异常气液平形成。一般要求上缘包括双侧膈面，下缘包括耻骨联合，如怀疑消化道穿孔时必须包括双侧膈面。患者病情危重无法站立时，可摄左侧侧卧水平位。

（2）仰卧前后位　是基本摄影位置，可用于腹部大部分病例X线检查。

3. 消化道造影　常用造影剂为硫酸钡，呈粉末状，白色无臭，性质稳定，耐热，不溶于水，不被消化道吸收，无毒副作用，服用安全。疑有胃肠道穿孔时，禁用硫酸钡溶剂，改用有机碘水溶液。

（1）食管钡剂造影　食管狭窄或怀疑贲门周围病变时，检查前应禁食数小时。双重对比造影常用硫酸钡的浓度为200%，口服量10～30ml，从不同角度观察食管的外形、黏膜皱襞及蠕动情况。

（2）上胃肠道钡剂造影　造影前需禁食水12小时，硫酸钡浓度为160%～200%，口服量50～250ml。造影前10～20分钟注射低张药物并口服适量的产气粉，使胃肠道平滑肌松弛、适度膨胀，可以更好地观察胃、十二指肠和空肠上段。

（3）小肠钡剂造影　在上消化道造影检查结束后，约每隔1小时透视一次，观察小肠黏膜、轮廓、管腔大小、肠袢排列等，一般情况下3～6小时钡剂可以到达回盲部，检查小肠一般采取卧位。用于了解小肠排空情况、黏膜病变和占位病变。

（4）气钡灌肠双重对比造影　将配制好的对比剂经直肠插管后，透视下缓慢注入，一般浓度为60%～120%，注入量150～300ml，随后注入适量气体，嘱患者变换体位配合呼吸，选择适当体位摄片。用于发现结肠黏膜病变、息肉和恶性占位病变。

（二）CT检查

1. 检查前1周不服含重金属的药物，不做胃肠道钡剂造影，检查前禁食6～8小时。

2. 在选择恰当的扫描参数后，先平扫再增强扫描。

3. 平扫和增强扫描能够清楚地显示实质性脏器的形态和结构。对肿瘤性病变侵犯的范围、肿瘤与周围脏器的关系及转移情况起着非常重要的作用。

（三）MRI检查

MRI检查对胃肠道病变的诊断价值有限，但在显示消化道管壁结构、管腔外改变以及腹部其他异常方面有一定的价值。

二、正常影像学表现

（一）食管

食管为一肌性管道，全长约25cm，于第6颈椎水平环状软骨下缘与下咽部相连，其下端相当第10～11胸椎水平与贲门相连，以主动脉弓上缘及右下肺静脉为界分为上、中、下三段。

吞钡后正位观察，食管位于中线偏左侧，轮廓光滑整齐，管壁伸缩自如，宽度可达2～3cm，右缘可见主动脉弓和左主支气管压迹。右前斜位是观察食管的常用位置，在其前缘可见三个压迹，由上到下为主动脉弓压迹、左主支气管压迹和左心房压迹。食管的黏膜皱襞表现为2～4条纵行线条状透明影，与胃小弯的黏膜皱襞相延续。

食管的蠕动将钡剂由上向下推进，可分原发和继发两种。第一蠕动波又叫做原发蠕动波，由吞咽动作激发，是运送食团的主要动力；第二蠕动波又叫做继发蠕动波，由食团对管壁的压力引起，常始于主动脉弓水平并向下推进。第三收缩波是由食管环状肌的局限性不规则收缩性运动引起，食管出现波浪状或锯状边缘，出现突然，消失迅速，多发于食管下段，常见于老年人和神经症患者。

（二）胃

胃分为胃底、胃体、胃窦三部分，充盈相显示小弯及胃窦大弯光滑，胃体和胃窦交界处形成胃角，左右对称，胃大弯常呈锯齿状（图9－1）。

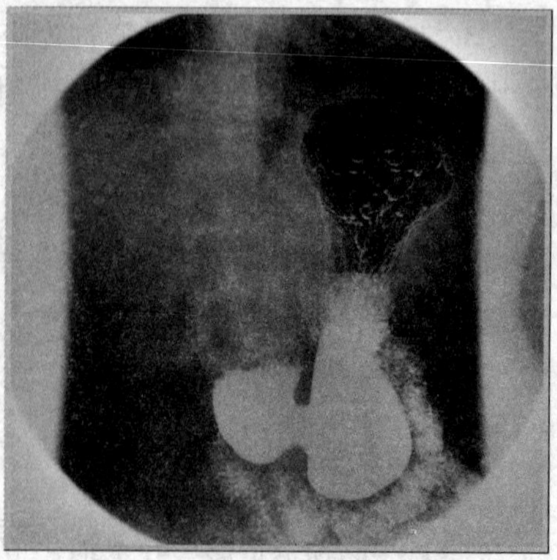

图9－1　胃气钡双重造影

胃的形状与体型、张力和神经系统的功能状态有关，一般分为四种类型，即牛角型胃、钩型胃、长型胃（又名无力型胃）、瀑布型胃（图9－2）。

1. 钡剂造影表现　胃肠道的黏膜是一种具有独立活动功能的可塑性组织，形成沟峰起伏的皱褶。胃的黏膜像皱襞间的沟内充钡，呈条纹状致密影，而峰则为条状透明影。胃小弯的黏膜皱襞平行整齐，向大弯处逐渐变粗呈横向或斜行；胃底黏膜皱襞较粗而弯曲略呈网状；胃窦黏膜皱襞主要与小弯平行，有时亦可斜行。胃小区是胃黏膜表面的微小皱褶，在胃双重造影片上可显示胃小区，直径1～3mm，圆形或类圆形的小隆起，呈网眼状，在胃窦部和胃体部容易见到。胃小沟充钡后表现为很细的线状影，宽度小于1mm，粗细深浅均匀。

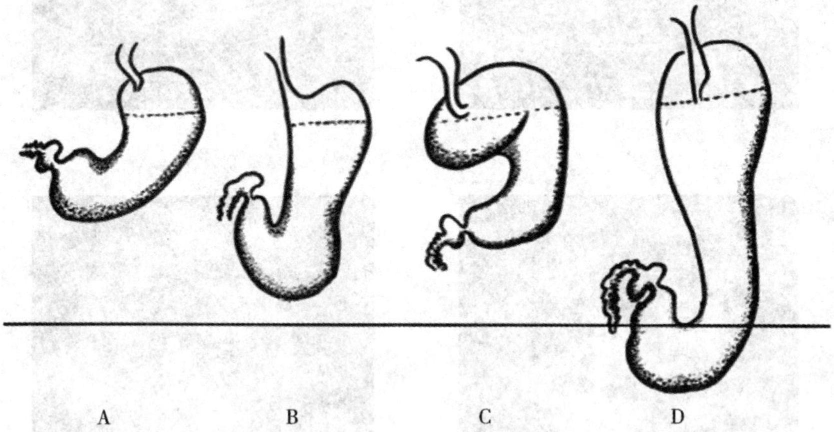

图9－2 胃形状分型示意图

A. 牛角型；B. 钩型胃；C. 瀑布型；D. 无力型

2. CT表现 平扫，扩张良好的胃，壁薄，均匀一致，柔软度佳。增强扫描，胃壁三层结构清楚，中间低密度为肌层，内外层分别为强化的黏膜层和浆膜层，呈高密度，胃周血管和韧带结构显示良好。

（三）十二指肠

1. 钡剂造影表现 十二指肠呈C形，分为球部、降部、水平部和升部，全长25～30cm，内侧包绕胰头。球部呈三角形，与胃的幽门管相接，轮廓光滑整齐，黏膜皱襞为纵行。降部以下黏膜形态则与空肠相似，黏膜多呈羽毛状。球部的运动为整体性收缩，可一次性将钡排入降部，降、升部的蠕动多呈波浪状向前推进，有时可见逆蠕动。

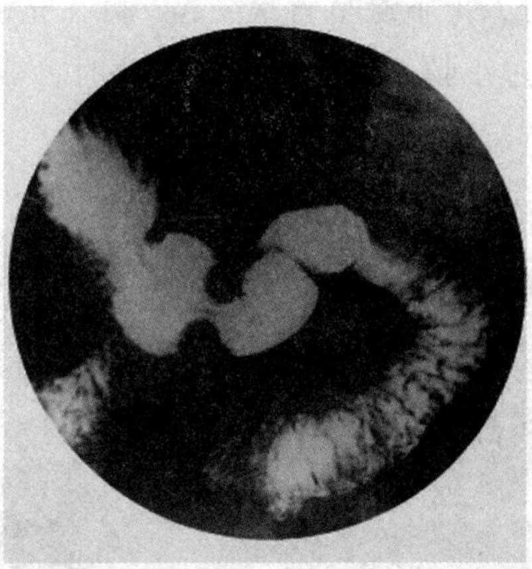

图9－3 十二指肠低张钡餐造影

十二指肠充盈像，可见十二指肠球部呈三角形，黏膜为纵行平行的条纹

2. CT表现 十二指肠全段与各分部能得到充分的显示（图9－4）。

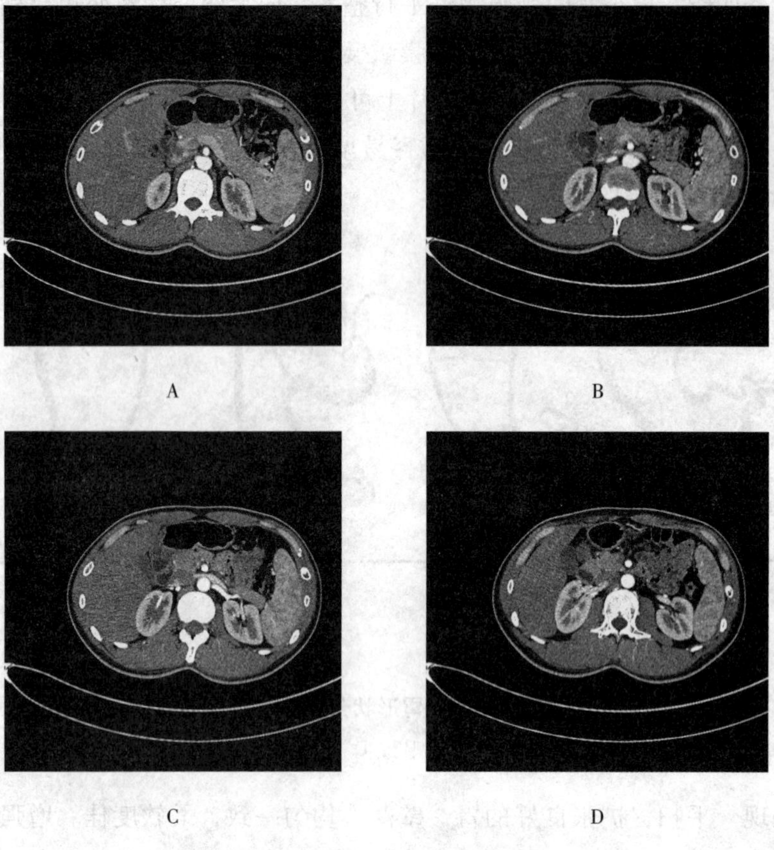

图9－4　十二指肠CT表现

（四）空肠与回肠

空肠与回肠没有明确分界，但上段空肠与下段回肠的表现不尽相同。小肠长度为5～7m，空肠占3/5，大部分位于左中上腹部，回肠占小肠的2/5，大部分位于右下腹部。

1. 钡剂造影表现　空肠黏膜皱襞高而密，且蠕动活跃，显示为羽毛状或雪花状影像；回肠肠腔略小，皱襞少而浅，蠕动不活跃，常显示为充盈像，轮廓光滑（图9－5）。回盲瓣是回肠末端突入盲肠的部分，上下缘呈唇状突起，可在充钡的盲肠中形成透明影。一般服钡后3～5小时钡剂全部通过小肠，排空时间7～9小时。

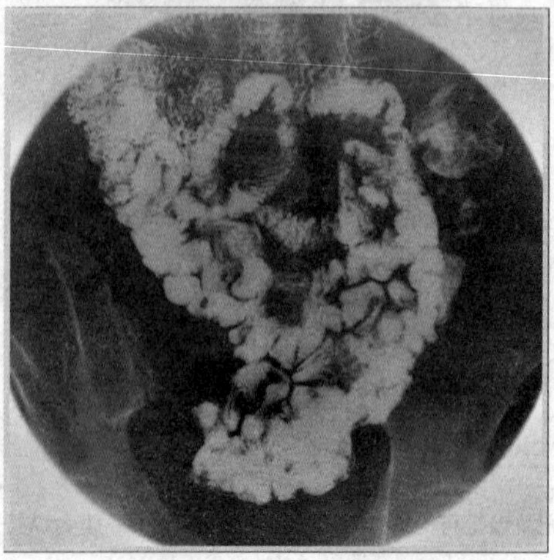

图9－5　正常小肠钡餐造影

2. CT 表现　当肠腔内有气体和液体充盈时，CT 可较好地显示肠壁；增强 CT 对小肠系膜、腹膜、网膜显示较好（图 9－6）。

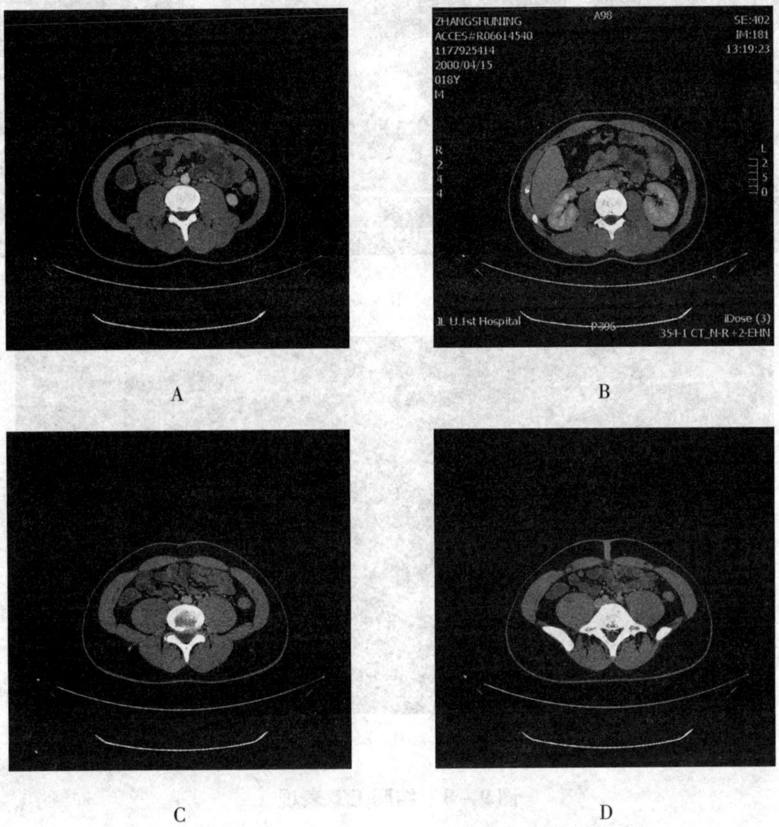

图 9－6　正常小肠和肠系膜 CT 表现

（五）结肠

包括阑尾、盲肠、升结肠、横结肠、降结肠、乙状结肠和直肠。乙状结肠和直肠交界处是结肠最狭窄处，长度为1～1.5cm。

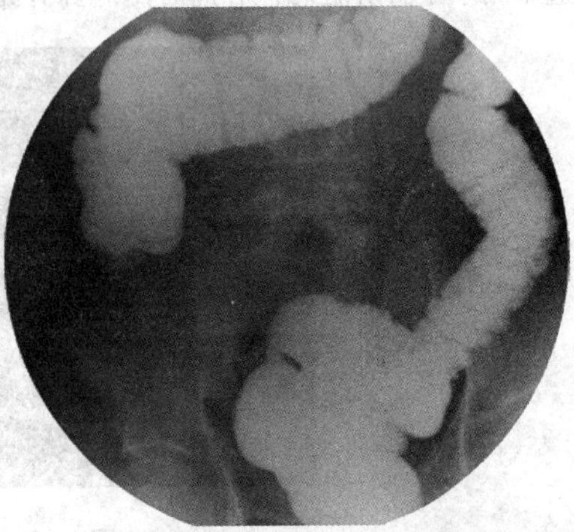

图 9－7　结肠的形态与分部

结肠造影，充盈像可见对称的结肠带

1. 钡剂造影表现　回盲瓣上下缘呈唇状突起，可在充钡的盲肠中形成透明影；阑尾表现为盲肠内下方的长条状影，粗细均匀、表面光滑，易于推动；结肠袋的数目、深浅、大小因人因时而异，横结肠以上较明显，降结肠以下逐渐变浅，至乙状结肠接近消失，充盈过满或肠管收缩均可使结肠袋消失；直结肠没有结肠袋，可见上中下三个直肠横襞（图 9－7）。结肠的黏膜皱襞表现为纵、横、斜三种方向交错结合的纹理。盲肠与升、横结肠的皱襞较密，以斜行及横行为主，降结肠以下皱襞渐稀且以纵行为主。结肠的充盈和排空时间差异较大，一般服钡后 24～48 小时排空。

2. CT 表现　CT 对结肠肠腔、肠壁及壁外肠系膜、直肠及其周围间隙均能良好显示，经过三维图像重建后的冠状 CT 则更清晰（图 9－8）。

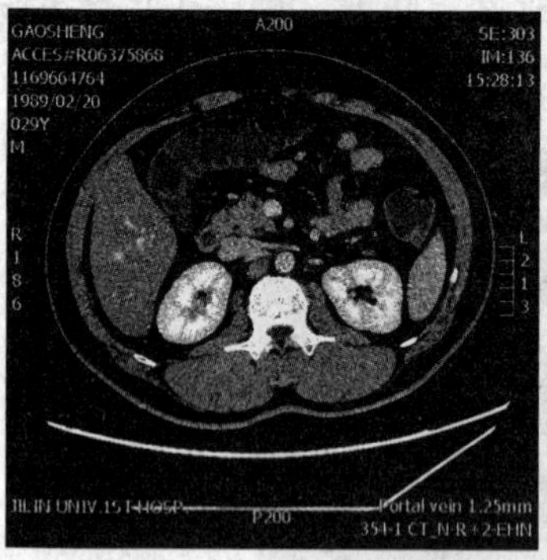

A

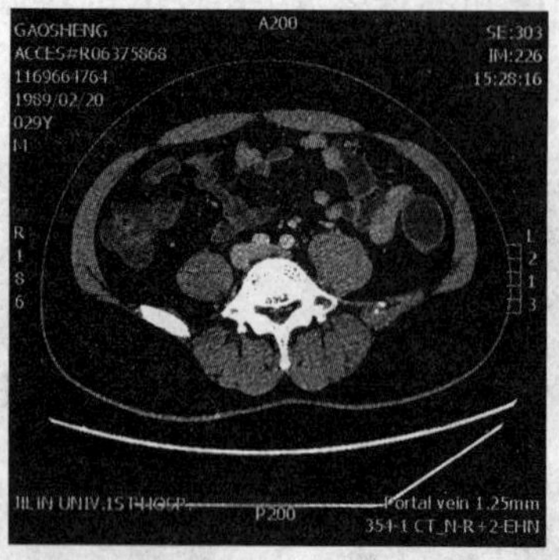

B

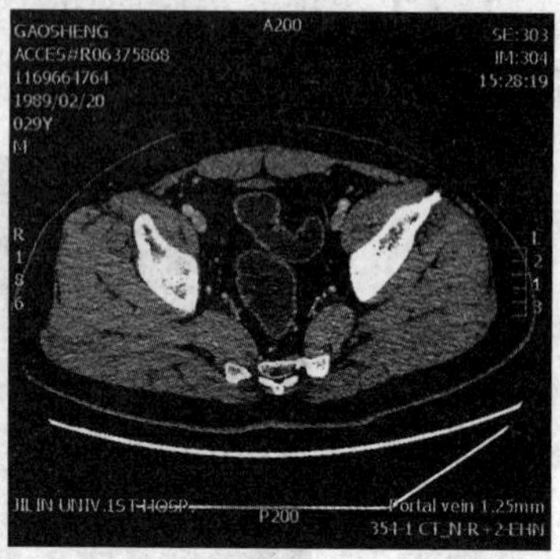

C

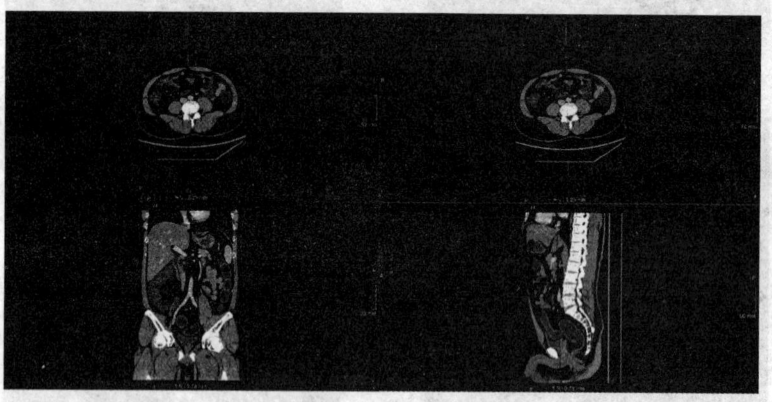

D

图 9－8　结肠 CT 表现

（六）肝脏

1. 肝血管造影　肝动脉造影主要用于肝内占位性病变的诊断与鉴别诊断；间接门静脉造影用于了解肝脏恶性肿瘤时门静脉有无受累、门脉高压等（图 9－9）。

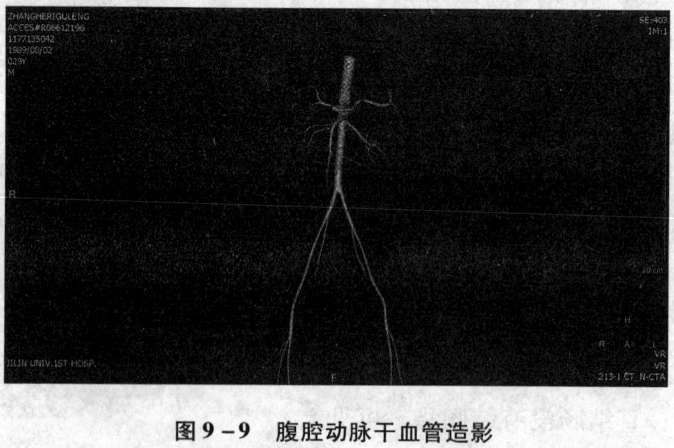

图 9－9　腹腔动脉干血管造影

2. CT 表现　自上而下逐层显示肝脏解剖，不同层面显示的肝脏形态也不同。肝脏表面光滑锐利，其大小形态因体形、身长而异。边缘轮廓光滑，棱角锐利，外缘紧贴腹壁。平扫检查肝实质表现为均匀一致的软组织密度，比脾密度高，CT 值为 55 ~ 75Hu。通常肝静脉或门静脉影在肝实质内表现为条形或圆形低密度影（图 9－10）。

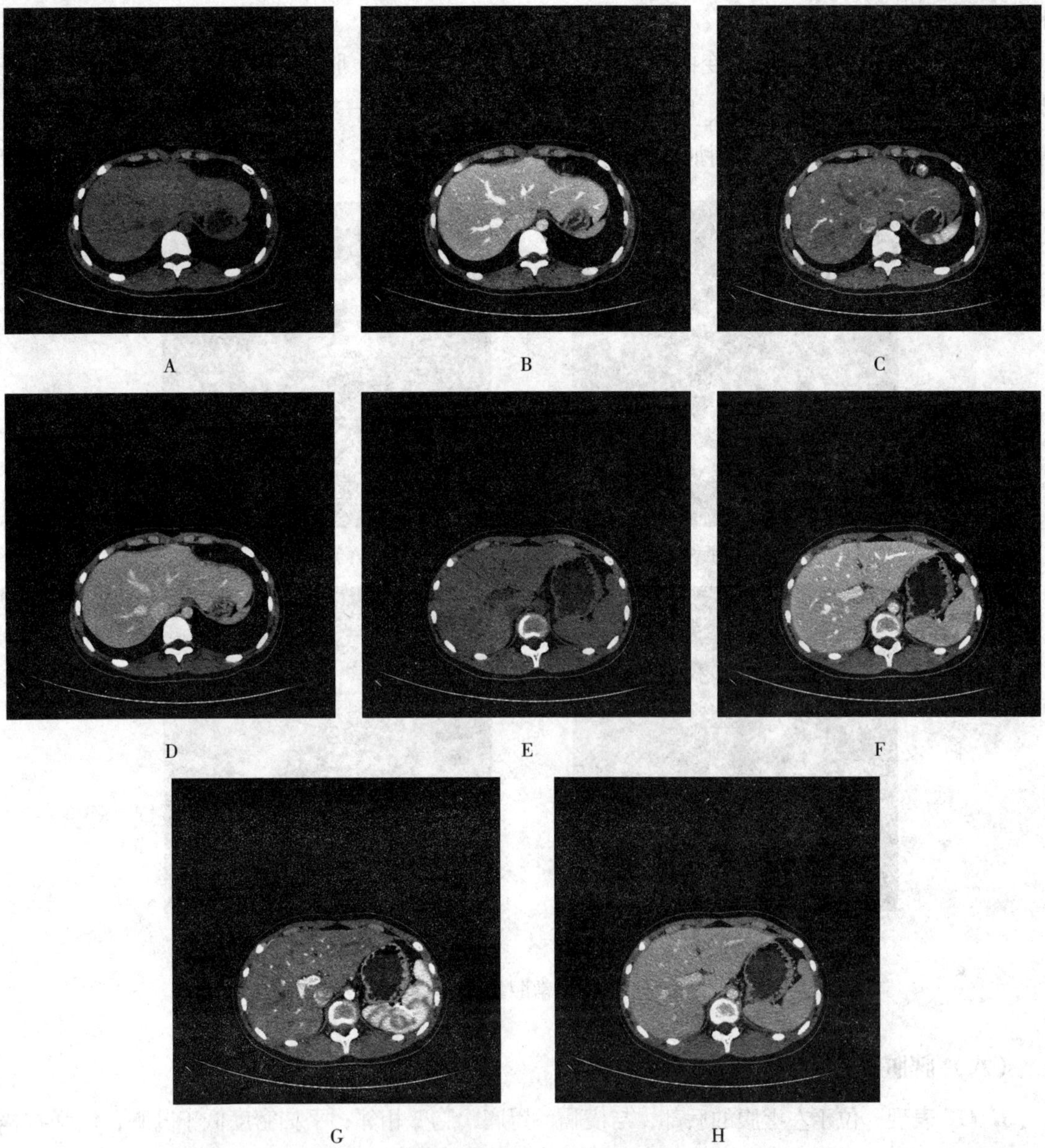

图 9－10　正常肝脏 CT 表现

肝脏为肝动脉和门静脉双重供血的器官。对比增强检查时，动脉期可显示肝动脉及其分支，但肝实质没有明显对比增强，门脉期肝实质对比增强密度明显增高，增强密度均匀一致，平衡期对比增强密度逐渐下降。对比增强扫描，动脉期肝动脉表现为散在分布的线状、点状高密度影；门脉期扫描门静脉及其左右分支显示清楚，边缘光滑，增强密度均匀；平衡期，于第二肝门层面可见左、中、右三支肝静脉回流入下腔静脉，为肝段划分的血管标志。

3. MRI 表现　肝实质在 T_1WI 上高于脾脏，呈均匀的中等信号；在 T_2WI 上信号强度明显低于脾脏。肝门和肝裂内的脂肪组织在 T_1WI 和 T_2WI 上均呈高和稍高信号。

（七）胆囊

1. CT 表现　胆囊通常位于右叶和方叶之间，在肝门和稍下方的层面上。正常胆囊为低密度、卵圆形影像，约 4cm × 5cm，胆汁密度均匀，CT 值略高于水，但有时或达 25Hu。胆囊壁厚度为 1 ~ 2mm，均匀一致。胆总管约在 1/3 的显示，其直径多在 6mm 以下。正常肝内胆管和左右肝管不显示。

2. MRI 表现 对胆道病变的诊断价值不如超声和 CT。胆囊在 T_1WI 上呈低于肝的信号，在 T_2WI 上其信号高于肝。肝内、外胆管在 T_1WI 上大多不显示；在 T_2WI 上显示为高信号（图 9－11）。MRI 成像对胆囊壁厚度的判断更准确。

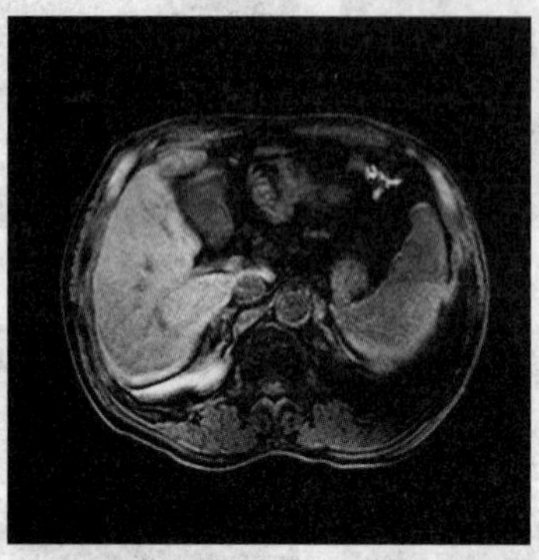

T_1WI 胆囊

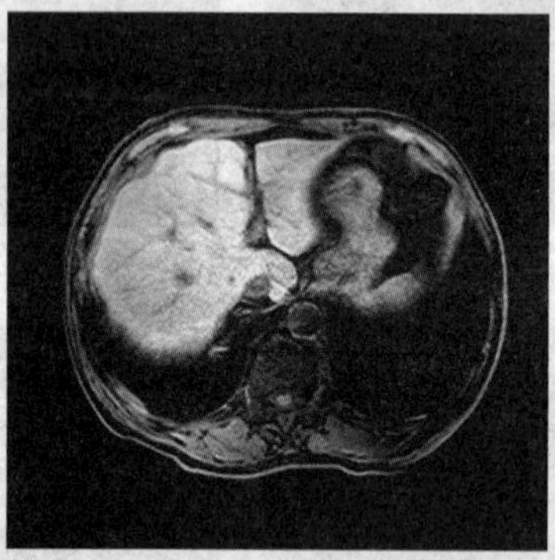

T_1WI 肝内胆管

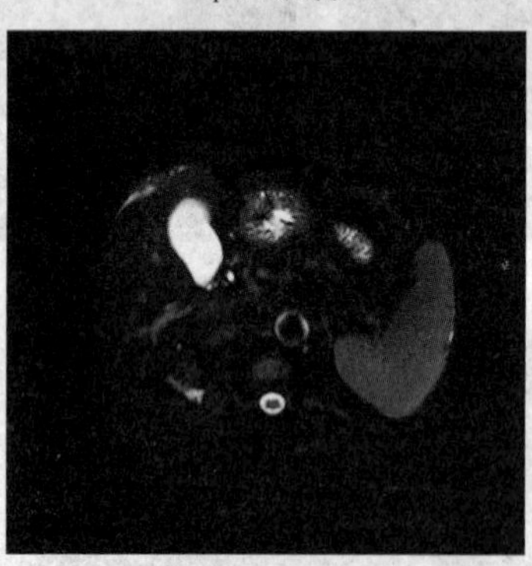

T_2WI 胆囊

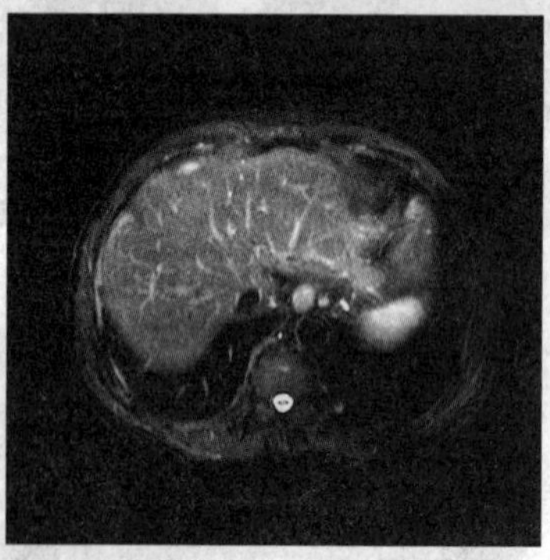

T_2WI 肝内胆管

图 9－11 正常胆囊 MRI 表现

（八）脾脏

1. CT 表现 位于左上腹的后部，与横膈、胃底、胸壁相邻；平扫密度低于肝脏，增强扫描动脉期呈花斑样强化，门脉期和实质期密度均匀一致，CT 值可达 120～150Hu（图 9－12）。

2. MRI 表现 T_1WI 信号低于肝脏，T_2WI 信号高于肝脏；增强 MRI 在 T_1WI 上与增强 CT 相似。

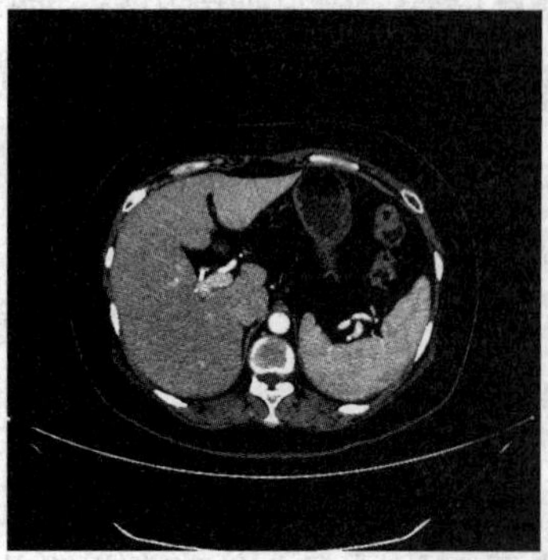

A. 脾的增强 CT 动脉期

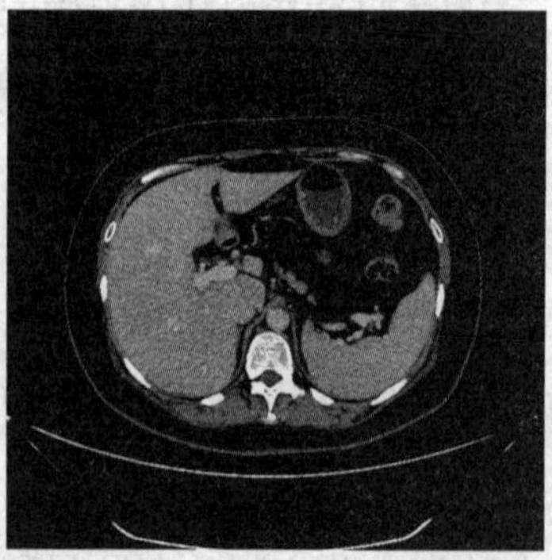

B. 脾的增强 CT 门脉期

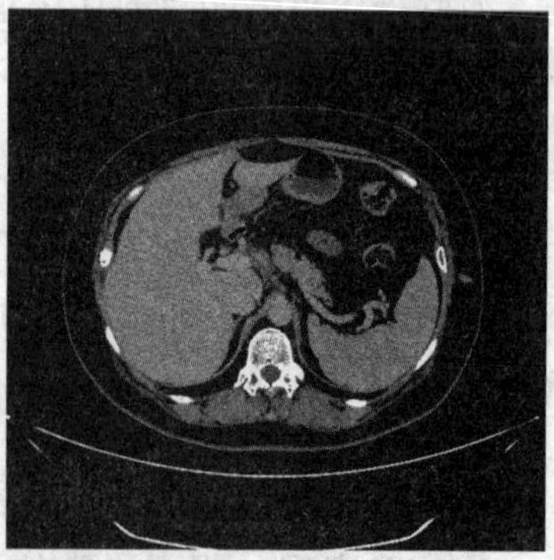

C. 脾的增强 CT 实质期

图 9－12 脾的增强 CT 表现

（九）胰腺

1. CT 表现　平扫时，胰腺实质密度均匀，略低于脾（CT 值为 35～55Hu）。随年龄的增长，胰腺组织脂肪变性趋于明显，密度低且不均匀，胰腺边缘呈羽毛状。钩突是胰头部最低部分，表现为胰头部向肠系膜上静脉后方的楔形突出。脾静脉沿胰腺后缘走行，是识别胰腺的重要指标。增强扫描，动脉期呈均匀性的显著增强；门脉期和胰实质期，强化强度逐渐减退（图 9－13）。

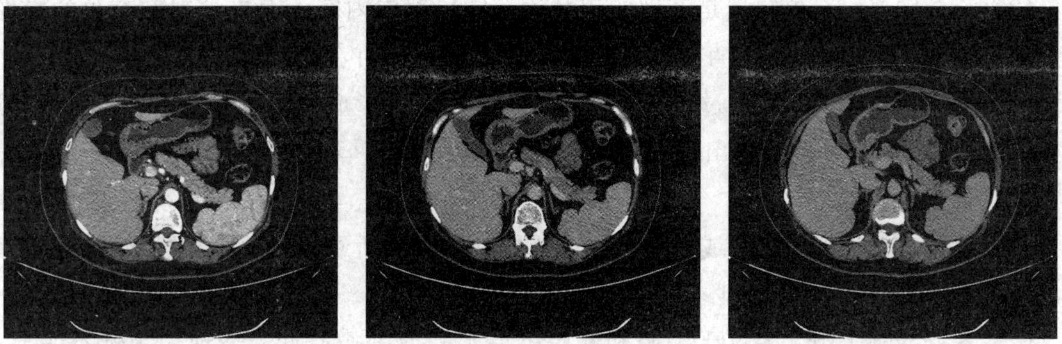

A. 胰腺的增强 CT 动脉期　　B. 胰腺的增强 CT 门脉期　　C. 胰腺的增强 CT 实质期

图 9－13　胰腺增强 CT 表现

2. MRI 表现　MRI 对胰腺的诊断价值不如 CT。所使用的检查方法和措施与检查肝脏大致相同。在 T_1WI 和 T_2WI 上，呈现中等强度信号，与肝的信号相似（图 9－14）。其背侧的脾静脉由于流空效应呈现为无信号血管影，勾画出胰腺的后缘，可作为识别胰腺的标志。腹膜后脂肪组织显示为高信号，描绘出胰腺的前缘。

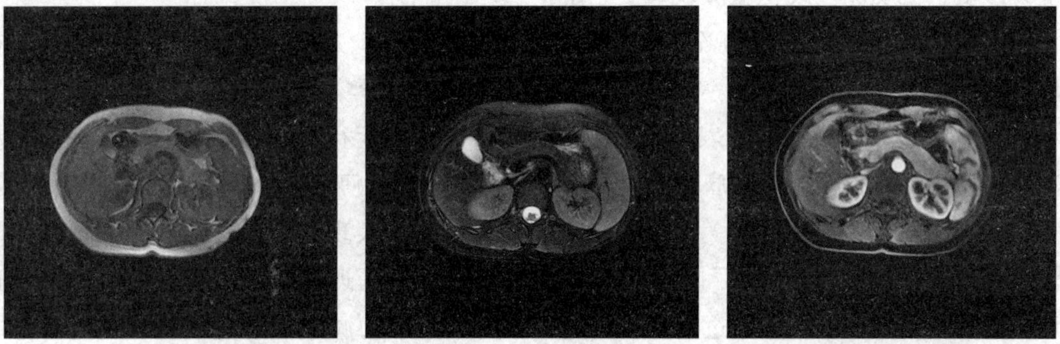

A. 胰腺 MRI 表现－T_1WI　　B. 胰腺 MRI 表现－T_2WI　　C. 胰腺 MRI 表现－动脉期

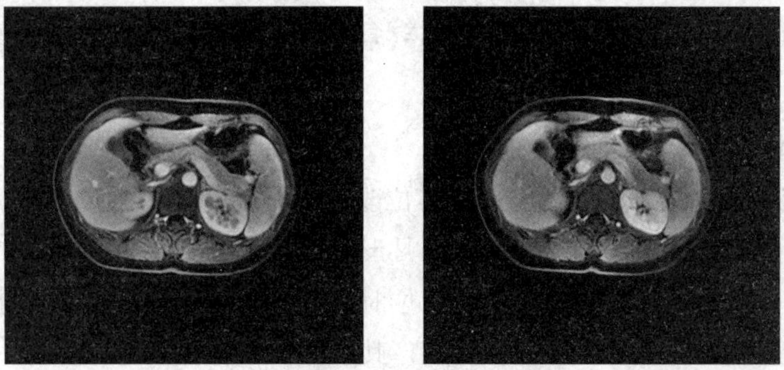

D. 胰腺 MRI 表现－门脉期　　E. 胰腺 MRI 表现－平衡期

图 9－14　胰腺 MRI 表现

三、基本病变的影像表现

（一）钡餐造影

1. 轮廓改变

（1）龛影　龛影是由消化道壁溃烂缺损后达到一定深度，钡餐造影时钡剂进入填充后形成的突出于腔外的钡斑影像。肿瘤性病变形成腔内龛影。

（2）充盈缺损　充盈缺损是充钡的胃肠道轮廓局部向内突入而未被钡剂充盈的影像，多见于胃肠道肿瘤，是肿瘤的直接征象，也可见于胃肠炎性肉芽肿和异物等。

（3）憩室　胃肠道黏膜通过腔壁的薄弱区向外膨隆后形成的囊袋样空腔，也可因邻近病变组织牵拉后管壁均向外膨出后形成。

2. 黏膜皱襞改变

（1）黏膜皱襞破坏、中断或消失　多由恶性肿瘤侵蚀所致，表现为黏膜皱襞影像消失形成杂乱无章的钡影，黏膜破坏与正常皱襞常有明确的分界，黏膜皱襞中断。

（2）黏膜皱襞平坦　多见于黏膜和黏膜下层水肿或肿瘤浸润，表现为皱襞不明显或消失。

（3）黏膜皱襞增宽和迂曲　多见于黏膜和黏膜下层的炎症、肿胀和结缔组织增生，表现为透明条纹影的增宽，常伴有皱襞的迂曲和紊乱。

（4）黏膜皱襞纠集　多见于慢性溃疡性病变产生纤维结缔组织增生，表现为皱襞从四周向病变区集中，呈放射状。

3. 功能改变　胃肠道器质性病变常伴有功能性改变，包括张力、蠕动、运动力和分泌功能等改变，但功能性改变也可以单独存在。

（1）张力改变　迷走神经兴奋使张力增高，管腔缩窄、变小；交感神经兴奋或迷走神经麻痹使张力降低，管腔扩大。

（2）蠕动改变　蠕动增强表现为蠕动波增多、加深和运行加快；蠕动减弱表现为蠕动波减少、变浅和运行缓慢。肿瘤浸润使局部蠕动消失，肠麻痹则全部小肠无蠕动可见。

（3）运动力改变　运动力为胃肠道输送食物的能力，表现为钡剂到达和离开某部的时间。服钡后 4 小时胃尚未排空，表示胃运动力减低或排空延迟；服钡后少于 2 小时即到达盲肠，为小肠运动力增强或通过过快，超过 6 小时为运动力减弱或通过缓慢，超过 9 小时而小肠尚未排空为运动力减低或排空延迟。

（4）分泌功能改变　胃溃疡、吸收不良综合征等，服钡后表现为细长或柱状影，结肠黏膜钡剂附着不良，肠轮廓不清。

（二）X 线检查

1. 腹腔积气　因病导致腹内积气且随体位改变而游动，称为游离气腹。立位透视，气体可上浮到膈与肝或胃之间，显示为透明新月形气影。侧卧水平位投照，气体则浮游到靠上方侧腹壁与腹内器官外壁之间。仰卧前后位时，气体浮聚于腹腔前方，也可使居前方的肝镰韧带和器官外壁得到显示。局限性气腹，其腹腔内气体则局限于某处，且不随体位改变而移动。腹内游离气体常见于胃肠穿孔、腹腔术后或合并感染。

2. 腹腔积液　炎症与外伤均可导致腹腔积液。仰卧位时，以盆腔和上腹腔为低，尤其是肝肾隐窝最低，其次为两侧结肠旁沟。大量腹腔积液时，胀气的肠曲浮游于腹中部。肠曲间也可有积液，仰卧位片上，充气肠曲之间有一定距离，即肠间隙加宽，侧卧体位水平投照时，因肠曲之间的积液流向近地侧，其肠间隙将相对变窄。

3. 实质器官增大 肝、脾、肾等实质器官增大，在轮廓、形状、大小等方面发生改变，同时压迫推移相邻脏器，尤以含气空腔脏器明显，出现一定程度的直接推压征象。

4. 空腔器官积气、积液并管腔扩大 胃肠腔内积气、积液和管腔扩大常见于梗阻性病变、炎症和外伤。十二指肠降段梗阻，其近侧的胃和十二指肠球部明显胀气扩大，表现出“双泡征”。小肠和结肠充气扩大，在气体衬托下，可通过观察肠黏膜皱襞的形态区分，同时也可据以分析梗阻平面，观察肠曲位置、排列形式、活动度以及肠黏膜皱襞增粗、肠壁增厚等改变。

5. 腹内肿块影 肿块在相邻充气肠曲对比下可以显示，表现为均匀的软组织块影，有较清晰的边界。畸胎瘤于肿块内可见牙、骨及脂肪影。两端闭锁的绞窄肠段呈现假性肿块征象，闭袢内充满大量液体。

6. 腹内高密度影 主要为阳性结石、钙斑和异物。在急腹症中，阳性结石包括泌尿系结石、阑尾粪石和胆石。阑尾粪石常呈分层同心环状、居右下腹。

7. 腹壁异常 包括腹脂线异常、腹壁软组织肿胀、组织间积气和腹壁肌张力异常等。

腹膜后间隙病变与腹脂线相邻的腹腔内病变使脂肪组织发生充血、水肿、坏死和出血等，致使腹脂线增宽、透明度下降，甚至消失。

腹膜后或腹膜间空腔器官向腹膜外破裂可有腹壁软组织增厚，密度增加和向外突出，腹壁软组织内还可显示组织间积气。

8. 下胸部异常 急腹症时，胸膜、肺底、膈及下胸壁软组织可发生改变。例如膈下脓肿，常有同侧胸腔积液、肺底炎症、膈上升、活动度减小和胸壁局部肿胀等。

（三）CT、MRI 检查

实质脏器疾病多用 CT、MRI 进行检查，具体病变表现见本章第二节。

第二节　消化系统疾病

一、胃肠疾病

（一）胃肠道穿孔

1. 临床表现 突发腹痛，迅速蔓延至全腹，患者常有溃疡病史。查体呈板状腹，出现腹膜刺激征，可伴有不同程度的休克症状。

2. 影像学表现

（1）气腹　立位腹部透视或平片显示为膈下新月形或镰刀状透明气影（图 9－15），气体较多时呈大片状游离气体影。

患者不能站立时可行侧卧水平位投照，气体则浮游到靠上方侧腹壁与腹内器官外壁之间。局限性气腹，其腹腔内气体则局限于某处，且不随体位改变而移动。立位腹平片未发现膈下游离气体时，不能完全除外胃肠道穿孔的可能。

（2）腹腔积液　腹腔游离液体达到200ml以上时，液体可上升达到结肠旁沟，使之增宽。仰卧位时，以盆腔和上腹腔为低，尤其是肝肾隐窝和两侧结肠旁沟，液体易聚集于这些区域。大量腹液时，胀气的肠曲浮游于腹中部。肠曲间也可有腹液，仰卧位片上，充气肠曲之间有一定距离，即肠间隙加宽，但改变为侧卧体位水平投照时，因肠曲之间的腹液流向近地侧，其肠间隙将相对变窄，且近地侧腹部密度显著增高。

（二）肠梗阻

1. 临床表现　单纯性梗阻通常表现为急性腹痛、呕吐、停止排气排便及腹胀四大症状。绞窄性肠梗阻则表现为腹痛、呕吐、腹胀，易合并休克，体液及电解质丢失和毒素吸收。常见于肠粘连、肠腔内肿物、寄生虫、毛粪石或胆石、肠结核等。按病因可分为机械性肠梗阻和麻痹性肠梗阻。

2. 影像表现

（1）机械性梗阻　单纯性小肠梗阻：梗阻近端肠曲胀气扩大，立位可见肠内高低不等液面，胀气肠曲呈弓形，多发的液面呈梯状排列。绞窄性小肠梗阻：①嵌顿的肠曲呈C形，部位固定（图9－16）；②嵌顿的肠袢内充满液体呈现软组织团块影（“假肿瘤”）征象；③阻塞的近侧肠管扩张，可有气液平面形成；④伴有腹液，结肠内一般无气体。

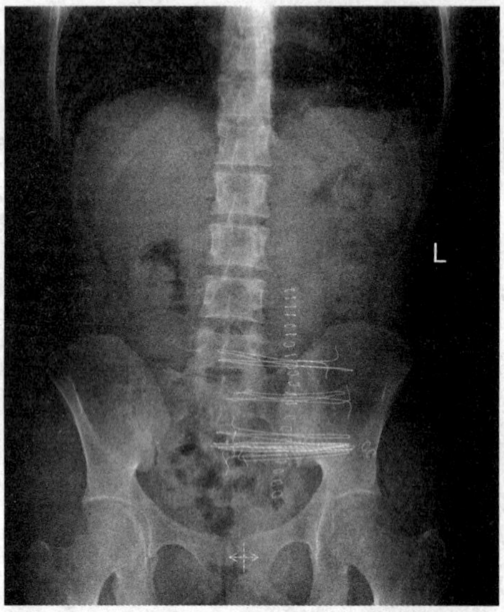

图9－15　消化道穿孔立位平片

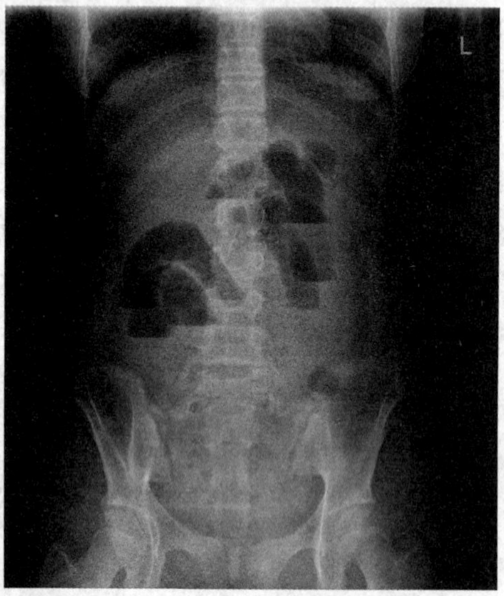

图9－16　绞窄性肠梗阻X线表现

（2）麻痹性梗阻　常见于腹部术后、炎症、胸腹部外伤和感染等。肠运动力减弱，大小肠呈均等积气和扩张，肠内气液平面较低，甚或肠内几乎全为气体。合并感染时肠间隙可以增大，腹膜脂肪线变得模糊。

（3）结肠梗阻　结肠梗阻导致近侧结肠胀气扩张并积液，钡剂灌肠检查更清楚。

（三）食管静脉曲张

1. 临床表现　早期无症状，中晚期因门脉高压可出现脾大、脾功能亢进、腹水等症状。当发生急性大量出血时，可出现呕血和柏油样便，病情严重时可产生休克，甚至死亡。

2. 影像表现

（1）早期表现　下段食管黏膜增粗、轻度迂曲，轮廓呈锯齿状改变，钡剂通过顺利，食管张力基本正常。

（2）中期表现　中下段食管黏膜呈蚯蚓状或串珠样充盈缺损，管腔扩张，食管动力较差。

（3）晚期表现　食管管腔扩张，蠕动明显减弱，全程食管呈蔓状及蛇皮样充盈缺损（图9－17）。

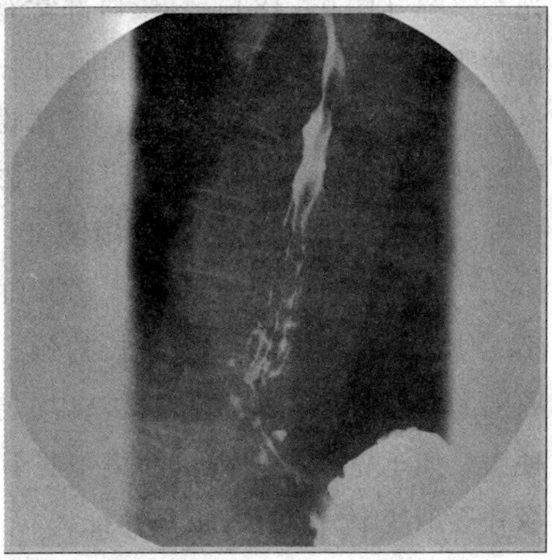

图9－17　食管静脉曲张X线表现

（四）食管癌

1. 临床表现　食管癌好发于40～70岁的男性，主要症状是进行性吞咽困难，胸骨后疼痛或咽下痛，好发于食管中下段。

2. 钡餐造影

（1）早期食管癌　食管黏膜及黏膜下层受侵，无淋巴结转移。

1）平坦型：食管黏膜粗糙呈颗粒状，黏膜中段或部分消失，食管壁边缘粗糙、不规整，病变食管管壁扩张度稍差。

2）隆起型：病变呈不规则斑片状扁平隆起，可见不规则小的充盈缺损，肿瘤表面可有浅溃疡。

3）凹陷型：食管边缘轻微不规则，有时可见不规则浅小钡斑，周围可见小颗粒样隆起。

（2）中晚期食管癌　指癌肿累及到肌层或达到浆膜及浆膜以外，可有局部或远处淋巴结及脏器转移。分为以下四型。

1）髓质型：腔内较大不规则充盈缺损，表面可见大小不等的龛影，管腔狭窄，与正常食管界限不清。癌肿向腔外生长，病变区常可见软组织肿块影。

2）蕈伞型：病变食管管腔内偏心性充盈缺损，表面黏膜破坏，可见表浅溃疡，与正常食管分界清晰，病变食管以上可出现扩张，晚期出现管腔偏侧性狭窄。

3）溃疡型：龛影长径与食管长轴一致，范围较大，若破溃伴边缘隆起，呈“半月征”。

4）缩窄型：病变管腔呈环状对称性、向心性狭窄，常累及食管全周，边缘整齐，管壁僵硬，狭窄段以上明显扩张。

3. CT平扫表现　食管管壁呈环形或不规则状增厚，相应平面管腔狭窄；管腔内肿物呈圆形或卵圆形，表面有时可见龛影；周围脂肪层模糊或消失，提示食管癌已外侵；气管和食管易受累，形成食管－气管瘘；以纵隔、肺门以及颈部淋巴结转移常见。

（五）消化性溃疡

1. 临床表现　胃溃疡好发于胃小弯及胃窦部，十二指肠溃疡好发于球部，溃疡常单发，少数为多发。胃和十二指肠同时发生溃疡称为混合性溃疡。上腹部疼痛是典型表现，具有反复性、周期性和节律性的特点。胃溃疡疼痛多在进食后，持续1～2小时后逐渐缓解；十二指肠溃疡则多为饥饿性疼痛，多在进食后3～4小时出现。

2. 钡餐造影表现

（1）胃溃疡

1）直接征象：龛影多见于胃小弯，切线位呈乳头状、半圆形、锥形或其他形状，边缘光滑整齐（图9－18）。龛影口部常有一圈黏膜水肿所造成的透明带，这种黏膜水肿带是良性溃疡的特征。X线表现如下。①黏膜线：为龛影口部一条宽1～2mm的透明细线影，为龛影口部的胃黏膜水肿所致。②项圈征：宽0.5～1cm，如一个圈。③狭颈征：龛影口部明显狭小，使龛影犹如具有一个狭长的颈。慢性溃疡周围的瘢痕收缩，造成黏膜皱襞均匀纠集，这种皱襞如车轮状向龛影口部集中且到达口部边缘并逐渐变窄，是良性溃疡特征。

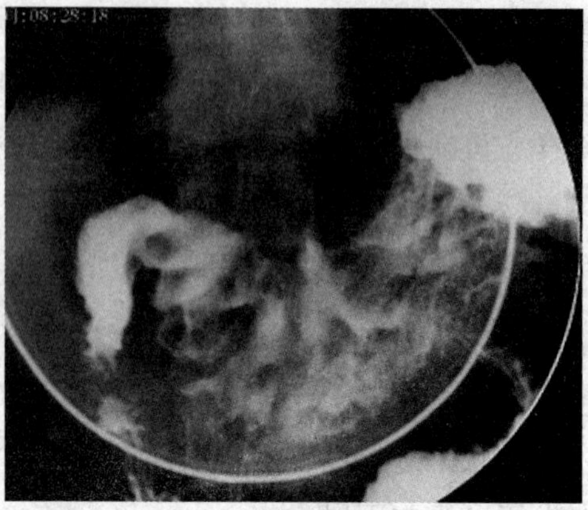

图9－18　胃溃疡X线表现

上消化道造影，胃小弯可见黏膜纠集

2）间接征象：①痉挛性改变：表现为胃小弯侧的溃疡在胃大弯侧出现痉挛性切迹，犹如一个手指指向龛影。②分泌增加：空腹可见胃内中等量异常滞留液，使钡剂不易附着于胃壁，液体多时在胃内形成液面。③胃动力改变：蠕动增强或减弱，张力增高或减低，排空加速或减慢。此外，龛影处常有不同程度的压痛。溃疡好转或愈合时，功能性改变也常随之减轻或消失。

特殊溃疡的特点：①穿透性溃疡：龛影深而大，深度和大小均超过1cm，龛影周围常有范围较大的水肿带。②穿孔性溃疡：龛影甚大，如囊袋状，其中常出现液面和分层现象，即气液钡三层或气钡两层现象，但这种表现并非穿孔性溃疡所特有。③胼胝性溃疡：龛影较大，达1.5～2cm，深度一般不超过1cm。龛影口部有一圈较宽的透明带，其边界清楚而整齐，常伴有黏膜皱襞纠集。这种溃疡与恶性溃疡难于鉴别。

胃溃疡愈合的X线表现为龛影变浅变小，周围水肿减轻或消失，较大溃疡愈合后可遗留一些瘢痕，使局部胃壁平坦而蠕动消失，该处皱襞可平坦或纠集，但无龛影。较小溃疡愈合后可不留痕迹。

慢性胃溃发生恶变且发展到一定阶段，可在良性溃疡基础上出现一些恶性表现。①龛影周围出现小结节状充盈缺损，犹如指压迹。②周围黏膜皱襞呈杵状增粗或中断。③龛影变为不规则或边缘出现尖角征。④治疗过程中龛影增大。胃溃疡恶变发展到后期，与溃疡型癌的表现一样，统称为恶性溃疡。

（2）十二指肠溃疡　十二指肠溃疡90%以上发生在球部。球部腔小壁薄，溃疡易造成球部变形，X线检查易发现。球部溃疡常较胃溃疡小，直径多为4～12mm，大都在后壁或前壁，表现为类圆形或米粒状密度增高影，其边缘大都光滑整齐，周围常有一圈透明带，或有放射状黏膜皱襞纠集。龛影通常使用加压法或双重造影法才能显示。

球部变形是诊断球部溃疡的重要依据。主要是由于瘢痕收缩、黏膜水肿和痉挛所致，可以是山字形、三叶形、葫芦形等。球部溃疡愈合后，龛影消失，变形可继续存在。

此外，球部溃疡还可出现一些间接征象。①激惹征：表现为钡剂到达球部后迅速通过。②幽门痉挛，开放延迟。③胃分泌增多和胃张力及蠕动方面的改变。④球部有固定压痛。

（六）胃癌

1. 临床表现　胃癌是胃肠道最常见的肿瘤，好发于40～60岁。胃癌可发生在胃的任何部位，但以胃窦、小弯和贲门区常见。临床表现主要是上腹疼痛，不易缓解，吐咖啡渣样血液或有柏油样便，有时可以摸到肿块或发生梗阻症状。

2. 临床分型　按胃癌的大体形态常将胃癌分为三型。

（1）蕈伞型（息肉型、肿块型、增生型）　癌瘤向胃腔内生长，表面大多高低不平，如菜花样，常有糜烂，与周围胃壁有明确的分界。

（2）浸润型（硬癌）　癌瘤沿胃壁浸润生长，常侵犯胃壁各层，使胃壁增厚、僵硬，弹性消失。黏膜表面平坦而粗糙，与正常区分界不清，病变可只侵犯胃的一部，但也可侵及胃的全部，形成“皮革胃”。

（3）溃疡型　癌瘤常深达肌层，形成大而浅的盘状溃疡，其边缘有一圈堤状隆起称环堤。溃疡型癌又称恶性溃疡。

3. 钡餐造影表现

（1）常见表现　①充盈缺损：形状不规则，多见于蕈伞型癌。②胃腔狭窄、胃壁僵硬：主要由浸润型癌引起，也可见蕈伞型癌。③龛影：见于溃疡型癌，龛影形状不规则，多呈半月形，称为半月综合征，表现为外缘平直，内缘不整齐而有多个尖角，龛影位于胃轮廓之内，龛影周围绕以宽窄不等的透明带，即环堤，轮廓不规则而锐利，其中常见结节状或指压迹状充盈缺损。④黏膜皱襞破坏、消失或中断。⑤黏膜下肿瘤浸润常使皱襞异常粗大、僵直或如杵状和结节状，形态固定不变；癌瘤区蠕动消失。

（2）早期胃癌　胃双重造影对诊断、分型具有重要价值。

1）隆起型（Ⅰ型）：小而不规则的充盈缺损，边界清楚，高度超过5mm。

2）表浅型（Ⅱ型）：肿瘤表浅、平坦，沿黏膜及黏膜下层生长，形状不规则，边界清楚，少数病例边界不清。此型需在良好的双重造影及加压像上才能显示，可见胃小区及胃小沟破坏呈不规则的颗粒状杂乱影，有轻微的凹陷和僵直，多数病区界限清楚。

3）凹陷型（Ⅲ型）：肿瘤形成明显凹陷，超过5mm，形状不规则。

（3）中晚期胃癌（图9－19）

1）蕈伞型：腔内不规则的充盈缺损，与正常胃壁分界清楚。

2）浸润型：胃腔狭窄，胃壁僵硬，管饭受累时呈“皮革袋状”。

3）溃疡型：表现为恶性龛影，常有“指压征”、裂隙征、环堤征、半月征，部分可出现黏膜皱襞破坏、中断、消失或黏膜皱襞结节状或杵状增粗。

4. CT表现　蕈伞型可见凸向腔内的息肉状软组织影像；浸润型为胃壁增厚；溃疡型表现为肿块表面不规则的凹陷。胃周围脂肪线消失提示癌肿已突破胃壁。

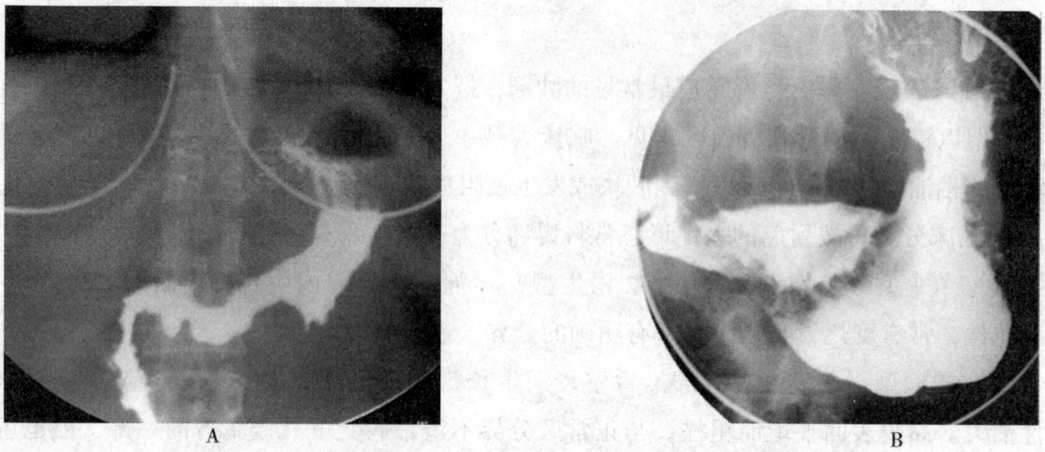

A　　　　　　　　　　　　　　B

图 9－19　胃癌

A. 蕈伞型胃癌，胃窦部可见突出腔内的充盈缺损；B. 溃疡型胃癌，呈现半月综合征，胃小弯侧不规则半月形龛影，外缘平直，内缘不整，有多个尖角，周围可见环堤

5. 良恶性溃疡的鉴别（表 9－1）

表 9－1　胃良性溃疡与恶性溃疡的 X 线鉴别诊断

	良性溃疡	恶性溃疡
龛影形状	圆形或椭圆形，边缘光滑整齐	不规则，扁平，可见尖角征
龛影位置	突出于胃轮廓以外	位于轮廓之内
龛影周围和口部	黏膜水肿的表现如黏膜线、项圈征、狭颈征等黏膜皱襞向龛影集中直达龛口	指压迹样充盈缺损，有不规则环堤，皱襞中断、破坏
龛影边缘	光滑	不规则
龛影大小	<1.0cm	>2.0cm
附近胃壁	柔软、有蠕动波	僵硬、蠕动消失

（七）结肠癌

1. 临床表现　结肠癌是胃肠道常见的恶性肿瘤。发病年龄多在 40～49 岁之间，直肠、乙状结肠多见，多为腺癌。早期多无症状，晚期可伴有肠梗阻和恶病质等。右侧结肠癌以腹部包块、腹痛和贫血为主；左侧则以腹痛、便血和便频为主；直肠肿瘤以便血、便频和便细为主，伴有黏液血便和里急后重。

2. 钡餐造影表现

（1）隆起型　肠腔内出现充盈缺损，轮廓不规则，黏膜皱襞破坏消失。病变多发生在肠壁的一侧，该处肠壁僵硬平直、结肠袋消失。

（2）浸润型　肠管狭窄，常只累及一小段肠管，狭窄可偏于一侧或环绕整个肠壁，形成环状狭窄，轮廓可以光滑整齐或不规则。病变段肠管肠壁僵硬，黏膜破坏消失，病变界限清楚，此型肿瘤易造成梗阻，甚至钡剂止于肿瘤下界，完全不能通过。

（3）溃疡型　龛影大而不规则，边缘多不整齐，具有一些尖角，龛影周围常有不同程度的充盈缺损和狭窄，肠壁僵硬，结肠袋消失，呈现“苹果核征”（图 9－20）。

3. CT 表现　在对比剂作用下，CT 可显示腔内软组织影、不规则的管壁变化。肿瘤与周围脂肪组织界限不清，提示肿块向腔外侵袭。CT 仿真内窥镜可检出结肠内 0.5cm 以上的息肉。

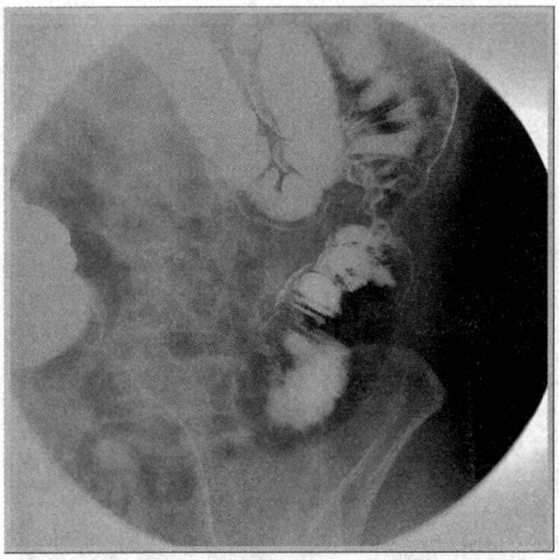

A

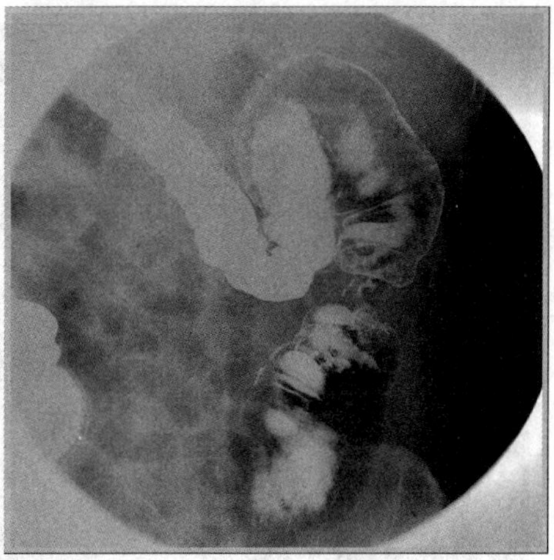

B

图9-20　结肠癌

二、肝、胆、脾、胰疾病

（一）肝癌

1. 临床表现　原发性肝癌，90%以上为肝细胞癌。男性多见，好发于30~50岁。早期一般无症状，中晚期表现肝区疼痛，消瘦乏力，腹部包块。大部分患者AFP阳性。病理解剖分为三型：巨块型，肿块直径大于5cm，最多见；结节型，每个癌结节小于5cm；弥漫型，1cm以下的的小结节弥漫分布全肝。单发结节不大于3cm，或2个结节直径之和不超过3cm的结节为小肝癌。肝细胞癌主要由肝动脉供血，且90%病例都为血供丰富的肿瘤。肝细胞癌容易侵犯门静脉和肝静脉，引起血管内癌栓或肝内外血行转移；侵犯胆道引起阻塞性黄疸；淋巴转移可引起肝门区、腹主动脉和（或）腔静脉旁等处腹腔淋巴结增大；晚期可发生肺、骨骼、肾上腺和肾等远处转移。

2. X线表现　小肝癌无诊断价值，肝癌较大时可引起肝脏增大，轮廓异常。

3. CT表现　CT平扫绝大多数是低密度病灶，较大肿瘤因坏死和囊变，中心部常出现更低密度区，有新鲜出血则密度增高。肿瘤边界多不清，少数边界清楚并有包膜。增强扫描肝癌区略有增强或不增强，而正常肝增强，因而使肿瘤边界更为清楚。癌变区可出现密度稍高的结节或隔，但其增强程度多不如正常肝（图9-21）。

除了上述密度改变外，CT还可能看到另外一些改变，包括如下。①癌瘤处体积增大，轮廓隆凸。②肿瘤压迫肝门和（或）肝裂，使之变形和移位。③门静脉内瘤栓，表现为门静脉增粗，密度不均，增强后可见腔内充盈缺损影或门静脉不增强。④邻近器官如胃、胰、肾的受压移位。⑤附近或远处淋巴结增大（转移），腹水或其他脏器转移。

4. MRI表现　原发性肝癌在T_1WI上肝癌的信号强度低于肝，边界常不清楚，有时难以辨识；在T_2WI上癌瘤较易识别，其信号高于正常肝组织，常不均匀；DWI呈高信号。癌瘤中心常有不规则更低信号区，肿瘤边缘有时有一低信号的包膜。注射造影剂后肝癌信号明显增强，可低于或高于正常肝的信号，边界更为清楚，其中低信号区（出血、坏死、瘢痕）则无强化。若有门静脉内瘤栓，可于低信号的门静脉中出现高信号块影（图9-22）。

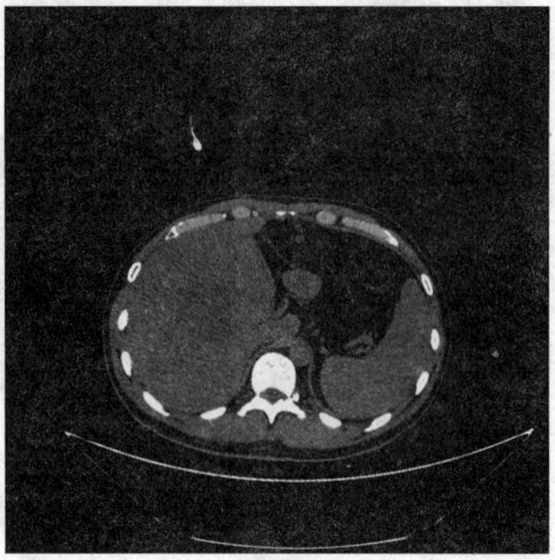

A. 肝癌 CT 平扫

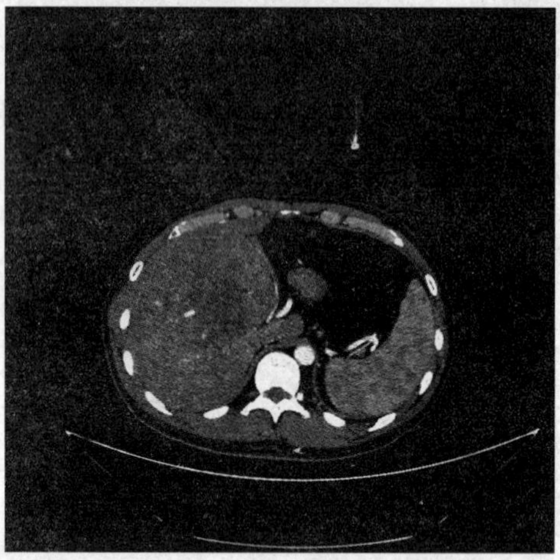

B. 肝癌 CT 表现 – 动脉期

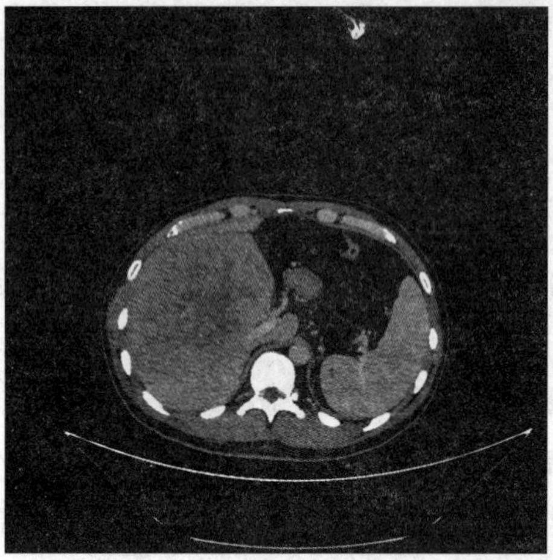

C. 肝癌 CT 表现 – 门脉期

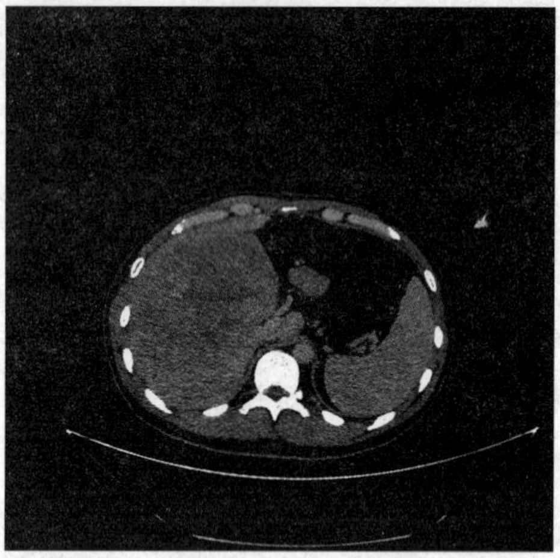

D. 肝癌 CT 表现 – 平衡期

图 9 – 21　肝癌 CT 表现

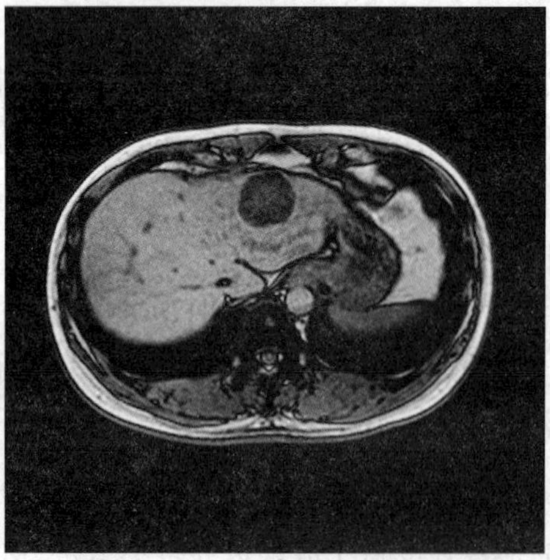

A

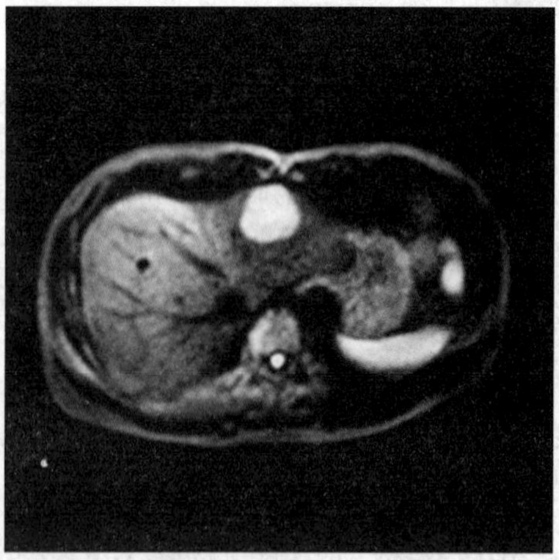

B

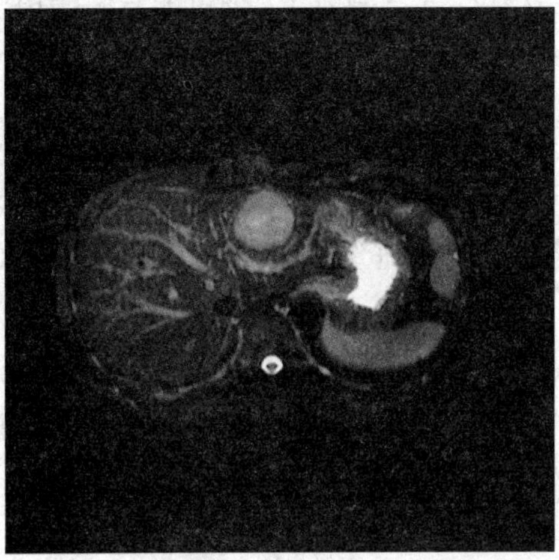

C

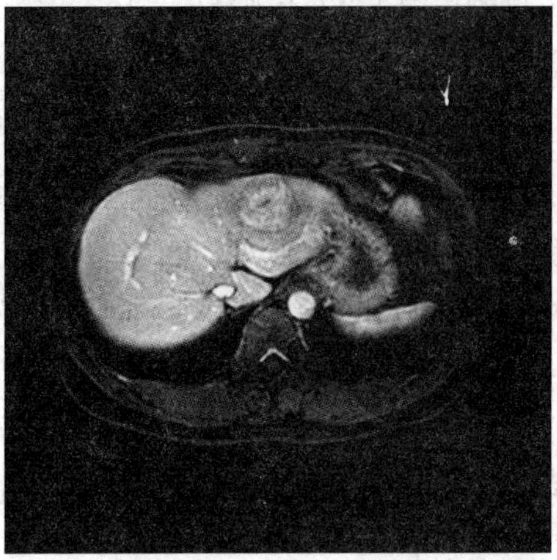

D

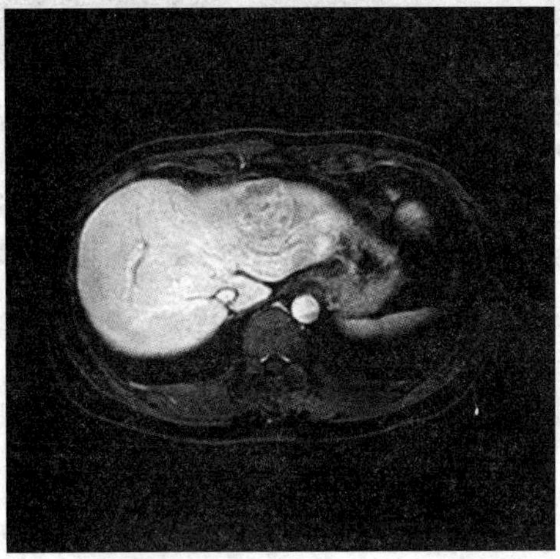

E

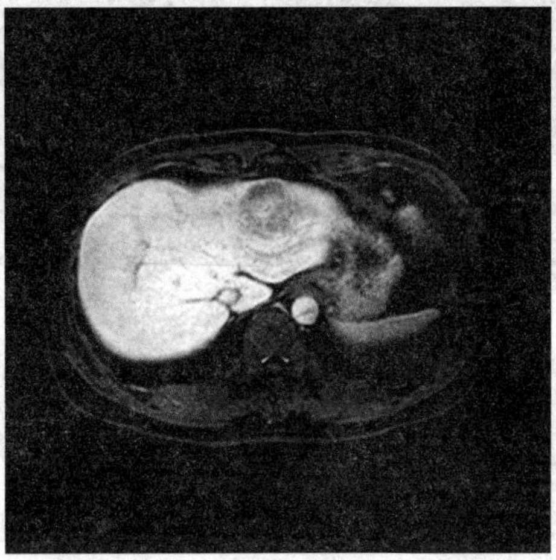

F

图 9－22 肝癌 MRI 表现

A. 平扫 T_1WI；B. 平扫 T_2WI；C. DWI；D. 增强扫描动脉期；E. 增强扫描门脉期；F. 增强扫描平衡期

（二）肝转移瘤

1. 临床表现 肝脏是转移性肿瘤的好发部位之一。转移途径主要有：①邻近器官肿瘤的直接侵犯；②经肝门部淋巴转移；③经门静脉转移，如消化道恶性肿瘤转移；④经肝动脉转移，如肺癌转移。病理呈肝内多发结节，大小从数毫米到 10 厘米以上不等。易坏死、囊变、出血和钙化。临床症状除原发的肿瘤症状外，出现肝大、肝区疼痛、消瘦、黄疸、腹水等。AFP 多阴性。

2. CT 检查 平扫可见肝实质内多发小圆形或类圆形的低密度肿块，少数可单发。肿块密度均匀，发生钙化或出血，肿瘤内有高密度灶。对比增强扫描动脉期呈显著强化，门静脉期可出现整个瘤灶均匀或不均匀强化，平衡期对比增强消退。少数肿瘤中央见无增强的低密度，边缘强化呈高密度，外周有一稍低于肝密度的水肿带，构成“牛眼征”。

3. MRI 检查 显示肝内多发或单发、边缘清楚的瘤灶。T_1WI 常表现均匀的稍低信号，T_2WI 则呈稍高信号。少数肿瘤在 T_2WI 上中心呈高信号，T_1WI 呈低信号，称为“环靶征”。

约30%肿瘤周围 T_2WI 表现高信号环，称为"亮环征"或"晕征"，这可能与肿瘤周边水肿或丰富血供有关。

（三）肝脓肿

1. 临床表现 以细菌性肝脓肿和阿米巴性肝脓肿常见，呈单发或多发，呈单房或多房，右叶多见。中心为脓液和坏死肝组织形成的脓腔，周围为纤维组织、肉芽组织形成的脓肿壁，外周炎细胞浸润肝组织水肿。

2. CT检查 是诊断肝脓肿的首选检查方法。显示为边界清楚的圆形低密度区，CT值为20～30Hu，轮廓多整齐。脓肿壁表现为一圈"晕"，其密度高于脓腔而低于正常肝。增强扫描脓腔不强化，脓肿壁呈环形增强，轮廓光滑整齐，厚度均匀（图9－22）。若腔内有气体和（或）液面则可确诊。

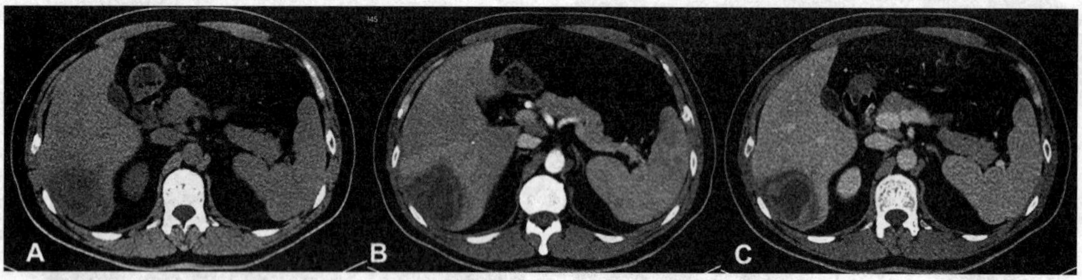

图9－22 肝脓肿增强CT表现

A. 平扫，肝右后叶下段为稍低密度肿块，边缘模糊；B. 增强动脉期，脓肿壁强化，脓肿壁外周为较低密度的水肿带，相邻肝实质片状一过性明显强化；C. 增强门脉期，脓肿壁强化更明显，脓肿壁厚薄不均，脓肿壁外周的水肿带无强化，脓肿中心的坏死无强化

3. MRI检查 肝脓肿在MRI上呈液体病变的信号特征，即长 T_1、长 T_2 信号。T_2WI 上呈圆形、边界清楚的低信号区，其周围有一圈低信号晕围绕。

（四）肝囊肿

1. 临床表现 肝囊肿的临床表现因囊肿的大小、部位、生长快慢和并发症而有较大不同。囊肿的大小从数毫米到数厘米不等，囊壁很薄，囊内充满澄清液体。小囊肿临床症状轻微，巨大囊肿可有上腹胀痛，偶有囊肿破裂、出血。

2. CT表现 单发或多发，边界呈锐利光滑的圆形低密度区，CT值与水接近，0～15Hu。增强扫描囊肿不增强，显示更清楚。

3. MRI表现 在 T_1WI 上其信号极低，低于血管瘤和肿瘤的信号。在 T_2WI 上则其信号强度高于血管瘤和肿瘤。有时在 T_2WI 上囊肿和血管瘤的信号强度相似，难以区别，则应利用 T_1WI 加以区别，此时囊肿的信号强度明显低于血管瘤的信号。

（五）肝硬化

1. 临床表现 肝硬化病因很多，常见病因为病毒性肝炎和酗酒。临床上以肝功能损害和门脉高压为主要表现。肝硬化代偿期患者无明显症状，或仅有疲乏、腹胀等症状，肝脾增大，硬度增加；失代偿期肝脏逐渐缩小，出现腹水、脾大和食管静脉曲张，晚期出现贫血、黄疸、肝性脑病等。

2. CT表现 早期肝脏正常或稍增大，中晚期平扫表现为肝密度普遍减低，CT值接近或低于脾。早期肝增大，晚期肝缩小。肝轮廓凹凸不平呈结节状。肝各叶大小比例失常，常为尾叶与左叶较大而右叶较小。肝门和肝裂增宽。脾增大是诊断肝硬化的重要根据，其外缘前后径超过 5 个肋单元。肝门、胃周和食管下段常有静脉曲张，伴有脂肪变性，导致全肝或局部密度下降（图 9－24）。

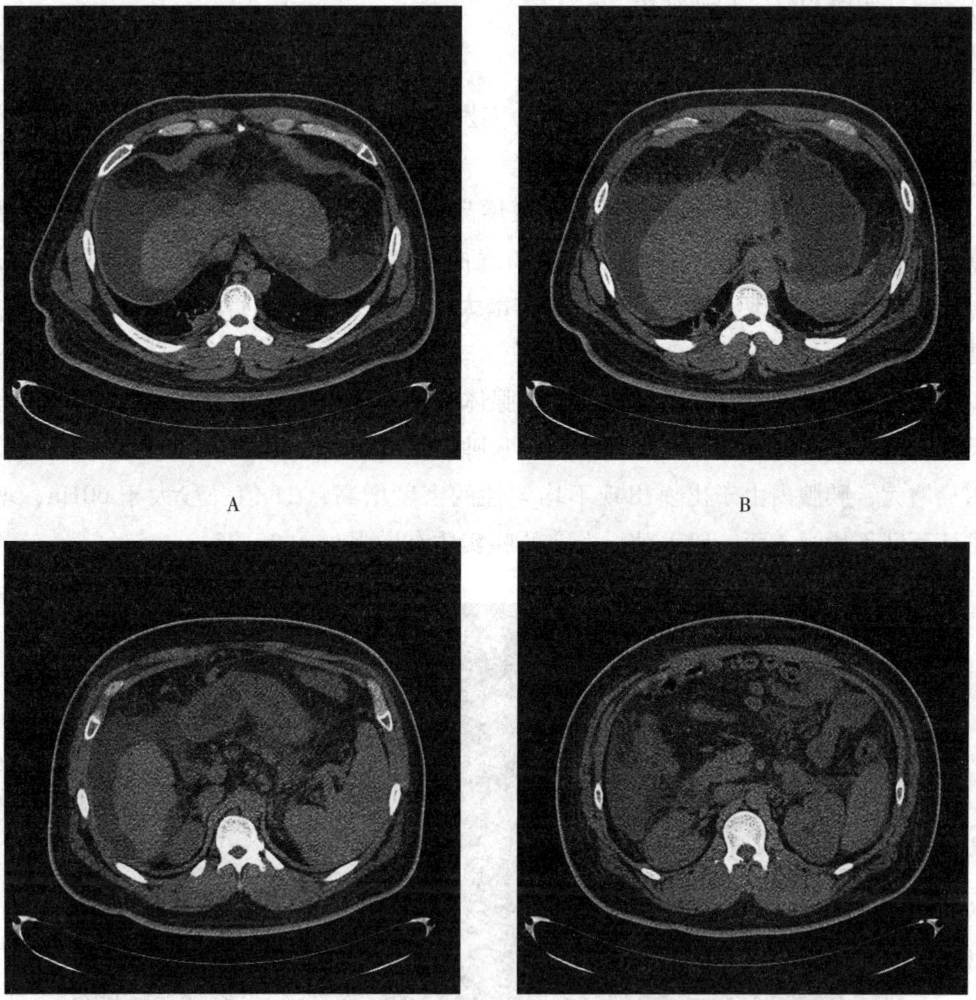

A　B

C　D

图 9－24　肝硬化 CT 表现

3. MRI 表现　与 CT 表现相似，肝脏再生结节在 T_1WI 上呈等信号，在 T_2WI 上呈低信号。

（六）胆囊结石

1. 临床表现　可有胆绞痛和阻塞性黄疸表现。

2. X 线平片　平片可以显示单个或多个从沙砾至蚕豆大，呈圆形、多边形或菱形的不规则致密影。

3. CT 表现　CT 平扫可表现为高密度结石、等密度结石、低密度结石和环状结石。增强扫描结石不强化。

4. MRI 表现　多数结石呈长 T_1 短 T_2 信号。

（七）急性胆囊炎

1. 临床表现　急性胆囊炎多由结石梗阻、细菌感染、胰液反流等所致。临床表现有持续性疼痛、阵发性绞痛，伴畏寒、发热、呕吐，Murphy 征阳性。

2. 影像表现 急性胆囊炎的 CT 征象是胆囊壁增厚，常超过 3mm，厚薄不均。胆囊常增大，胆汁密度可增高，超过 25Hu。MRI 平扫与 CT 表现相似，呈现 T_1WI 低信号和 T_2WI 高信号，偶见胆囊积气、积液征象。

（八）急性胰腺炎

1. 临床表现 患者常起病急骤，表现为突发剧烈上腹痛，恶心呕吐、低血压及休克状态，寒战、高热、黄疸、腹肌紧张和压痛。

2. X 线平片 上腹部胰腺区软组织密度增高，边缘不清。炎性渗出物刺激横结肠，出现“横结肠截断征”，表现为仰卧位肝曲和脾曲充气，横结肠不充气；胰腺增大可出现“胃结肠分离征”（小喇叭征），表现为腺体增大后，反射性刺激胃十二指肠和结肠，在胃和横结肠之间出现一个喇叭状的致密影。

3. CT 表现 水肿型胰腺炎平扫表现为腺体弥漫性增大，胰腺密度减低，形态不规则，边缘模糊；增强扫描时胰腺轻度增强，周围水肿显示更清楚。出血坏死型胰腺炎病情较重，胰腺明显增大，胰腺内由于出血出现不均匀性的密度增高，CT 值一般大于 60Hu，增强扫描可见坏死区不增强，而一般水肿、炎变的胰实质有增强（图 9－25）。

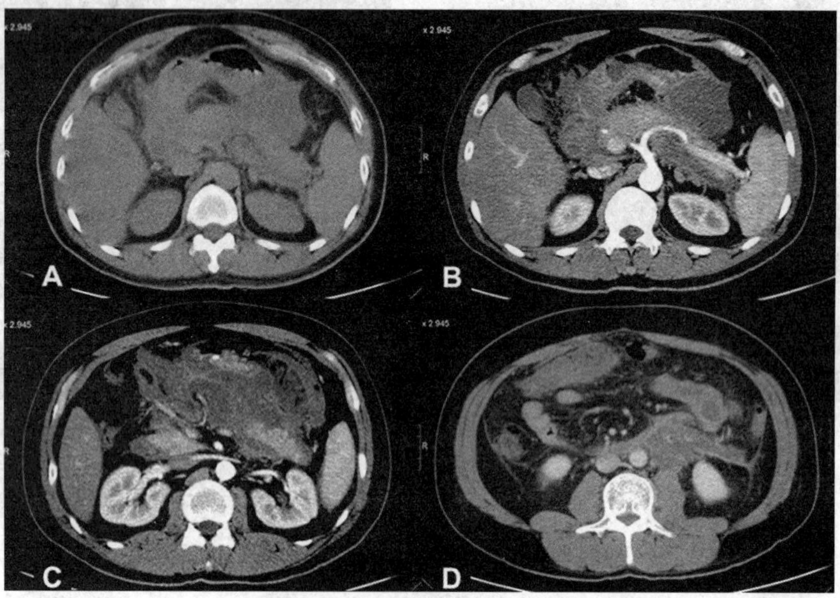

图 9－25 急性胰腺炎 CT 表现

A. 平扫，胰腺肿胀，边缘模糊，胰周见低密度的渗出；B. 增强扫描，胰腺实质强化减弱，胰周的渗出显示更清楚；C. 增强扫描，显示网膜囊、肠系膜根部的积液；D. 增强扫描，显示左侧肾旁前间隙的积液

4. MRI 表现 为胰增大，轮廓不清。水肿使弛豫时间延长，T_1WI 胰腺信号减低，T_2WI 信号增强。若出血坏死在 T_1WI 和 T_2WI 都表现为高信号。

（九）慢性胰腺炎

1. 临床表现 各种因素造成胰腺局部、节段性或弥漫性的慢性进展性炎症，导致胰腺实质和胰管组织的不可逆损害。发作期表现为上腹痛、恶心呕吐，缓解期无表现。

2. CT 表现 胰腺大小正常、肿大或缩小；胰管扩张，内径超过 5mm，粗细不均呈串珠状。胰管及周围实质钙化，是慢性胰腺炎的特征性表现。胰周筋膜常增厚，呈现纤维索条影，左肾前筋膜增厚，胰管常有不同程度扩张（图9－26）。

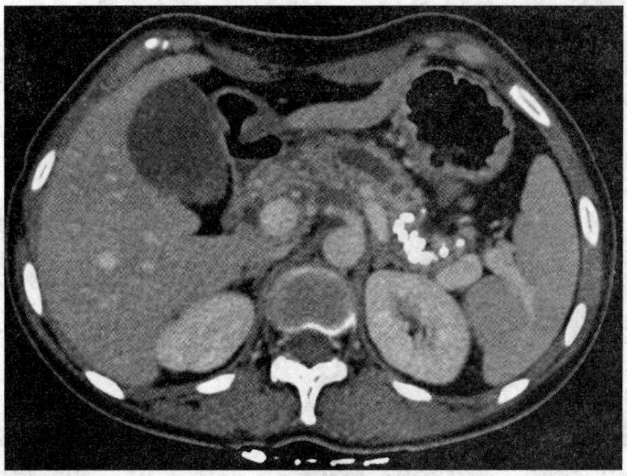

图9－26　慢性胰腺炎CT表现

增强扫描门脉期显示胰腺萎缩，胰管扩张，胰尾部有较多的钙化

3. MRI表现　慢性胰炎MRI可见胰腺增大，但胰腺信号改变不明显。假囊肿是重要的诊断依据，T_1WI表现为局限性囊性低信号区，注射造影剂后显示更为清楚；T_2WI上假囊肿显示为囊状高信号区，更易识别。钙化是慢性胰腺炎的重要变化，在MRI上呈低信号，很难识别。

（十）胰腺癌

1. 临床表现　胰腺癌是胰腺最常见的恶性肿瘤。临床上多见于40岁以上男性，发病率随年龄增长而增高。早期多无症状或症状不明确，随病情发展出现腹痛、进行性阻塞性黄疸和体重下降。胰体尾部癌多出现持续性腹痛、腰背痛。胰腺癌预后差，5年生存率仅约为5%。

2. 胃肠低张造影表现　可显示中晚期癌肿对胃和十二指肠的压迫及侵袭。胃窦部向前上移位，形成边缘光滑的局限性压迹，称为“胃垫征”；若肿瘤侵及胃窦，形成外压性充盈缺损。胆囊扩张压迫十二指肠球后；胆管扩张压迫球后形成“笔杆状”的带状压迹；肿瘤压迫壶腹，造成上下肠曲扩张，形成反“3”字形的凹形压迹。

3. CT表现　平扫较大肿瘤呈局限性隆起或不规则增大。肿瘤的密度常与胰腺的密度相等，但其中常有坏死或液化而形成低密度区。胰头癌侵犯、压迫胆总管引起梗阻性黄疸时，CT显示胆总管以上肝内外胆管扩张，而胰头处胆总管突然狭窄、中断或变形，是胰头癌的主要间接征象。增强扫描肿瘤常不增强或略增强，而正常胰实质增强明显，从而使肿瘤得以识别（图9－27）。

4. MRI表现　直接征象上可见胰腺局限性增大，在T_1WI上肿瘤信号稍低于正常胰腺和肝，其中坏死区信号更低；T_2WI上表现为不均匀的信号稍高，坏死区则显示信号更高。间接征象可见胰头癌引起的胆管和胰管扩张构成的“双管征”，是诊断胰头癌的重要依据。

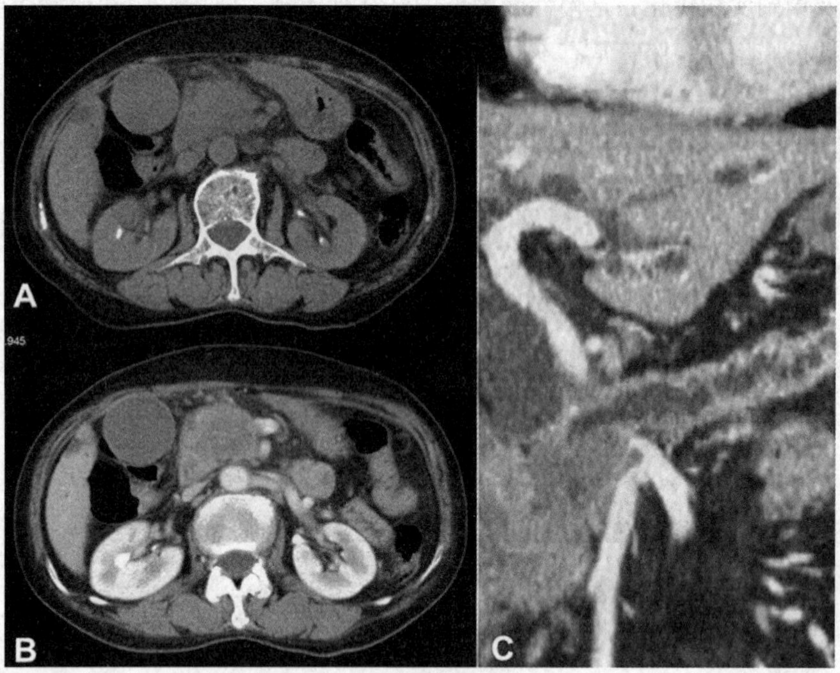

图 9－27　胰腺癌增强 CT 表现

A. 平扫，胰头部软组织肿块；B. 增强扫描，肿块弱强化；C. 增强冠状位重建，肿块上方胆总管明显扩张，胰管明显扩张

（十一）脾损伤

1. 临床表现　有明确的外伤史，表现为腹痛、低血压和失血性休克。

2. X 线平片　脾影增大、密度增高，边缘不清。胃体右移，胃十二指肠等扩张充气，血液漏至腹腔导致腹腔积液和腹膜刺激征。

3. CT 表现　对诊断脾脏实质损伤或包膜下血肿的准确性很高。包膜下血肿可见脾外围半月形或双凸状高密度影，且密度随时间延长而减低。脾挫裂伤可见脾实质内线条状或不规则低密度影。脾撕裂伤可见实质分离，分离处呈低密度。

4. MRI 表现　与 CT 所见相似。

扫码“练一练”

目标检测

一、选择题

1. 患者，男性，50 岁。临床初步诊断为肠梗阻，X 线平片显示梗阻以上结肠扩张，有宽大液平面，小肠轻度扩张，有少许液平面，诊断为

A. 单纯性小肠梗阻　B. 绞窄性小肠梗阻
C. 单纯性结肠梗阻　D. 结肠扭转
E. 肠套叠

2. 食管癌好发于食管的

A. 上段　B. 中上段　C. 中段
D. 胃食管前庭段　E. 中下段

3. 胃部检查实施双重对比造影的目的在于

A. 观察胃轮廓　B. 显示胃小区等微细结构　C. 观察幽门开放情况
D. 观察胃底充盈情况　E. 观察胃蠕动

4. 钡餐造影片上，胃底垂直，胃角明显，胃下极位于髂嵴水平，胃张力中等，应为

A. 牛角型胃　B. 瀑布型胃　C. 鱼钩型胃
D. 无力型胃　E. 混合型胃

5. X 线平片中需与溃疡龛影鉴别的是

A. 憩室　B. 息肉　C. 压迹
D. 充盈缺损　E. 黏膜结节状增粗

6. 食道钡餐造影显示膈上有对称切迹及粗大黏膜，诊断应考虑为

A. 胃黏膜脱垂入食管内　B. 食管裂孔疝　C. 贲门痉挛
D. 食道静脉曲张　E. 食管下端憩室

7. 下列关于食道癌 X 线表现，描述错误的是

A. 食管黏膜纹中断破坏　B. 管腔向心性狭窄，管壁僵硬
C. 管腔内不规则充盈缺损　D. 恶性龛影
E. 食管下端漏斗状狭窄，蠕动微弱

8. 食管异物最易停留的部位是

A. 食管入口处　B. 主动脉弓压迹处　C. 贲门口处
D. 食管中下段　E. 左主支气管压迹处

9. 患者，男，28 岁。初步诊断为胃溃疡。其 X 线所见中不正确的是

A. 龛影　B. 项圈征　C. 狭颈征
D. 充盈缺损　E. 黏膜纠集

10. 患者，男性，60 岁。钡剂灌肠发现乙状结肠下段呈局限环形狭窄，肠壁僵硬与正常肠管分界截然，首先考虑为

A. 溃疡性结肠炎　B. 浸润型结肠癌　C. 溃疡性结肠癌
D. 先天性巨结肠　E. 过敏性结肠炎

11. 患者，女，36 岁。X 线检查回盲部显示盲肠不规则挛缩，黏膜皱襞粗乱及多发性小龛影，应该诊断为

A. 回盲部溃疡型癌　B. 结肠克罗恩病　C. 回盲部溃疡型结核
D. 回盲部阿米巴病　E. 过敏性结肠炎

12. 过敏性结肠炎的 X 线表现为

A. 乙状结肠不规则狭窄　B. 局部结肠不规则挛缩及多发性小龛影
C. 肠袋变浅，排钡后见线样征　D. 乙肠结肠黏膜皱襞破坏
E. 乙状结肠内不规则充盈缺损

13. 结肠腔内见多个光滑充盈缺损，双重对比造影见致密多发环形影像，应诊断为

A. 结肠癌　B. 粪便　C. 多发息肉
D. 溃疡性结肠炎　E. 增殖型肠结核

14. 早期胃癌最佳的 X 线检查方法是

A. 不同程度的充盈相　B. 不同体位的黏膜相　C. 加压点片

D. 立卧位对比　　E. 低张双重对比造影

15. 下述不是肠结核的论断依据的是

A. 黏膜皱襞破坏　　B. 肠管狭窄短缩　　C. 肠管充气扩张

D. 肠管激惹征象　　E. 多发性息肉样充盈缺损

16. 诊断肠梗阻的依据是

A. 液平面　　B. 肠管扩张　　C. 蠕动消失

D. 肠腔气体吸收减少　　E. 肠管扩张和液平面

二、简答题

1. 良恶性溃疡 X 线征象如何鉴别？
2. 简述食管异物与气管异物的鉴别。
3. 消化道实质和空腔两大类器官主要采用何种检查方法及造影？

（刘　洋）

第十章　泌尿生殖系统

扫码“学一学”

学习目标

1. **记住**　泌尿系统影像学检查方法以及检查前的准备工作；泌尿系统检查时的注意事项。

2. **知道**　各种检查方法在泌尿系统疾病诊治中的优势及局限性；各种检查方法的选优及综合利用。

3. **学会**　泌尿系统的检查方法；常见泌尿系统疾病的特征性影像。

第一节　概　　述

一、常用检查方法

包括腹部平片、尿路造影、DSA 检查、CT 检查、MRI 检查等多种检查方法。

（一）腹部平片

腹部平片是泌尿系统 X 线检查的初步检查，常规摄取仰卧前后位和水平侧位片。平片可观察肾的大小、形状和位置，是泌尿系统结石的首选检查方法。

（二）尿路造影

1. 排泄性尿路造影　又称静脉肾盂造影（intravenous pyelography，IVP）。有机碘液如泛影葡胺（或碘海醇）在静脉注射后，几乎全部经肾小球滤出排入肾盏、肾盂，从而使之显影。这种方法不但可以显示肾盏、肾盂、输尿管及膀胱的解剖形态，而且可以了解双肾的排泄功能。

方法：在清洁肠道等检查前准备完成后，取卧位腹部平片，在下腹部使用压迫带。在静脉内注射对比剂后 1 ~ 2 分钟、15 分钟和 30 分钟各摄取双肾平片，以获得肾实质和肾盏、肾盂显影图像。去除压迫带后，摄取全腹片，以获得输尿管和膀胱显影图像。

2. 逆行尿路造影　经导管向膀胱内注入对比剂（逆行膀胱造影），或借助膀胱镜行输尿管插管并注入对比剂（逆行肾盂造影），使尿路显影。一般用 30% ~ 50% 泛影葡胺或相应浓度的非离子型对比剂 5 ~ 10ml，对肾盂积水患者酌情增加。适用于肾功能不良、排泄性尿路造影显影不佳者。

（三）肾动脉数字减影血管造影

包括腹主动脉造影与选择性肾动脉造影。经皮行股动脉穿刺，置导管于腹主动脉，导管尖端到达肾动脉开口上方，快速注入对比剂，连续摄影，可显示腹主动脉和两侧肾动脉。

主要用于检查肾血管病变，是诊断肾动脉病变（肾动脉狭窄、肾动脉瘤）的金标准。

（四）CT

1. 平扫　适用于肾实质性、囊性疾病的鉴别诊断，确定肾损伤范围和程度，对肾、膀胱、前列腺癌的分期及肾上腺肿瘤的诊断均可提供可靠的依据，对尿路结石检出最敏感。检查前禁食、禁水，口服泛影葡胺溶液500～1000ml，根据需要确定扫描范围，30～40分钟后（或待膀胱充盈后）开始扫描。常规取仰卧位，层厚5～10mm，层距5～10mm。

2. 增强扫描　肾功能受损者慎用。静脉内开始快速注入对比剂后45秒、2分钟和5分钟扫描双肾，分别获得肾皮质期、肾实质期和肾排泄期的增强图像。可观察肾皮质、髓质、肾盏、肾盂和输尿管的形态。能够发现和诊断大多数肾病变，并有助于对病变进行鉴别诊断。

（五）MRI

是泌尿系统CT检查和超声检查的重要补充方法，有助于病变的定位诊断。

1. 平扫　肾和输尿管检查常规使用梯度回波序列和快速自旋回波序列，行轴位和冠状位T_1WI和T_2WI成像，必要时可进行矢状位扫描。膀胱除横断面外，可做矢状面或（和）冠状面甚至任意斜面扫描，尤其是膀胱三角区病变。多回波序列扫描有助于判断病变组织特点及向邻近脏器浸润程度。

2. 增强　目的与价值类似CT增强扫描。

二、正常影像解剖

（一）肾与输尿管

1. 腹部平片　肾脏周围有较丰富的脂肪组织，前后位平片可显示双肾影（图10－1）。正常肾边缘光滑，外缘略呈波浪状，密度均匀，略高于肾周脂肪组织。肾影长12～13cm，宽5～6cm，肾脏通常位于第12胸椎～第3腰椎水平之间。正位呈“八”字形，位于脊柱两侧，右肾略低于左肾。肾有一定的移动度，但不超过一个椎体的高度。输尿管不能显示，膀胱一般不显示。

2. 尿路造影　排泄性尿路造影中肾、输尿管和膀胱的显示随摄片时间而异。静脉快速注射对比剂后1～2分钟肾实质显影，密度均匀；2～3分钟后肾盏开始显影；15～30分钟时肾盏、肾盂显影最浓；30分钟后，去除压迫后，双侧输尿管和膀胱清楚显影（图10－2）。输尿管长25～30cm，宽3～7mm，上端与肾盂相接，在腹膜后沿脊椎旁向前下行，入盆腔后，多在骶髂关节内侧走行，过骶骨后，先弯向外下，再斜行进入膀胱。输尿管有3个生理狭窄区，即与肾盂连接处、通过骨盆边缘处和膀胱入口处。

3. CT　在轴位图像上，肾脏呈边缘清楚、轮廓光滑的圆形或椭圆形软组织影。肾门部内陷，有肾动、静脉和输尿管进出。平扫时，肾实质密度均一，不能分辨肾皮质与肾髓质，CT值为30～50Hu；增强扫描，肾血管和肾皮质明显增强，CT值达80～120Hu，髓质强化不明显。肾盂与肾盏平扫时为水样密度；增强扫描不强化。肾盂大小不定。输尿管平扫呈点状影；增强扫描密度高，易于辨认。肾周筋膜约50%可显影，呈横行细线状致密影，居肾之前后（图10－3）。

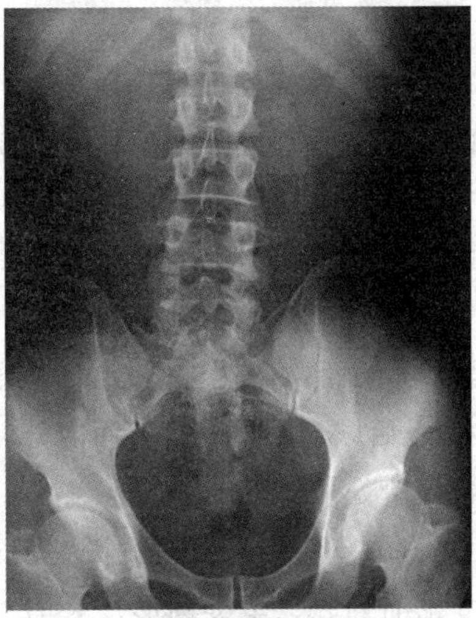

A

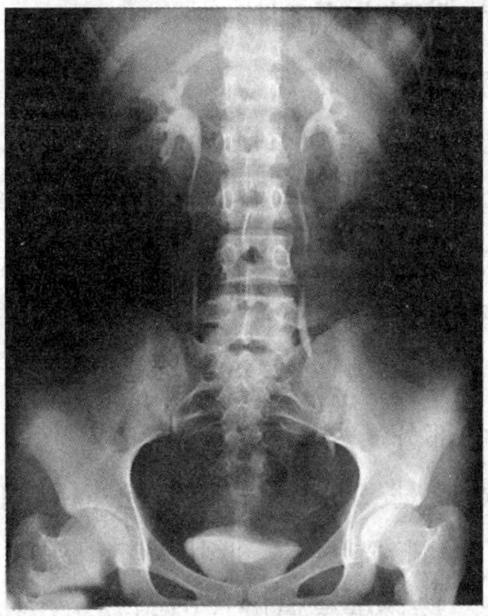

B

图 10 - 1 正常腹部平片（双肾影）

前后位片，双肾影呈豆状，位于脊柱两侧，为软组织密度

图 10 - 2 正常排泄性尿路造影

A. 双侧肾盏、肾盂和输尿管显影，结构、形态和密度正常；B. 膀胱显影，呈类圆形，位于耻骨联合上方

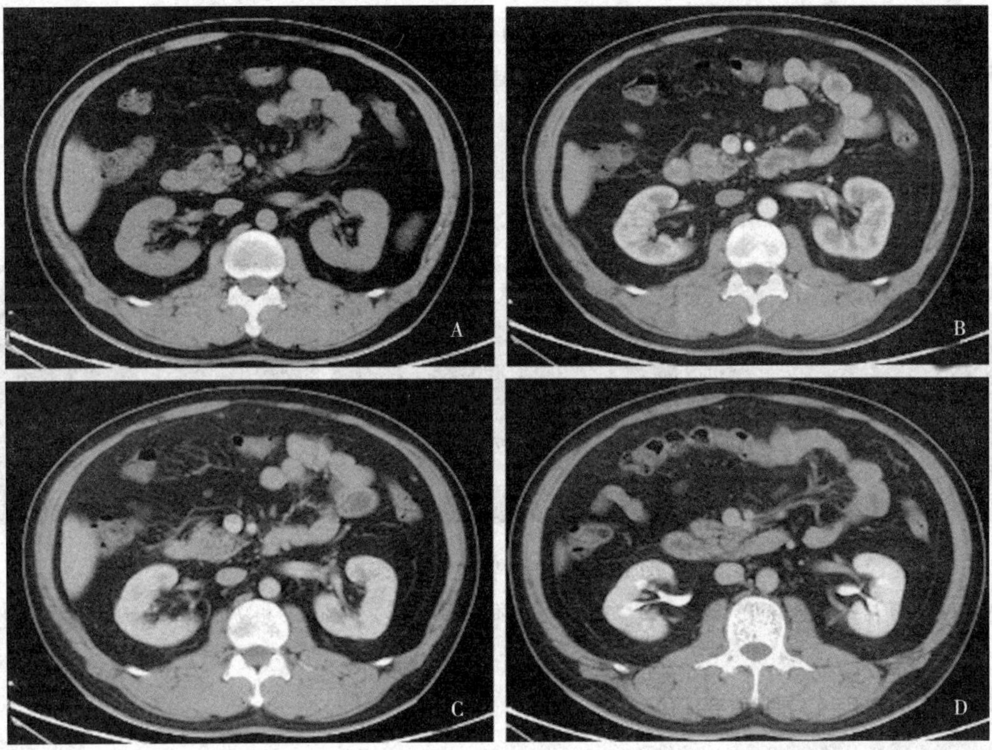

图 10 - 3 正常肾脏 CT 表现

A. 平扫；B. 增强扫描皮质期；C. 增强扫描实质期；D. 增强扫描排泄期

4. MRI 可清楚显示肾。T_1WI 上，肾皮质呈中等信号，肾髓质信号低于肾皮质，两者形成皮髓质差异。T_2WI 上，两者差异不显，髓质信号等于或略高于皮质。肾盂肾盏因含尿液，信号与水相似。肾包膜呈中等信号，与肌肉、纤维性病变相似。肾周脂肪在 T_1WI 和 T_2WI 上分别呈现高信号和中高信号（正常肾脏 MRI 表现）。增强扫描表现类似 CT 增强检查。

（二）膀胱与前列腺

1. 尿路造影

（1）膀胱　正常容量为350～500ml，大小和形态取决于充盈程度。充盈良好的膀胱呈椭圆形，横置于耻骨联合上方，其下缘多与耻骨上缘相平。如膀胱未充盈或在收缩状态，其粗条状黏膜皱襞可使边缘不整齐呈锯齿状。两个输尿管开口之间有一个输尿管间嵴，表现为横形透明带。

（2）尿道　男性尿道可分前后两部，前尿道较宽，自外而内分为舟状窝、海绵体部（为最长的部分）与球部（为尿道最宽处），长13～17cm。后尿道较窄，自外而内分为膜部和前列腺部，长3～4cm。膜部有外括约肌围绕，为尿道最窄处。

2. CT　膀胱大小、形状因充盈程度和层面高低而不同。CT平扫充盈的膀胱呈均匀水样低密度，膀胱壁呈厚度均匀的软组织影。闭孔平面可见前列腺，呈类圆形，为均一的软组织密度。年轻人，前列腺的平均上下径、前后径和横径分别为3.0cm、2.3cm和3.1cm，而老年人则分别为5.0cm、4.3cm和4.8cm。其中心小圆形低密度区为尿道。前列腺后方有肛门外括约肌，为软组织密度，与前列腺界限不清，再上层面可见直肠，与前列腺分界清楚。膀胱底背侧，可见与前列腺相连之精囊，呈两侧对称外突的软组织密度。膀胱增强扫描，早期显示膀胱壁强化，延迟期腔内可见高密度对比剂浓聚，内壁光滑。

3. MRI　膀胱因腔内尿液富含游离水，呈均匀 T_1 低信号和 T_2 高信号。增强扫描因对比剂浓度变化呈现信号先增强后减低的状态（图10－4）。正常前列腺在 T_1WI 上呈较低信号，比较均匀，T_2WI 上可显示中央区、移行带和周围区。中央区信号稍低，周围区因腺体含水量较大，信号较高，移行区很细窄，呈低信号。

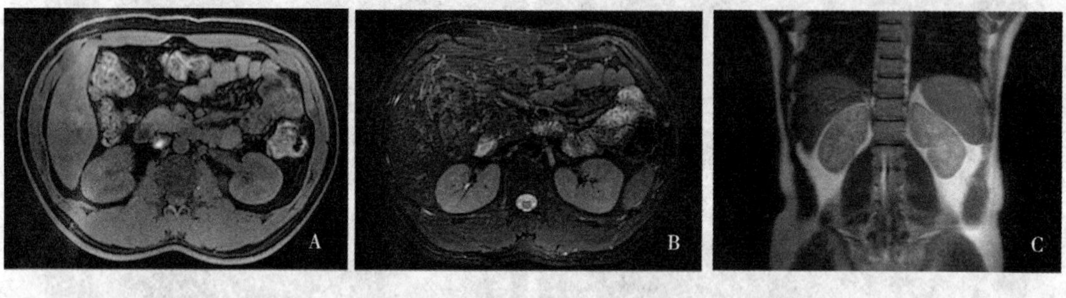

图10－4　正常肾脏MRI表现

A. T_1WI 皮质信号强度略高于髓质；B. T_2WI 皮质、髓质呈稍高信号，髓质信号稍高于皮质；C. 冠状位 T_2WI

三、基本病变影像表现

（一）X线平片的异常表现

1. 高密度钙化影　主要为尿路结石，包括肾结石、输尿管结石和膀胱结石；也可见于肾结核、肾癌、肾脏钙盐沉着症、肾囊肿和肾动脉瘤等。输尿管结石位于其走行区内，易见于生理性狭窄处；膀胱结石常呈椭圆形高密度影，横置于耻骨联合上方；输尿管结核钙化呈节段性条状或双轨道状高密度；膀胱肿瘤钙化呈细点状、絮状或线条状高密度。

2. 肾影位置异常　见于某些肾的先天性异常，如高位肾、低位肾。

3. 肾影大小改变　可为一侧或两侧，分为先天异常和后天病变两类。

4. 肾轮廓的改变　主要见于肾肿瘤、慢性肾盂肾炎、肾囊肿、肾血肿等。

（二）尿路造影的异常表现

1. 肾实质显影异常　排泄性尿路造影中可见。肾实质显影增强见于输尿管梗阻，显影浅淡见于肾功能减退，不显影见于肾积水等。

2. 肾盏、肾盂受压变形　肾盏肾盂变短、拉长或彼此分离，多为肾内病变所致，见于肾囊肿、肾肿瘤、肾血肿或肾脓肿。

3. 肾盏、肾盂破坏　表现为肾盏、肾盂边缘不规则，主要见于肾结核、肾盂癌、侵犯肾盂肾盏的肾癌等。

4. 肾盂、肾盏、输尿管和膀胱内充盈缺损　主要见于肿瘤、结石、血块和气泡等。

5. 肾盂、肾盏、输尿管和膀胱扩张、积水　常为结石、肿瘤、血块或炎症所致。

6. 膀胱输尿管反流　仅在逆行膀胱造影时可见，表现为输尿管、肾盂、肾盏内有对比剂充盈，可为先天性异常、尿路感染、尿路梗阻等。

（三）CT 检查的异常表现

1. 肾脏

（1）肾脏位置、大小、数目和形态异常（表 10－1）

表 10－1　常见肾脏位置、大小、数目和形态异常

异常类型	常见疾病和原因
位置异常	异位肾、肾外肿块压迫
大小异常	肾发育不全、肾动脉狭窄、慢性肾盂肾炎
数目异常	一侧肾缺如、肾切除术后
形态异常	马蹄肾、分叶肾、肾脏肿块

（2）肾实质异常（表 10－2）

表 10－2　肾实质肿块的 CT 表现

	高密度肿块	低密度、近似等密度或混杂密度肿块	水样密度肿块
病因	外伤后急性肾内血肿、出血性肾囊肿	各种类型良、恶性肿瘤、炎性肿块	各种类型肾囊肿
形态	规则或不规则	规则或不规则	圆形、边缘光滑
强化	无强化	不同形式和强化强度	无强化

2. 输尿管　主要异常表现为输尿管的扩张、积水，多因输尿管梗阻造成，见于结石、肿瘤或先天性异常。

3. 膀胱　主要异常表现是膀胱肿块和膀胱壁增厚。后者见于肿瘤、血块、炎症等。

4. 前列腺　主要异常表现为前列腺增大，前列腺横径超过 5.0cm 和（或）于耻骨联合上方 2cm 层面仍可显示前列腺。见于前列腺增生、前列腺癌等。

（四）MRI 检查的异常表现

1. 肾脏

（1）肾脏位置、大小、数目和形态异常与 CT 检查所见一致。

（2）肾实质肿块因组织成分不同，MRI 信号强度与增强表现不相同（表 10－3）。

表 10－3 常见肾实质肿块的 MRI 信号强度、形态和增强表现类型

病因	强化	形态	MRI 信号强度
单纯性肾囊肿	无强化	类圆形	T_1WI 低信号、T_2WI 高信号
出血性肾囊肿	无强化	规则或不规则	T_1WI 高信号、T_2WI 高信号
肾血管肌脂肪瘤	不均匀强化	类圆形	T_1WI 和 T_2WI 混杂信号肿块，内可有高信号，可被抑制
肾癌	不均匀强化	规则或不规则	T_1WI 和 T_2WI 混杂信号肿块，内可有高信号，不被抑制

2. 输尿管 普通 MRI 横断面上表现为类圆形长 T_1 和长 T_2 信号影，位于输尿管走行区。

3. 膀胱 显示为膀胱壁的弥漫性或局限性增厚，T_1WI 上类似正常膀胱壁信号，T_2WI 上可呈高信号、中等信号或低信号，见于膀胱炎、膀胱癌、膀胱平滑肌瘤等。

4. 前列腺 前列腺增大并信号异常是最常见的异常表现，可见于前列腺增生和前列腺癌。

（1）前列腺增生 前列腺增大以移形区为主，周围区变薄，T_2WI 上呈高信号影。

（2）前列腺癌 前列腺增大，周围区内 T_2WI 上见低信号影。

（3）前列腺囊肿或脓肿 腺体内出现 T_1WI 低信号影和 T_2WI 高信号影。

第二节 泌尿生殖系统疾病

一、泌尿生殖系统结石

泌尿系统结石可发生于尿路的任何部位，以肾盂肾盏及膀胱多见。尿路结石主要有草酸钙结石、磷灰石结石和尿酸结石等，80% 以上含有钙的成分，X 线检查易发现。

（一）肾结石

肾结石在泌尿系统结石中最常见，多见于 20～50 岁，男多于女。通常为单侧发病，也可双侧发病，结石单发或多发，位于肾盂或肾盏内。

1. 临床表现 典型症状包括疼痛、血尿和排石史。疼痛可为肾绞痛或钝痛，常向下腹部和会阴部放射。肉眼血尿或镜下血尿是最常见的临床表现，常与疼痛同时出现，活动后加重。合并感染，则出现尿频、尿急、尿痛和脓尿。

2. 影像学表现（图 10－5）

（1）X 线摄片 表现为肾窦区或其邻近部位的高密度影，可为单个或多个，单侧或双侧，大小不一，边缘光滑或不光滑。具有肾盂或肾盏形状为肾结石的特征，常呈鹿角状或珊瑚状。侧位观，肾结石与脊柱重叠。

（2）尿路造影 主要用于检查阴性肾结石，表现为肾盏肾盂内充盈缺损。造影还能了解患肾的功能，是否有继发感染和（或）肾盂扩大。

（3）CT 检查 平扫发现高密度结石影，对肾盏小结石更敏感；增强 CT 对肾积水诊断更清楚，表现为患侧肾增强影较对侧迟缓。

（二）输尿管结石

输尿管结石也是泌尿系统常见结石，多由肾结石下移而来，易停留在三个生理狭窄部位。输尿管结石易发年龄为 20～50 岁，男性多见。

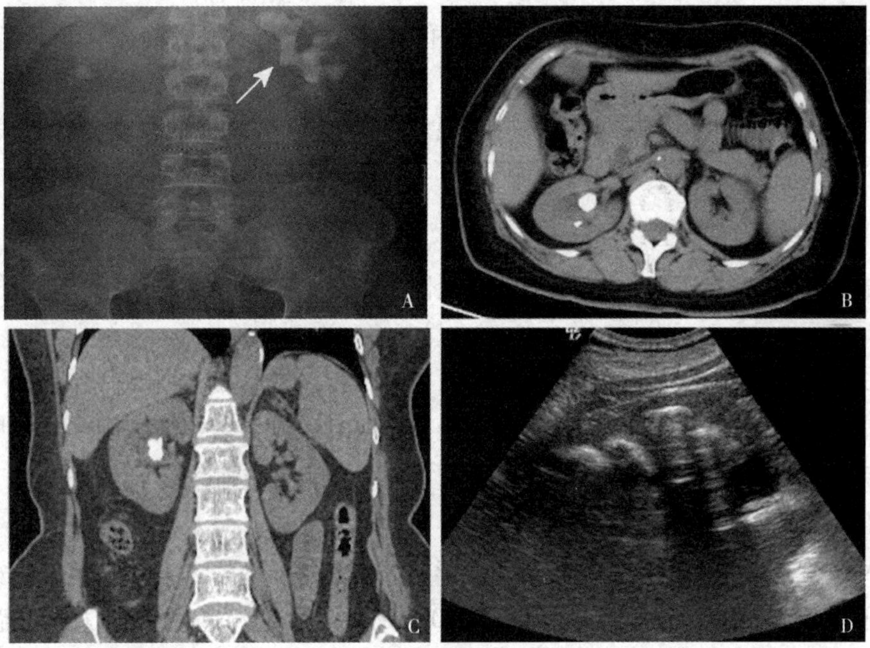

图 10－5　肾结石影像学表现

A. X 线平片示双肾结石，左肾“鹿角形”结石；B. CT 平扫示右肾结石及肾盂轻度积水

C. 冠状位 CT 示右肾结石及肾盂轻度积水；D. 超声示肾窦强回声伴后方声影

1. 临床表现　主要症状为突发性腹部绞痛并向会阴部放射，同时伴有血尿。继发感染时，出现尿频、尿急和尿痛等症状。当引起明显肾积水，腹部可触及肿块。

2. 影像学表现

（1）X 线摄片　黄豆或米粒大的致密影位于腰大肌影内或盆腔输尿管走行部位，密度大多不均匀，边缘光滑或毛糙呈桑葚状，长轴与输尿管走向一致（图 10－6）。

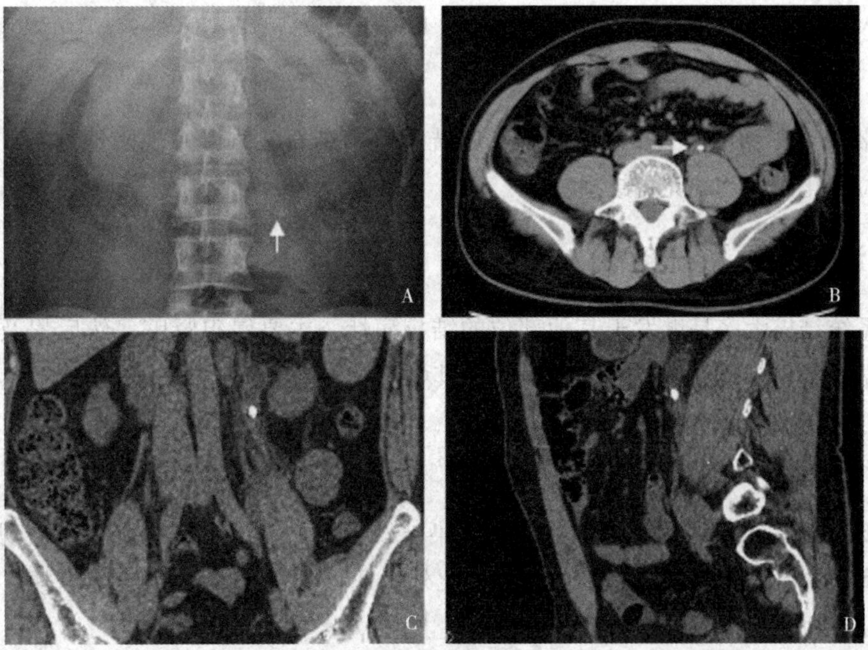

图 10－6　输尿管结石影像学表现

A. X 线显示左侧输尿管走行区高密度结石影；B. CT 平扫显示左侧输尿管内高密度结石影，伴输尿管轻度扩张积水；C. 冠状位；D. 矢状位，重建显示左侧输尿管上段高密度结石伴输尿管扩张积水

（2）尿路造影　阴性结石表现为输尿管内充盈缺损。结石上方输尿管及肾盂、肾盏可有不同程度扩张。

（3）CT 平扫　可发现输尿管走行区内的高密度影，输尿管壁呈点状或结节状的软组织密度环。

（三）膀胱结石

膀胱结石少见，多继发于尿路感染。原发性结石多见于 10 岁以下营养不良小儿和老年男性。

1. 临床表现　主要症状是膀胱刺激症状，如尿频、尿急、尿痛和排尿困难。白天活动时症状明显，夜间休息时症状减轻。典型症状是排尿时尿流突然中断，阴茎头部剧烈疼痛，改变体位后，疼痛缓解，可继续排尿。也可有血尿，常为终末血尿。

2. 影像学表现

（1）X 线检查　耻骨联合上方的高密度影，居盆腔中线部位。大多为单发，亦可多发，呈圆形或卵圆形。小者仅数毫米，大者可达 10cm 以上。结石可随体位而改变位置，总是在膀胱最低处（图 10－7）。

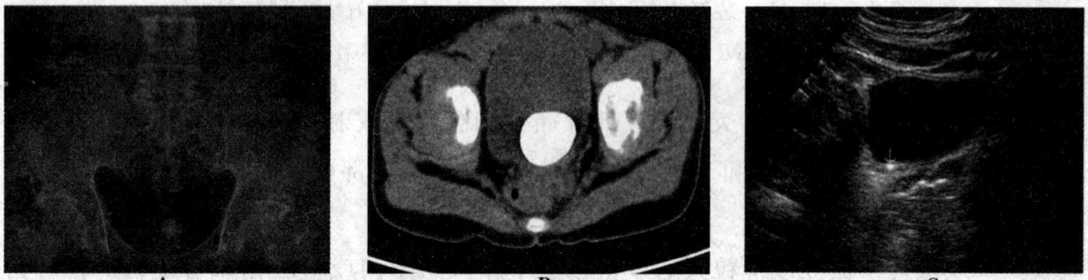

A　　　　B　　　　C

图 10－7　膀胱结石影像学表现

A. X 线显示耻骨联合上方类圆形高密度结石影；B. CT 平扫显示膀胱内“蛋形”高密度结石影；C. 右侧输尿管膀胱壁段结石

（2）膀胱造影　可进一步确定膀胱和膀胱憩室内结石，并可发现阴性结石，后者表现为可随体位变化而移动的充盈缺损。

二、泌尿生殖系统结核

泌尿系统结核大多是继发于其他部位的结核病灶，主要侵犯肾脏，然后累及输尿管和膀胱。肾结核绝大多数由血源性感染引起，其中 90% 位于皮质，10% 位于髓质，多为单侧性，晚期往往延及对侧肾脏。

（一）肾结核

1. 临床表现　早期可无明显症状，当感染波及肾盂、输尿管或膀胱后，出现尿频、尿急、脓尿和血尿（终末血尿或全程血尿）。此外，还可伴随全身症状，如消瘦、衰弱、乏力、低热及贫血、血沉加快、肾功能受损等。

2. 影像学表现

（1）X 线摄片　早期肾影正常，晚期肾影缩小，外形不整，可出现颗粒状、斑点状或环状钙化，累及全肾。

（2）尿路造影　初期表现为肾小盏顶端圆钝且边缘不齐如“虫蚀状”改变。进展期表现为对比剂在肾实质内聚集，边缘不规则，密度不均匀，呈现不规则囊状空洞。晚期表现为肾盏肾盂广泛破坏，造影常不显影或显影延迟，边缘光滑，肾盂肾盏牵拉变形。

（3）CT 检查　早期无变化。进展期显示肾实质内多发囊状低密度区，大小不一、边缘模糊、形态不规则，呈局限性或弥漫性分布。囊内周边可见不规则高密度钙化影。肾周脓肿呈低密度影。晚期肾自截表现为肾脏广泛性钙化，增强扫描无强化（图 10－8）。

（二）输尿管结核

输尿管结核多由同侧肾结核向下蔓延所致，也可为膀胱结核随尿液反流而发生。

1. 临床表现　表现同肾结核。

2. 影像学表现

（1）尿路造影　早期无异常；进展期，管壁增厚，蠕动消失，出现多发不规则狭窄与扩张而呈串珠状表现，输尿管僵硬、缩短，肾盂扩张积水。

（2）CT 检查　早期无异常，增强 CT 扫描可见病变黏膜有变化；进展期管壁增厚，输尿管不规则狭窄与扩张（图 10－9）。

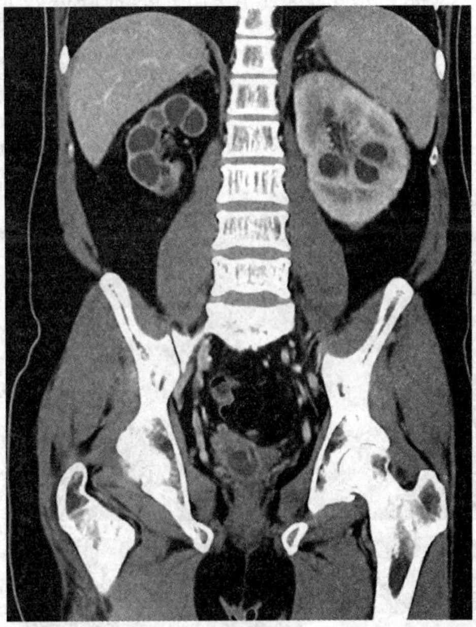

图 10－8　肾结核 CT 表现

冠状位增强 CT 显示右肾肾盂、肾盏全部扩张，呈囊状改变；左侧肾盂、肾盏部分扩张，伴左侧肾体积增大

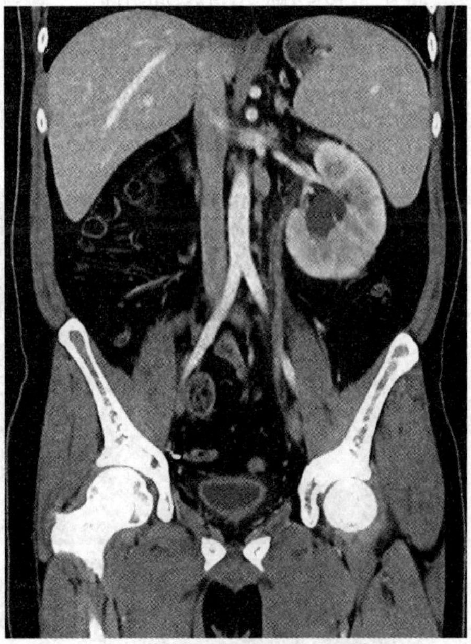

图 10－9　输尿管结核 CT 表现

增强 CT 冠状位显示左侧输尿管扩张，伴管壁弥漫性增厚

（三）膀胱结核

膀胱结核多由于肾结核、输尿管结核蔓延而来。

1. 临床表现　典型临床表现为尿频、尿急、脓尿和血尿。

2. 影像学表现　尿路造影可显示病变的全貌，膀胱壁局部不规则及变形，甚至形成充盈缺损，晚期如形成挛缩性膀胱则膀胱缩小，成为圆形或长圆形，边缘不规整。

三、泌尿生殖系统肿瘤

（一）肾细胞癌

肾细胞癌是肾脏最常见的恶性肿瘤，发生年龄多在40岁以上，男性多于女性。肿瘤来源于肾小管上皮细胞，易发生在肾的上极或下极，呈实质性不规则肿块，内常有出血和坏死。晚期发生转移，包括局部侵犯、淋巴结转移和血行转移。

1. 临床表现 无痛性肉眼血尿、患侧肾绞痛和胁腹部肿块为肾癌最常见的三大症状，但同时出现的概率很低。还可伴随全身症状，如体重减轻、发热、贫血、内分泌和肝功能异常等。晚期出现下肢水肿、腹水和远处转移等表现。

2. 影像学表现

（1）肾动脉血管造影 对肾癌诊断很有意义。可见肿瘤周围血管的移位、分离、聚拢、伸直成“抱球状”，以判断占位病变的存在，还可以根据肿瘤血管的显影情况确定肿瘤的性质，肾实质期可见肿瘤染色。

（2）CT表现 平扫可见肾实质内肿块，较大者突向肾外。肿块的密度可以较均匀，低于、高于或类似周围肾实质；也可表现为密度不均匀，内有不规则低密度区。少数肿块内可有点状或不规则形钙化灶。皮质期增强扫描，肿块由于血供丰富而有明显且不均匀的强化，强化程度与毗邻肾皮质相近；肾实质期和排泄期，肿块因强化程度逐渐减低及周围肾实质逐渐强化而呈相对低密度影。

（3）MRI检查 小肾癌 T_1WI 为等信号，T_2WI 高信号；肿瘤内的坏死液化区 T_1WI 为低信号，T_2WI 呈不均匀高信号；出血灶在 T_1WI、T_2WI 上均呈斑块状高信号（图10－10）。

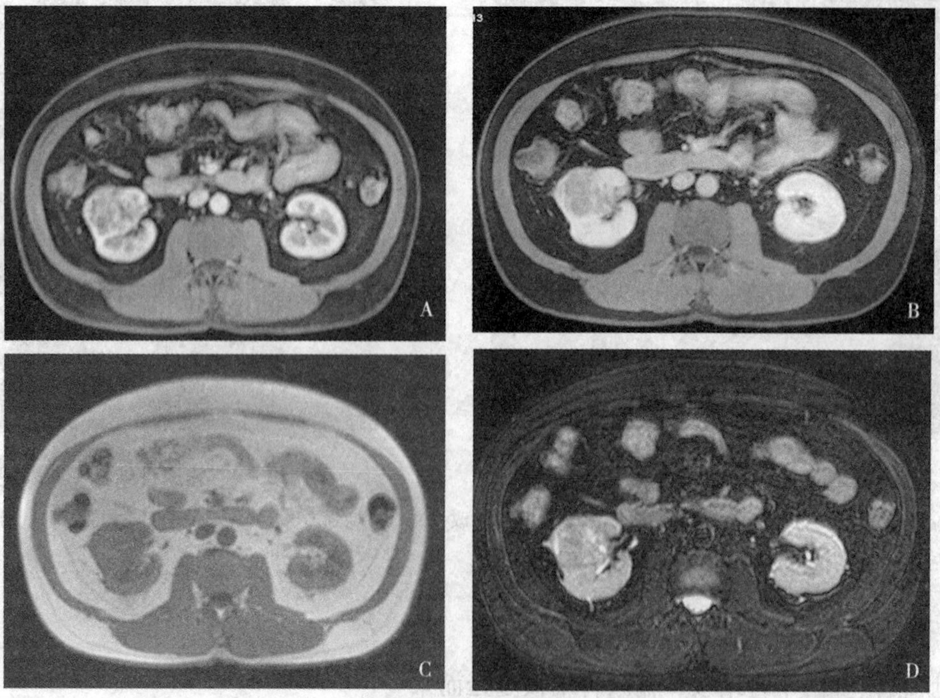

图10－10 肾细胞癌MRI表现

A. 右肾实质性肿块，动脉期呈明显不均匀强化，程度类似肾皮质；B. 实质期强化程度迅速减低，呈“快进快出”表现；C. T_1WI 肿块信号类似肾皮质；D. T_2WI 肿块呈混杂信号

（二）膀胱肿瘤

膀胱肿瘤易发生在40岁以上男性，多为乳头状瘤和乳头状癌，以后者多见，肿瘤可单发或多发，恶性肿瘤还可在膀胱壁内造成广泛浸润。

1. 临床表现 以血尿为主，呈间歇性或持续性无痛状，可伴有膀胱刺激征，肿瘤靠近膀胱颈部可引起排尿困难。

2. 影像学表现

（1）X线膀胱造影 可显示大小不同的结节状或菜花状充盈缺损。若肿瘤较大且浸润膀胱壁可造成膀胱壁广泛僵硬、凸凹不平。如肿瘤较小易被造影剂遮住而不易显示，应当使用较淡的造影剂（3% ~6%碘化钠）。

（2）CT检查 常用于膀胱癌术前分期。肿瘤在黏膜和黏膜下层，膀胱壁局限增生或呈菜花样结节；晚期膀胱轮廓变形。CT检查还可发现邻近组织的浸润和淋巴结转移，累及输尿管口，可导致输尿管梗阻；累及周围组织，可出现软组织密度影（图10－11）。

（3）MRI检查 增强扫描较有利于早期诊断和鉴别诊断以及肿瘤的分期。膀胱癌切除术后复查，MRI有助于区分术后瘢痕或肿瘤复发。

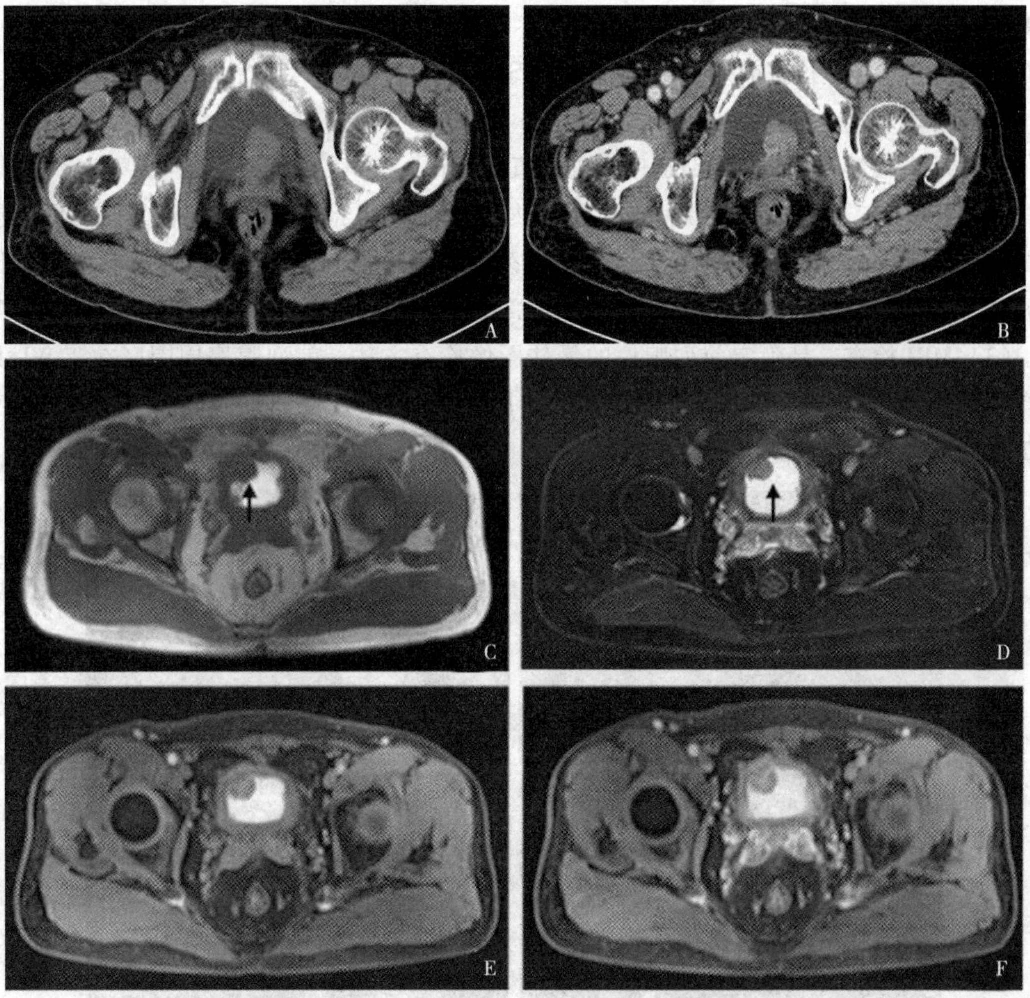

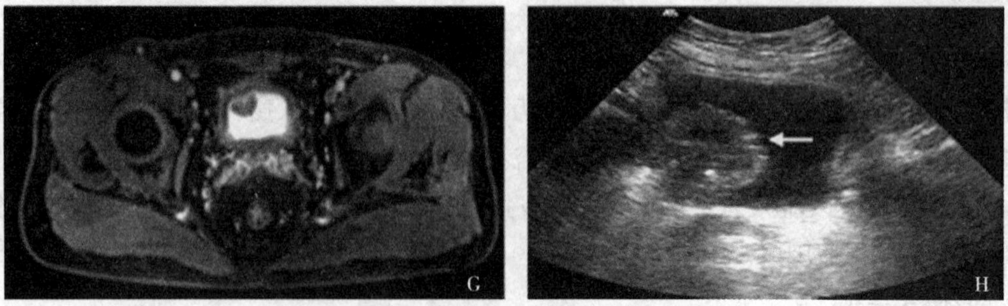

图 10－11　膀胱癌影像学表现

A. CT 平扫显示膀胱三角区自膀胱壁突向腔内的软组织密度肿块；B. 增强 CT 肿瘤明显强化；C. T_1WI 显示肿瘤信号强度类似正常膀胱壁；D. T_2WI 显示肿瘤信号高于正常膀胱壁；E－F. 分别为增强检查动脉期、静脉期及平衡期，肿瘤明显强化；G. 超声显示膀胱内实质性肿块回声

（三）前列腺癌

前列腺癌也是老年男性生殖系统中较为常见的恶性肿瘤，其中 99% 为腺癌。好发于 50 岁以上，发病率随着年龄增加而递增。好发于前列腺外周带，其次是移行带，少数起源于中央带。可经直接蔓延、淋巴转移和血行转移扩散。

1. 临床表现　早期多数无明显临床症状。当肿瘤较大时，可出现排尿困难、尿潴留、尿失禁或血尿等。晚期可出现膀胱和会阴部疼痛和转移体征。指肛检查可触及前列腺硬结，表面不规则。实验室检查前列腺特异抗原（PSA）增高。

2. 影像表现

（1）X 线检查　平片及尿路造影检查价值有限。

（2）CT 检查　早期前列腺癌局限于包膜内生长时，CT 检查难于确诊，只有当侵犯包膜向周围脂肪组织中浸润时才可诊断。表现为前列腺轮廓不整，密度不均。直肠前壁及膀胱壁可被浸润，精囊角消失。CT 检查还可发现淋巴结转移和盆骨转移，对前列腺癌的分期有帮助。

（3）MRI 检查　是确定前列腺癌的最佳影像检查方法。前列腺癌周围区在 T_2WI 上信号有局限低或稍低信号结节影（图 10－12）。因此 MRI 比 CT 更具诊断价值。但前列腺癌的 MRI 表现不典型时，诊断仍较困难。

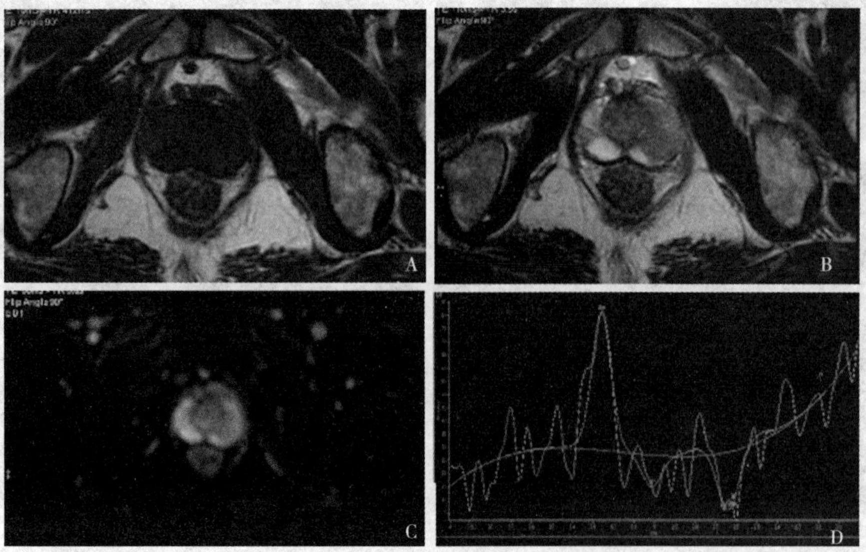

图 10－12　前列腺癌 MRI 表现

A. T_1WI 横轴位；B. T_2WI 横轴位；C. DWI 横轴位；D. MRS。前列腺左侧外周带见异常信号，T_1WI 呈低信号，T_2WI 呈稍低信号，DWI 呈高信号，Cit 峰值明显下降，Cho 峰增高

扫码“练一练”

目标检测

一、选择题

1. 检查泌尿系统阳性结石最常用的方法是
   A. B 超检查　　B. 腹部平片　　C. 逆行尿路造影
   D. CT 检查　　E. 静脉尿路造影
2. 关于肾结石的描述正确的是
   A. 90% 肾结石为双侧
   B. 以阴性结石多见
   C. 类圆形或三角形高密度影是其特征性表现
   D. 分层或鹿角状高密度影是其特征性表现
   E. 侧位 X 线片上结石位于脊柱之前
3. IVP 是指
   A. 静脉肾盂造影　　B. 逆行肾盂造影　　C. 膀胱造影
   D. 腹膜后充气造影　　E. 尿路平片
4. 下列不是逆行肾盂造影的优点的是
   A. 造影剂量少，显影清楚　　B. 碘过敏者同样可以运用
   C. 禁忌证少　　D. 不通过血液循环，全身反应少
   E. 能同时了解肾功能情况
5. 肾脓肿最佳的影像学检查方法是
   A. CT 平扫　　B. 排泄性尿路造影　　C. 选择性肾动脉造影
   D. X 线平片　　E. MRI 平扫
6. 下列关于肾脏的描述，错误的是
   A. 正常肾边缘光滑，有时外缘略呈波浪状
   B. 肾影长 12 ~ 13cm，宽 5 ~ 6cm
   C. 肾脏位于第 12 胸椎 ~ 第 3 腰椎水平之间
   D. 一般左肾略低于右肾
   E. 肾有一定的移动度，但不超过一个椎体的高度
7. 泌尿系统结核最常见的侵犯部位是
   A. 肾上腺　　B. 肾脏　　C. 输尿管
   D. 膀胱　　E. 尿道
8. 关于肾结核描述，错误的是
   A. 早期肾影可以正常
   B. 晚期肾影缩小，外形不整
   C. 累及全肾，可以有肾自截表现
   D. 晚期排泄性尿路造影常不显影或显影延迟
   E. CT 检查无法与肾积水鉴别，故无诊断价值

9. 自截肾常见于

A. 肾结核　B. 慢性肾炎　C. 肾癌

D. 慢性肾盂肾炎　E. 肾结石

10. 鉴别肾细胞癌和肾血管平滑肌脂肪瘤最可靠的依据是

A. 大小　B. 位置　C. 含脂肪成分

D. 形态　E. 合并出血

11. 下列关于肾癌的说法，错误的是

A. 泌尿系统最常见的恶性肿瘤　B. 肾影增大

C. 尿路造影可呈“蜘蛛足样”改变　D. 包含脂肪成分

E. 增强扫描呈不均匀强化

12. 患者，男性，42 岁。突发右胁腹部绞痛，并向会阴部放射，服用解痉药后症状缓解，该患者最有可能是

A. 肾结石　B. 肾细胞癌　C. 肾血管平滑肌瘤

D. 急性胰腺炎　E. 急性阑尾炎

13. 下列关于肾自截的叙述，不妥的是

A. 静脉尿路造影不显影　B. 全肾为干酪坏死物质和空洞所替代

C. 肾大部或全肾钙化　D. 肾功能完全丧失

E. 静脉肾盂造影可见肾盏破坏和脓腔形成

14. 一侧肾盂不显影，膀胱显著缩小，边缘毛糙，应首先考虑

A. 慢性肾炎　B. 肾膀胱结核　C. 膀胱癌

D. 肾腺癌　E. 膀胱神经功能障碍

15. 膀胱结核静脉肾盂造影表现为

A. 膀胱挛缩、变小、变形、轮廓不清　B. 膀胱内壁凹凸不平，见充盈缺损

C. 膀胱扩大　D. 膀胱密度不均

E. 无改变

16. 排泄性尿路造影显示患侧肾盂内见不规则形充盈缺损，发生于

A. 肾囊肿　B. 肾盂癌　C. 肾结核

D. 肾结石　E. 肾血管平滑肌瘤

17. 关于前列腺癌的描述，错误的是

A. 好发于外周带　B. 绝大多数为腺癌

C. 前列腺特异抗原降低　D. 平片及尿路造影检查对其诊断价值有限

E. 发生淋巴结转移和骨转移

18. 膀胱良恶性肿瘤鉴别最有价值的是

A. 膀胱壁僵硬　B. 膀胱容积缩小　C. 膀胱充盈缺损大小

D. 膀胱充盈缺损形态　E. 膀胱位置的改变

19. 患者，男性，70 岁。临床表现为消瘦、排尿困难、尿潴留伴有血尿，直肠指检发现前列腺增大，并触及不规则硬块，血清 PSA 升高，该患者最有可能的是

A. 膀胱结石　B. 膀胱癌　C. 肾结核

D. 前列腺增生　E. 前列腺癌

20. 患者，女性，55 岁。体检腹部触及肿块，无明显临床症状，行 CT 检查发现肾脏体积增大，肾实质内见一混杂密度肿块，CT 值为 -125 ~ 55Hu 不等，边界尚清，该患者最有可能的是

A. 肾结核　　B. 肾积水　　C. 肾脓肿

D. 肾错构瘤　　E. 肾癌

二、简答题

1. 何谓静脉肾盂造影？
2. 简述肾结石、膀胱结石的影像学表现。
3. 简述肾癌尿路造影检查表现。

（刘　洋）

扫码"学一学"

第十一章　中枢神经系统

学习目标

1. 记住　中枢神经系统影像学检查方法以及检查前的准备工作；中枢神经系统检查时的注意事项。

2. 知道　各种检查方法在中枢神经系统疾病诊治中的优势及局限性；各种检查方法的选优及综合利用。

3. 学会　中枢神经系统的检查方法；常见中枢神经系统疾病的特征性影像。

影像学检查在临床诊断中的价值是肯定的，对中枢神经系统疾病的诊断，可采用的影像学检查技术种类繁多，包括X线平片、CT、MRI、DSA等，而不同成像技术在诊断中都有各自的优势与不足。因此，必须了解不同的成像手段在不同疾病诊断中的作用与限度，以便能恰当地选择一种或综合应用几种成像手段和检查方法来进行诊断。

第一节　概　　述

一、常用影像检查方法

影像学检查对中枢神经系统疾病的诊断很重要，常需要影像学检查以确定病变的有无、位置、大小及数目和性质。诊断主要靠X线、CT以及MRI检查。由于颅骨对透声的限制，使超声检查应用受限。但对于新生儿及囟门未闭合的婴儿，可选用经囟门超声检查。

（一）X线检查

头颅X线检查，主要显示组成头颅的骨质改变与含气空腔的变化，或软组织内的异常钙化、骨化、气体或不透X线的异物。

1. 头颅平片　常用后前位和侧位，方法简单、经济、无创。对颅骨骨折多能够明确诊断，但对颅内病变的诊断有限，因此临床应用较为局限。

2. 脊椎平片　通过脊椎正、侧位片以及功能位平片的观察有可能发现椎体、椎间盘病变及椎管内病变，如椎体退行性变、椎间盘突出、椎管内肿瘤等。

3. 脑血管造影　脑血管造影是应用有机碘造影剂使脑血管显影的方法。目前常用的DSA技术，是诊断颅内血管性疾病如颅内动脉瘤、脑动静脉畸形（AVM）、脑梗死等的金标准。DSA可以直接显示病变血管。

4. 脊髓造影　是将造影剂注入脊髓蛛网膜下腔中，通过改变患者体位在透视下观察造影剂在椎管内流动情况和形态，从而诊断椎管内病变的一种检查方法。造影剂多用非离子型水溶性有机碘剂。

（二）CT 检查

CT 检查对中枢神经系统疾病的诊断价值较高，应用普遍。对颅内肿瘤、脓肿和肉芽肿、颅内血肿、颅脑外伤、脑梗死、脑先天性畸形或发育不全、椎管内肿瘤和椎管狭窄等都能够很好地定位和定性诊断。

1. CT 平扫　主要采用横断面扫描，有时加用冠状面、矢状面扫描。横断面 CT 扫描多以听眦线（外耳孔与同侧眼外眦的连线）为基线，依次向上扫描。扫描层厚可 5 ~ 10mm 不等，有时可根据检查目的进行薄层扫描，以发现微小病变。

2. 增强 CT　以静脉注入含碘水溶性对比剂再行扫描。增强后病灶密度可增高，显示更清楚，还可显示出平扫未显示的病灶，主要应用于颅内占位病变的诊断和鉴别诊断。

3. CT 血管造影（CTA）　静脉团注有机碘对比剂后，当对比剂流经脑血管时进行螺旋 CT 扫描时，通过三维重建方法显示大脑动脉环、大脑主要动脉及其分支的影像，主要应用于颅内动脉瘤及动静脉畸形等颅内血管病变的诊断和鉴别诊断。

4. CT 灌注成像　快速静脉团注有机碘对比剂时进行连续扫描，以获取受检脑组织在对比剂首次通过时的时间 - 密度曲线，并据此重组脑实质血流灌注参数图像，可显示脑组织局部灌注情况，有助于颅内肿瘤性病变和血管性病变的诊断和鉴别诊断。

5. 脊柱 CT　脊柱 CT 扫描一般采取横断面，先作定位扫描片，以选定适合的扫描层面和扫描架倾斜角度。临床多应用于脊柱外伤、椎管内占位病变的诊断及鉴别诊断。

（三）MRI 检查

MRI 检查在中枢神经系统的应用较为成熟，能清晰显示中枢神经系统解剖结构，可以很好地观察器官大小、形状和位置等情况。三维成像和流空效应使病变定位诊断更为准确，有助于观察病变与血管的关系。对脑干、幕下区、枕骨大孔、脊髓和椎间盘病变的显示优于 CT。对脑与脊髓肿瘤、脑脱髓鞘病变、脑梗死、血肿、脊髓先天性异常和脊髓空洞症的诊断也有较高的价值。

1. 普通 MRI　常规采用横断面扫描，根据需要再选择冠状面、矢状面甚至斜位扫描作为补充。一般层厚 6 ~ 8mm，薄层用 2 ~ 5mm。常用 SE 序列 T_1WI 和 FSE 序列 T_2WI。颅脑 MRI 的密度分辨率优于 CT，易于区别正常与病变部位，在颅脑疾病的诊断中具有重要的价值，但由于价格昂贵，不作为颅脑疾病的首选检查方法。

2. 增强 MRI　对比剂用 Gd - DTPA，增强检查显示病灶更清楚，并可显示普通检查未能显示的细小和多发病灶，明确病变的部位、范围及性质，主要应用于颅内占位病变的诊断和鉴别诊断，可鉴别病变性质，同时可应用于颅脑术后跟踪随访等。

3. 磁共振血管成像（MRA）　MRA 无需注射对比剂即可显示颅内大血管，是唯一成熟的无创性脑血管成像技术。

4. 脊柱 MRI　一般以矢状面扫描为基础，能比较全面地显示脊柱顺列、椎弓、椎间盘和脊髓的解剖结构与病变细节，辅以病变区横断面扫描，以观察病变与周围组织结构的三维关系，有时也取冠状面扫描。

二、正常影像表现

（一）X 线检查

1. 头颅平片 头颅的大小与年龄、性别和种族有关。成人颅骨分为颅内板、外板和板障。内外板为密质骨，X 线平片表现为线状致密影，板障位于内外板之间，X 线平片显示为细颗粒状低密度影（图 11－1）。儿童颅盖骨较薄，成人较厚，老年人则厚而平坦。常见颅壁压迹包括脑回压迹、血管压迹和蛛网膜颗粒压迹。

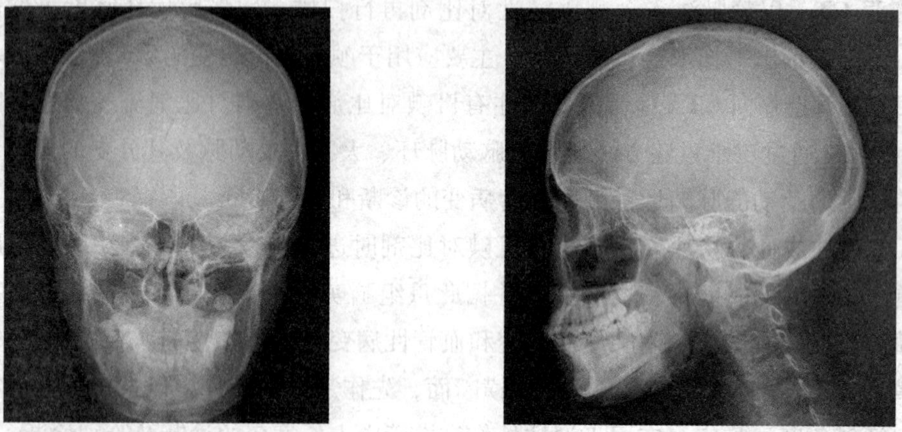

A.正常头颅正位　　B.正常头颅侧位

图 11－1　正常颅骨平片

2. 脊椎平片 正位片椎体呈长方形，从上向下依次增大，轮廓光滑。侧位片显示脊柱生理性弯曲，颈、腰椎向前突，胸椎向后突。相邻两椎体之间为椎间隙，有椎间盘位于其中，呈半透明状态。

3. 颈动脉 DSA 检查的动脉期正常脑血管表现 正常脑动脉走行迂曲、自然，由近及远逐渐分支、变细，管壁光滑，分布均匀，各分支走行较为恒定。

4. 脊髓造影 可显示蛛网膜下腔、神经根、马尾及脊髓。脊髓位于对比剂柱的中间，呈柱状充盈缺损，形态与脊髓一致。蛛网膜下腔呈高密度，两侧对称，外壁光滑清楚。神经根周围充满对比剂，远端逐渐变细。马尾位于脊髓圆锥以下的蛛网膜下腔内，呈条束状低密度影。

（二）CT 检查

1. 正常脑 CT（图 11－2）

（1）颅骨　用骨窗观察，层厚 5mm。颅底层面可见颈静脉孔、卵圆孔、破裂孔、枕骨大孔以及乳突气房和鼻窦等。枕骨大孔上方层面可见颈静脉结节、岩骨、蝶骨小翼、蝶鞍和视神经孔的结构。在高位层面可以显示颅盖诸骨的内外板和颅缝等结构。

（2）脑实质　基底核由尾状核、豆状核构成，是大脑半球中非常重要的部位。其内侧是侧脑室，外侧仅靠外囊，外囊后内方为丘脑，内囊在豆状核与尾状核、丘脑之间走行。这些神经和核团的密度类似于皮质，略高于内囊。脑干由延髓、脑桥和中脑组成，在环池和桥池的衬托下显示清晰，但是其内部的神经和图案难以分辨。

（3）脑室系统　包括双侧侧脑室、第三脑室和第四脑室，内含脑脊液，为均匀水样低密度。双侧侧脑室对称，分为体部、三角部和前角、后脚、下角。

（4）蛛网膜下腔　包括脑沟、脑裂和脑池，充以脑脊液，呈均匀水样低密度。脑池主要有鞍上池、环池、桥小脑脚池、枕大池、外侧裂池和大脑纵裂池等。其中鞍上池为蝶鞍上方的星状低密度区，多呈五角形或六角形。

（5）非病理性钙化　CT 扫描显示的非病理性钙化出现率高于 X 线平片。常见非病理性钙化如下。①松果体与缰联合钙化，位于第三脑室后，有 75% ~80% 的成人可以见到。②侧脑室脉络丛钙化，出现率为 75%，有近 1/3 左右两侧不对称。③大脑镰钙化，多见于 40 岁以上成人。④基底核钙化，多数在高龄人群中易出现。⑤齿状核钙化，偶尔在老年人中出现，呈对称性。

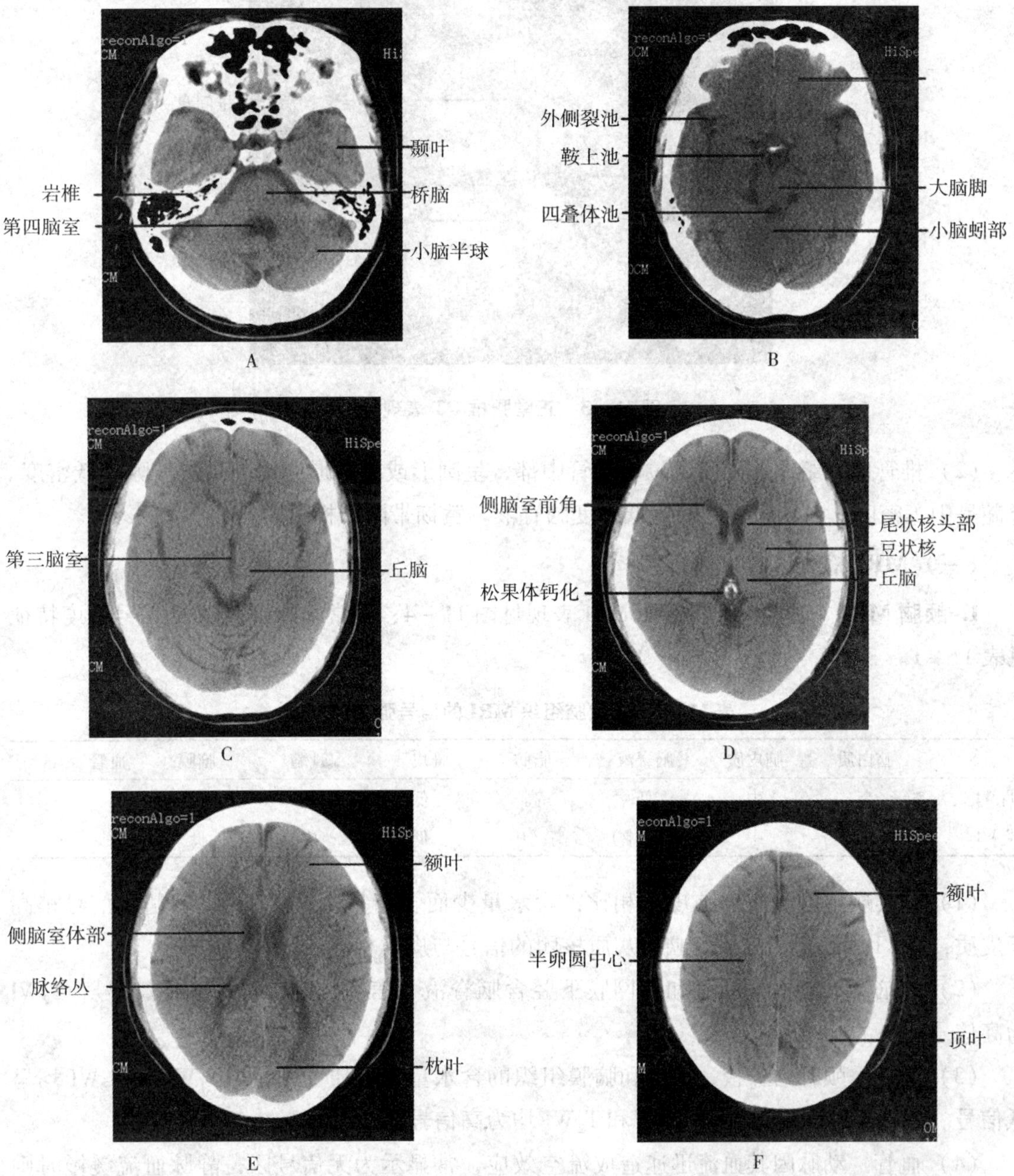

图 11 – 2　正常脑 CT 表现

A. 脑桥层面；B. 中脑层面；C. 第三脑室层面；D. 丘脑层面；E. 侧脑室体部层面；F. 半卵圆中心层面

2. 增强扫描 正常脑实质仅轻度强化，脑皮质较髓质稍明显。血管结构直接强化，在鞍上池内有时可见 Willis 动脉环、大脑前动脉及前交通支，并可显示大脑中动脉水平段及侧裂段的岛叶分支。垂体、松果体及硬脑膜明显强化。

3. 脊柱 CT

（1）骨性椎管 横断面上，由椎体后缘、椎弓根、椎板和棘突围成的一个完整骨环，在椎弓根层面显示完整，适于观察椎管的大小和形状（图 11－3）。各段椎管前后径不同，平均为 16～17mm，下限 11.5mm。横径 20～24mm，下限 16mm。

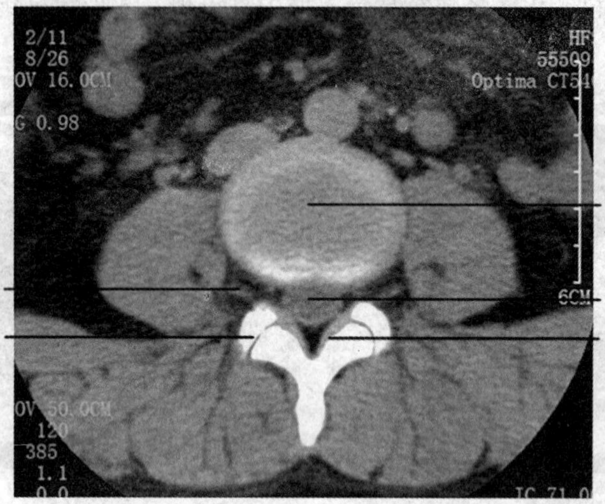

图 11－3 正常腰椎 CT 表现

（2）椎管内软组织 硬膜囊位于椎管中部，呈圆形或卵圆形，周围脂肪间隙呈低密度。脊髓呈中等密度，与硬膜囊之间为低密度脑脊液。黄韧带附于椎板内侧面。

（三）MRI 检查

1. 颅脑 MRI 正常颅脑横断面 MRI 表现见图 11－4；正常脑组织 MRI 的信号强度特征见表 11－1。

表 11－1 正常脑组织 MRI 的信号强度特征

	脑白质	脑皮质	脑脊液	脂肪	骨皮质	骨髓	脑膜	血管
T_1WI	高	中	低	高	低	高	低	低
T_2WI	低	中	高（中）	高（中）	低	中	低	低

（1）脑实质 脑髓质与脑皮质相比，含水量少而含脂量多，故 T_1WI 脑髓质信号稍高于皮质，T_2WI 则稍低于皮质。脑内灰质核团的信号与皮质相似。

（2）含脑脊液结构 脑室和蛛网膜下腔含脑脊液，信号均匀，T_1WI 为低信号，T_2WI 为高信号。

（3）颅骨 颅骨内外板、钙化和脑膜组织的含水量和氢质子很少，T_1WI 和 T_2WI 均呈低信号。颅骨板障和脂肪组织 T_1WI 和 T_2WI 均为高信号。

（4）血管 动脉因其血流迅速造成流空效应，常显示为无信号区，静脉血流缓慢时则呈高信号。

（5）增强检查 脑组织的强化情况与 CT 相似。

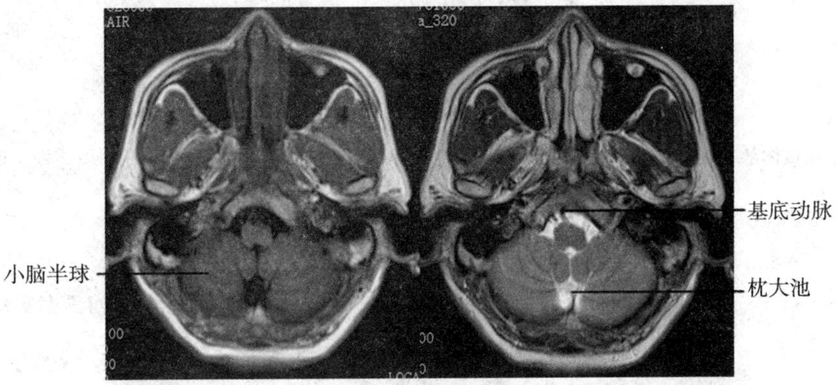
小脑半球
基底动脉
枕大池

A

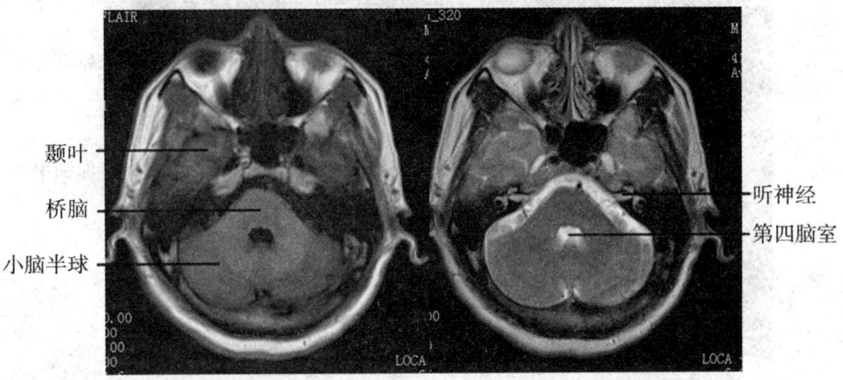
颞叶
桥脑
小脑半球
听神经
第四脑室

B

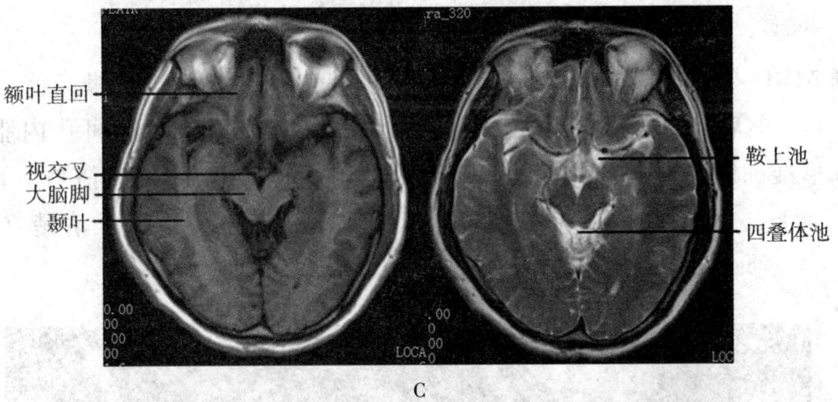
额叶直回
视交叉
大脑脚
颞叶
鞍上池
四叠体池

C

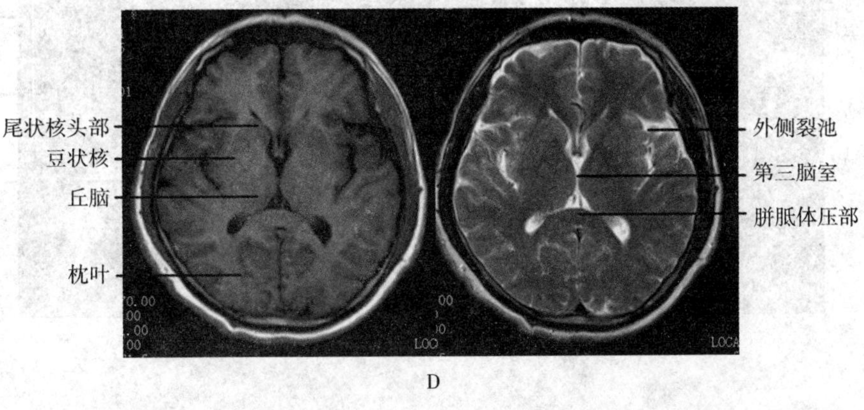
尾状核头部
豆状核
丘脑
枕叶
外侧裂池
第三脑室
胼胝体压部

D

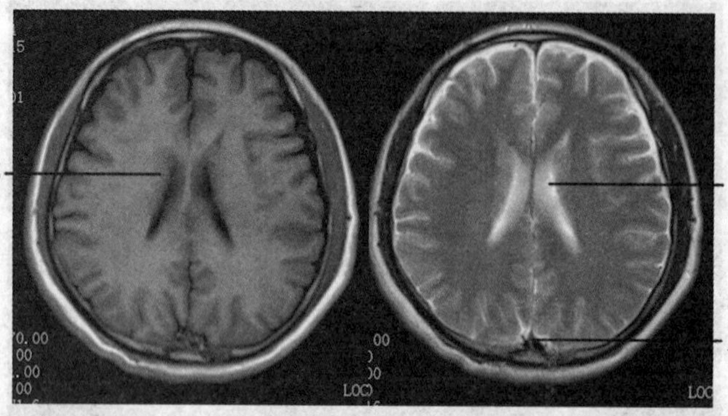

E

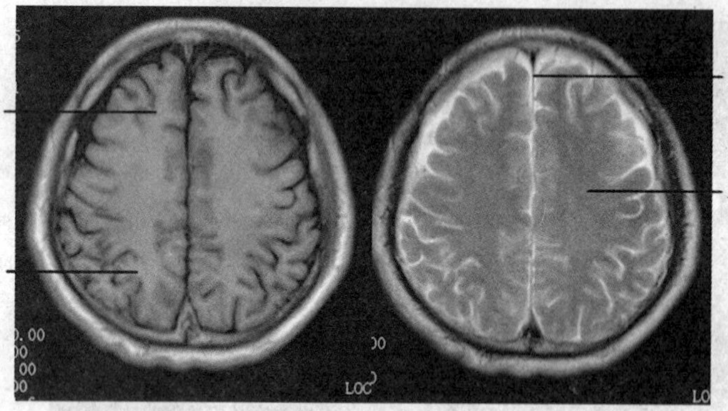

F

图 11－4　正常颅脑横断面 MRI 表现

2. 脊髓 MRI　正常脊髓在矢状面 T_1WI 上，呈带状中等信号，边缘光整、信号均匀，位于椎管中心，前后有低信号的蛛网膜下腔衬托；旁矢状面上，椎间孔内脂肪呈高信号，其内圆形或卵圆形低信号为神经根。T_2WI 上，蛛网膜下腔呈高信号，脊髓呈中等信号。横断面上，脊髓、脊神经与周围椎管骨质和韧带的关系显示清楚（图 11－5、图 11－6）。

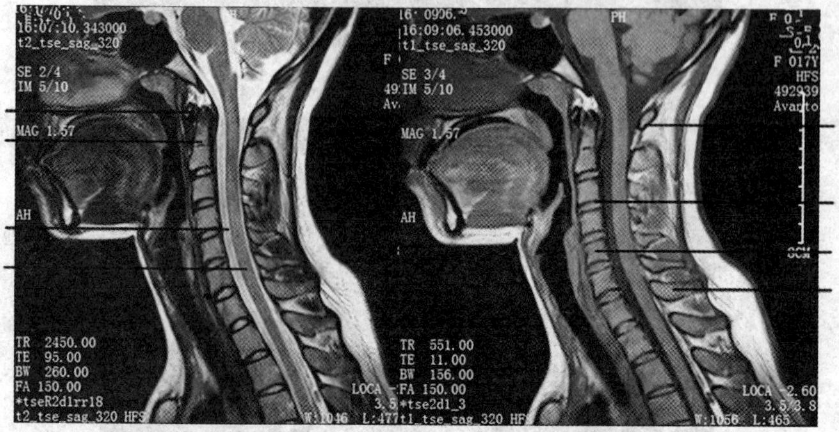

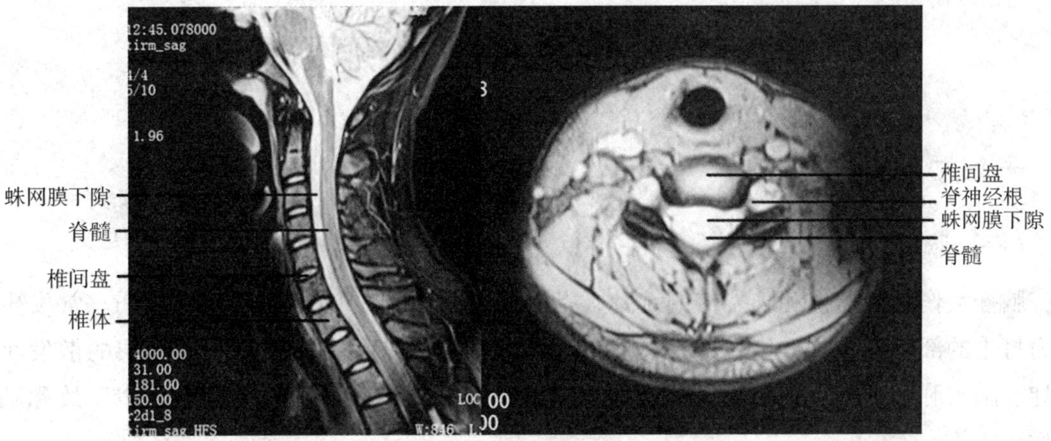

图 11－5　正常颈椎 MRI 表现

A. 矢状位 MRI T_2WI；B. 矢状面 MRI T_1WI；C. 矢状面 MRI 抑制 T_2WI；D. 横断面 MRI T_2WI

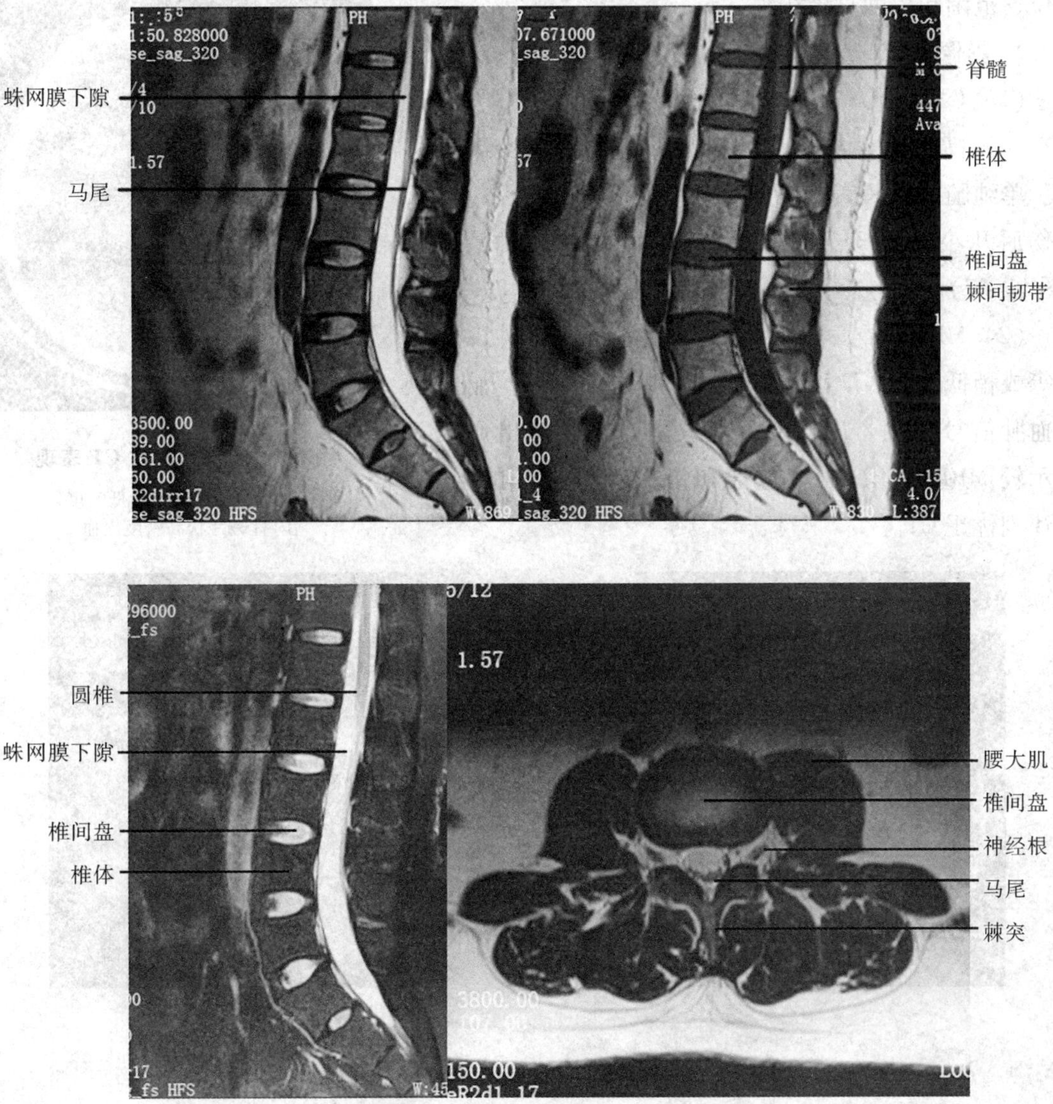

图 11－6　正常腰椎 MRI 表现

A. 矢状位 MRI T_2WI；B. 矢状面 MRI T_1WI；C. 矢状面 MRI 抑制 T_2WI；D. 横断面 MRI T_2WI

第二节　中枢神经系统疾病

一、颅脑外伤

（一）脑挫裂伤

脑挫裂伤是脑挫伤和脑裂伤的统称，指颅脑外伤所致的脑组织器质性损伤。常发生于暴力打击的部位和对冲部位，尤其是后者。脑挫伤是指外伤引起的皮脂和深层的散发小出血灶、脑水肿和脑肿胀；脑裂伤则是脑与软脑膜血管的断裂。两者多同时发生，故称脑挫裂伤。

1. 临床表现　伤后有头痛、恶心、呕吐等颅内压增高征象，有或无神经系统定位体征及生命体征的变化，合并蛛网膜下腔出血，常有脑膜刺激征象。病情的轻重与脑挫裂伤的部位、范围和程度直接相关。

2. 影像表现

（1）CT 检查　边界清楚的大片低密度脑水肿区中，伴有多发高密度小出血灶。同侧脑室常受压变窄和移位。单纯脑挫伤只表现为低密度的脑水肿，边界清楚，于伤后几小时至 3 天内出现，以 12 ~ 24 小时最明显（图 11 -7）。

（2）MRI 检查　急性脑挫伤后引起脑水肿，T_1WI 呈等或稍低信号，T_2WI 呈高信号（图 11 - 8）。脑挫裂伤血肿信号变化与出血时间有关。对于急性出血，CT 显示较 MRI 为佳；对亚急性和慢性脑挫裂伤的显示，MRI 则优于 CT。

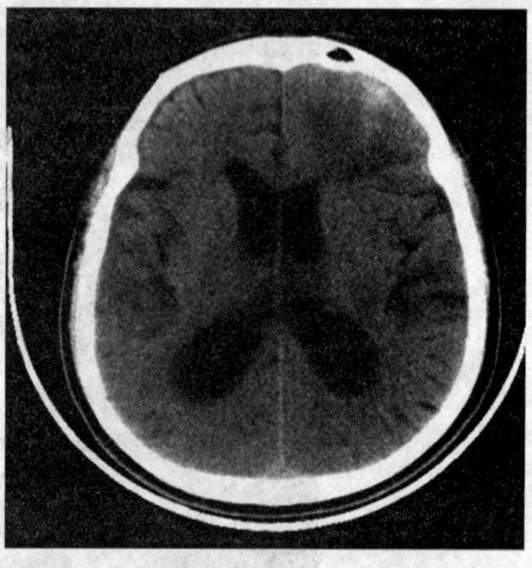

图 11 -7　脑挫裂伤 CT 表现

平扫显示左侧额叶大片低密度影，内有斑片状高密度出血

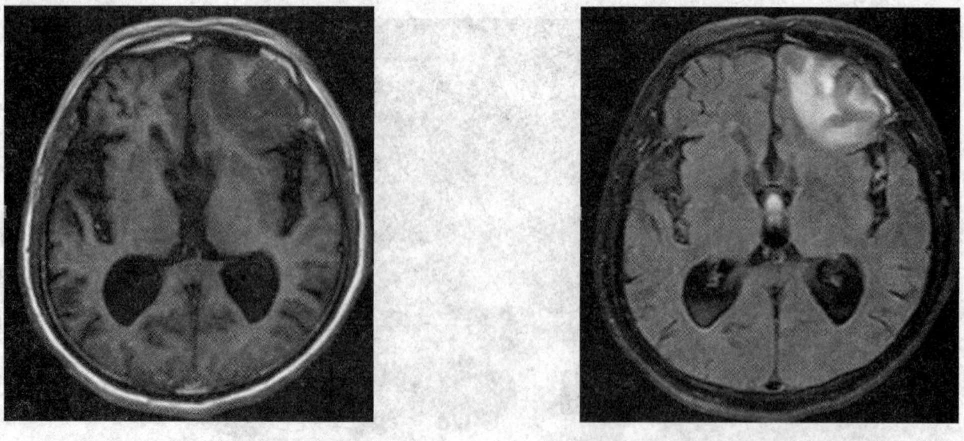

A　　B

图 11 -8　脑挫裂伤 MRI 表现

左额叶挫裂伤伴出血，T_1WI（A）左侧额叶大片低信号，内见斑片状高信号；FLAIR（B）显示左侧额叶大片高信号，内见斑片状低信号

（二）硬膜外血肿

硬膜外血肿是指外伤后积聚在硬膜外腔的血肿。绝大多数是由于颅骨骨折引起脑膜中动脉撕裂，形成急性硬膜外血肿。占全部颅内血肿的25%～30%，仅次于硬膜下血肿，成人多见，小儿较少发生。硬膜外血肿大多位于颞、额顶和颞顶部，由于颅板与硬脑膜紧密相贴，故血肿范围较局限。

1. 临床表现　由于血肿位置不同，因此临床表现不尽一致。伤后昏迷，中间意识清醒，继发再昏迷为硬膜外血肿典型的意识表现。可伴有头痛、恶心、呕吐、躁动不安等颅内压增高表现，严重者出现脑疝。

2. 影像表现

（1）X线检查　X线平片可见骨折线通过脑血管沟或静脉窦。脑血管造影可见对比剂由血管破裂处外溢。

（2）CT检查　平扫血肿表现为颅骨内板下双凸形高密度区，边界锐利，血肿范围一般不超过颅缝。如骨折超越颅缝，血肿亦可超过颅缝。血肿密度多均匀，可有占位效应（图11－9）。

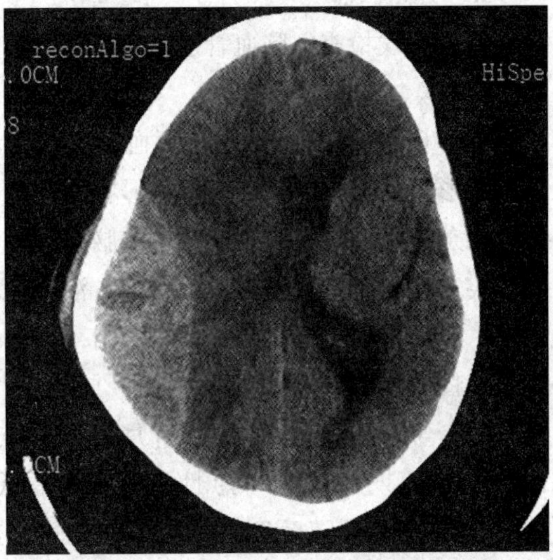

图11－9　急性硬膜外血肿CT表现

横断面显示右侧颅骨下见梭形高密度影，临近脑实质受压内移

（3）MRI检查　血肿呈梭形，边界锐利。急性期，T_1WI呈等信号，T_2WI呈低信号；亚急性期和慢性期呈高信号（图11－10）。

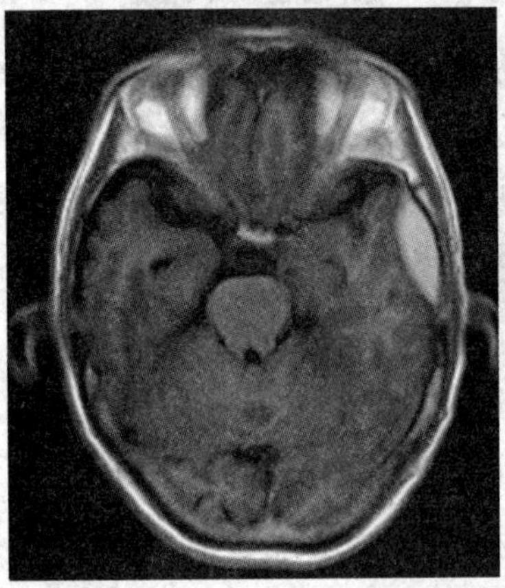

A

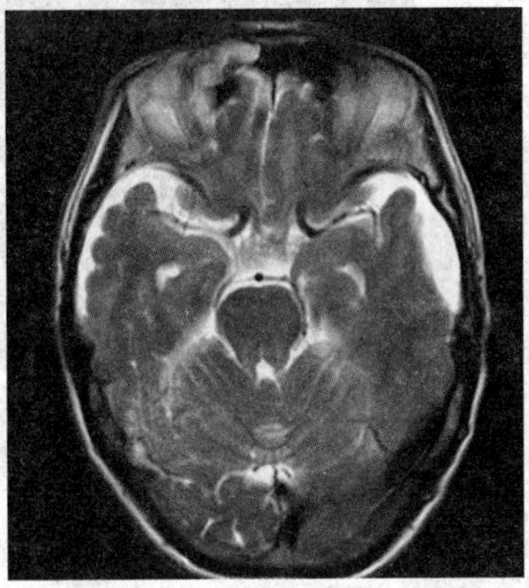

B

图11－10　亚急性硬膜外血肿MRI表现

横断面显示左侧颞骨下梭形T_1WI（A）、T_2WI（B）均为高信号

（三）硬膜下血肿

颅内出血积聚于硬脑膜与蛛网膜之间称为硬膜下血肿。占全部颅内血肿的50%～60%。根据血肿形成时间可分为急性、亚急性和慢性硬膜下血肿三类。血肿好发于额、颞部，血肿范围较广，呈新月形或半月形。

1. 临床表现 急性硬膜下血肿病程短，症状重，多为持续性昏迷，且进行性加重，很少有中间清醒期。局灶性体征和颅内压增高症状出现早，生命体征变化明显，较早出现脑疝与去大脑强直。亚急性硬膜下血肿往往表现为头痛、呕吐、躁动不安及意识进行性恶化，常有中间清醒期。慢性硬膜下血肿患者年龄往往较大，只有轻微的外伤史，主要表现为慢性颅内压增高、神经功能障碍及精神症状。

2. 影像表现

（1）X线检查 脑血管造影可发现颅板下方的无血管区。

（2）CT检查 急性硬膜下血肿表现为颅板下方新月形高密度影；亚急性期，形状不变，但多为高、混杂密度或等密度，后者需依脑沟与脑室改变来确定；慢性期血肿呈梭形，为高、混杂、等或低密度。血肿范围广泛，不受颅缝限制，故占位效应显著（图11－11）。

（3）MRI检查 血肿呈新月状凹面向颅腔，血肿信号随期龄而异。急性者 T_2WI 呈低信号，T_1WI 呈等信号。随后 T_1WI 及 T_2WI 均可呈高信号（图11－12）。

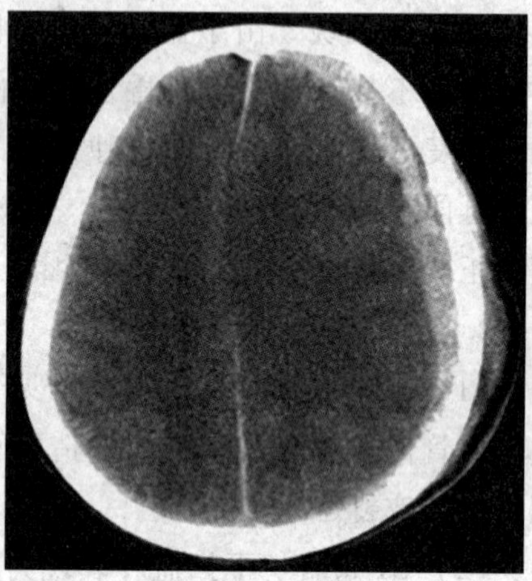

图11－11 急性硬膜下血肿CT表现

平扫脑窗显示左侧颅骨下方新月形高密度影，C中线结构向对侧偏移，临近头皮肿胀

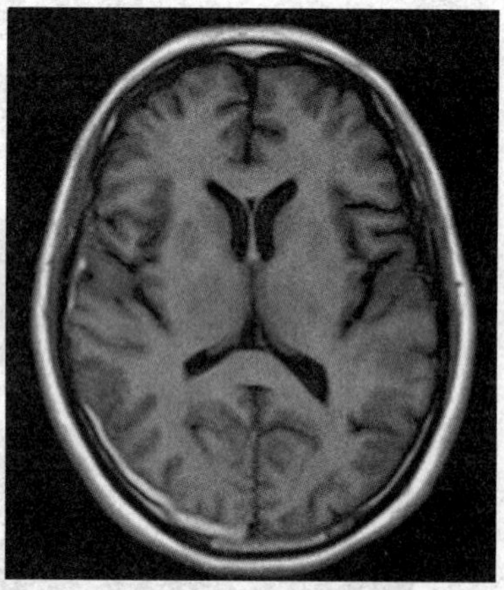

A

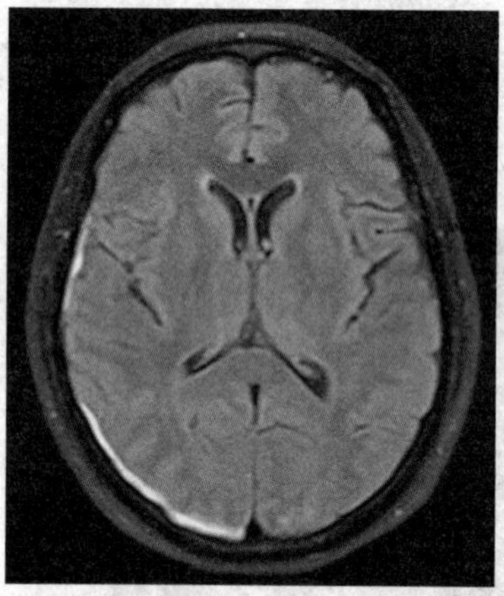

B

图11－12 亚急性硬膜下血肿MRI表现

右侧颅骨下方新月形异常信号，T_1WI（A）、FLAIR（B）均为高信号

二、脑血管病

常见脑血管疾病的鉴别诊断见表11－2。

表11－2 常见脑血管疾病的鉴别诊断

鉴别点	脑梗死	脑出血	蛛网膜下腔出血
发病年龄	多在60岁以上	50～60岁多见	中老年多
常见病因	动脉粥样硬化	高血压及动脉硬化	动脉瘤、血管畸形、高血压动脉硬化

续表

鉴别点	脑梗死	脑出血	蛛网膜下腔出血
TIA 史	常有	多无	无
起病时状况	多在安静、血压下降、血流缓慢时	多在活动、情绪激动、血压上升时	多在活动、情绪激动时
起病缓急	较缓（时、日）	急（分、时）	急骤（分）
意识障碍	常无或较轻	常有、持续、较重	少、短暂、较浅
头痛	多无	常有	剧烈、爆炸样
呕吐	少	多	多
血压	正常或增高	明显增高	正常或增高
瞳孔	多正常	脑疝时患侧扩大	正常或患侧扩大
眼底	动脉硬化	可见动脉硬化	可见玻璃体膜下出血
偏瘫	多见	多见	多无
脑膜刺激征	无	可有	明显
CT/MRI 检查	梗死灶	出血灶	蛛网膜下腔出血灶

（一）脑出血

脑出血属于出血性脑血管疾病，多发于中老年高血压和动脉硬化患者。好发于基底节或（和）丘脑。血肿周围水肿以第 2 周明显，可持续 1 个月。血肿及水肿可引起占位表现。

1. 临床表现　发病急、变化快是本病特点。常因情绪激动、体力活动和过度疲劳等因素诱发，患者突然头痛、眩晕，随即半身瘫痪，甚至昏迷。临床症状与出血部位、量的多少有关，一般在 24 小时内达到高峰。

2. 影像表现

（1）X 线检查　脑血管造影血肿较大时，可表现血管移位、拉直等占位征象。

（2）CT 检查　CT 表现同脑出血的病期有关。新鲜出血为边缘清晰、密度均匀的高密度影。2～3 天后血肿周围出现水肿带，约 1 周后，血肿从周边开始吸收，高密度灶向心性缩小，边缘不清，周围低密度带增宽。约于 4 周后演变成低密度灶。2 个月后则成为近于脑脊液密度的边缘整齐的低密度囊腔。CT 可反映血肿形成、吸收和囊变的演变过程。在吸收过程中，如行增强检查可见周边的环状增强，至囊变期则无增强（图 11－13）。

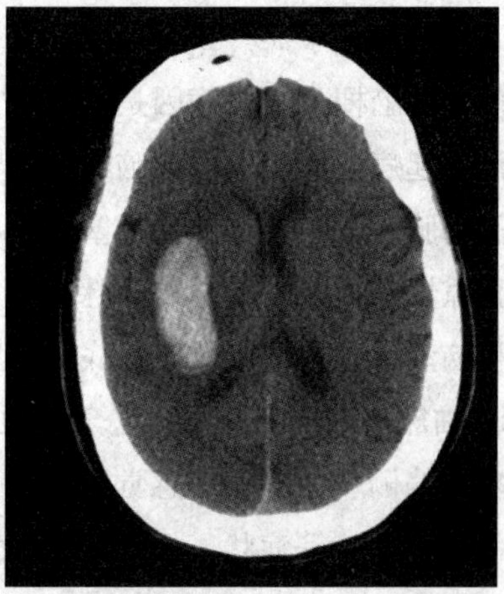

图 11－13　急性高血压脑出血 CT 表现

右侧基底节区肾形高密度灶，灶周围可见低密度水肿带环绕，右侧侧脑室受压

（3）MRI 检查　脑内血肿的信号随血肿期而变化。急性期血肿 T_1WI 呈等信号，T_2WI 呈稍低信号，显示不如 CT 清楚；亚急性和慢性期血肿 T_1WI 和 T_2WI 均表现为高信号；囊肿完全形成时 T_1WI 呈低信号，T_2WI 呈高信号，周边可见含铁血黄素沉积所致低信号环，此期 MRI 显示比 CT 敏感（图 11－14）。

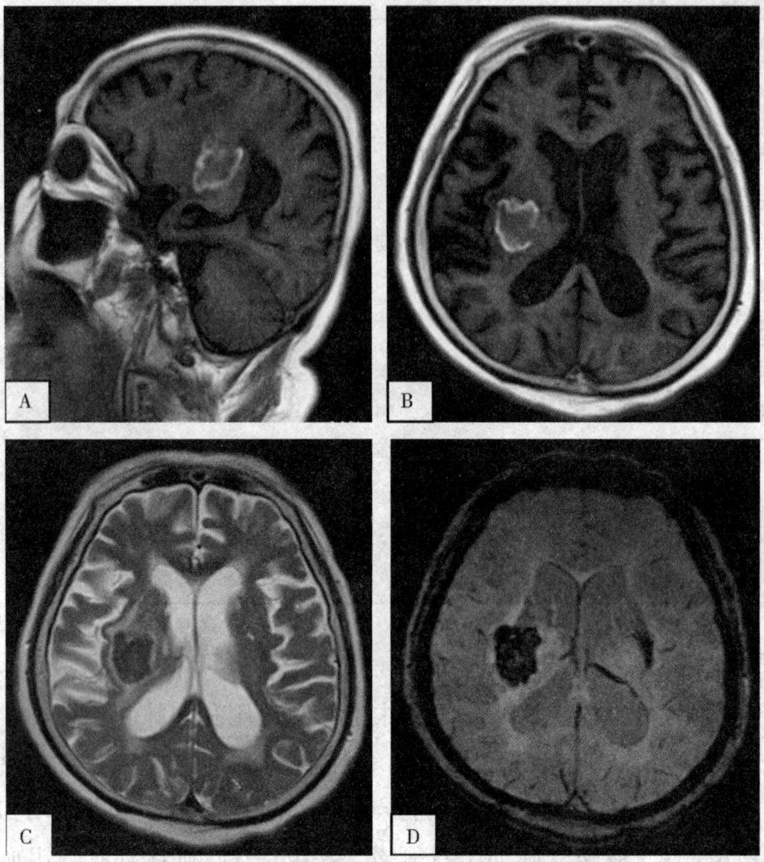

图 11-14　亚急性期高血压脑出血 MRI 表现

右侧基底节出血灶，T_1WI（A、B）表现为环形高信号，病灶中央为低信号，T_2WI（C）表现为周边薄层高信号，中央部分低信号，病灶周围见水肿带，DWI（D）表现为低信号，右侧侧脑室受压

（二）脑梗死

脑梗死是一种缺血性脑血管疾病，其发病率在脑血管疾病中占首位。发生于 40 岁以上者多见，最多见于 55～65 岁。

缺血性脑梗死主要病因是脑的大、中动脉的粥样硬化，继发血栓形成，导致管腔狭窄、闭塞，引起病变血管供血区脑组织的坏死。以大脑中动脉闭塞最多见，其次为大脑后动脉、大脑前动脉以及小脑动脉的闭塞。

腔隙性脑梗死是脑深部动脉闭塞引起的脑组织较小面积的缺血性坏死。主要病因是高血压和脑动脉硬化。好发于基底节区和丘脑，也可发生于脑干、小脑等，可多发。

1. 临床表现　发病可以较急，也可以缓慢发病。临床症状主要与梗死区域的脑功能有关，多有偏侧肢体瘫痪、感觉障碍、面部麻痹、失语等。小脑或脑干梗死时常有共济失调、吞咽困难、呛咳等症状。梗死区域较大时可因脑水肿出现脑疝的症状，甚至死于脑疝。

2. 影像表现

（1）X 线检查　脑血管造影可显示闭塞血管，但不显示脑梗死。

（2）CT 检查

1）缺血性脑梗死：脑血管闭塞后 24 小时内，CT 可无阳性发现。以后则出现低或混杂密度区，累及髓质和皮质，多为楔形尖端指向脑室系统，边缘不清。常并发脑水肿和占位表现，随着时间推移边缘逐渐变清晰，2～3 周后病灶变成等密度。4～6 周则变为边缘清晰锐利，病灶为近于脑脊液密度的囊腔，病侧脑室扩大（图 11－15）。

2）腔隙性脑梗死：CT 表现为边缘清楚的低密度灶。多发生于基底节与脑干，直径小于 1.0cm。

（3）MRI 检查

1）缺血性脑梗死：在梗死 6 小时之内既能显示病变，表现为 T_1 与 T_2 弛豫时间延长。梗死 1 天后至 1 周末，水肿加重，占位效应明显。梗死区仍呈长 T_1、长 T_2 信号。梗死后期，软化灶形成，此时 T_1 与 T_2 显著延长，类似于脑脊液（图 11－16）。

2）腔隙性脑梗死：对脑腔隙性梗死灶的探测，MRI 明显优于 CT。脑梗死灶在 T_1WI 上呈低信号，在 T_2WI 上呈高信号（图 11－17）。

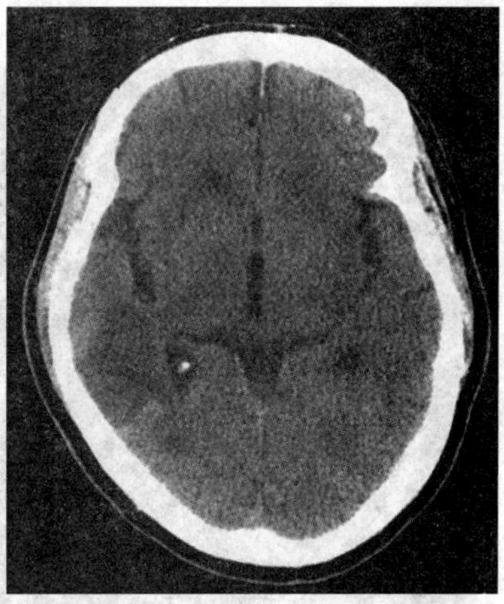

图 11－15　脑梗死 CT 表现

CT 平扫显示右侧颞叶片状低密度区，无明显占位效应

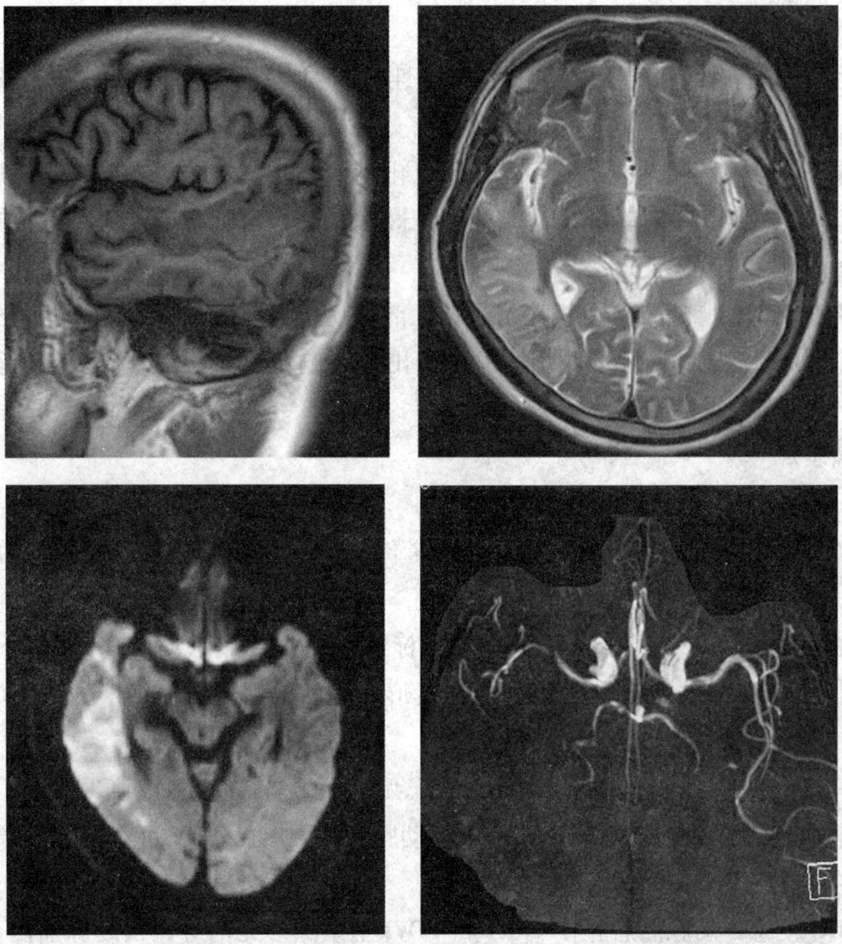

图 11－16　脑梗死 MRI 表现

MRI 平扫显示右侧颞、枕叶异常信号灶，T_1WI（A）呈低信号，T_2WI（B）及 DWI（C）呈高信号，病灶同时累及灰白质，MRA（D）显示右侧大脑中动脉狭窄，分支明显减少

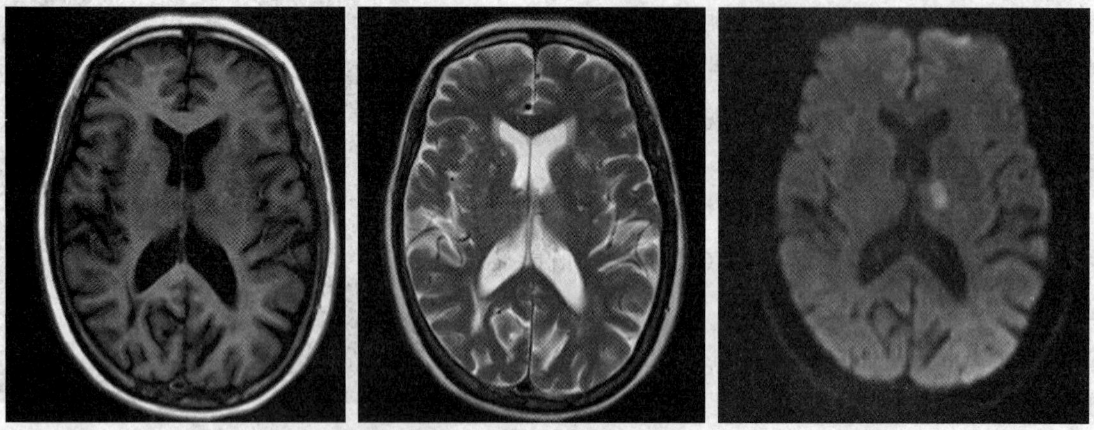

图 11-17 腔隙性脑梗死 MRI 表现

MRI 平扫显示左侧丘脑异常信号灶，T_1WI（A）呈稍低信号，T_2WI（B）呈稍高信号，DWI（C）呈高信号，无明显占位效应。两侧基底节多发血管周围间隙

（三）颅内动脉瘤

颅内动脉瘤是指发生于颅内动脉的局灶性异常扩大，可发生于任何年龄，以 40~60 岁多见，男女比例为 4∶6。颅内动脉瘤多数发生在脑底动脉环前半部，约 90% 起自于颈内动脉系统。病因包括先天性、动脉硬化性、感染性、外伤性等。根据影像学动脉瘤形态，可分为粟粒状动脉瘤、囊状动脉瘤、梭形动脉瘤、夹层动脉瘤和假性动脉瘤。

1. 临床表现 动脉瘤未破裂时常无症状，部分病例可有头痛、癫痫、脑神经压迫等症状。动脉瘤破裂可形成蛛网膜下腔出血、脑内出血或脑室出血，表现为突然剧烈头痛、恶心、呕吐、偏瘫及精神症状等。

2. 影像表现

（1）X 线检查

1）平片：对巨型动脉瘤诊断具有一定参考价值，可发现弧形钙化及压迫造成的颅骨骨质吸收。

2）脑血管造影：DSA 是诊断动脉瘤的金标准，能直接显示动脉瘤的部位、大小、形状、数目及瘤内有无血栓等。动脉瘤表现为梭形或囊状，出血或血肿形成时，邻近血管可发生痉挛、移位。

（2）CT 检查 直径小于 1.0cm，无血栓、无钙化的动脉瘤，增强 CT 检查也不易显影。较大动脉瘤增强 CT 检查后可呈圆形致密影。动脉瘤破裂出血，CT 可查出蛛网膜下腔出血，脑内或脑室内分布情况（图 11-18）。

（3）MRI 检查 动脉瘤瘤腔在 T_1WI 和 T_2WI 上呈圆形无信号区，动脉瘤内血栓则表现为高低相间的混杂信号。

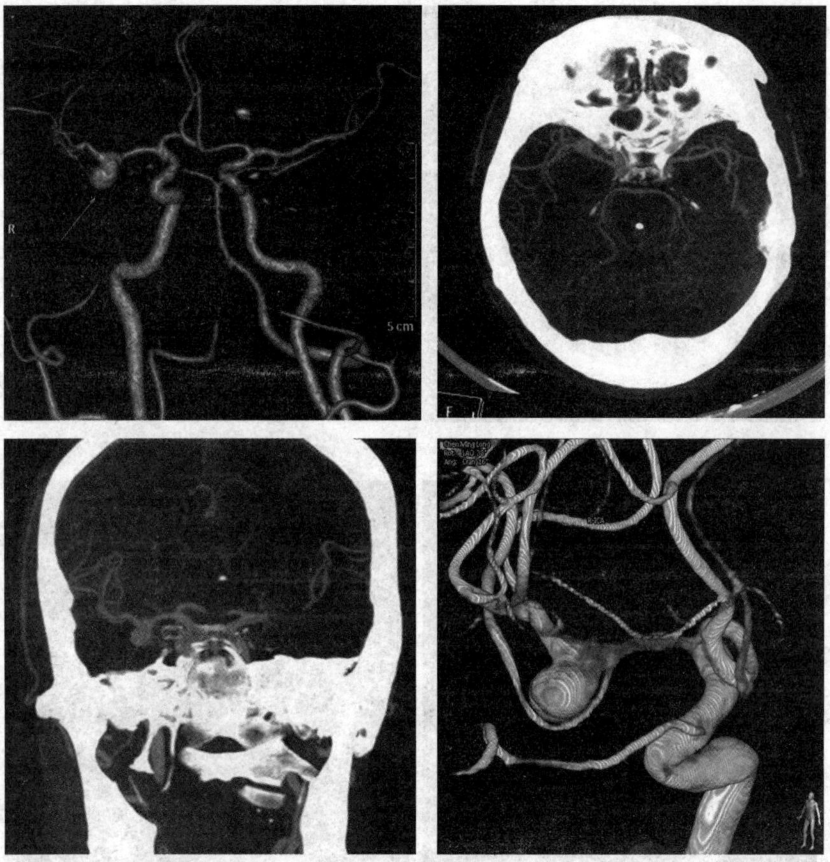

图 11-18　脑动脉瘤 CTA 表现

CT 血管造影 VR 重组及 MIP 显示右侧大脑中动脉动脉瘤

（四）动静脉畸形

动静脉畸形可发生于任何年龄，多见于40岁以前的青壮年，男性略多于女性。胚胎时期脑血管发育异常引起，由供血动脉、畸形血管团和引流静脉组成。主要发生在大脑中动脉分布区的脑皮质。

1. 临床表现　主要表现为癫痫、头痛、出血。此外可有颅内压增高、颅内血管杂音、突眼、局限性神经功能障碍等。

2. 影像学表现

（1）X 线检查　脑血管造影是诊断动静脉畸形重要而可靠的方法，可以显示异常血管团、明显增粗迂曲供血动脉及引流静脉等。

（2）CT 检查　小的病变 CT 不易发现，较大或显示为不均等密度、不规则形病灶。出血和钙化则表现为高密度病灶。增强 CT 检查可显示供血及引流血管，病灶则有不规则增强（图 11-19）。

（3）MRI 检查　不需注射造影剂便能直接观察动脉瘤的瘤壁和瘤内血栓、血管畸形的供血和引流血管、畸形血管团以及继发性改变，例如脑出血、缺血和软化等情况。供血动脉及匍行血管均表现为低或无信号暗区，回流静脉在 T_1WI 上为低信号，T_2WI 上为高信号（图 11-19）。

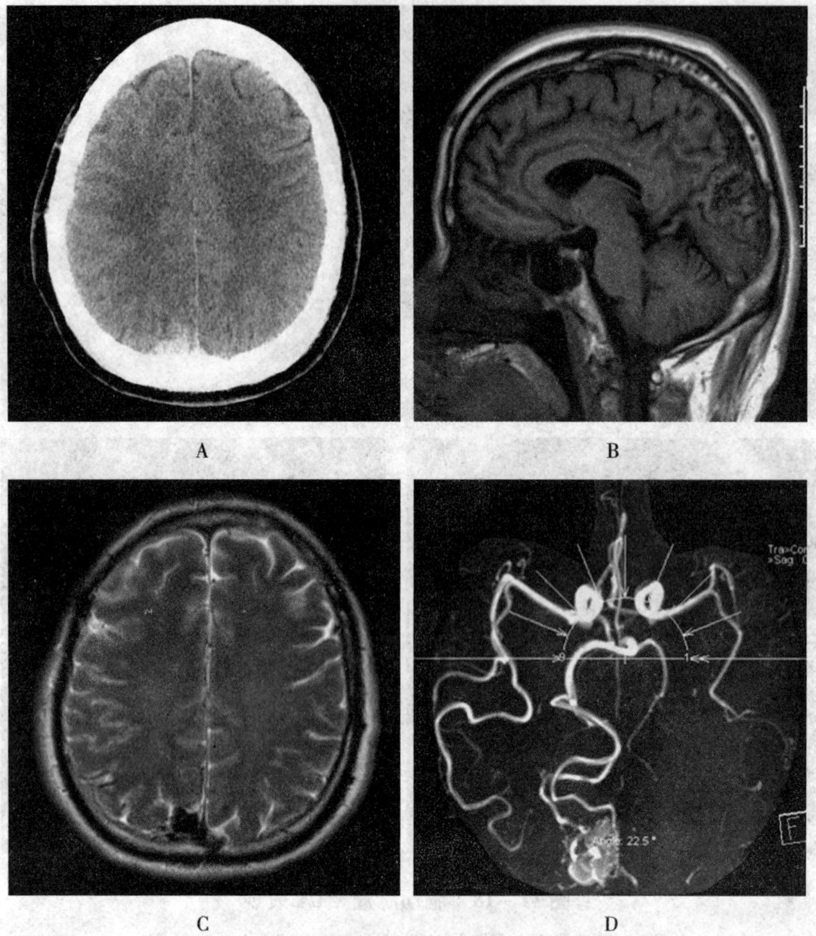

图 11－19　脑动静脉畸形影像学表现

CT 平扫（A）和 MRI（B～D）显示右侧枕叶动静脉畸形，CT（A）呈不规则略高密度，T_1WI（B）、T_2WI（C）显示迂曲流空信号，MRA（D）显示排列紊乱的异常血管团，并可见增粗的供血动脉和迂曲的引流静脉

三、颅脑肿瘤

（一）星形细胞瘤

星形细胞瘤是脑胶质瘤中最常见者，可发生于脑内任何部位及任何年龄，以青壮年多见，成人多见于幕上，以额、颞叶多见，并可沿胼胝体侵及对侧。儿童多见于小脑。按细胞分化程度不同分为四级：Ⅰ级分化良好；Ⅱ级属交界性肿瘤；Ⅲ、Ⅳ级分化不良，属恶性。

1. 临床表现　局灶性或全身性癫痫发作是星形细胞瘤最重要的临床表现，还可出现头痛、眼胀、恶心、呕吐等颅内压增高症状。

2. 影像学表现

（1）X 线检查　头颅平片表现正常或只有颅内压增高改变。少数可出现钙化，帮助粗略定位。

（2）CT 检查

1）Ⅰ、Ⅱ级星形细胞瘤：大多数表现为脑内均匀的低密度灶，类似水肿；少数为混合低密度灶；肿瘤边界大多属不清楚。增强扫描，Ⅰ级星形细胞瘤大多数无明显强化，Ⅱ级星形细胞瘤可表现为连续或中断的环形强化。Ⅱ级星形细胞瘤是一种良恶性交界性肿瘤，因此，即可表现为Ⅰ级星形细胞瘤特征，也可表现为Ⅲ、Ⅳ级星形细胞瘤的特征。

2）Ⅲ、Ⅳ级星形细胞瘤（图 11－20）：CT 平扫密度很不均匀，常为两种甚至三种密度并存，其中以低密度或等密度为主的混合密度的病例最多，91.7% 肿瘤有脑水肿。肿块形态不规则，边界不清，占位效应和瘤周水肿明显。增强扫描，几乎所有Ⅲ、Ⅳ级星形细胞瘤均有强化。

3）小脑星形细胞瘤：多位于小脑半球，少数在小脑蚓部。可为囊性或者实性。囊性星形细胞瘤平扫为均匀的低密度，边界清楚，囊壁可有钙化。增强扫描囊壁可有不规则强化或不强化，有时只有瘤结节强化。实性星形细胞瘤平扫以低密度为主的混合密度，多数有坏死囊变区，肿瘤实性部分有明显强化。此型星形细胞瘤多有水肿，第四脑室受压移位、闭塞，上方脑室扩大，脑干受压前移，桥小脑角池闭塞。

（3）MRI 检查

1）幕上星形细胞瘤：T_1WI 为略低信号，T_2WI 为明显高信号。肿瘤信号可以均匀或不均匀。增强扫描，恶性度低的肿瘤多无增强；恶性度高的肿瘤多有增强，强化形式多种多样。

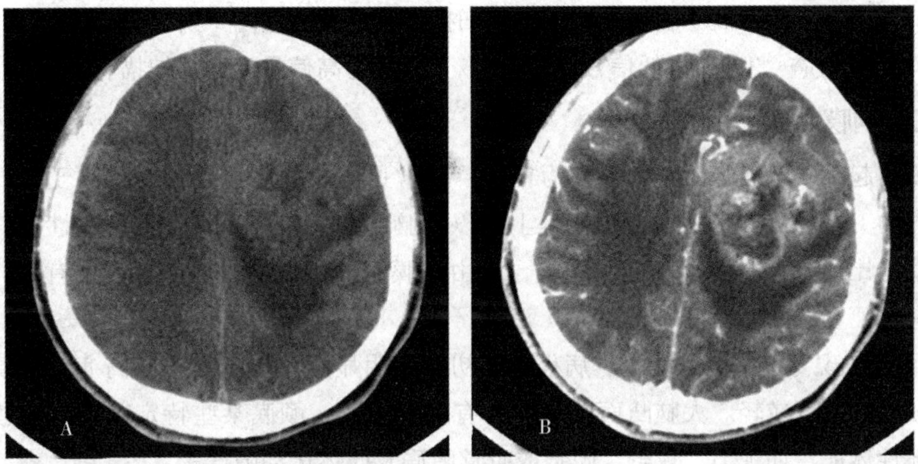

A　　　　B

图 11－20　高度星形细胞瘤 CT 表现

A. CT 平扫，左侧颞叶见团块状软组织密度影，密度不均，边界不清，周围见片状低密度，中线结构右移；B. 增强 CT 扫描，肿块呈不均匀明显增强，周边低密度未强化

2）小脑星形细胞瘤：肿瘤的实性部分和囊性部分，T_1WI 均为低信号，T_2WI 均为高信号。与幕上星形细胞瘤相比，囊变率高，水肿较轻，边界相对清楚。增强扫描后，肿瘤实质部分强化，这两点有利于区别肿瘤的囊性和实性。

（二）少突胶质细胞瘤

钙化是少突胶质细胞瘤的特点，约 70% 的病例有钙化。少突胶质细胞瘤多呈类圆形，边界不清楚，多为混合密度，轻度水肿。

1. 临床表现　少突胶质细胞瘤生长缓慢，病程较长。以长时间局灶性癫痫为首发症状，其他症状和体征则与肿瘤部位有关。可出现偏瘫、感觉障碍、颅内压增高及精神症状等。

2. 影像学表现

（1）X 线检查　常显示肿瘤的条带状或团絮状钙化。

（2）CT检查　平扫主要表现为低密度、等密度、高密度或混合密度肿块影，呈圆形或椭圆形，轮廓不规则，周围可无水肿或轻度水肿。约70%的病例有钙化，可呈点片状、条索状或不规则团块状等。增强扫描可无强化或轻度强化，恶性程度高者，水肿范围较大，增强较明显。

（3）MRI检查　T_1WI为低信号，T_2WI为高信号。钙化在T_1WI和T_2WI上均呈低信号。

（三）室管膜瘤

室管膜瘤起源于室管膜细胞，可发生于脑室系统的任何部分，以第四脑室最多见，发病高峰年龄为1~5岁。

1. 临床表现　室管膜瘤是一种生长缓慢的胶质瘤，临床症状取决于肿瘤所在位置，主要为小脑病变及颅内压增高症状和体征，如头痛、恶心、呕吐、共济失调和眼球震颤等。

2. 影像学表现

（1）X线检查　平片显示颅内压增高征象，部分显示肿瘤呈点状钙化。

（2）CT检查　肿瘤多位于第四脑室内，等密度或稍高密度肿块，边界清，可呈分叶状。瘤内可有散在高密度点状钙化和低密度囊变区，一般不伴瘤周水肿。肿瘤较大时，可使脑干前移，小脑蚓部及小脑幕上移。增强扫描，实性肿瘤呈均一明显强化。

（3）MRI检查　T_1WI为低信号或等信号，T_2WI为高信号。增强扫描肿瘤呈明显强化。

（四）脑膜瘤

脑膜瘤起源于蛛网膜粒细胞，多为良性，为常见的颅内肿瘤之一，仅次于胶质瘤，占颅内肿瘤的15%~20%，大部分位于幕上，以大脑凸面和矢状窦旁多见。女性发病对于男性，男女之比约为1∶2。肿瘤包膜完整，多由脑膜动脉供血，血运丰富，常有钙化，少数有出血、坏死和囊变。

1. 临床表现　肿瘤生长缓慢、病程长，初期无明显症状。颅内压增高症状与局限性体征出现较晚，程度较轻。大脑凸面脑膜瘤常有癫痫发作，颅底某些特定部位的脑膜瘤，可出现特征性体征，如视力、视野、嗅觉或听觉障碍及肢体运动障碍等。

2. 影像学表现

（1）X线检查　平片可显示颅内压增高征象和松果体钙斑移位，有助于定位。脑血管造影显示肿瘤引起移位的脑血管、肿瘤内血管及供血的脑膜动脉。

（2）CT检查

1）典型表现：肿瘤靠近颅骨或者硬脑膜，可有颅骨增厚、破坏或变薄等脑外肿瘤的征象。平扫呈类圆形等或略高密度肿块，常见斑点状钙化，边界清楚，瘤周水肿轻或无，静脉或静脉窦受压时可出现中或重度水肿。增强扫描常为均匀一致性显著强化，密度升高明显，边缘锐利（图11-21）。

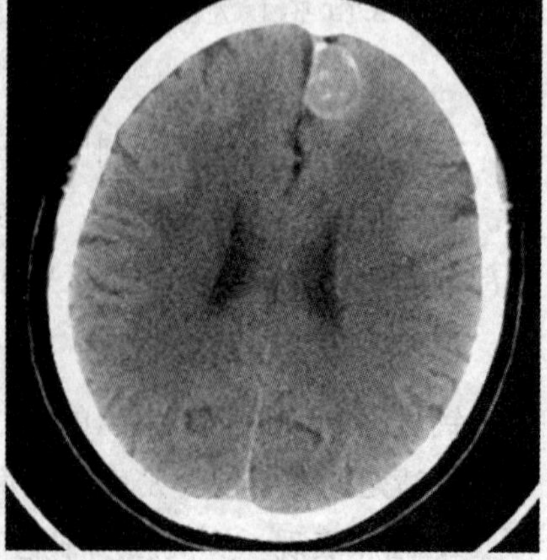

图11-21　脑膜瘤CT表现

额叶左侧大脑镰旁见半圆形稍高密度影、内见点状钙化，呈宽基底与大脑镰相连

2）非典型表现：全瘤以囊性为主；肿瘤内有各种形态的不均匀密度；环形强化；壁结节；全瘤密度低，并有不均匀强化；瘤内出血；肿瘤完全钙化；骨化性脑

膜瘤；瘤周低密度区；酷似脑内肿瘤；多发性脑膜瘤；蝶骨嵴脑膜瘤可以显示成骨性生长，引起蝶骨显著骨质增生，称骨化性脑膜瘤。

（3）MRI 检查　T_1WI 呈等或稍高信号，T_2WI 呈等或高信号，内部信号不均匀，表现为颗粒状、斑点状，有时呈轮辐状。增强扫描，肿瘤出现明显强化，其中 60% 肿瘤邻近脑膜发生鼠尾状强化，称为脑膜尾征（图 11－22）。

（五）垂体瘤

垂体瘤为良性脑外肿瘤，生长在鞍内，约占颅内肿瘤的 10%。发生于成年人，男女发病相等，但催乳素的微腺瘤多为女性。瘤体有包膜，呈圆形、椭圆形或分叶状。直径小于 10mm 者为微腺瘤，大于 10mm 者为大腺瘤。瘤内易发生囊变、出血，偶有钙化。

1. 临床表现　按其是否分泌激素，分为非功能性腺瘤和功能性腺瘤。后者包括催乳素腺瘤、生长激素腺瘤和促肾上腺皮质激素腺瘤等。临床表现为压迫症状，如视力障碍、垂体功能低下、头痛、阳痿等。内分泌亢进症状，如闭经泌乳、肢端肥大、皮肤紫纹、皮下脂肪堆积、尿崩症等。

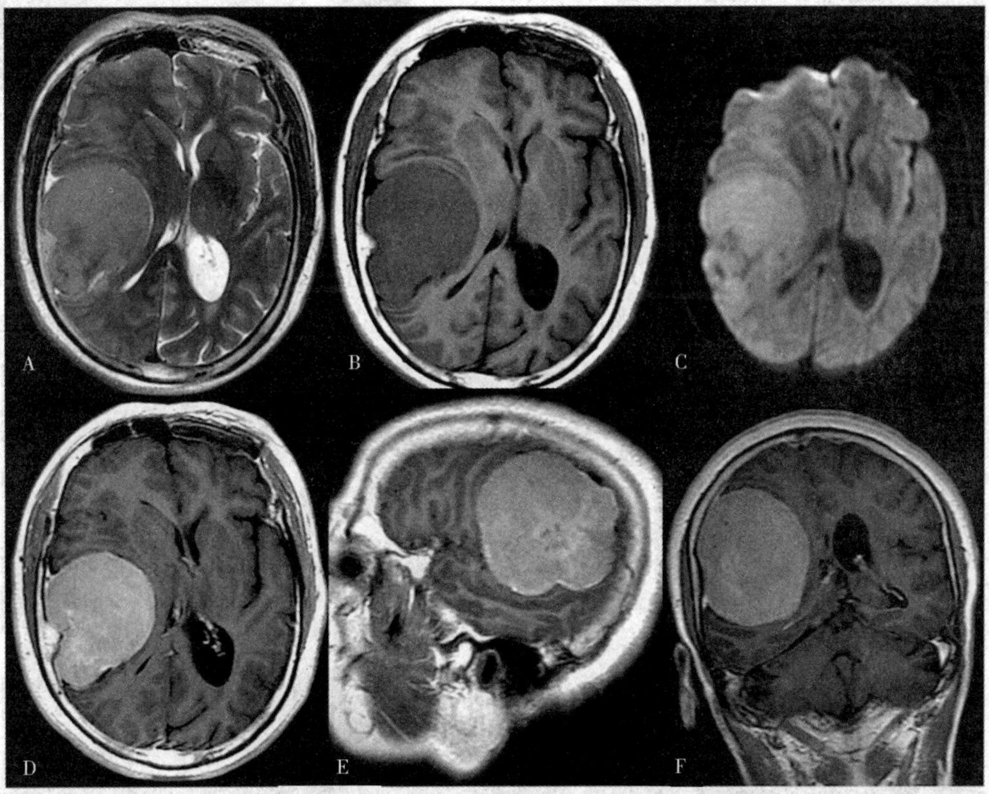

图 11－22　脑膜瘤 MRI 表现

A、B、C 分别为轴位 T_2WI、T_1WI、DWI，右侧颞枕部大脑凸面可见团块状等 T_1、等 T_2 信号，边缘光滑，信号较均匀，DWI 呈稍高信号，临近脑组织及右侧侧脑室明显受压变形，中线结构左移；D、E、F 分别为轴位、矢状位、冠状位 T_1WI 增强扫描，肿块呈明显均匀强化，病变贴近颅板面见强化“脑膜尾”征

2. 影像学表现

（1）X 线检查　平片显示蝶鞍扩大，前后床突骨质吸收、破坏，鞍底下陷，偶见鞍内钙化。

（2）CT 检查

1）垂体微腺瘤：①直接征象。增强扫描早期垂体腺出现类圆形、边界较清、局限性低密度区，延迟扫描微腺瘤呈等密度或高密度影。②间接征象。0% ~82% 有垂体高度增加（垂体正常高度，男性 <7mm，女性 <9mm），78% ~84% 的病例可见垂体上缘膨隆，18% ~32% 的病例可有垂体柄偏移，58% ~63% 的病例冠状面扫描可以显示鞍底骨质变薄，凹陷或侵蚀；动态 CT 扫描，垂体腺瘤使垂体内毛细血管床受压、移位称血管丛征。

2）垂体大腺瘤：鞍内及鞍上池圆形或类圆形等密度或稍高密度肿块，少数有囊变者呈低密度，边界清楚，增强扫描呈均匀性或环形中度强化。肿瘤向上生长突破鞍膈，在冠状位上呈哑铃状称为“束腰征”；向下生成可突破鞍底，进入蝶窦内；向侧方生长可见同侧海绵窦被推移、破坏或包绕（图 11 - 23）。

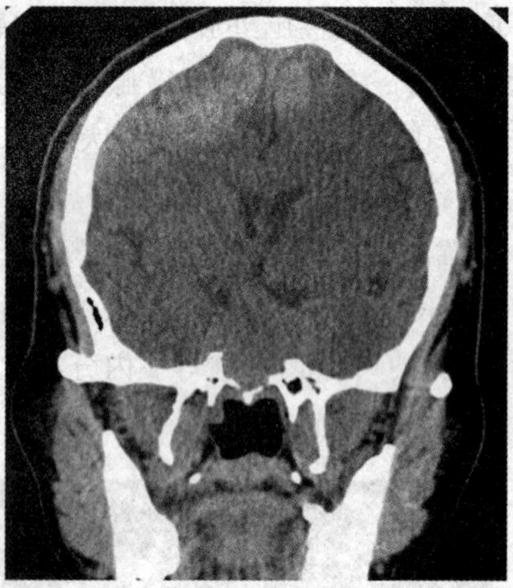

图 11 - 23　垂体瘤 CT 表现

蝶鞍扩大，鞍内及鞍上见团块状稍高密度影，鞍底骨质变薄、破坏，鞍上脑组织明显受压

（3）MRI 检查

1）垂体微腺瘤：一般用冠状面和矢状面薄层扫描。T_1WI 呈稍低信号，伴有出血时呈高信号，T_2WI 呈等或高信号，垂体高度增加，上缘膨隆，垂体柄偏移。用 Gd - DTPA 增强后肿瘤信号早期低于垂体，后期高于垂体（图 11 - 24）。

2）垂体大腺瘤：T_1WI 和 T_2WI 显示鞍内肿瘤向鞍上生长，信号强度与脑灰质相似或略低。肿瘤出现坏死囊变，T_1WI 信号略高于脑脊液，肿瘤出血，T_1WI 为高信号（图 11 - 25）。

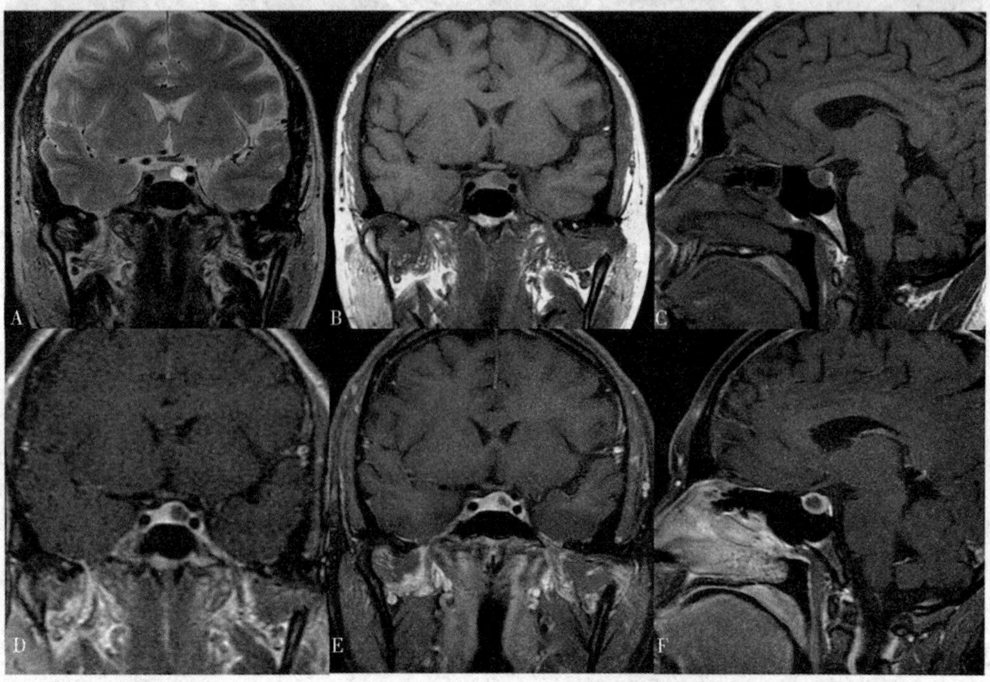

图 11 - 24　垂体微腺瘤 MRI 表现

A、B、C 分别为平扫冠位 T_2WI、T_1WI 和矢位 T_1WI，垂体上缘膨隆，期内左侧可见类圆形长 T_1、长 T_2 信号；D、E、F 分别为冠位动态增强扫描，冠位、矢位 T_1WI 增强扫描，病变随时间延长呈边缘强化

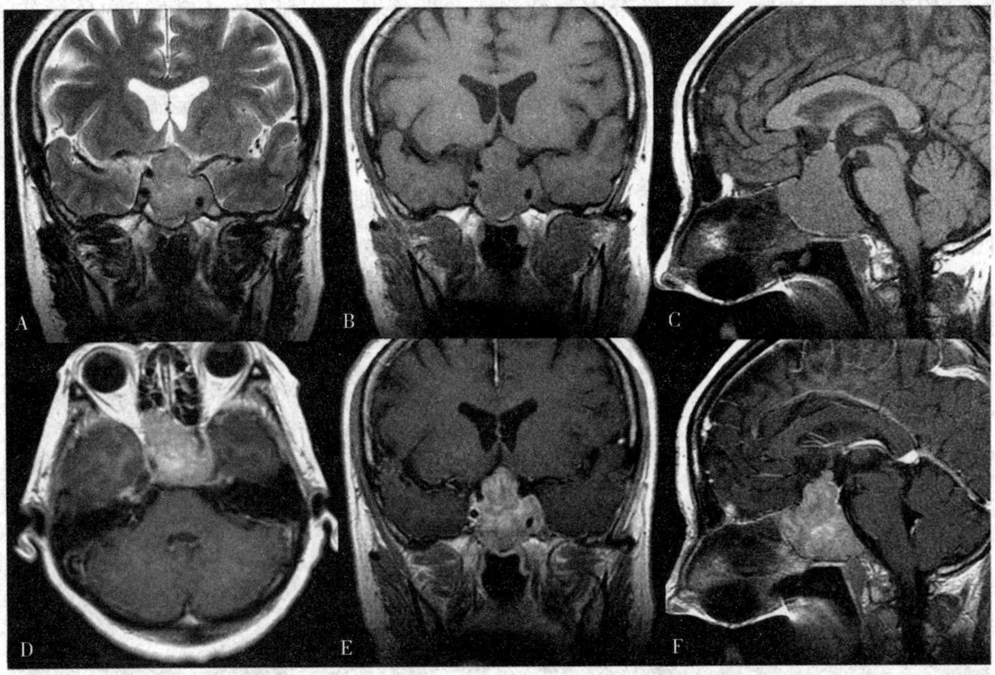

图 11－25　垂体大腺瘤 MRI 表现

A、B、C 分别为平扫冠位 T_2WI、T_1WI 和矢位 T_1WI，蝶鞍扩大，鞍内及鞍上见团块状软组织信号，鞍底骨质变薄，肿块包绕双侧颈内动脉海绵窦段。鞍上组织明显受压。D、E、F 分别为轴位、冠位、矢位 T_1WI 增强扫描，肿块呈明显较均匀强化

（六）脑转移瘤

脑转移瘤较常见，可发生于任何年龄，发病高峰年龄 40～60 岁，男女比例约为 1∶1.1。多由肺癌、乳腺癌、前列腺癌、肾癌和绒癌等原发灶经血行转移而来。转移部位以幕上多见，多位于皮髓质交界区，常为多发。肿瘤中心常发生出血、坏死、囊变，瘤周水肿明显。肿瘤血供多数较丰富。

1. 临床表现　主要有头痛、恶心、呕吐、共济失调、视神经乳头水肿等。晚期头痛加重，可伴有眼底出血和意识障碍，甚至出现昏迷、脑疝。5%～12% 的患者无神经系统症状。

2. 影像学表现

（1）X 线检查　当转移瘤侵及颅骨时，平片可见溶骨性破坏。

（2）CT 检查　脑内单发或多发结节，单发者较大，常位于皮髓质交界区，呈等密度或低密度灶，出血时密度增高。瘤周水肿明显，小肿瘤、大水肿为转移瘤的特征。增强扫描呈结节状或环形强化（图 11－26）。

（3）MRI 检查　T_1WI 为低信号，T_2WI 为高信号。瘤周水肿广泛，占位效应明显。注射 Gd－DTPA 后，明显强化，形态各异。MRI 检查对颅底、颅顶及幕下脑干和小脑病变显示优于 CT。

影像学检查对中枢神经系统疾病的诊断有重要价值。X 线平片对颅骨骨折能够明确诊断，但对脑内病变诊断意义不大，故 X 线平片较少应用于中枢神经系统的检查，通常只用来评估颅骨和脊柱的骨质改变。CT 检查对脑内病变具有较高的诊断价值，应用普遍。CT 平扫是颅内各种疾病的常规检查方法，是颅脑外伤和脑出血首选的检查方法，尤其对急性

期脑出血的检出十分敏感。MRI 检查因其软组织分辨率高，对脑组织细微结构显示较 CT 清晰，发现病变更敏感，在中枢系统应用也较为成熟，但由于 MRI 检查价格昂贵，在临床中并不作为首选检查方法，而是作为进一步检查手段，是中枢神经系统疾病最重要和筛选的影像学检查方法。磁共振扩散加权成像（DWI）是目前发现和诊断超急性期脑梗死的首选和唯一的影像学检查方法。数字减影血管造影（DSA）则在颅脑血管性疾病诊断中具有无法替代的地位。

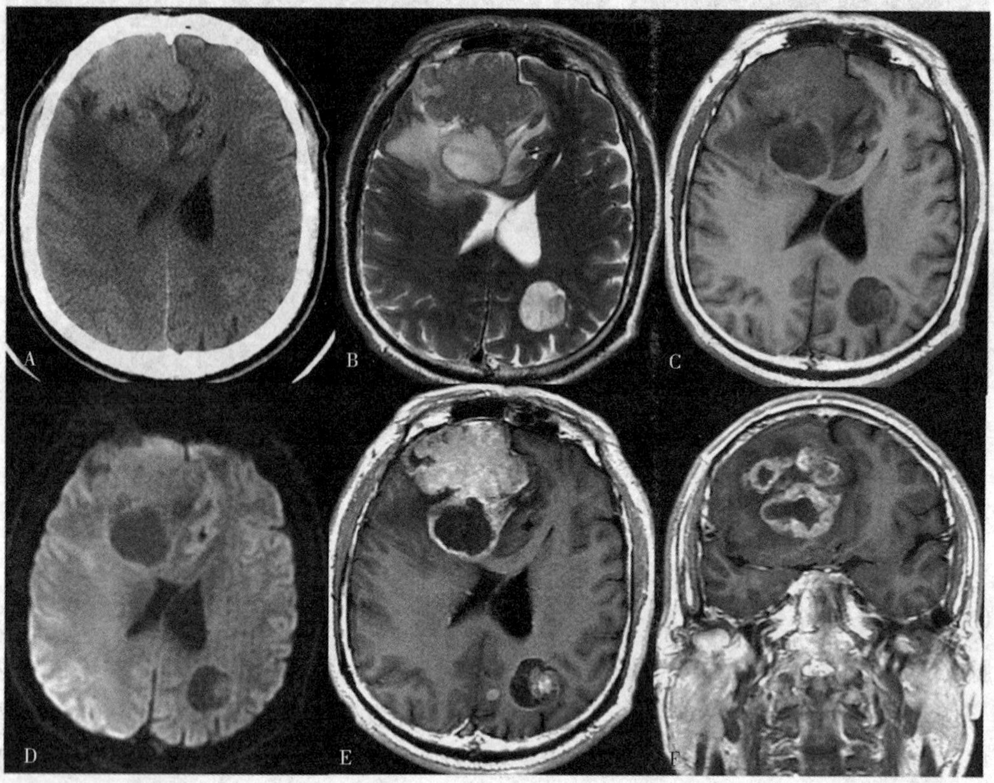

图 11－26　转移瘤影像学表现

A 为 CT 平扫，右侧颞叶、左侧顶叶见团块状软组织密度影，周边见片状低密度影；B、C、D 分别轴位 T_2WI、T_1WI、DWI，右侧额叶、左侧顶叶多发团块状软组织信号，信号不均，周边见片状水肿信号，双侧侧脑室前角、胼胝体膝部受压变形；E、F 为轴位、冠位增强 T_1WI 图，可见肿块实质性部分呈显著不均匀强化，囊性部分及水肿信号未强化

目标检测

扫码“练一练”

一、选择题

1. 影像学检查中，头颅 CT 扫描最常用的基准线是
   A. 听眦线　　B. 听眶线　　C. 听鼻线
   D. 枕眶线　　E. 瞳间线
2. 颅脑病变首选的影像学检查方法是
   A. X 线平片　　B. DSA　　C. CT 平扫
   D. CTA　　E. MRI
3. 椎管内肿瘤，最佳的检查方法是

A. X线平片　　B. CT　　C. DSA
D. MRI　　E. MRA

4. 下列不属于颅脑非病理性钙化的是
A. 松果体钙化　　B. 侧脑室脉络丛钙化　　C. 大脑镰钙化
D. 基底核钙化　　E. 颞叶钙化

5. 影像学检查中，CT平扫表现密度最高的是
A. 脑实质　　B. 颅骨　　C. 脑室
D. 脑池　　E. 脑沟

6. MRI检查 T_1WI 和 T_2WI 均呈高信号的是
A. 钙化　　B. 水肿　　C. 脂肪
D. 梗死　　E. 出血

7. 最常见的颅内肿瘤是
A. 星形细胞瘤　　B. 脑膜瘤　　C. 室管膜瘤
D. 垂体瘤　　E. 少突胶质细胞瘤

8. 下列是脑膜瘤的典型CT表现的是
A. 钙化、囊变坏死　　B. 边界不清
C. 瘤周水肿明显　　D. 等密度、均匀显著强化
E. 占位效应明显

9. 以钙化作为其特征性表现的颅内肿瘤是
A. 星形细胞瘤　　B. 脑膜瘤　　C. 室管膜瘤
D. 垂体瘤　　E. 少突胶质细胞瘤

10. 关于垂体瘤CT检查，描述错误的是
A. 蝶鞍扩大　　B. 鞍底凹陷　　C. 垂体柄移位
D. 瘤周水肿明显　　E. 增强扫描有强化

11. 脑梗死是按（　　）分布的
A. 脑血管分布　　B. 脑皮质　　C. 脑髓质
D. 脑叶　　E. 脑沟

12. 下列关于缺血性脑梗死说法，正确的是
A. 多发生于蝶鞍部　　B. 多发生于基底节区，直径小于1.0cm
C. 由脑深部穿动脉闭塞引起　　D. 以大脑后动脉闭塞最多见
E. 主要病因是脑的大、中动脉粥样硬化

13. 硬膜下血肿呈
A. 梭形　　B. 新月形　　C. 弥漫性脑沟分布
D. 脑室形　　E. 高密度肾形

14. 蛛网膜下腔出血表现为
A. 梭形　　B. 新月形　　C. 弥漫性脑沟分布
D. 脑室形　　E. 高密度肾形

15. 脑梗死后见到的模糊效应常出现在
A. 第1周　　B. 第1～2周　　C. 第2周

D. 第 2 ~3 周　　E. 第 3 周

16. 下列不属于颅内动脉瘤病因分类的是

A. 先天性动脉瘤　　B. 感染性动脉瘤

C. 动脉硬化性动脉瘤　　D. 外伤性动脉瘤

E. 粟粒形动脉瘤

17. 患儿，5 岁。头痛、呕吐，CT 示第四脑室扩大，内有菜花样混杂密度，增强扫描呈不均匀性强化，该患者最有可能是

A. 星形细胞瘤　　B. 脑出血　　C. 室管膜瘤

D. 脑膜瘤　　E. 垂体瘤

18. 患者，女性，65 岁。突发左侧偏瘫失语 2 小时，CT 检查示右额、顶叶大片状低密度区，边界不清，增强扫描后无明显强化，该患者最有可能是

A. 脑出血　　B. 脑梗死　　C. 脑肿瘤

D. 脑萎缩　　E. 脑发育不良

19. 患者，女性，32 岁。既往月经正常，近 1 年月经量少，有溢乳现象，实验室检查泌乳素增高，首先考虑该患者可能是

A. 垂体瘤　　B. 星形细胞瘤　　C. 脑膜瘤

D. 脑转移瘤　　E. 卵巢肿瘤

20. 患者，男性，42 岁。近半年头痛逐渐加重，颅脑 CT 示右颞叶见一片状低密度影，密度不均匀，边界不清，周围见水肿带环绕，中线结构左移，增强扫描呈不规则强化，该患者最有可能是

A. 脑脓肿　　B. 脑结核　　C. 脑梗死

D. 星形细胞瘤　　E. 脑膜瘤

二、简答题

1. 脑梗死的分类及影像学特征性表现有哪些？
2. 简述硬膜外血肿和硬膜下血肿的 CT 鉴别诊断要点。
3. 颅内动脉瘤影像学表现有哪些？

（张兵钱）

扫码“学一学”

第十二章　介入放射学

学习目标

1. **记住**　介入的概念、适应证及临床应用。
2. **知道**　介入术的原理及操作方法。
3. **学会**　选用合适的介入方法。

介入放射学（interventional radiology，IVR）是以影像诊断学为基础，在医学影像诊断设备的引导下，利用穿刺针、导管及其他介入器材，对疾病进行治疗或采集组织学、细菌学及生理、生化资料进行诊断的学科。

介入放射学是一门新兴的发展中学科，目前仍处在不断探索、创新、完善中。1928 年 Santos 等完成了世界上首例经皮直接穿刺主动脉造影。1953 年瑞典 Sven－Ivar Seldinger 医师首创了用套管针、导丝和导管经皮股动脉插管作血管造影的方法，大大简化并提高了介入放射学操作的安全性，为当代介入放射学奠定了基础。1976 年 Wallace 在 *Cancer* 杂志上以 *Interventional Radiology* 为题系统地阐述了介入放射学的概念，并于 1979 年欧洲放射学会第一次介入放射学学术会议上作了专题介绍，介入放射学逐步为国际学术界所认同。

我国介入放射学起步于 1984 年开展的支气管动脉抗癌药物介入放射研究。1990 年卫生部决定将开展介入放射学的放射科改为临床科室，从根本上改变了放射科在医院和医学界的地位。20 世纪 90 年代兴起的三级医院评审，将介入放射学的开展与否作为三级甲等医院的评审要求，从国家角度对介入放射学进行了肯定，为我国 21 世纪介入放射学的蓬勃发展奠定了良好的基础。

介入放射学按照其临床应用技术和解剖部位，分为血管介入技术和非血管介入技术。

第一节　血管介入技术

血管介入技术（interventional therapy for cardiovascular diseases）是指通过导管术将诊断或治疗用的各种器材送入心脏或血管内进行疾病诊断及治疗的方法。该技术需要使用 1～2mm 粗的穿刺针，通过穿刺人体表浅动脉或静脉，进入人体血管系统，在血管造影机的引导下，将导管送到病灶所在的位置，通过导管注射造影剂，显示病灶血管情况，在血管内对病灶进行治疗。包括动脉栓塞术、血管成形术等。常用的体表穿刺点有股动静脉、桡动脉、锁骨下动静脉、颈动静脉等。

一、经导管栓塞术

经导管栓塞术（transcatheter arterial embolization，TAE）也称栓塞治疗，是介入放射学

的最重要基本技术之一，是指在 X 线透视下经导管向靶血管内注入或送入栓塞物质，使之闭塞，从而达到控制出血、治疗肿瘤、血管性病变以及消除患病器官的功能的目的技术。TAE 因具有微创性、全程影像引导和选择性靶血管插管技术而使得栓塞的准确性和可控性极大加强，成为革命性的临床治疗方法。

TAE 需要的器材包括常规器材和特殊器材。常规器材有穿刺针、导丝、扩张器和导管，必要时还可采用导管鞘，以便利于超选择性插管操作和在保留导管灌注期间经其侧壁注入肝素盐水防止穿刺部位血栓形成。特殊器材有同轴导管系统（coaxial catheter system）、球囊阻塞导管（occlusive balloon catheter）、灌注导丝（infusion guidewire）、灌注导管（infusion catheter）、全植入式导管药盒系统（implantable reservoir port - catheter system，PCS）等。

TAE 需要的栓塞物质要求能顺利通过导管注入或送入血管内，起到相应的栓塞作用；无毒或低毒；无抗原性；人体组织相容性良好，不引起排异或严重异物反应；无致畸和致癌性。常用栓塞物质，如海绵状栓塞剂、碘油、液态栓塞剂和大型栓塞物（包括金属弹簧圈类和可脱离球囊等）。

TAE 主要用于以下几个方面。

1. 止血 特别是动脉性出血，如外伤性盆腔和内脏出血、泌尿系统出血、消化道出血、肿瘤出血、严重鼻出血、颌面部出血、大咯血、手术后所发生的内出血等。静脉性出血如外伤性出血、肿瘤出血、溃疡出血、胃底 - 食管静脉曲张出血等。

2. 治疗肿瘤 肝癌、肺癌、盆腔等部位肿瘤均可通过导管将栓塞剂注入肿瘤的供血动脉，阻断其血运，控制肿瘤生长，达到“饿死肿瘤”的目的，术前辅助性栓塞有助于减少术中出血、肿块完整切除并避免或减少术中转移；姑息性栓塞治疗适用于富血管的恶性肿瘤，可改善患者生存质量，延长生存期。部分肿瘤栓塞后肿块缩小，增加二期手术切除的可能性。

3. 异常血流动力学的纠正或恢复 包括动静脉畸形、动静脉瘘和动脉瘤、静脉曲张。

4. 非手术脏器切除 如注射栓塞物质于脾动脉分支内，即部分性脾栓塞，以治疗脾功能亢进，同时不影响脾脏的免疫功能。器官灭活，即通过栓塞术消除器官功能，有内科性脾切除、内科性肾切除等。

5. 血流重分布 对正常的动脉血供进行栓塞，使之血供由其他动脉供给，而达到某种治疗目的。栓塞的前提是不造成被栓塞血管供养器官的缺血坏死。在进行栓塞或化疗药物动脉内灌注过程中，某些非靶血管难以避开，可能造成不必要的副作用和并发症，如胃十二指肠动脉为非靶血管时，可先用钢圈将胃十二指肠动脉主干栓塞，然后再行下一步治疗。靶器官由二重动脉供血，如盆腔，需行长期动脉内化疗药物灌注治疗时，可栓塞一侧动脉主干，而对侧用作插管灌注，使药物较均匀分布于靶器官。

二、经皮血管腔内血管成形术

经皮血管腔内血管成形术（percutaneous transluminal angioplasty，PTA）是经导管等器械扩张再通动脉粥样硬化或其他原因所致的血管狭窄或闭塞性病变。这一疗法是 20 世纪 60 年代开始应用的，在 80 年代前主要采用球囊导管进行治疗，称为球囊血管成形术。80 年代中期，出现激光血管成形术、动脉粥样物质切除术及超声血管成形术。90 年代血管内金属支架已广泛应用于临床。PTA 是当前临床主要应用的血管成形技术。

PTA 需要的器材包括 Gruntzig 球囊导管、新型球囊导管、球囊导管的辅助器材（预扩张导管、球囊充气枪、球囊充胀压力表等）和血管内支架。

PTA 主要操作方法如下。

1. 球囊扩张成形术

（1）适应证　①动脉粥样硬化及大动脉炎所致的有血流动力学意义的血管狭窄或闭塞。②血管搭桥术后所致的吻合口狭窄或移植血管闭塞。③血管肌纤维发育不良所致的局限性狭窄。④肾动脉血狭窄引起的肾性高血压或肾移植后肾动脉狭窄。⑤布加综合征（下腔静脉膜性或节段性不全梗阻闭塞及肝静脉狭窄、闭塞。⑥血管移植术前病变血管扩张的辅助措施；缺血造成截肢，术前挽救肢体或减低截肢水平。

（2）禁忌证　①严重心、肝、肾功能不全，凝血机制异常。②病变部位有动脉瘤形成。③大动脉炎活动期。④长段血管完全性闭塞，伴流出道不通。

（3）扩张的机制　利用充胀的球囊压力造成了狭窄区血管壁内、中膜局限性撕裂，血管壁特别是中膜过度伸展以及动脉粥样斑的断裂，从而导致血管壁张力减退和腔径的扩大。

（4）优缺点　球囊扩张成形术共外科手术相比，优点在于对患者创伤小、并发症少、收效快、操作较简便、治疗费用低、门诊即可进行、一旦发生再狭窄可以重复治疗。

血管扩张后再狭窄的发生率较高，多发生在 PTA 后数月至 1 年之内。主要原因是球囊扩张部位内膜纤维细胞增生、血管壁的弹性回缩和原有病变的进展。球囊扩张成形术的并发症较少，偶可发生穿刺局部血肿、动脉壁撕裂孔、远端血管栓塞以及球囊破裂等。

2. 血管支架　血管内支架是指在管腔球囊扩张成形的基础上，在病变段置入内支架以达到支撑狭窄闭塞段血管，减少血管弹性回缩及再塑形，保持管腔血流通畅的目的。部分血管内支架还具有预防再狭窄的作用。

（1）适应证及禁忌证　①PTA 术后并发症或不成功者；②狭窄段病变动脉累及主动脉壁或动脉粥样硬化明显者；③颈部及颅内动脉具有血流动力学上的狭窄；④腔静脉或较大分支静脉狭窄或闭塞（布加综合征、上腔静脉压迫综合征）；⑤重建血管通道纠正血流动力学异常；⑥动脉瘤或动脉夹层（支架移植物）；⑦粥样斑块溃疡（金属支架）；⑧搭桥血管再狭窄。

（2）机制

1）血管壁的修复反应：血管壁弹性架缩与重塑形、内膜与中膜增生、血栓机化。

2）血管壁对置入支架的反应：支架内膜化与支架的嵌入引起内皮细胞和纤维增生。

3. 激光血管成形术　治疗原理主要在于热效应和化学解吸作用。通过导管将激光纤维诱导到阻塞或狭窄的血管部位，经激光照射破坏、汽化而使管壁阻塞或狭窄消失。激光血管成形术现多与球囊血管成形术配合应用，是 PTA 前的一种辅助治疗手段，称之为激光辅助球囊血管成形术。激光再通血管仍处于研究开发阶段，有许多技术问题需进一步解决。

4. 动脉粥样斑切除术　也称旋切法，主要适用于血管高度狭窄或完全闭塞，也是一种机械治疗方法。除用于外周血管外，也开始用于肾动脉和冠状动脉。外周血管的再通成功率在 95% 以上。由于旋切法仍是机械性治疗，所以损伤血管壁后的修复反应还可造成再狭窄。这一疗法仍在发展中。

三、经导管灌注药物治疗

经导管药物灌注术主要用于经静脉系统，又称为动脉内药物灌注术（transcatheter arterial infusion，TAI），其为通过穿刺、插管等方法，建立可由体表到达靶血管的通道（导管），再由该通道注入药物达到局部治疗目的。

20世纪20年代TAI首次应用于临床治疗盆腔脓毒血症，此后经过不断地探索、发展，TAI已广泛应用于治疗恶性肿瘤、食管静脉曲张、动脉内溶栓等领域，取得良好的治疗效果。

TAI需要的器材包括常规器材和特殊器材。常规器材有穿刺针、导管、导丝、扩张器、导管鞘。特殊器材有同轴导管、球囊阻塞导管、灌注导丝、灌注导管、全植入式导管药盒系统（PCS）、药物注射泵、脉冲式注射泵。

TAI方法如下。

1. 一次性冲击性TAI 短时间内，通常为30分钟至数小时将药物注入靶动脉，然后拔管结束治疗的方法。优点为操作迅速、简单、并发症少；缺点为接触时间短、一次性、影响疗效。

2. 动脉阻滞化疗

（1）作用 降低靶血管的血流量，提高Rt，同时减低C_{max}和AUC。

（2）方法

1）球囊导管阻塞法。

2）动脉升压化疗灌注：常用血管紧张素Ⅱ（AT－Ⅱ），保护正常组织。

3）可降解淀粉微球（DSM）：生物降解白蛋白微球（BAM）。暂时减少血流，再化学药物灌注。

3. 长期药物灌注 导管滞留时间长，可为持续性或间断性灌注，适用于姑息性治疗、胃肠道出血、溶栓治疗。常用有普通导管置留法和经皮导管药盒系统植入术。

4. 化疗栓塞术 TAI与动脉栓塞术配合是治疗恶性肿瘤的一种方法。

5. 血流再分布 栓塞非靶血管、侧支肿瘤血管，保留主要血管，提高灌注效率，减少并发症。

四、其他血管介入技术

1. 动脉导管未闭封堵术 将特制的蘑菇状封堵伞或弹簧栓子送至未闭的动脉导管处，阻断主动脉与肺动脉之间的血液分流，具有创伤小、康复快、痛苦少、操作相对简单等优点。

2. 房间隔缺损封堵术 是经导管将封堵器置于心房间隔缺损处，封堵房间隔缺损的一种非手术治疗方法。

3. 血栓清除术 是经导管抽吸，以清除引起血管闭塞的急性或亚急性血栓或脱落栓子，恢复或改善闭塞血管远端血流的一种技术。

第二节　非血管介入技术

非血管介入技术是指在血管以外进行的治疗和诊断性操作，以经皮穿刺体腔减压术和经皮针刺活检术等为基础，包括经皮穿刺胆道引流术、取石术、肝肾囊肿硬化和脓肿引流术、经口食管胃肠道狭窄扩张术、经皮肾穿引流术及输尿管成形术、抽液和采集细胞标本等。

一、管道狭窄扩张成形术

胃肠道、胆系、气管支气管等发生狭窄后，可用球囊扩张和放置支架的方法治疗。

1. 食管支撑器　食管狭窄、幽门良性梗阻、上胃肠道吻合术后吻合口狭窄，不宜手术的贲门失弛缓症，食管癌梗阻和食管癌并发气管瘘都可用支撑器治疗。

2. 胆道支撑器　因肝门、胰腺等部位肿瘤压迫胆管引起的阻塞性黄疸，采取经皮肝穿刺，将胆道支架置于狭窄段，使胆汁直接进入十二指肠，可较好地解决阻塞性黄疸。阻塞性胆管狭窄采用经皮穿刺途径，先用球囊扩张狭窄处，支撑于胆管狭窄处。若恶性肿瘤生长阻塞支撑器，可采用用于血管介入的旋切导管，切除肿瘤，使支撑器再通。

3. 自膨胀式支撑器　气管支气管狭窄、气管软化和气道塌陷。肺癌术后气管支气管吻合口狭窄等可用自膨胀式支撑器治疗。

4. 球囊导管配合支撑器治疗　老年前列腺增生、肥大发生率较高，多造成尿道狭窄、梗阻性改变，以往以手术治疗为主。采用球囊导管扩张和支撑器治疗，对患者损伤小，效果较好。

二、经皮穿刺引流与抽吸技术

经皮穿刺引流与抽吸技术指在影像设备的引导下，利用穿刺针和引流导管等器材，对人体管道、体腔或器官组织内的病理性积液、血肿、脓肿或胆汁、胰液、尿液等体液进行穿刺抽吸、引流，达到减压和治疗的目的。经皮穿刺引流术常用于全身各部位的脓肿、囊肿、浆膜腔积液、胆管或泌尿道梗阻、颅内血肿的穿刺引流。在对抽出液进行细胞学、细菌学和生化检测及作出鉴别诊断和指导用药的同时，还可以经引流导管进行局部抗炎、引流等治疗，达到减压、消炎等作用。

1. 经皮肝穿刺胆管引流　分外引流、内引流和永久性涵管引流。这种非手术性胆系引流已成为恶性胆系梗阻减压和梗阻性黄疸术前减压的有效方法，优于手术引流。经皮胆系引流近期效果满意，并发症少，但长期引流易发生胆管炎和引流管阻塞。因此安置引流管后，应加强导管护理，及时观察与处理功能发生异常的引流管。

2. 经皮尿路引流　指患者因结石、炎症、创伤、结核和肿瘤等疾病引起尿路梗阻时，可采用经皮肾盂造影、经皮肾盂造口术以及经皮引流等诊断与治疗措施对尿液进行引流。

（1）经皮肾盂造影　这一造影是在影像系统导向下（如透视、超声），以细针从后路穿刺患侧肾盂肾盏。针进入肾盂后，先抽吸积蓄的尿液行化验检查。随后注入造影剂，观察尿路梗阻的原因与部位，并可通过顺行输尿管灌注试验鉴别梗阻与非梗阻性尿路扩张，判断输尿管瘘的部位与程度，还可测量肾盂静止压。

（2）经皮肾盂造口术　在影像系统导向下，经皮穿刺，将引流导管置于肾盂、输尿管内进行引流或灌注药物或行诊断性操作。如需经此通道作肾镜检查或取石，可用不同规格的扩张器，将通道逐步扩张，以便使较粗的器械经此通道进入肾盂内进行操作。经皮肾盂造口术的成功率高，并发症少，是治疗尿路梗阻的有价值方法，使一些患者免于手术，一些不能手术的肿瘤患者得到姑息治疗。

3. 囊肿、脓肿经皮抽吸引流 囊肿、脓肿、血肿和积液均可在影像系统引导下，经皮穿刺放置引流管进行引流、抽吸。抽吸液可作细胞学、细菌、生化等项检查，进一步明确病变性质，还可经引流管灌注硬化剂、抗生素或化疗药物进行治疗。

三、结石的介入处理

1. 胆系结石 常用的有经T形管取石，先行T形管造影，明确结石部位后，再顺导管插入取石网篮导管，将网篮深入到结石附近，张开网篮，网住结石，取出。可经T形管、经T形管瘘道、经内镜和经皮经肝进行灌注药物溶解胆总管残余结石后取石或溶石治疗。

2. 上尿路结石 一般经肾盂造口导管作网套取、钳取、推移至膀胱内（较小结石）或灌注溶石药物等方法进行治疗。

四、经皮椎间盘切吸术

腰椎间盘脱出是常见病，表现为下腰痛，呈间性一侧腿痛，下肢麻木，肌萎缩，原以保守治疗和手术治疗为主。20世纪70年代后期日本Hijikata首次应用钳夹法式进行椎间盘摘除，取得了良好的疗效。20世纪80年代后期Oniks进一步发展了该项技术，并开展经皮椎间盘切除术和椎间盘溶解术。

经皮椎间盘切吸术适用于经影像学方法确诊的病例，并有明显症状体征。既往有腰椎手术史、腰椎骨质明显增生和骨关节病所致的腰腿病则不适用。现已对颈椎间盘脱出采取这一技术，取得较好的疗效。

五、经皮穿刺活检术

经皮穿刺活检术可取得器官或组织的细胞学或组织学标本，使细胞学或病理学诊断方法得到了迅速的发展，是很有价值的介入诊断方法，已应用于身体各部位多器官病变。经皮穿刺活检有三种活检方式，即细针抽吸活检、切割式活检与环钻式活检。

经皮穿刺活检是在影像技术导向下进行，不同于开放式和盲目活检。常用的导向方法为透视、超声和CT。透视最简单，适用于能在透视下定位的病变，如肺部肿块、骨骼病变等。超声对实质器官的囊性或实体性肿物定向准确。超声可以显示活检针的针迹、针的导向。CT导向准确，但操作程序较超声导向复杂，多用于腹部、盆部和胸部病变活检。除颅内病变外，已广泛用于诊断各系统、各器官的病变。

1. 胸部 诊断不明的肺内结节、肿块病变，已知为恶性病变，但组织类型不明者均适于经皮穿刺活检。穿刺活检对恶性病变的准确率为90%，良性病变为95%。

2. 腹部 肝、胰、肾、腹膜后等部位的性质不明的病变可以经皮穿刺活检，尤其对胰腺癌与胰腺炎鉴别诊断有价值。

3. 其他 骨关节、肌肉、盆腔、乳腺、椎管内病变等均可行经皮穿刺活检。

细针活检的并发症很少，因此是安全有效的检查方法。

随着各种影像学设备和医疗器械的飞速发展，介入放射学发展迅猛。由于其具有诊断和治疗的双重功能，并且具有简便、安全、有效、微创和并发症少等特点，介入放射学已成为当前临床医学中的重要诊治手段，应用前景广阔。

扫码"练一练"

目标检测

一、选择题

1. 接入技术中，常用的短期栓塞剂是
   A. 螺圈　B. 明胶海绵　C. 碘油
   D. 自体血凝块　E. 无水酒精
2. 介入技术中，经皮穿刺送入导管的动脉中，最常选择的是
   A. 颈动脉　B. 腋动脉　C. 肱动脉
   D. 股动脉　E. 腘动脉
3. 明胶海绵闭塞血管时间一般是
   A. 1 周　B. 1 ~ 2 周　C. 2 ~ 3 周
   D. 3 ~ 4 周　E. 5 周
4. 属于血管介入的是
   A. PTCD 术　B. 脾动脉栓塞术　C. 经皮腰穿刺术
   D. 经皮腰间盘切吸术　E. 冠脉搭桥术
5. 不适用血管内栓塞治疗的外伤性出血是
   A. 外伤性脾破裂出血　B. 骨盆骨折所致的直肠破裂出血
   C. 外伤性肾破裂出血　D. 骨盆骨折所致的盆腔大出血
   E. 外伤性肝破裂出血
6. 血管内支架置入的适应证不包括
   A. PTA 后出现并发症　B. PTA 后再狭窄
   C. 动脉粥样硬化性狭窄伴有溃疡形成、钙化
   D. 长段血管狭窄或闭塞
   E. 大动脉炎活动期
7. 关于肝脓肿经皮穿刺引流的叙述，下列错误的是
   A. 确定穿刺点应取正位观察
   B. 注射对比剂和冲洗弄腔时应采取低压力、低流量的方法
   C. 在插管引流的同时应给予抗炎、对症治疗
   D. 经引流短期内脓腔缩小，引流管后退时，窦道尚未完整形成，应适时更换少侧孔的引流管
   E. 脓腔未闭合前，不宜过早拔除引流管
8. 经皮穿刺椎间盘切除术最严重的并发症是
   A. 神经损伤　B. 腰肌血肿　C. 椎间盘感染
   D. 疼痛　E. 血管损伤大出血

二、简答题

1. 常用的血管介入技术包括哪些？
2. 常见的非血管介入技术包括哪些？

（林 可）

第三篇

实验室检查

扫码“学一学”

第十三章 血液检查

学习目标

1. **记住** 血液一般检测各项指标参考值及临床意义；出血性和血栓性疾病检验各项指标的参考值和临床意义；输血反应和新生儿溶血的检验临床意义。

2. **知道** 血液标本采集和保存、各项检查的基本原理。

3. **学会** 分析血常规检验单。

血液一般检测包括血液细胞成分的常规检测（简称血液常规检测）、网织红细胞检测和红细胞沉降率检测。传统的血液常规检测只包括红细胞计数、血红蛋白测定、白细胞计数及其分类计数。近几年由于血液学分析仪器的广泛应用，血液常规检测的项目增多，包括血红蛋白测定、红细胞计数、红细胞平均值测定和红细胞形态检测；白细胞计数及其分类计数；血小板计数、血小板平均值测定、血小板形态检测。

血液检查对健康保健普查、身体健康状况评估、协助疾病诊断和鉴别诊断、病情观察、疗效判断、手术安全性评估以及流行病和传染病的调查等有一定的意义。

第一节 红细胞及相关疾病检查

一、血液标本采集和保存

正确留取、保存和传送血液标本是保证检查结果准确的前提。采集血液标本时应注意：①成人血常规采血部位为左手环指指端内侧，婴儿可采集大拇指或足跟内外侧缘血液。肘部静脉是成人静脉采血常用部位，严重烧伤患者可选择皮肤完整处采血。②各种真空定量采血容器，据需要标有不同的色码，应用于不同的检验项目。③做好姓名、性别、住院号和病床号等标记。④采血时间、部位、体位、止血带结扎时间都影响检验结果。⑤患者的生理状态和饮食也会影响检测结果。⑥样本运输、保存和处理亦影响检验结果。⑦血涂片所用载玻片应清洁、干燥、中性、无油腻。

二、红细胞和血红蛋白的检测

（一）红细胞计数

正常红细胞平均直径7.5μm，呈双面微凹圆盘状，中央较薄，边缘较厚，染色后呈淡红略带紫色，中央部分淡染，无核。主要生理功能是作为携氧或二氧化碳的呼吸载体和维持酸碱平衡等。

红细胞在正常情况下几乎占血容量的1/2，平均寿命是120天，每天约有8%衰老和退化变性的红细胞经脾破坏，血红蛋白降解，可参与铁、胆色素、蛋白质代谢和血红蛋白的重新合成。

【参考值】

成年男性（4.3～5.8）$\times 10^{12}$/L；女性（3.8～5.1）$\times 10^{12}$/L

儿童（4.0～4.5）$\times 10^{12}$/L

婴儿（4.0～4.3）$\times 10^{12}$/L

新生儿（6.0～7.0）$\times 10^{12}$/L

高于6.8$\times 10^{12}$/L，应采取相应治疗措施；低于3.5$\times 10^{12}$/L（女）或4.0$\times 10^{12}$/L（男）可诊断贫血；低于1.5$\times 10^{12}$/L应考虑输血。

【临床意义】

1. 红细胞减少　红细胞减少是单位容积血液内红细胞数低于正常参考值的下限。

（1）生理性减少　常见于①由于快速生长和血容量增加而造成的造血材料相对不足引起的贫血，如6个月至2岁的婴儿。②由造血组织减少和造血功能减退引起的贫血，如老年人。③为了满足胎盘血液循环的需要，增加血容量可引起血液稀释，如孕妇。④长期饮酒、心理因素、气压减低、剧烈运动和劳动。

（2）病理性减少　常见于①急性、慢性红细胞丢失过多，如各种原因的出血。②红细胞破坏过多，如各种原因的溶血。③红细胞生成减少，如造血干细胞和造血微环境损害。

2. 红细胞增多　红细胞增多是单位容积血液内红细胞数高于正常参考值的上限。

（1）相对性增多　由于血液水分的丢失，如呕吐、严重腹泻、多汗、多尿、大面积烧伤、等引起血液浓缩。

（2）绝对性增多

1）生理性增多：见于长期重度吸烟、雄性激素增高、肾上腺皮质激素增多、情绪激动、高原居民、剧烈运动和体力劳动等。多因机体为克服缺氧导致血中促红细胞生成素水平升高，表现为红细胞一过性增高。静脉压迫时间超过2分钟，增加10%。

2）病理性增多：见于先心病、肺疾病、肝癌、肾癌、肾积水、多囊肾等。原发红细胞增多常见于真性红细胞增多症，是造血干细胞疾病，其特点为红细胞和全身总血容量增加，红细胞数高达（7～10）$\times 10^{12}$/L，血红蛋白可达180～240g/L，同时白细胞和血小板也有不同程度的增多，其中部分患者有转变成白血病的可能。

（二）血红蛋白测定

高铁血红蛋白与氰结合后形成稳定的氰化高铁血红蛋白，棕色的氰化高铁血红蛋白在540nm波长处有最大吸收峰，通过分光光度计测定其吸光度，以此即可计算出血红蛋白浓度。

【参考值】

成年男性130～170g/L；女性115～150g/L

新生儿170～200g/L

婴儿110～120g/L

儿童120～140g/L

老年人（>70岁）男性94.2～122.2g/L；女性86.5～111.8g/L

【临床意义】

1. 生理性变化　成人血红蛋白随年龄增加而减少，红细胞和血红蛋白量一天之内亦有波动，上午 7 时达高峰，随后下降。

2. 病理性变化

（1）严重失血　血容量减少，在补液前，血液浓度很少变化，血红蛋白浓度很难反映存在贫血；血容量增多，如水潴留，即使红细胞容量正常，但血液浓度减低，从血红蛋白浓度，提示已存在贫血；血浆容量缩小，血液浓缩，但红细胞容量减少，看血红蛋白浓度，贫血不明显。

（2）小细胞低色素性贫血或大细胞性贫血　红细胞计数正常，血红蛋白减少即为小细胞低色素贫血，血红蛋白浓度相对偏高，即为大细胞性贫血。此时血红蛋白和红细胞计数均不成正比。

（三）红细胞形态检查

在显微镜下对血涂片进行瑞氏染色观察红细胞，可观察红细胞大小、血红蛋白情况以及是否有异常红细胞。

1. 红细胞大小　正常红细胞平均直径 7.2μm。

（1）小红细胞　直径小于 6μm，常见于遗传性球形细胞增多症、缺铁性贫血和珠蛋白生成障碍性贫血。

（2）大红细胞　直径大于 10μm，主要见于巨幼细胞贫血、恶性贫血和溶血性贫血。

（3）巨幼红细胞　直径大于 15μm，见于巨幼细胞贫血。

（4）超巨红细胞　直径 >20μm，巨幼细胞贫血普遍可见。

（5）红细胞大小差异　是指红细胞直径上的差异，在多种增生性贫血和大母细胞性贫血中常见。

2. 血红蛋白含量

（1）正常色素性　红细胞经瑞氏 – 吉姆萨染色后呈淡琥珀色，中心 1/3 处着色较淡为生理性中心淡染区。

（2）低色素性　红细胞内血红蛋白含量减低，生理性中心淡染区扩大甚至成为环形红细胞。

（3）高色素性　红细胞内血红蛋白含量增多或正常，但由于细胞厚度增大，其生理性中心淡染区常消失。嗜多色性：为尚未完全成熟的红细胞，由于胞质中残存核糖体和核糖核酸等嗜碱性物质，故染色后红细胞全部或其一部分呈灰蓝色。正常人血片中不见，常见于各种增生性贫血，特别是溶血性贫血。根据红细胞大小及血红蛋白含量可进行贫血分类（表 13 – 1）。

表 13 – 1　贫血形态学分类

贫血类型	常见疾病
正常细胞正常色素性	急性失血、再生障碍性贫血、骨髓病性贫血等
小细胞低色素性	缺铁性贫血、珠蛋白生成障碍性贫血等
大细胞正/高色素性	巨幼细胞贫血、恶性贫血等
单纯小细胞性	慢性感染、慢性肝肾疾病性贫血等

3. 红细胞形态异常

（1）球形红细胞　红细胞直径缩小、厚度增大、中心淡染区消失，为一膨胀的球形，见于遗传性球形细胞增多症。

（2）红细胞形态不整　指成熟红细胞发生各种明显形态异常，如三角形、泪滴形、帽盔形、新月形、梨形、棍棒形等。

（3）镰形红细胞　见于镰状细胞性贫血（HbS 病）。红细胞形态呈镰刀状、柳叶状等，也见于溶血尿毒症综合征、恶性高血压、心血管创伤性溶血性贫血、严重烧伤病人。

（4）靶形红细胞　红细胞中心及边缘处有血红蛋白着色，两者之间为一乏色素苍白区，形同射击的靶心，见于海洋性贫血、某些血红蛋白病、脾切除术后、阻塞性黄疸等。

（5）椭圆形红细胞　红细胞长径增大、横径缩小呈椭圆形或长柱形。正常人血片中可见少数。椭圆形红细胞增多见于遗传性椭圆形细胞增多症（常 $>25\%$）、巨幼细胞贫血，恶性贫血时也可见到。

（6）口形红细胞　红细胞周围深染，中心淡染区呈一狭长裂隙，宛如微张的鱼口。正常人和肝病血片中口形红细胞 $<4\%$，其增高见于遗传性口形细胞增多症、弥散性血管内凝血及酒精中毒，小儿消化系统疾患引起的贫血亦可见到。

（7）红细胞缗钱状形成　在并不厚的血涂片上成熟红细胞之间平行叠连呈串状排列。主要见于多发性骨髓瘤、高纤维蛋白原血症等。

（8）棘细胞　红细胞外周钝锯齿样突起，见于先天性脂蛋白血症或脾切除后、酒精中毒性肝病、尿毒症等。

（9）泪滴形细胞　见于骨髓纤维化、溶血性贫血、珠蛋白生成障碍性贫血。

4. 红细胞内出现异常结构

（1）嗜碱性点彩　指瑞氏染色条件下红细胞胞质内存在的嗜碱性黑蓝色颗粒，实为残存的核糖核酸等嗜碱性物质。常见于重金属中毒及较严重的增生性贫血等。

（2）染色质小体　又称豪焦小体，是成熟或幼红细胞胞质中的紫红色圆形小体，直径多为 1 ~ 2μm，可一个或数个，其本质为细胞核的残余物。常见于巨幼细胞贫血、溶血性贫血及脾切除后。

（3）卡博环　为一紫红色细圈状结构，多位于嗜多色性红细胞及点彩红细胞的胞质中，可为幼红细胞核膜的残余物，也可为胞质脂蛋白变性所致。常见于溶血性贫血、较严重的巨幼细胞贫血等。

（4）有核红细胞　有核红细胞即幼红细胞，由于髓血屏障的存在，正常成人外周血不见有核红细胞。在溶血性贫血（包括急、慢性溶血性贫血，巨幼细胞贫血）、造血系统恶性疾患（如各种类型的白血病及骨髓转移癌）等常于外周血中见到数量不等的幼红细胞。

（四）网织红细胞计数

网织红细胞是介于晚幼红细胞与成熟红细胞之间，红细胞脱核后但尚未完全成熟的红细胞。网织红细胞胞质中尚有核糖体、核糖核酸等嗜碱性物质残存，经煌焦油蓝或新亚甲蓝活体染色后，胞质中可见蓝色或蓝绿色网点状结构。

【参考值】

活体染色法

成人 0.5% ~1.5%

新生儿 2% ~6%

网织红细胞绝对值 $(24 \sim 84) \times 10^9/L$

【临床意义】

网织红细胞是反映骨髓造血功能的敏感指标，对贫血诊断、贫血治疗疗效观察具有重要意义。

1. 网织红细胞增多 表示骨髓造血旺盛，见于缺铁性贫血、巨幼细胞贫血在给予铁剂、维生素 B_{12}、叶酸治疗之后。溶血性贫血时增加最为显著，常 >10%。

2. 网织红细胞减低 提示骨髓造血功能低下，骨髓中异常细胞大量浸润，抑制红细胞增生，网织红细胞减低，见于急性白血病、非增生性贫血等。

第二节 白细胞及相关疾病检查

一、白细胞计数和白细胞分类计数

循环血液中的白细胞包括中性粒细胞（N）、嗜酸性粒细胞（E）、嗜碱性粒细胞（B）、淋巴细胞（L）和单核细胞（M）。白细胞计数（WBC）是测定血液中各种白细胞的总数；分类计数是在油镜下观察血液涂片，计数各种类型白细胞的百分比。

【参考值】

白细胞计数

成人 $(3.5 \sim 9.5) \times 10^9/L$

新生儿 $(15 \sim 20) \times 10^9/L$

6 个月 ~2 岁 $(11 \sim 12) \times 10^9/L$

白细胞分类

中性杆状核粒细胞 1% ~5%

中性分叶核粒细胞 40% ~75%

嗜酸性粒细胞 0.4% ~8%

嗜碱性粒细胞 0 ~1%

淋巴细胞 20% ~50%

单核细胞 3% ~10%

【临床意义】

成人白细胞 $>10 \times 10^9/L$ 为白细胞增多，$<3.5 \times 10^9/L$ 为白细胞减少。

1. 中性粒细胞 中性粒细胞在白细胞中所占百分率最高，其数量的变化是影响白细胞总数的关键。中性粒细胞具有趋化、变形、黏附和吞噬杀菌等作用，是机体发挥防御和抵抗细菌感染的最主要细胞。

（1）中性粒细胞增多

1）生理性增多：白细胞增多可达 $15 \times 10^9/L$，见于胎儿、新生儿、妊娠 5 个月以上，分娩时疼痛和产伤可使其进一步增高，如无并发症于产后 2 周左右恢复正常；剧烈运动、严寒、暴热、饱餐或淋浴等刺激也可致白细胞增多，早晨较下午低。

2）病理性增多：①感染：见于急性化脓菌感染，如金黄色葡萄球菌、肺炎链球菌等。轻度感染时白细胞总数可正常，分类时可见中性粒细胞百分率增高；中度感染时白细胞多 $>10\times10^9$ 个/L，伴轻度核象左移；重度感染时白细胞 $>20\times10^9$ 个/L，伴明显的核象左移；而感染中毒性休克或机体反应性较差时，白细胞可不增高反而减低，但伴有严重的核象左移。②严重的烧伤、机械性损伤、较大手术后、心肌梗死等均可见白细胞增高。③大量血细胞破坏，内脏（如肝、脾）破裂或宫外孕破裂所致大出血，此时白细胞可迅速增高，达 20×10^9/L，且出现于血红蛋白降低之前。④急性化学药物中毒（安眠药、有机磷等）。代谢性中毒（糖尿病酮症酸、尿毒症）也常见白细胞（中性粒细胞）增多。以上反应性白细胞增多常与边缘池内细胞过多释放入血且机体动用贮备池、成熟池乃至分裂池内的白细胞有关。⑤持续性或恶性肿瘤白细胞增多：常见于急、慢性粒细胞性白血病，急性者白细胞一般 $<100\times10^9$/L，分类时以原、早幼粒细胞为主，而慢性者白细胞常 $>100\times10^9$/L，分类时以中幼、晚幼以下各阶段粒细胞为主，并伴有较多的嗜酸性粒细胞、嗜碱性粒细胞，此时需与中性粒细胞型类白血病反应相鉴别。

（2）中性粒细胞减少　中性粒细胞 $<1.5\times10^9$/L 称为粒细胞减少；$<0.5\times10^9$/L，称为粒细胞缺乏。

1）感染：革兰阴性杆菌（如伤寒、副伤寒沙门菌）感染，中性粒细胞与白细胞总数都减少。原虫感染如黑热病时可见白细胞减少。

2）血液病：再生障碍性贫血及非白血性白血病，此时白细胞可 $<1\times10^9$/L，分类时淋巴细胞相对增多，非白血性白血病只有经骨髓检查才能确诊。

3）理化因素慢性损伤：物理因素包括长期接触电离辐射（如 X 射线等），化学物质包括苯、铅、有毒物质（如氯霉素及含有机磷的农药等），化学药品包括降糖药、抗肿瘤药等。

4）自身免疫性疾病：如系统性红斑狼疮等，因自身免疫性抗核抗体导致白细胞减低。

5）单核－巨噬细胞系统破坏过多：肿大的脾脏中白细胞及分泌过多的脾素灭活促进粒细胞生成的某些因素，如淋巴瘤、门脉性肝硬化。

2. 嗜酸性粒细胞　主要作用是抑制嗜碱性粒细胞和肥大细胞合成与释放活性物质，吞噬释放的颗粒，分泌组胺酶破坏组胺的作用，从而减弱过敏反应，也参与寄生虫免疫作用。

（1）增多　①支气管哮喘、血管神经性水肿、风疹、食物过敏、血清病等过敏性疾病均可使血中嗜酸性粒细胞增多，可 >10%；②钩虫、蛔虫等寄生虫病感染；③湿疹、天疱疮、银屑病、剥脱性皮炎等皮肤病常见血中嗜酸性粒细胞轻或中度增多；④传染病：一般急性传染病血中嗜酸性粒细胞均减少，唯猩红热时嗜酸性粒细胞增多，系乙型溶血性链球菌产生活化补体的酶，继而引起嗜酸性粒细胞增多。持续性增多见于恶性肿瘤和血液病。

（2）减少　嗜酸性粒细胞在白细胞中所占百分率较低，故其减少多无临床意义。长期应用肾上腺皮质激素、某些急性传染病可其抑制组胺合成可间接导致嗜酸性粒细胞减少。

3. 嗜碱性粒细胞

（1）嗜碱性粒细胞增多　见于①过敏性疾病：过敏性结肠炎、药物、食物、吸入物超敏反应等；②慢性粒细胞性白血病，增多 10% 或更多；③嗜碱性粒细胞性白血病，增多 20% 以上；④骨髓纤维化和某些转移癌、糖尿病、传染病，如流感、天花。

（2）嗜碱性粒细胞减少　见于甲状腺功能亢进、妊娠放、化疗、糖皮质激素治疗、感染急性期。常因嗜碱性粒细胞所占百分率甚低，故其减少多无临床意义。

4. 淋巴细胞　出生7天内婴儿淋巴细胞可达50%以上，可持续到5～7岁，其后逐渐接近成人的水平。此为儿童期的淋巴细胞生理性增多。

（1）病理性增多　①相对增多见于再生障碍性贫血、粒细胞缺乏症等。②绝对性增多见于风疹、流行性腮腺炎、传染性单核细胞增多症、传染性淋巴细胞增多症、百日咳、结核病恢复期、急慢性淋巴细胞性白血病、淋巴瘤。

（2）病理性减少　见于使用肾上腺皮质激素、烷化剂、长期接触放射线，在急性化脓性感染时，由于中性粒细胞明显增高，导致淋巴细胞相对减少。

5. 单核细胞

（1）单核细胞增多

1）生理性增多：出生后两周的婴儿血中单核细胞增多，儿童亦较成人稍多，均为9%。

2）病理性增多：①感染性心内膜炎、疟疾、黑热病、急性感染的恢复期均可见单核细胞增多。严重的浸润性肺结核、粟粒性结核等，单核细胞百分率可明显增高，达30%以上，而白细胞总数可达20×10^9/L。②粒细胞缺乏症的恢复期可见一过性单核细胞增多；恶性组织细胞病、恶性淋巴瘤及骨髓增生异常综合征（MDS）等也可见单核细胞增多；急性单核细胞性白血病时白细胞总数增高，且出现大量原始、幼稚单核细胞，成熟单核细胞亦可增多。

（2）单核细胞减少　无临床意义。

二、外周血白细胞的病理形态改变

（一）中性粒细胞的核象变化

细胞核象变化是指外周血中性粒细胞核的分叶情况，反映粒细胞的成熟程度，核象变化包括核象左移、核象右移（图13－1）。

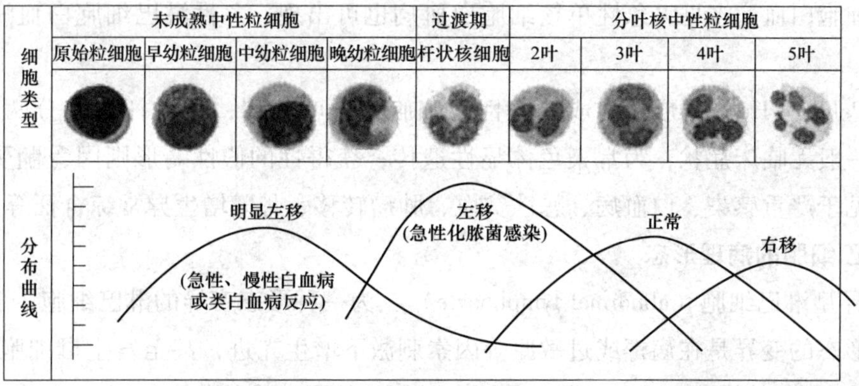

图13－1　中性粒细胞的核象变化

1. 核象左移　外周血中杆状核粒细胞增多（>5%），并出现晚幼粒、中幼粒甚至早幼粒细胞时称为核象左移。最常见于急性化脓性感染、急性中毒、急性溶血时。核象左移根据其程度可分为以下三种。

（1）轻度　仅见杆状核粒细胞增高，杆状核粒细胞>6%。

（2）中度　杆状核粒细胞>10%，伴少数晚幼粒、中幼粒细胞。

（3）重度　杆状核粒细胞 >25%，出现更幼稚的粒细胞，如早幼粒甚至原粒细胞，常伴有明显的中毒颗粒、空泡变性、核变性等质的改变。

2. 核象右移　正常人血中的中性粒细胞以 3 叶核为主，若 5 叶及 5 叶核以上细胞数量 >3% 时称为核象右移。核象右移常伴有白细胞总数的减少，主要见于营养性巨幼细胞性贫血及恶性贫血时，因缺乏造血物质、DNA 合成减少或骨髓造血功能减退所致。在应用阿糖胞苷、6 - 巯基嘌呤等抗代谢药物及炎症的恢复期也可见到核象右移现象。

（二）白细胞形态检查

1. 中性粒细胞的病理形态

（1）大小不均（anisocytosis）　指中性细胞体积大小差距悬殊。常见于一些病程较长的化脓性炎症。

（2）中毒颗粒（toxicgranulation）　指中性粒细胞胞质中出现的粗大而分布不均匀的黑蓝色颗粒。其是颗粒形成过程中受到影响或发生颗粒变性所致。常见于严重化脓性感染及大面积烧伤等。

（3）空泡变性（vacuolation）　中性粒细胞胞质内出现一个或数个空泡。空泡是细胞受损后胞质发生脂肪变性的结果，最常见于严重感染，特别是败血症时。

（4）杜勒小体（Döhle body）　圆形或梨形的天蓝色小体，直径为 1 ~ 2μm，显示细胞核与细胞质发育不平衡（仍含有 RNA），也可见于单核细胞中。为严重感染标志，常与中毒颗粒相伴出现。

（5）核变性（degeneration of nucleus）　核变性包括核固缩、核溶解、核破碎等。核固缩指细胞核固缩为均匀而深紫色的块状；核溶解时则可见细胞核膨胀，着色浅淡；核破碎时则核的轮廓不清。临床意义同空泡变性。

（6）棒状小体（Auer body）　在白细胞胞质中出现的一种红色细杆状物，长 1 ~ 6μm，一条或数条，如棒状，为嗜天青颗粒融合而成。细胞中一旦出现，即可确定为急性白血病，以急性粒细胞白血病多见，急性单核细胞白血病也可出现，急性淋巴细胞白血病常无此种小体。

（7）Pelger - Huët 畸形：为成熟中性粒细胞核分叶障碍，核呈杆状或分两叶呈肾形。先天性者一般无临床症状，为常染色体显性遗传；获得性的假性畸形则因骨髓受感染刺激所致，常见于严重感染、白血病、恶性贫血、肿瘤转移、骨髓增生异常综合征等。

2. 淋巴细胞的病理形态

（1）异型淋巴细胞（abnormal lymphocyte）　为一种形态变异的淋巴细胞，多属 T 淋巴细胞，其形态的变异是在病毒或过敏原等因素刺激下增生亢进，甚至发生母细胞化的结果。正常人血片中也可偶见。Downey 根据异型淋巴细胞的形态将其分为三型。

Ⅰ型（空泡型）最为常见，其胞体略大于淋巴细胞，呈圆形。核圆形或椭圆形、肾形或不规则形，染色质不规则，聚集呈粗糙的块状，副染色质明显。胞质深蓝色有空泡，一般无颗粒。

Ⅱ型（不规则型）胞体较Ⅰ型者明显增大，外形不规则。核圆形或稍不规则，染色质不规则聚集不如Ⅰ型明显。胞质淡蓝有透明感，边缘处蓝色稍深，可有少数嗜天青颗粒，一般无空泡或仅有少数空泡。

Ⅲ型（不成熟型或幼稚型）胞体较大，核大呈圆形或椭圆形，染色质较细致，可有1～2个核仁。胞质量少呈深蓝色，多无颗粒，可有小空泡。

异型淋巴细胞增多主要见于传染性单核细胞增多症、病毒性肝炎、风疹等病毒性疾病。一般的病毒感染异型淋巴细胞可＞2%，但＜5%，而传染性单核细胞增多症则异型淋巴细胞常＞10%，有鉴别诊断意义。

（2）具有卫星核（satellite nucleus）的淋巴细胞　即在淋巴细胞的主核旁边另有一个游离的小核。其形成系当染色体受损后，在细胞有丝分裂末期，丧失着丝点的染色单体或其片断被两个子代细胞所排出而形成卫星核。此种细胞常见于接受较大剂量的电离辐射后或其他理化因子、抗癌药物等对细胞造成损伤时。常作为致畸、致突变的客观指标之一。

三、血细胞相应参数

（一）血细胞比容测定

血细胞比容也称为红细胞压积或血细胞比积，是指红细胞或血细胞所占全血体积的比值。

【参考值】

男性　0.4～0.5L/L（40%～50%）

女性　0.37～0.48L/L（37%～48%）

新生儿　0.47～0.67L/L（47%～67%

1～3岁　0.35～0.47L/L（35%～47%）

【临床意义】

1. 血细胞比容增高

（1）见于各种原因导致的血液浓缩，如大面积烧伤、连续多次的呕吐、腹泻、多汗、多尿等。

（2）见于真性红细胞增多症。

（3）见于新生儿。

2. 血细胞比容减低　见于各种贫血。

（二）红细胞平均数值测定

【参考值】

1. 平均红细胞体积（mean corpuscular volume，MCV）　指每个红细胞的平均体积，以飞升（fl）为单位，$1L=10^{15}fl$。

$$MCV=\frac{HCT\ (L/L)}{RBC\ (\times/L)}\times 10^{15}fl$$

2. 平均红细胞血红蛋白含量（mean corpuscular hemoglobin，MCH）　指每个红细胞内所含有的血红蛋白的平均量，以皮克（pg）为单位，$1g=10^{12}pg$。

$$MCH=\frac{Hb\ (g/L)}{RBC\ (\times/L)}\times 10^{12}pg$$

3. 平均红细胞血红蛋白浓度（mean corpuscular hemoglobin concentration，MCHC）　指平均每升红细胞中所含血红蛋白浓度，以克/升（g/L）为单位。

$$MCHC = \frac{Hb\ (g/L)}{RCT\ (L/L)}$$

【临床意义】

根据 MCV、MCH、MCHC 测定可对贫血进行形态学分类，对其鉴别诊断也有一定意义（表 13－2）。

表 13－2　贫血的形态学分类鉴别表

贫血形态与分类	MCV（80～100fl）*	MCH（27～34pg）*	MCHC（320～360g/L）*	病因
大细胞性贫血	增高	增高	正常	缺乏叶酸、维生素 B_{12}
正常细胞性贫血	正常	正常	正常	急性失血、溶血、再障、白血病等
单纯小细胞性贫血	减低	减低	正常	慢性感染、中毒等
小细胞低色素性贫血	减低	减低	减低	慢性失血、缺铁等

注：*括号内为成人有关参考值，新生儿参考值范围较成人宽。

（三）红细胞体积分布宽度测定

外周血红细胞体积异质性常用红细胞体积分布宽度表示，由血细胞分析仪测量而获得。常用于贫血的诊断及治疗。

【参考值】

11.5%～14.5%

【临床意义】

应用于贫血形态学分类、小细胞低色素性贫血的诊断和鉴别诊断以及治疗中的动态监测。

（四）红细胞沉降率测定

红细胞沉降率简称血沉，是指红细胞在一定条件下沉降的速度。血流中的红细胞由于胞膜表面唾液酸所具有的负电荷而使其相互排斥，彼此分散悬浮而下沉缓慢。影响血沉的主要因素为血浆，而血沉增快的关键是红细胞之间排斥力减小而导致的缗钱状形成。血浆中纤维蛋白原、球蛋白增加，白蛋白减少，胆固醇、甘油三酯、尿酸增高也使血沉加快。此外红细胞大小、形态等也可影响血沉。

【参考值】

成年男性　0～15mm/h

　　女性　0～20mm/h

【临床意义】

1. 生理性增快

（1）妇女月经期由于子宫内膜的破损及出血，血沉多略有增快。

（2）妊娠 3 个月以上可由于生理性贫血及血浆纤维蛋白原的增加而使血沉增快。

（3）60 岁以上的高龄者，多因纤维蛋白原的增高而血沉增快，可达 30mm/h。

2. 病理性增快

（1）各种炎症　急性细菌性炎症由于血中急性期反应物质迅速增多，于感染 2～3 天即可出现血沉增快；慢性炎症如结核病、结缔组织炎症、风湿热等，在活动期可见血沉增快，病情好转时血沉减慢，非活动期血沉可正常。

（2）组织损伤和坏死　较大手术创伤可致血沉增快，如无并发症可于2~3周内恢复正常，心肌梗死时于发病后1周可见血沉增快，并持续2~3周，而心绞痛时血沉多正常。

（3）恶性肿瘤　血沉检测可作为恶性肿瘤的普查筛选试验。通常增长迅速的恶性肿瘤血沉增快，而良性者血沉多正常。恶性肿瘤手术切除或治疗较彻底时血沉可趋于正常，复发或转移时又见增快。

（4）各种原因导致的高球蛋白血症　如系统性红斑狼疮、多发性骨髓瘤、巨球蛋白血症、亚急性感染性心内膜炎、黑热病、肝硬化、慢性肾炎等。

（5）贫血　血红蛋白低于90g/L时，血沉可因红细胞数量稀少下沉摩擦阻力减小而致增快。因此，明显贫血的患者测血沉时应进行贫血因素的校正，报告其校正后结果。

（6）高胆固醇血症　患者血沉增快。

3. 血沉减慢　见于红细胞数量明显增多及纤维蛋白原含量严重减低时，如红细胞相对性增多、真性红细胞增多症及DIC的晚期。

四、血小板计数

血小板是由骨髓中的成熟巨核细胞生成，呈圆形或椭圆形，直径2~3μm，内含嗜天青颗粒。血小板寿命为7~14天。

【参考值】

（125~350）$\times 10^9$/L

【临床意义】

1. 血小板增多　血小板 $>400 \times 10^9$/L为血小板增多，原发性增多常见于骨髓增生性疾病，如原发性血小板增多症、慢性粒细胞白血病、真性红细胞增多症、急性大出血、急性溶血。也可见于恶性肿瘤、感染、缺氧、创伤、骨折等。反应性增多常见于急慢性炎症、缺铁性贫血及癌症患者，此类增多一般不超过 500×10^9/L，经治疗后情况改善，血小板数目会快速下降至正常水平。脾切除术后血小板会有明显升高，常高于 600×10^9/L，随后会缓慢下降到正常水平。

2. 血小板减少　当 $<100 \times 10^9$/L即为血小板减少。

（1）血小板生成减少，见于急性白血病、再生障碍性贫血和急性放射病等。

（2）血小板破坏过多，见于原发性血小板减少性紫癜、脾功能亢进等疾病。

（3）血小板消耗增加，见于弥散性血管内凝血、血栓性血小板减少性紫癜、巨大血小板综合征等。

五、血液细胞分析仪

临床血液常规检测多采用血液细胞分析仪，自动化血液细胞分析仪由于操作简便、快速、结果准确及精密度高，微量血液就可完成多项参数的分析，大大促进了血液学检验技术的发展，并为临床诊断提供了更多的信息，现正逐渐取代传统的显微镜计数法而被广泛应用。

目前，应用最广泛的自动化血液细胞分析仪主要为电阻抗型分析仪。

（一）工作原理

血液按一定比例稀释后经负压吸引通过仪器的一个微孔小管，由于血细胞与稀释液相比是相对不良导体，当每个血细胞通过微孔时均取代等体积的稀释液在电路上形成一短暂的电阻而导致电压的变化，产生相应的脉冲信号并经放大、甄别后被累加记录。

细胞数量、脉冲的高低与细胞体积大小成正比，经计算机处理得出各种血细胞的数量、血细胞体积大小的平均数、变异系数、占全血体积的百分比和体积大小分布直方图等。一般仪器分为红细胞/血小板和白细胞/血红蛋白两个通道，白细胞/血红蛋白通道需加入溶血剂使红细胞破坏后测定血红蛋白、白细胞数量和粗略分类（按溶血后白细胞体积大小分出两类或三类白细胞。

由于电阻抗型血液细胞分析仪操作简便、快速、分析参数较多、价格便宜，目前已在国内普遍使用。

（二）各项分析参数及临床意义

1. 红细胞

【参数】

（1）红细胞数量（RBC）

（2）血红蛋白浓度（Hb）

（3）血细胞比容（HCT）

（4）平均红细胞体积（MCV）

（5）平均红细胞血红蛋白含量（MCH）

（6）平均红细胞血红蛋白浓度（MCHC）

（7）红细胞体积分布宽度（RDW）

【临床意义】

（1）RBC、Hb、HCT、MCV、MCH、MCHC 各项指标的临床意义见红细胞一般检查。

（2）RDW　是定量反映红细胞体积异质性的参数，以所测红细胞体积大小的变异系数表示。参考值为 11.0% ~14.0%。①用于缺铁性贫血的诊断和疗效观察，缺铁性贫血时 RDW 值增大，当给以铁剂治疗有效时 RDW 值一过性进一步增大，随后逐渐恢复到正常。②对小细胞低色素性贫血的鉴别诊断，缺铁性贫血时 RDW 值增大而轻型海洋性贫血时 RDW 值正常。③用于对贫血的分类（表 13 -3），根据 MCV、RDW 值变化共分为六种类型的贫血。

表 13 -3　Bassman MCV/RDW 贫血分类法

MCV	RDW	贫血类型	常见疾病
增高	正常	大细胞均一性贫血	再生障碍性贫血
	增高	大细胞不均一性贫血	巨幼细胞贫血
正常	正常	正细胞均一性贫血	急性失血性贫血
	增高	正细胞不均一性贫血	再生障碍性贫血、G -6 - PD 缺乏症
降低	正常	小细胞均一性贫血	轻型 β - 地中海贫血
	增高	小细胞不均一性贫血	缺铁性贫血

2. 白细胞

【参数】

（1）白细胞数量（WBC）

（2）白细胞分类计数　根据溶血剂处理后皱缩白细胞体积的大小将白细胞分为三群。小细胞群，主要是淋巴细胞（LYM）；中间细胞（MID）群或单个核细胞（MONO）群，包括单核细胞、嗜酸性粒细胞、嗜碱性粒细胞、杆状核中性粒细胞、病理情况下各阶段幼稚细胞及白血病细胞；大细胞群包括分叶核中性粒细胞（GRAN）。白细胞数量与分类的参考值参见白细胞一般检查。

【临床意义】

白细胞计数与分类的临床意义见白细胞的一般检查。

3. 血小板

【参数】

（1）血小板数量（PLT）。

（2）平均血小板体积（MPV）　指血小板体积的平均值。

（3）血小板比积（PCT）　是血小板占全血体积的百分比，由 PLT 与 MPV 相乘而得，故与 PLT 和 MPV 值呈正相关。

（4）血小板体积分布宽度（platelet volume distribution width，PDW）　是定量反映血小板体积异质性的参数，以所测血小板体积大小的变异系数表示。

【临床意义】

血小板计数临床意义见血小板一般检查。

（1）鉴别血小板减少症　当骨髓损伤导致血小板减少时，MPV 下降；当血小板在外周血中破坏增多导致血小板减少时，MPV 增大；当血小板分布异常导致血小板减少时，MPV 正常。

（2）MPV 增高可作为骨髓功能恢复的较早期指标。当骨髓功能衰竭时，MPV 与 PLT 同时持续下降，骨髓抑制越严重，MPV 越小，当骨髓功能恢复时，MPV 值的增大先于 PLT 数值的增高。

（3）血栓前状态或血栓性疾病时，MPV 常增高。

（三）血液细胞体积分布直方图

血液细胞分析仪除可提供各项血细胞分析参数外，还可自动绘制红细胞、白细胞及血小板体积大小分布的直方图，直方图横坐标为细胞体积大小（单位为 fl），纵坐标表示细胞相对数目（%）。

1. 白细胞直方图　是反映 WBC 体积大小的频率分布图。正常人 WBC 直方图（图 13－2）可见两个明显分离的峰，左峰为小细胞群，右峰为大细胞群，两峰之间为中间细胞群。小细胞群峰又高又陡，大细胞群较高较宽，中间细胞群一般为有一定宽度的平坦区。小细胞群峰越高，淋巴细胞概率越大；大细胞群峰越高，中性粒细胞概率越大；而嗜酸性粒细胞、嗜碱性粒细胞、单核细胞增多或出现病理性细胞时，中间细胞群峰值增高。例如白血病时外周血中出现大量幼稚细胞，多分布于中间细胞群及其附近，使峰尖增高，不同类型白血病出现特异性直方图。

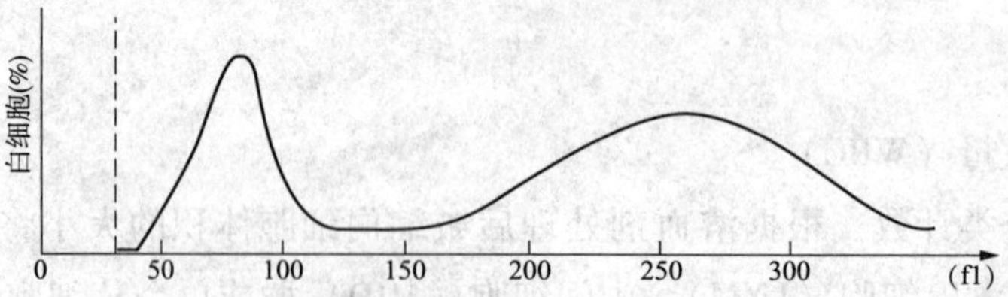

图 13－2　白细胞直方图

2. 红细胞直方图　是反映 RBC 体积大小或任何相当于 RBC 体积大小范围内粒子的分布图。正常 RBC 直方图（图 13－3）为偏态分布曲线图，峰值表示一定数量的 RBC 体积的平均值，与 RBC 平均体积基本一致，正常人峰值一般在 82～94fl。直方图峰值变低，基底部增宽提示小细胞不均一性贫血，说明 RBC 体积大小不一，与红细胞分布增大一致。直方图左移，提示 RBC 体积较小，如缺铁性贫血患者的 RBC 直方图明显左移，基底部显著增宽。直方图右移，提示 RBC 体积较大，见于巨幼细胞贫血和新生儿。RBC 直方图有时出现双峰，是贫血治疗有效的证据，多见于缺铁性贫血、巨幼细胞贫血患者治疗后。

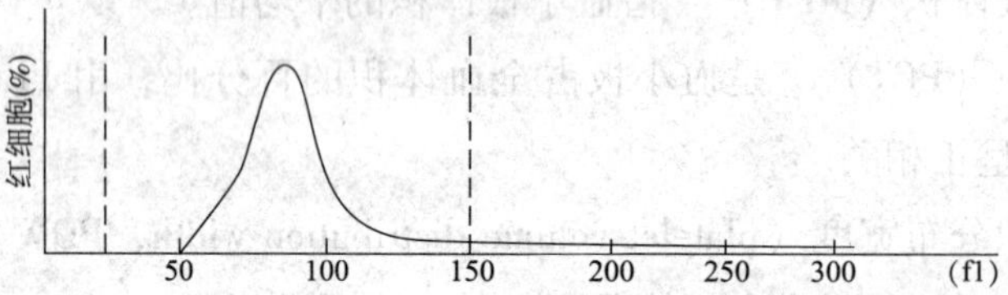

图 13－3　红细胞直方图

3. 血小板直方图　是反映 PLT 体积大小分布频率的分布图（图 13－4），正常 PLT 直方图呈左偏态分布，峰值一般在 6～10fl 之间，直方图左移，提示 PLT 体积偏小，直方图右移，提示 PLT 体积偏大。直方图尾部抬高或在 20～30fl 处出现另一个波峰，提示血液中可能存在较多的小红细胞、红细胞碎片、巨大血小板、血小板凝集及纤维蛋白等。缺铁性贫血患者的 PLT 直方图尾部明显抬高。治疗 PLT 减少过程中，其直方图多呈波浪状。

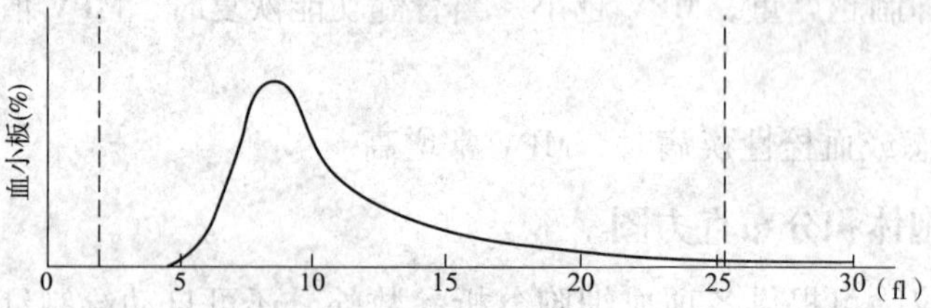

图 13－4　血小板直方图

第三节　出血性和血栓性疾病检查

人体出血和血栓形成的机制如下。①血管壁的结构和功能异常；②血小板的数量和功能异常；③凝血因子的分子结构改变和含量异常；④血液循环中的抗凝物质增多或者抗凝能力减弱；⑤纤维蛋白溶解及其抑制因素异常。

一、血管壁筛检试验

（一）毛细血管脆性试验

毛细血管的完整性与其本身的结构、功能，血小板的质、量以及一些体液因素有关。用加压的方法来部分阻止静脉血液回流，可以根据一定范围内新出血点的数目及大小来估计毛细血管的脆性。

【参考值】

阴性：5cm 直径圆圈中的出血点数，男性少于 5 个；女性及儿童少于 10 个。

【临床意义】

新出血点超过正常为阳性，见于：①血管壁的结构和（或）功能缺陷如遗传性毛细血管扩张症、血管性血友病；②血小板的量、功能异常如血小板减少症、血小板功能缺陷症；③过敏性紫癜、维生素 C 或维生素 P 减少症。

（二）出血时间（BT）测定

测定皮肤受特定条件的外伤后，出血自然停止所需的时间即为出血时间，反映毛细血管壁和血小板止血功能常用的筛选试验。

【参考值】

出血时间测定法（6.9 ±2.1）min

【临床意义】

1. 出血时间延长见于①血小板数量减少如原发性或继发性血小板减少；②功能异常如血小板无力症；③血管壁异常，如遗传性毛细血管扩张症；④综合因素如 VWD、DIC 使某些血浆凝血因子严重缺乏；⑤药物干扰。

2. 出血时间缩短见于某些严重的高凝状态或血栓性疾病，如脑血栓、心肌梗死、糖尿病、高血脂、下肢静脉栓塞、DIC 高凝期。

（三）血管血友病因子抗原（vWF：Ag）测定

【参考值】

火箭电泳法（94.1% ±32.5）%；ELISA 法（107.5 ±29.6）%

【临床意义】

1. 减少　见于血管性血友病。

2. 增多　见于①心梗、心绞痛、脑血管病变等血栓性疾病；②急慢性肾炎、肾病综合征等肾脏疾病；③妊娠期高血压疾病、糖尿病、大手术后等其他疾病。

二、血小板测定

（一）血块退缩试验

主要取决于血小板、纤维蛋白原、红细胞量等因素。在富含血小板血浆中加入钙离子和凝血酶，使血浆凝固形成凝块，在血小板收缩蛋白的作用下，纤维蛋白网眼缩小，血清析出，使血块的止血作用更加牢固。检测血浆凝块的总量或析出血清的体积，计算其占原有全血量的百分数来反映血小板血块收缩能力。

血块退缩率 = {血清（毫升）/全血（毫升）×（100% − Hct%）} ×100%

【参考值】

定量法（凝块法）：37℃1 小时其血块退缩率为 65.8% ±11.0%；定性试验：37℃0.5 ~1 小时开始收缩，18 ~24 小时完全退缩（血清占全血 1/3 ~1/2）。

【临床意义】

1. 血块退缩不良或不退缩 如血小板无力症、ITP、血小板增多症等导致的血小板数量异常；纤维蛋白原异常如低（无）纤维蛋白原血症；红细胞增加如红细胞增多症。

2. 血块退缩过度 见于先天性和（或）获得性ⅩⅢ缺乏症、严重贫血。

（二）血小板相关免疫球蛋白检测

本试验是免疫性血小板减少性紫癜诊断、疗效及预后估计的重要指标，也有助于其他血小板疾病的免疫机制研究。

【参考值】

PAIgG（0 ~78.8）ng/10^7 血小板；PAIgM（0 ~7.0）ng/10^7 血小板；PAIgA（0 ~2.0）ng/10^7 血小板

【临床意义】

见于 ITP、同种免疫性血小板减少性紫癜、药物免疫性血小板减少性紫癜、多发性骨髓瘤、慢性活动性肝炎、慢性淋巴细胞白血病等。给予肾上腺皮质激素治疗后的 ITP，其 PAIgG 减少，复发者再次升高；系统性红斑狼疮等免疫性疾病会出现阳性反应。

（三）血小板粘附试验（PAdT）

【参考值】

玻珠柱法（62.5% ±8.6）%；玻球法（34.9% ±5.95）%

【临床意义】

1. PAdT 增高 见于心梗、糖尿病、深静脉血栓形成、妊娠高血压综合征、口服避孕药、脾切除术后、动脉粥样硬化等血栓前状态和血栓性疾病。

2. PAdT 减低 如血小板无力症、抗血小板药等血小板因素；血综合因素如 vWD；如尿毒症、肝硬化、异常蛋白增多、MDS、AL 等其他疾病。

（四）血小板聚集试验（PAgT）

【参考值】

不同诱聚剂测得的最大聚集率不同（表 13 −4）。

表 13 −4 血小板聚集图像参考值

聚集剂	浓度	2min（%）	4min（%）	最大聚集率（%）
ADP	0.5mmol/L	31.6 ±11.5	34.6 ±15.3	37.4 ±14.3
ADP	1.0mmol/L	52.7 ±14.5	60.7 ±17.8	62.7 ±16.1
肾上腺素	0.4mg/L	37.0 ±12.9	61. ±18.9	67.8 ±17.8
胶原	3mg/L	43.5 ±19.4	70 ±19.6	71.7 ±19.3
瑞斯托霉素	1.5g/L	73.8 ±17.0	87.5 ±11.4	87.5 ±11.4

【临床意义】

1. PAgT 增高 见于急性心梗、糖尿病、深静脉血栓形成、妊娠期高血压疾病、口服避孕药、脑血管病变等血栓前状态和血栓性疾病。

2. PAgT 减低 先天性如血小板无力症、血管性血友病（VWD）；后天性如骨髓增殖性疾病、服用抗血小板药物。

（五）血浆血栓烷 B_2 试验（TXB_2）

血小板激活后，膜磷脂花生四烯酸（AA）代谢亢进，生成 TXA_2，再转化为 TXB_2，测定 TXB_2 水平，可间接反映 AA 代谢水平，从而反映血小板是否被激活。

【参考值】

ELISA 法（76.3 ±48.1）ng/L。

【临床意义】

1. 升高 如动脉粥样硬化、血栓性疾病、糖尿病肿瘤、大手术后、妊娠期高血压疾病等。

2. 减少 如服用阿司匹林、苯磺唑酮等药物；先天性花生四烯酸代谢障碍性疾病。

三、凝血因子检查

（一）凝血时间（CT）测定

CT 测定从血液离体至完全凝固所需时间。CT 测定是内源性凝血系统的一种简单而不太敏感的筛选试验。

【参考值】

普通试管法 5 ~12 分钟；硅化试管法 15 ~30 分钟。

【临床意义】

1. CT 延长 见于①血友病 A、血友病 B 及凝血因子Ⅺ、凝血因子Ⅻ缺乏症；②严重的凝血酶原、凝血因子 V、凝血因子 X 和纤维蛋白原缺乏，如肝病、阻塞性黄疸、新生儿出血症、维生素 K 缺乏和纤维蛋白原缺乏症等；③纤溶活性增强，如继发性、原发性纤溶及循环血液中有纤维蛋白（原）降解产物；④血液中有抗凝物质，如口服抗凝剂，使用肝素等。

2. CT 缩短 血栓前状态、血栓性疾病和 DIC 高凝阶段。

（二）活化部分凝血活酶时间（APTT）测定

APTT 是 37℃下，以白陶土激活因子Ⅻ和因子Ⅺ，以脑磷脂代替血小板提供凝血的催化表面，在 Ca^{2+} 的参与下，观察血小板血浆凝固所需要的时间。

【参考值】

男性（29.9 ±2.93）秒；女性（37.5 ±2.8）秒。超过 10 秒具有临床意义。

【临床意义】

与 CT 相同。

（三）血浆凝血酶原时间（PT）测定

PT 测定是外源性凝血途径常用的筛选试验。可反映血液中凝血酶原、纤维蛋白原和因子Ⅴ、因子Ⅹ、因子Ⅻ的水平。

【参考值】

1. 血浆凝血酶原时间 为11～14秒。超过正常3秒为异常。

2. 凝血酶原时间比值 被检者PT（秒）/正常对照PT（秒），参考值为1.00±0.05。

3. 国际标准化比值（INR） 正常参考值为0.8～1.5，ISI为国际敏感度指数，ISI越小（小于2.0），组织凝血酶原的敏感性越高。

【临床意义】

1. PT延长 见于外源性因子Ⅱ、因子Ⅴ、因子Ⅶ和因子Ⅹ缺乏症、纤维蛋白原减低；肝脏疾病；维生素K缺乏症如胆石症、胆道肿瘤、慢性肠炎、偏食等；血液循环中抗凝物质增加如肝素、FDP等。

2. PT缩短 见于口服避孕药、高凝状态和血栓性疾病等。

四、抗凝物质检查

（一）血浆凝血酶时间（TT）测定

TT即在被检血浆中加入标准凝血酶溶液，测定其凝固时间。当纤维蛋白原明显减少或者结构异常，或者血液循环中有抗凝物质时，TT延长。

【参考值】

16～18秒，超过对照3s以上为异常。

【临床意义】

1. 延长 ①肝素及肝素类抗凝物增多，见于重症肝病、胰腺疾病、过敏性休克或肝素治疗中；②低纤维蛋白血症；③纤维蛋白降解产物FDP增多，如DIC中、晚期；④异常球蛋白增多症、多发性骨髓瘤。

2. 缩短 极罕见，主要见于某些异常蛋白血症如巨球蛋白血症。

（二）蛋白C活性测定

PC是维生素K依赖性蛋白酶原，在凝血酶、胰蛋白酶和蝰蛇蛇毒的作用下被激活。活化的PC可明显缩短血凝块溶解时间，有明显的抗凝血能力，在止血和血栓形成过程中发挥负反馈作用。

【参考值】

发色底物法70%～140%。

【临床意义】

1. 减低 见于维生素K缺乏、口服抗凝药物、下肢深静脉血栓等。

2. 增高 见于糖尿病、肾病综合征等。

（三）血浆抗凝血酶Ⅲ活性测定

抗凝血酶AT是体内主要的抗凝血酶成分，又称AT－Ⅲ，与丝氨酸蛋白的活性部分结合，使丝氨酸蛋白酶失去活性而达到抗凝的目的。体内存在一定量的抗凝血酶并维持一定的活性，对防止血栓形成具有重要意义。

【参考值】

发色底物法（108.5±5.3）%。

【临床意义】

1. 升高　见于口服抗凝药、使用黄体酮和血友病等。

2. 减少　见于①先天性血浆抗凝血酶缺乏症；②获得性血浆抗凝血酶缺乏，如肝病、术后；③高凝状态及血栓性疾病，如心绞痛、心肌梗死、DIC、深静脉血栓等。

五、纤维蛋白溶解测定

（一）血浆纤维蛋白（原）降解产物（FDP）检测

1. 血浆硫酸鱼精蛋白副凝血（3P 试验）　3P 试验是检测纤维蛋白单体的方法。纤溶亢进时，在凝血酶的作用下，纤维蛋白原释放肽 A、B 后转化为纤维蛋白单体（FM），纤维蛋白在纤溶酶作用下降解，其产物与 FM 形成可溶性复合物，硫酸鱼精蛋白可使该复合物中 FM 游离、聚合、沉淀。

【参考值】

阴性

【临床意义】

（1）阳性　见于 DIC 早期、中期；溶栓后。大出血或样品冷冻后可呈假阳性。

（2）阴性　见于正常人、DIC 晚期和原发性纤溶。

2. 血浆 D－二聚体检测　D－二聚体是交联纤维蛋白的降解产物之一，是继发性纤溶的特异性标志物，对高凝状态和血栓性疾病的诊疗和预后监测具有重要意义。

【参考值】

定性：正常人为阴性；定量：乳胶法 0～0.5mg/L，ELISA 法小于 200μg/L

【临床意义】

（1）在继发纤溶时（DIC）阳性，原发纤溶时阴性。常作为鉴别原发性纤溶与继发性纤溶的可靠指标。

（2）是溶栓治疗的有效观察指标，溶栓治疗时增高。

（3）在深静脉血栓、肺栓塞、DIC、心肌梗塞、重症肝炎等疾病中升高。

（二）组织型纤溶酶原激活物（t－PA）检测

t－PA 为纤溶酶原激活物，活化后能使纤溶酶原生成纤溶酶。

【参考值】

0.30～0.6KU/L

【临床意义】

1. 升高　见于原发性和继发性纤溶亢进，如 DIC。

2. 减少　见于动脉血栓形成，高脂血症、口服避孕药、缺血性脑卒中等。

第四节　输血及不良反应

一、输血适应证、选择和种类

1. 适应证　严重感染与贫血、低蛋白血症、失血、凝血功能障碍。

2. 选择与种类 急性大失血、体循环手术和新生儿溶血病换血常输注全血；红细胞、血小板、粒细胞、血浆白蛋白和自身输血属于成分输血。

二、输血不良反应

1. 过敏反应 血浆中抗 IgA 抗体滴度 >1∶256，IgA 的含量低于 0.05g/L；嗜酸性粒细胞增多。

2. 非溶血性发热反应 HLA、粒细胞和血小板抗体，受血者及献血者血清中都有；受血者有既往输血发热反应史、数次妊娠史或多次输血史。

3. 溶血迟发型反应 聚凝胺法与鲜血做交叉配血试验，应用抗球蛋白法采集患者血液标本；血液涂片可发现大量球形红细胞；不规则抗体筛选阳性；血清胆红素明显升高，以间接胆红素增高为主；红细胞直接抗球蛋白试验阳性。

4. 细菌污染性输血反应 患者输血前血常规检测更有意义，外周血白细胞总数和中性分叶核粒细胞明显增多。

5. 输血相关急性肺损伤 献血者血清淋巴细胞毒试验阳性，受血者或献血者抗粒细胞特异性抗体阳性。

6. 输血后紫癜 血清中有时抗 - HLA 抗体阳性；严重者血小板计数≤1.0×10^9/L，血小板计数明显减少；骨髓巨核细胞数增多或正常，血小板生成良好。

7. 急性溶血性输血反应 ①立即将受血者血液做涂片检查，可发现大量红细胞碎片。②溶血反应发生时抗球蛋白（Coombs）试验阳性。③血清胆红素、血浆游离血红蛋白、血浆结合珠蛋白、尿含铁血黄素，受血者外周血网织红细胞增多、血红蛋白下降、白细胞总数及中性粒细胞增多伴核左移现象，常见于溶血反应发生后 5 ~7 小时。④再次核对献血者的血样、受血者的血样和血袋标签是否同型。⑤立即抽取静脉血 5ml 离心后观察血浆颜色，溶血后游离血红蛋白立即升高，1 ~2 小时达高峰。⑥重做受血者输血前后血液标本 ABO 血型与 RhD 血型、抗体筛查。⑦重做受血者与血袋内剩余血液的交叉配血试验（盐水介质等方法），若抗体筛检发现抗体，要做抗体鉴定。若患者血浆中找不到与受血者不合的抗体，要对血制品做抗体筛检及直接抗球蛋白试验，并加做小交叉试验。⑧检测受血者输血反应后第一次尿，肉眼及生化测定游离血红蛋白及尿胆原。⑨血浆结合珠蛋白与间接胆红素测定。

第五节 新生儿溶血

新生儿溶血包括由母婴血型不合引起溶血，红细胞葡萄糖 - 6 - 磷酸脱氢酶缺乏症、丙酮酸激酶缺乏症、地中海贫血、遗传性球形红细胞增多症等。临床上，母婴血型不合是最常见的病因。本节仅探讨母婴血型不合引起的胎儿或新生儿免疫溶血，通常称为新生儿免疫溶血性疾病。

（一）发病机制

其是一种发生在胎儿或新生儿期的疾病，主要原因是母婴血型不合。严重的可引起胎儿贫血、水肿、流产、死胎、早产和核黄疸。在我国最多见的是 ABOHDN，其次是 Rh-

HDN，其他系统如 Kidd、MNSs、Digeo、Duffy 等血型系统也可引起，但均少见。

1. ABO 溶血 ABO 溶血病病情较轻，发生胎儿水肿也少见。母婴血型如 O/A、O/B、O/AB、A/B、B/A 等的组合可引起婴儿 ABO 溶血，这是由于母亲中存在 IgG anti－A 和 anti－B，而 HDN 的发病可在第一胎发生。发病程度与母体内 IgG 抗 A、抗 B 的效价有一定相关性。因此，可以定期检测孕妇体内 IgG 抗 A（B）的效价来判断胎儿的受害情况，如果母体内 IgG 抗 A（B）效价随着孕期增加而增长，提示胎儿受害的可能性增大。

2. Rh 溶血 一个 Rh 阴性妇女，与一个 Rh 阳性男子配偶，当第一胎在分娩时，引起产道损伤、胎盘出血，其红细胞便可进入母体内，刺激母体产生 Rh 抗体。血清有 Rh 抗体的妇女，在第二胎受孕一个 Rh 阳性胎儿，Rh 抗体可通过胎盘进入胎儿体内，破坏胎儿红细胞引起 HDN。

（二）临床表现

1. ABO 血型不合溶血 患儿出生后第二天出现黄疸，5 天达高峰，一般有贫血、肝脾大等症状，血清胆红素为 255～340μmol/L，严重者可引起核黄疸（超过 340μmol/L），智力低下或胎儿水肿。

2. Rh 血型不合溶血 可出现①胎儿水肿：见于病情严重者。②黄疸：在出生后 4～5 小时开始出现并迅速加重，3～4 天达高峰，血清胆红素常超过 340μmol/L。③贫血：检查脐血血红蛋白，大于 140g/L 为轻度贫血，小于 140g/L 为中度贫血，小于 80g/L 为重度贫血。④代偿性肝脾大：由于贫血使组织器官缺氧所致。⑤重症 Rh 溶血：出现出血倾向，少数患儿可发生 DIC。

（三）实验室检查

实验室检查包括孕产妇产前检查和新生儿发生溶血病后的实验室检查及其临床换血疗法等。

1. 产前检查

（1）血清学检测

1）血型检测：进行 ABO 和 Rh 血型试验，以确定父母血型是否匹配。这是新生儿溶血病的初步筛查试验。父母血型不亲和可能导致母婴血型不亲和，但 ABO 和 Rh 血型的配合，不能完全排除 HDN，因为还存在其他血型系统不兼容的可能性。如果父母的 ABO 血型不适合相应的抗 A（B）效价试验，则 ABO 系统的 HDN 是由 IgG 抗 A（B）引起的。检测孕妇血清中抗 A（B）IgG 抗体及其滴度可预测 ABO 系统 HDN 发生的可能性。

2）抗体筛选和鉴定：检测母体血清中是否存在临床上显著的抗体。如果父母 ABO 和 RhD 血型匹配，我们可以添加父亲细胞进行抗体筛选，以避免遗漏检测。如果母亲血清和抗体筛选细胞与父亲细胞呈负反应且仅与父亲细胞呈负反应，则表明母血清中存在抗低频抗原的抗体。许多血型抗体是 IgM 和 IgG 的混合物。当 IgM 效价大于或等于 IgG 时，可用二硫代苏醇（DTT）或血型物质（唾液）破坏或中和 IgM。当检测到抗体时，抗血清可用于识别红细胞的相应抗原。母血型鉴定可确认抗体鉴定结果，父血型鉴定可推测胎儿红细胞是否含有相应的抗原，从而推测胎儿是否受到伤害。如果抗体被证明是有意义的，应继续测定抗体的滴度，以便评估抗体水平并在一个月内监测其变化。一般认为，只有当抗体效价 >64 时，新生儿才能发生溶血。如果抗体效价继续上升四倍，这表明母亲的免疫系统可能受到胎儿的刺激和胎儿可能受到伤害。抗体亲和力的检测可以反映抗体与红细胞的结合能力，与 HDN 严重程度的相关性优于抗体滴度。以抗 RhD 亲和力检测为例：当母亲血清致敏的 O 型 RhD 红细胞达到平衡时，用 ELISA 法检测抗 RhD 与红细胞的结合，并计算 Ka 值，即抗 RhD 的亲和力。

（2）羊水及 B 超检测　测定羊水吸收值（OD_{450}）和胆红素样色素的变化，可预测胎儿宫内溶血的程度。羊水 OD 值随妊娠周数和 HDN 严重程度的增加而增加，有待进一步纠正。羊水校正 OD 值可反映 HDN 的严重程度。由于羊膜穿刺术的危险，只针对高危胎儿进行羊水穿刺。此外由于 HDN 可致胎儿水肿，对检测出具有临床意义抗体的孕妇，应从孕中期进行 B 超监测。

2. 出生后诊断

（1）血清学检测　直接抗人球蛋白试验、游离抗体检测、抗体释放试验是最经典、最特异的 HDN 血清学检测方法，其中以抗体释放试验价值最高。诊断新生儿溶血病最有力的证据是证实患儿红细胞被来自母亲的 IgG 血型抗体致敏。

1）直接抗人球蛋白试验（简称直抗）：新生儿红细胞被 IgG 抗体致敏，直接抗体为阳性，但不能诊断为 HDN，抗体的特异性需要进一步检测和确认。由于新生儿 A（B）抗原密度低，结合抗体少，导致 ABO 系统中 HDN 抗体呈阴性或弱阳性。在其他系统中，HDN 直接抗体的结果通常很高，但是在单个 ABO 系统中，HDN 直接抗体也可能是强阳性的，是否是由于个体差异还有待研究。如果 Rh 系统和其他系统 HDN 已经宫内治疗过，那么出生直抗可以是阴性或弱阳性。

2）血型鉴定：血型鉴定与游离抗体试验和释放试验相结合，可用来判断或证实其结果。直抗阴性或弱阳性的新生儿红细胞血型鉴定并不困难，如果新生儿红细胞直抗呈强阳性，则会影响血型鉴定，这时需采用多种方法排除假阴性和假阳性结果。通常自身对照可发现假阳性结果，用热放散后的红细胞做血型鉴定可排除假阴性结果。

3）游离抗体试验：游离抗体试验是检查新生儿血清中是否存在与其红细胞不配合的 IgG 血型抗体，ABO 系统外的 HDN 血清来源可以是脐带血或者母亲血清。检出的 IgG 抗体需要证实能够与患儿红细胞反应，才能判定游离抗体试验阳性。游离抗体试验只能确定患儿血清中存在与其红细胞不配合的血型抗体，还不能证实其红细胞受到该抗体致敏，需要结合直抗或释放试验才能诊断 HDN。

4）释放试验：提取致敏于新生儿红细胞表面的抗体到放散液中，用放散液与相应的酶处理 A、B、O 红细胞或一组谱细胞反应，以确定放散液中抗体的特异性。释放试验是血清学检测中最有价值的一项试验，即使直抗和游离抗体试验均阴性，仅凭释放试验阳性即可以诊断 HDN。游离抗体试验和释放试验的反应强度与 HDN 的严重程度无直接关系，这是因为 HDN 的严重程度受抗体浓度以外的多种因素影响。有文献报道，血清中 IgG_1 和 IgG_3 阳性时，高胆红素血症的发生率明显升高，IgG_3 阳性时高胆红素血症的发生率更高，胆红素水平也显著增高。

（2）血清胆红素及网织红细胞（RC）检测　由于血清学检测的敏感度比较低，所以应早期检测血清胆红素并进行监测，及早发现黄疸并治疗。检测 6 小时龄血清胆红素，并以 6814μmol/L 和 10216μmol/L 为临界值，可预测几乎所有明显黄疸，尤其是严重 HDN。小时特异性胆红素百分位点图可用于预测患儿发生严重黄疸的危险率。高危患儿胆红素值大于第 90 个百分位，中危患儿胆红素值在第 35～90 个百分位之间，低危患儿胆红素值小于第 35 个百分位。6 小时龄第 35 和 90 百分位点相对应的血清胆红素为 5614μmol/L 和 11112μmol/L。RC 与溶血程度的相关性较差，其取决于抗体类型、骨髓反应活性、采血时间，并且需要排除其他类型的贫血。

扫码“练一练”

目标检测

一、选择题

1. 除哪项外，均可引起 RBC，Hb 相对增高
   A. 反复腹泻　B. 排汗过多　C. 连续呕吐
   D. 骨髓功能亢进　E. 大面积烧伤
2. 下列凝血因子中，肝脏和肝外组织都可合成的是
   A. 因子Ⅰ　B. 因子Ⅱ　C. 因子Ⅶ
   D. 因子Ⅷ　E. 因子Ⅹ
3. 血小板减少时，下列检测可以出现异常的是
   A. BT 延长　B. CT 延长　C. APTT 延长
   D. PT 延长　E. TT 延长
4. 在生理情况下，外周血中不应该出现的白细胞为
   A. 嗜酸性粒细胞　B. 中性粒细胞　C. 淋巴细胞
   D. 单核细胞　E. 早幼粒细胞
5. 属于典型的小细胞低色素性贫血的是
   A. 再生障碍性贫血　B. 急性失血性贫血
   C. 缺铁性贫血　D. 巨幼细胞贫血
   E. 早期珠蛋白生成障碍性贫血
6. 血小板功能不包括
   A. 粘附功能　B. 聚集功能
   C. 释放功能　D. 活化因子
   E. 血块收缩功能
7. 参与蛋白激活的物质是
   A. 纤溶酶　B. 胰蛋白酶
   C. 糜蛋白酶　D. 凝血酶
   E. 抗凝酶
8. 红细胞沉降率加快见于
   A. 良性肿瘤　B. 系统性红斑狼疮
   C. 遗传性球形红细胞增多症　D. 结核病静止期
   E. 心绞痛
9. 血型不合输血可见的实验室检查结果是
   A. 血中结合胆红素增多，尿中胆红素试验阳性

B. 血中结合胆红素增多，尿中尿胆原增多

C. 血中未结合胆红素增多，尿中尿胆原增多

D. 血中未结合胆红素增多，尿中胆红素试验阳性

E. 血中结合胆红素增多，尿中胆红素试验阴性

10. 一般再生障碍性贫血属于

A. 正常色素性贫血　　B. 低色素性贫血

C. 色素性贫血高　　D. 嗜多色性贫血

E. 小细胞低色素性贫血

二、简答题

1. 简述中性粒细胞增多、减少的临床意义。
2. 简述 ABO 血型系统检测的主要临床意义。
3. 网织红细胞检测的临床意义是什么？
4. 血沉变化的临床意义是什么？

（刘　洋　吴　冰）

第十四章　尿液和肾功能检查

扫码“学一学”

学习目标

1. **记住**　尿液一般检查各项指标参考值及临床意义；肾功能检验各项指标的参考值和临床意义；多尿、少尿、无尿、肉眼血尿、镜下血尿、管型等相关概念。

2. **知道**　尿液产生的一般过程、各项检查的基本原理。

3. **学会**　分析尿常规、肾功能检验化验单。

尿液检查即尿液分析，采用化学及物理方法对尿液的物理性状和化学成分进行分析和检测，在显微镜下对尿液的有形成分进行观察和计数。目前，单项、多联尿试纸条和尿液自动化分析仪器的使用，尿液检查变得简便易行，结果准确可靠。

尿液是血液经肾小球滤过、肾小管及集合管的重吸收与排泄作用后形成的排泄物。尿液检查不只反映泌尿系疾病的病变及功能，对了解全身的代谢、循环情况，也对健康保健普查、观察病情、诊断疾病、判断疗效等有重大意义。

第一节　尿液一般检查

尿液检查含尿液的一般检查和其他特殊项目检查两部分内容。尿液一般检查内容分为：①物理检查，包括尿量、颜色、气味、比重等。②化学检查，包括尿液 pH、糖、蛋白质、血红蛋白、胆红素、尿胆原等，亦可通过血红蛋白和粒细胞酯酶的检验，估计尿液中红细胞、血红蛋白和白细胞的量。③尿有形成分检查，包括红细胞、白细胞、上皮细胞、结晶、管型等。

一、尿液标本采集和保存

保证尿液检查结果准确性的前提是正确留取、保存和传送尿液标本。采集尿液需注意：①容器要带盖、清洁、干燥、一次性使用，有较大开口以便于收集。②避免阴道分泌物、经血和粪便的污染，无其他化学制剂，如洗涤剂、清洁剂污染。③做好姓名、性别、住院号和病床号等标记。④尿液的量应足够，一般要大于 15ml，如收集定时尿，应注意准确计时。⑤正常饮食和饮水，不能不饮水或多饮水。⑥及时送检和检查，要求在留尿后 2h 内检查完毕，以免细菌繁殖、蛋白变性、有形成分溶解破坏。⑦避免阳光直射，以免尿胆原等物质因光照或氧化而减少。

据检查不同项目，可采集：①晨尿，为清晨首次尿（过夜尿），用来作尿物理学检查、化学检查和显微镜沉渣检查等，能更好地反映肾脏浓缩功能。②随机尿，为任意时间留取的尿液，适合于门诊患者检查。③餐后尿，采集午餐后至 14：00 留取的尿液，有助于诊断肝胆疾病、肾脏疾病、糖尿病、溶血性疾患。④24h 尿，为患者 8：00 排出尿液并弃去，收集至次日 8：00 同一时间的所有尿液，收取 24h 尿需准确记录尿量并混匀后送检。⑤3h 尿，于清晨某一时间排出尿液并弃去后，连续收集随后 3h 内的尿液。

一般尿液检查无需特殊处置标本，如长时间连续留尿或留尿后较长时间送检，可将标本放置 4℃保存或加入适当的防腐剂。37% ~40% 的甲醛溶液（0.5ml/100ml 尿）可固定细胞、管型、抑制微生物生长，但影响蛋白的检测；甲苯（0.5 ~1.0ml/100ml 尿）适用于化学成分检测，可防止微生物生长。

二、尿液理学检查

（一）尿量

尿液形成中，肾小球滤过和肾小管重吸收起重要作用，两者维持一定的比例，使每日排出尿量保持在正常范围。肾小球滤过率取决于肾血流量、肾小球滤过膜的通透性及面积、肾小球囊内压力、血浆胶体渗透压等因素。肾小管重吸收主要取决于肾小管功能的完整性，尤其是抗利尿激素对远曲小管和集合管的作用。

【参考值】

成年人 1000 ~2000ml/24h，儿童据每千克体重计算排尿量，是成年人的 3 ~4 倍

【临床意义】

1. 多尿 成人尿量 >2.5L/24h 称为多尿。如过多摄入水、使用利尿剂引起生理性多尿，见于习惯性多饮、精神紧张、癔症、输液或使用利尿剂、脱水剂等；病理性多尿见于糖尿病、尿崩症、慢性间质性肾炎、慢性肾盂肾炎和急性肾衰竭多尿期等。

2. 少尿 成人尿量 <0.4L/24h 称为少尿。如出汗过多、水分摄入不足等生理性少尿。病理性少尿：①如呕吐、腹泻、烧伤等原因引起的脱水，大出血、休克、心功能不全等引起的肾缺血肾前性因素引起的少尿；②如急性肾衰竭滤过率降低、慢性肾衰竭、肾移植后急性排斥反应、急性过敏性间质性肾炎等引起的肾性因素引起的少尿；③如输尿管结石等原因引起的尿路梗阻等肾后性因素引起的少尿。

3. 无尿 尿量 <0.1L/24h 或 12h 内完全无尿称无尿。肾受毒性物质损害，引起肾小管坏死，而突然引起少尿和尿闭。严重的急性肾功能不全及肾移植术后发生排斥反应时。

（二）外观

正常新鲜尿呈无色澄清、淡黄色。尿色素、尿胆素及尿胆原等影响尿颜色。尿液浓缩程度、pH、食物及药物影响颜色深浅。尿久置会出现轻微混浊甚至沉淀。肉眼观察判断尿透明度，即清晰透明、轻度雾状、云雾状、明显浑浊 4 个等级。

【临床意义】

1. 生理性变化 ①饮水量大、尿量多，尿色淡；②饮水少和运动、出汗、尿液浓缩呈琥珀色；③使用酚红、番泻叶、芦荟，尿呈橙色或橙黄色。

2. 病理性变化

（1）血尿 尿中含有一定量的红细胞时，称血尿；每升尿中含血量超过 1ml 即可呈现淡红色，称肉眼血尿；如尿外观变化不明显，离心沉淀后，镜检时每高倍视野红细胞 >3 个，称为镜下血尿。血尿多见于急性肾小球肾炎、肾盂肾炎以及肾结石、肿瘤、结核等，

亦可见于血小板减少性紫癜等出血性疾病。卟啉尿症患者，尿液呈红葡萄酒色。

（2）血红蛋白尿　正常尿隐血试验为阴性，为淡黄色。尿含游离血红蛋白时，可呈浓茶色或酱油色，隐血试验呈阳性，此时显微镜下不一定可见红细胞，离心沉淀后上清液仍为红色。如溶血性贫血、血型不合的输血、恶性疟疾、蚕豆病、阵发性睡眠性血红蛋白尿等血管内溶血。

3. 胆红素尿　尿内含大量直接胆红素，呈深黄色，如尿在空气中放置过久，胆红素被氧化变为胆绿素而使外观呈棕绿色，胆红素定性试验呈阳性，见于胆汁淤积性黄疸及肝细胞性黄疸等，服用核黄素、呋喃唑酮后尿呈黄色，大剂量的熊胆粉、牛黄类药物尿呈深黄色，因此需通过胆红素定性检测加以鉴定。。

4. 脓尿　尿内含大量变性中性粒细胞或细菌等炎性渗出物，排出的新鲜尿即可混浊。主要见于泌尿系感染如肾盂肾炎、膀胱炎等。

5. 乳糜尿　尿内含有大量乳糜微粒、蛋白质，呈乳白色，如同时混有血液即为乳糜血尿，尿中呈现脂肪小粒即脂肪尿，见于丝虫病或肾周围淋巴管阻塞，如腹腔肿瘤、结核、胸腹部创伤等；脂肪尿见于脂肪挤压伤、骨折及肾病综合征等。

（三）气味

尿液气味来自挥发性酸和酯类。尿液放置时间长，尿素分解可出现氨臭味。慢性膀胱炎和尿潴留时，尿液可有氨臭味；糖尿病酮症酸中毒时，尿液可有苹果样气味；有机磷中毒患者尿液可有蒜臭味，苯丙酮尿症可有鼠尿味。

（四）比重

尿比重（specific gravity，SG）指在4℃条件下尿液与同体积纯水的重量之比，常用比重计或试纸条法测定。尿比重可粗略判断肾小管的浓缩和稀释功能。尿比重高低因尿中水分、盐类及有机物含量而异，病理情况下受糖、蛋白及有形成分的影响。

【参考值】

成人在普通饮食情况下，晨尿比重为1.015～1.025，随机尿动范围为1.003～1.030，婴幼儿比重偏低，新生儿则为1.002～1.004。

【临床意义】

（1）比重增高　主要见于高热、脱水、出汗过多、周围循环衰竭等致血容量不足的肾前性少尿，尿少而比重增高。病理情况下，如尿中含有大量葡萄糖的糖尿病患者或含有大量蛋白质的肾病综合征患者，尿液比重均增高。

（2）比重减少　主要见于大量饮水、慢性肾小球肾炎、慢性肾衰竭、肾小管间质疾病、尿崩症等。24h连续多次测定尿比重，动态观察尿液比重的变化，比单次尿液比重测定更有意义，是判断肾脏浓缩稀释功能的重要依据。如持续排出固定在1.010左右的低比重尿，提示肾实质严重损害。

三、尿液化学检查

（一）酸碱度（pH）测定

正常人尿液多为弱酸性，有时呈中性或弱碱性，pH为5.5～6.5。肾小管通过分泌氢离子，形成可鉴定酸和NH_4^+或HPO_4^{2-}随尿排出。用药、饮食及疾病影响尿液酸碱性，尿液放置时间长细菌分解尿素，变成碱性尿。采用指示剂法、pH 试纸法或 pH 计及试纸法来测定。间接反映肾小管的功能。

尿液酸碱性发生生理性变化，受饮食结构的影响，尿液偏酸性见于以肉食为主者，素食者尿液偏碱性。尿 pH 也可作为用药指标，碱性药物中毒用氯化铵酸化尿液；酸性药物中毒可用碳酸氢钠碱化尿液。

1. pH 减低 见于酸中毒、发热或服用氯化铵等药物的患者，亦可见于糖尿病酮症酸中毒、痛风、白血病、服用维生素 C。

2. pH 增高 见于碱中毒、泌尿系统变形杆菌感染、肾小管性酸中毒等。

（二）尿蛋白（protein，PRO）测定

血浆流经肾小球时，通过肾小球滤过膜仅有少量小分子蛋白质，大分子量的蛋白质不能滤过。原尿中的蛋白质绝大部分被肾小管重吸收，所以尿中只含有极微量的蛋白质，常规化学性阴性。健康成年人 30～130mg/24h。尿蛋白 2/3 来自血浆蛋白，分子量在 4.0 万～7.0 万，清蛋白为主，还有少量来自肾小管、尿路及生殖道的分泌性蛋白，当尿蛋白排出量大于 150mg/24h 或尿中蛋白浓度大于 100mg/L 时，常规化学定性检测呈阳性即为蛋白尿。蛋白质定性确定实验常采用加热乙酸法；若使用大剂量青霉素钾盐、庆大霉素、磺胺、含碘造影剂或高浓度的尿酸、草酸盐和黏蛋白等可显示假阳性，尿蛋白的筛查常使用磺基水杨酸法测定。干化学试带法广泛用于健康普查及肾病筛查。尿中蛋白质含量超过 150mg/24h，蛋白质定性试验呈阳性的尿液称蛋白尿。通常用来做尿蛋白定性试验的尿试纸条对尿液中的清蛋白敏感，对球蛋白不敏感。

1. 生理性蛋白尿

（1）功能性蛋白尿 在剧烈活动、妊娠等因素作用下，肾血管痉挛或充血、肾小球通透性增加而致尿液中出现蛋白，蛋白质定量多 <0.5g/24h。

（2）体位性蛋白尿 又称直立性蛋白尿，系立位时局部因素引起肾脏被动充血所致。特点为在晨尿中无蛋白，较长时间站立后尿中蛋白量增高，而平卧后尿蛋白又减少或消失。

2. 病理性蛋白尿

（1）肾小球性蛋白尿 是指肾小球滤过膜损伤时，其通透性增加，血浆蛋白的滤出量加大，肾小管不能将滤出的蛋白质完全重吸收，而致尿液中出现的蛋白尿，以清蛋白为主，蛋白质排出量常 >1g/24h，多见于原发性或继发性肾小球疾病、肾循环障碍、缺氧等。

（2）肾小管性蛋白尿 是指肾小球滤过功能正常，而肾小管重吸收功能障碍所致的蛋白尿，通常以 α_1、β_2－微球蛋白为主，清蛋白含量正常或轻度增加，蛋白排出量常 <1g/24h，见于肾盂肾炎、急性肾小管坏死、急慢性间质性肾炎、解热镇痛药、重金属盐以及肾移植排斥反应等。

（3）混合性蛋白尿 是指肾小球和肾小管均受损，尿中出现小分子量和大分子量的蛋白，见于慢性肾炎、肾小管间质病、糖尿病肾病综合征、系统性红斑狼疮、肾淀粉样变性等。

（4）溢出性蛋白尿 是指肾小球滤过及肾小管重吸收功能均正常，但由于血浆中异常蛋白质，如免疫球蛋白的轻链、血红蛋白或肌红蛋白增加，这些小分子的蛋白质经肾小球滤出，肾小管不能完全重吸收而产生的蛋白尿，见于多发性骨髓瘤、巨球蛋白血症、急性溶血性疾病等。

（5）组织性蛋白尿　受炎症、中毒或药物刺激，肾小管对 T－H 糖蛋白的分泌量增加或组织破坏释放入尿液的蛋白增加所致的蛋白尿。

此外，肾脏以下的泌尿道疾病，如膀胱炎、前列腺炎等，产生大量脓液、血液、黏液等含蛋白质成分物质，亦可致尿蛋白阳性，称为假性蛋白尿。

（三）尿糖（glucose，GLU）测定

正常人尿液中可有微量尿糖，但尿试纸条检查呈阴性。当血糖 >8.88mmol/L（160mg/L），超过肾小管重吸收能力的最大限度即肾糖阈，或近端肾小管重吸收功能障碍时，尿糖增加，糖定性试验呈阳性，称糖尿。常使用班氏法和试带法进行尿糖定性检测；邻甲苯胺法及葡萄糖氧化酶法用于定量检测。

1. 生理性糖尿

（1）短暂性糖尿　是由于食用糖分过多或输注葡萄糖溶液过快、过多所致的血糖升高、尿糖阳性。

（2）精神性糖尿　是由于精神过度紧张、情绪激动，使交感神经兴奋，肾上腺素分泌过多，所引起的一过性高血糖而致的糖尿。

（3）妊娠糖尿　是指正常孕妇在妊娠晚期，由于细胞外液容量增加，近曲小管的重吸收功能受到抑制，肾糖阈下降而出现的糖尿。

2. 病理性糖尿

（1）应激性糖尿　见于颅脑外伤，脑血管病等，应激反应时，胰高血糖素分泌过多或血糖中枢受到刺激致暂时性高血糖所引发的糖尿。

（2）血糖正常性糖尿　又称肾性糖尿，是指血糖正常，但肾小管对葡萄糖重吸收能力减退，肾糖阈降低所引起的糖尿，慢性肾炎或肾病综合征也可因肾小管受损，导致对糖的重吸收障碍而出现糖尿。

（3）血糖增高性糖尿　见于各组织器官对葡萄糖的利用率降低所致的疾病，如糖尿病等。

（4）某些内分泌病　如甲状腺功能亢进症，由于糖吸收增快使餐后血糖增高致糖尿。

（5）其他　如哺乳期乳糖尿、遗传性半乳糖或果糖尿、戊糖尿等。

（四）尿酮体（ketone bodies，KET）测定

酮体是脂肪分解代谢的中间产物，包括乙酰乙酸、β－羟丁酸和丙酮。血液中的 β－羟丁酸能脱氢氧化为乙酰乙酸，并进一步氧化为 CO_2 和水。血中酮体增高，尿酮体检查呈阳性的尿液称为酮尿（ketonuria）。尿试纸法对乙酰乙酸最敏感，敏感性为 5～10mg/dl，丙酮仅为 40～70mg/dl，不与 β－羟丁酸反应。维生素 C、盐酸偶氮吡啶、头孢菌素等可致假阳性。

1. 糖尿病性酮尿　糖尿病酮症酸中毒，酮尿是糖尿病性昏迷的前期指标。这时多伴高糖血症和糖尿，但对采用双胍类降糖药治疗，即使出现酮尿，血糖及尿糖是正常的。

2. 非糖尿病性酮尿　糖代谢障碍引起，如高热、严重呕吐、腹泻、长期饥饿、禁食、过分节食、妊娠呕吐、酒精性肝炎、肝硬化等。

（五）尿胆红素（bilirubin，BIL）测定

衰老红细胞被单核－吞噬细胞系统清除、破坏、分解，释放出血红蛋白，并进一步被

蛋白酶分解为珠蛋白、铁和胆红素，这种胆红素为非结合胆红素（间接胆红素），为非水溶性，不能被肾小球滤出。非结合胆红素进入肝后，在葡萄糖醛酸转移酶作用下，形成结合胆红素（直接胆红素），结合胆红素溶于水，能被肾小球滤出。肝及胆道内外疾病引起胆红素代谢障碍时，非结合胆红素和结合胆红素在血中潴留，当血中结合胆红素超过肾阈值时，即从尿中排出。在酸性环境中，结合胆红素可与重氮盐发生偶联反应而显色，其显色程度与胆红素的浓度有关，借此可进行尿胆红素半定量检测。

【参考值】

定性试验：阴性

【临床意义】

尿胆红素在黄疸的鉴别诊断中有较大价值（表 14－1）。尿胆红素阳性见于肝细胞性黄疸或胆汁淤积性黄疸，且其在血清胆红素升高前即可出现。但尿中存在的高浓度维生素 C 和亚硝酸盐可抑制重氮反应，致假阴性；使用吩噻嗪类抗精神病药时可致假阳性。

表 14－1　黄疸鉴别指标变化

	血清未结合胆红素	血清结合胆红素	尿胆红素	尿胆原	粪便
肝细胞性黄疸	增加	增加	阳性	阳性	变浅
溶血性黄疸	增加	不变或微增	阴性	强阳性	加深
阻塞性黄疸	不变或微增	增加	阳性	阴性	灰白色

（六）尿胆原（urobilinogen，URO）测定

结合胆红素排入肠道，经细菌作用生成胆素原，被重吸收后从尿中排出的部分称尿胆原。在酸性条件下，尿胆原可与对－二甲氨基苯甲醛发生醛化反应，生成红色化合物，显色程度与尿胆原量相关。

【参考值】

定性试验：阴性～弱阳性（+）

【临床意义】

完全胆汁淤积性黄疸时尿胆原呈阴性，溶血性黄疸时尿胆原呈强阳性，肝细胞性黄疸时尿胆原轻度升高。同时做尿胆原和尿胆红素检查，可对黄疸进行鉴别诊断（表 3－2－1）。长期或大剂量使用广谱抗生素时可呈假阴性，非那吡啶、吩噻嗪类抗精神病药可致假阳性。

四、尿液有形成分检测

（一）尿沉渣显微镜检查

尿沉渣显微镜检查是识别和计数尿中细胞、管型、结晶、细菌等有形物质，用于泌尿系疾病的诊断、病情观察及预后判断的重要检查项目。常用方法是显微镜观察计数。此外，应用流式细胞术的全自动尿液分析仪已被用于尿液有形成分的检查。尿沉渣检查结果应与一般检查、化学检查结果相互参照，并结合临床资料进行综合分析。

1. 细胞成分

（1）红细胞　红细胞形态受尿液酸碱性、渗透压，放置过久、流经肾单位的状况及离

心、盖片等因素影响，呈多形改变。碱性尿内红细胞边缘不规则，高渗尿中由于脱水皱褶，形成表面带刺、颜色较深的桑葚形；低渗尿由于吸水胀大，血红蛋白从红细胞溢出，形成大小不等的空心环形，即为影形红细胞。

【参考值】

10 倍浓缩尿：0 ~ 3 个/每高倍视野（HP）

【临床意义】

①正常人，尤其是青少年，在剧烈运动、急行军、冷水浴或重体力劳动后可出现暂时性血尿，休息后消失；②多环形红细胞大于 80%，提示肾小球源性血尿，如肾小球肾炎、急进性肾炎、紫癜性肾炎、狼疮性肾炎等；③多环形红细胞小于 50%，提示非肾小球源性血尿，如肾结核、肾盂肾炎、急性膀胱炎、多囊肾、泌尿系结石和肿瘤等；④有均一性红细胞，无肾上皮细胞和管型提示肾外泌尿系疾病，如白血病、凝血因子异常。

（2）白细胞　新鲜尿中白细胞外形完整，无明显的退行性改变，胞浆内颗粒清晰可见，胞核清楚，分散存在，主要以中性粒细胞多见，少许淋巴细胞和单核细胞。在低渗和碱性尿中白细胞肿大，50% 在 2 小时内溶解。在高渗和酸性尿中白细胞皱缩。炎症过程中，白细胞变性死亡，不规则外形，结构模糊，胞质里可见粗大颗粒，核不清楚，细胞黏连成团，即为脓细胞。

【参考值】

10 倍浓缩尿：0 ~ 5 个/HP（成人）

【临床意义】

①中性粒细胞增多，提示泌尿系统有化脓性炎症，如肾盂肾炎、膀胱炎、尿道炎或肾结核合并感染等；②尿中淋巴及单核细胞增多见于肾移植排斥反应患者；③嗜酸性粒细胞增加见于间质性肾炎、变态反应性泌尿系感染；④中年女性生殖系统感染，伴有阴道分泌物混入尿中，成团脓细胞以外还有大量扁平上皮细胞。

（3）上皮细胞　泌尿生殖道脱落的上皮细胞在生理和病理过程中随尿排出体外，移行上皮细胞大多数来自于肾盂、输尿管、膀胱、尿道；尿道外口近段属于复层扁平上皮细胞。

【参考值】

正常尿中可出现少量鳞状上皮细胞，无肾小管上皮细胞

【临床意义】

①大量鳞状上皮细胞伴白细胞，见于肾盂肾炎、膀胱炎、尿道炎等；②大量移行上皮成片脱落见于肾盂、输尿管或膀胱颈部炎症；③肾小管上皮细胞增多见于急性肾小球肾炎、急性肾小管坏死、肾移植排斥反应、慢性肾炎、肾梗死等。

尿液中各种细胞形态见图 14 - 1。

2. 管型（cast）　管型是肾小管、集合管中凝固而成的圆柱形蛋白聚集体。它是尿中的蛋白质在肾小管和集合管浓缩、酸化后形成的。肾小管上皮细胞分泌的 Tamm - Horsfall 糖蛋白（T - H 糖蛋白）是形成管型的基质。当已形成管型的肾单位有尿液重新通过时，管型随尿液排出体外。

【参考值】

正常人尿中无管型或偶见少量透明管型，0 ~ 1 个/低倍视野（LP）

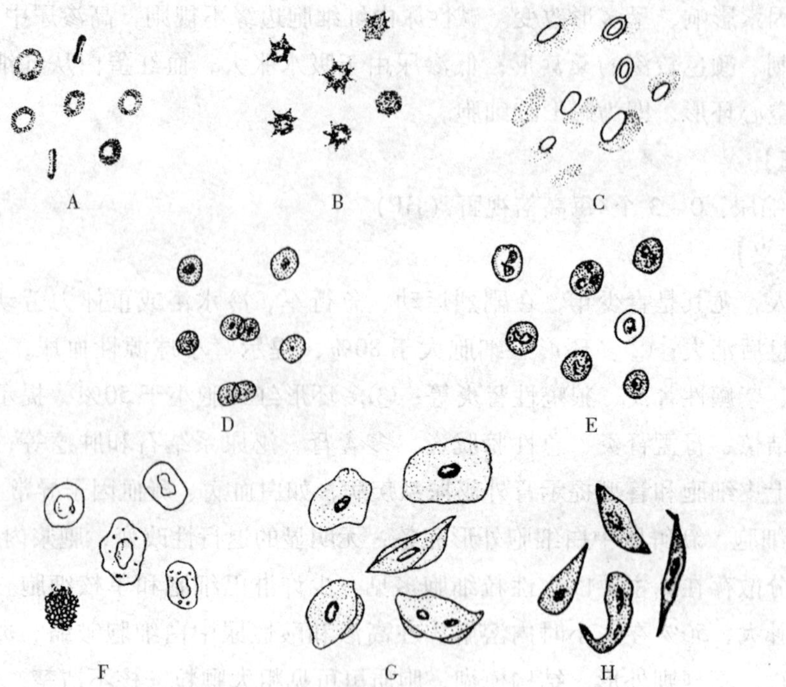

图 14－1　尿液中各种细胞形态

A. 红细胞正常形态；B. 皱缩红细胞；C. 红细胞淡影；D. 白细胞（加酸后）；E. 白细胞；F. 小圆细胞或移行上皮细胞；G. 扁平上皮细胞；H. 尾形上皮细胞

【临床意义】

（1）透明管型（hyaline casts）　为无色、透明，内部结构均匀的圆柱状体，较细，两端钝圆，偶尔含有少量颗粒。①老年人清晨尿中偶见；②肾脏有轻度或暂时性功能改变，如剧烈运动、高热、全身麻醉及心功能不全等，尿中亦可见少量透明管型；③肾实质病变，如急性肾小球肾炎、急性肾盂肾炎、慢性肾炎、恶性高血压等，透明管型明显增多。

（2）细胞管型（cellular casts）　以蛋白质为基质嵌入细胞，其所含细胞量超过基质的1/3时，即为细胞管型。不同病因导致的细胞管型所含细胞各有不同（表 14－2）。

表 14－2　细胞管型的分类

类型	病因	常见疾病
红细胞管型	肾小球通透性升高或肾小管出血	急性肾小球肾炎、慢性肾小球肾炎急性发作、急性肾小管坏死、肾移植排斥反应
白细胞管型	肾脏化脓性炎症	急性肾盂肾炎、间质性肾炎、狼疮性肾炎
上皮细胞管型	肾小管病变	急性肾炎、肾移植排斥反应、子痫

（3）颗粒管型（granular casts）　在蛋白基质中嵌入大小不等的颗粒，管型内的颗粒量超过 1/3。分细颗粒管型和粗颗粒管型两种，前者见于慢性肾炎或急性肾炎后期，后者见于肾单位淤滞。

（4）脂肪管型（fatty casts）　在管型基质中含有大量的脂肪滴或含有脂肪滴的肾小管上皮细胞。见于肾病综合征、慢性肾炎急性发作和中毒性肾病。

（5）蜡样管型（waxy casts）　是细胞管型在远端肾小管内长期滞留或由发生淀粉样变的上皮细胞溶解后形成。蜡样管型呈淡灰色或蜡黄色，有折光性，外形宽大、易撕裂。见于肾脏长期而严重的病变，如慢性肾小球肾炎的晚期及肾淀粉样变等。

3. 结晶　尿液中盐类结晶的析出，决定于该物质的饱和度、尿液的 pH、温度等因素，常见的有尿酸结晶、草酸钙结晶和磷酸盐类结晶，一般无临床意义。但当结晶体伴随较多红细胞出现于新鲜尿液时，疑似尿路结石。亮氨酸和酪氨酸结晶尚少见，分别见于严重的肝实质损伤和氨基酸代谢障碍。

（二）尿 1 小时细胞排泄率测定

受检者晨 6：30 排空膀胱，收集 6：30～9：30 共 3h 的尿液，混匀后取出 10ml，经离心，在计数池中计数并算出每小时尿液中各种细胞和管型的排泄率。

【参考值】

男红细胞＜3 万/h，白细胞＜7 万/h；女红细胞＜4 万/h，白细胞＜14 万/h

管型＜3400/h

【临床意义】

罹患泌尿系感染和肾小球疾病，尿 1h 细胞排泄率增高，前者多以白细胞为主，后者多以红细胞为主。

第二节　尿液的其他检查

一、尿渗量测定

根据冰点减低原理计算出尿渗量，即晶体渗透浓度计法。冰点是指溶液呈固相和液相处于平衡状态时的温度。1 个 Osm 浓度可使 1kg 水的冰点下降 1.858℃，渗摩尔量 Osm/（kg · H_2O）＝观察取得冰点下降℃数/1.858，测定冰点即可计算尿液中溶质的渗透浓度。参照血浆渗透量可计算出肾脏浓缩指数、渗透溶质清除率、还能计算自由水清除率。尿渗透量受葡萄糖、蛋白质等大分子物质影响较小，更能客观反映肾脏的稀释浓缩功能。

【参考值】

随机尿 600～1000mOsm/（kg · H_2O）

晨尿小于 14 岁　657±179mOsm/（kg · H_2O）；15～59 岁 768±226mOsm/（kg · H_2O）；60～75 岁 557±226mOsm/（kg · H_2O）

血浆渗量　275～315mOsm/（kg · H_2O）；尿渗透量血浆渗透量（3～4.5）：1；清晨空腹时渗透溶质清除率 2～3ml/min；限时水自由水清除率（－0.4～－10.7）ml/min；水负荷时 1～9ml/min

【临床意义】

1. 降低　见于肾小球肾炎伴有肾小管和肾间质病变；尿渗量＜300mOsm/（kg · H_2O）多见于肾脏浓缩功能不全。

2. 显著降低　肾脏浓缩功能障碍如肾小管、肾间质结构和功能受损；尿渗量与血浆渗量之比可明显减低如慢性肾盂肾炎、多囊肾、阻塞性肾病等；慢性间质性肾病患者。

二、尿补体（C3）和免疫球蛋白

肾小球基底膜上皮细胞称精细滤器，血浆蛋白质分子量小于 6 万，半径小于 3.5nm 才能通过。免疫球蛋白G分子量是16万，免疫球蛋白A是17万，免疫球蛋白M是90万，补体C3为18.5万。肾小球疾病时，由于毛细血管壁增厚、变性、断裂、结构破坏，使通透性增高，尿中才出现补体和免疫球蛋白，此测定可帮助蛋白质分类和选择性评估。

【参考值】

C3为阴性；免疫球蛋白G（0.3±0.2）mg/L；免疫球蛋白A（0.7±0.3）mg/L；免疫球蛋白M（0.03±0.01）mg/L

【临床意义】

补体C3、免疫球蛋白M及免疫球蛋白G为阴性时，提示微小病变型肾炎和肾小球疾患；补体C3、免疫球蛋白M及免疫球蛋白G均阳性，提示非选择性蛋白尿；免疫球蛋白M明显升高，提示肾小球滤膜严重受损，治疗及预后不佳。

三、尿β_2微球蛋白（microglobulin，β_2－MG）

尿β_2微球蛋白为一种低分子量蛋白质，主要由淋巴细胞产生，在细胞处于最旺盛的生理状态时产生最快。在人体内浓度相当稳定，易通过肾小球滤膜，99.9%在近曲小管以胞饮形式摄取，尿中极少。

【参考值】

小于0.2mg/L或370μg/24h

【临床意义】

1. 轻度增高 肾小球病变，即使肾小球滤膜孔径增宽，β_2－MG可大量滤过，但是肾小管重吸收功能好。

2. 增高 肾小管炎症、中毒导致肾小管对β_2－MG重吸收功能不佳；急、慢性肾盂肾炎因是肾小管损害，使其升高，但单纯性膀胱炎β_2－MG不高，以此鉴别上下尿路感染。

3. 明显增高 如应用氨基糖苷类抗生素、重金属、使用造影剂后引起肾小管中毒性损伤；因癌细胞、肉瘤细胞可产生β_2－MG，使血液和尿中含量升高，故协助诊断恶性肿瘤。

四、尿淀粉酶

血清及尿中的淀粉酶来源于胰腺和唾液腺，可水解淀粉、糊精及糖原，正常血清与尿中胰淀粉酶有一定活性。当胰腺炎或胰液排出障碍时，胰腺淀粉酶从胰管管壁和胰泡溢出，吸收入血，血清淀粉酶分子量45000，易通过肾小球滤膜而出现于尿中。常用Somogyi法测定尿和血清中淀粉酶活性，试样作等比稀释，观察一系列试样在规定的37℃、30分钟的条件下，将恰好能将0.1%淀粉溶液1ml水解（指加入碘液后不再呈蓝色）的酶量定为淀粉酶的一个活性单位，乘以尿的稀释倍数，即可得知每毫升尿液中的淀粉酶活性。

【参考值】

Somogyi法：尿淀粉酶小于1000U/L

【临床意义】

1. 急性胰腺炎 尿液淀粉酶活性一般于发病12～24h开始增高，比血清淀粉酶迟6～10h，但由于肾脏对淀粉酶的清除率增强，尿淀粉酶活性可高于血清一倍以上，多数在持续3～10天后恢复正常。

2. 慢性胰腺炎　血清和尿淀粉酶活性一般不增高，但如急性发作时可有中等程度的增高。

3. 任何原因所致的胰腺管阻塞　如胰腺癌、胰腺损伤、急性胆囊炎等，均可使血和尿淀粉酶活性增高。

五、尿钠

正常人体内钠的摄入量和排出量应保持一致，摄入量取决于食物种类和饮食量。钠主要经由尿液排出，汗液排出50mmol/L，粪便排出1～2mmol/L。钠可通过肾小球，由肾小管重吸收，吸收量为近曲肾小管70%、远曲小管5%、亨利袢15%、皮质和髓质集合管各5%。

【参考值】

130～260mmol/24h或3～5g/24h

【临床意义】

①各种原因导致的低钠血症如呕吐、腹泻、重度烧伤、糖尿病酮症，使尿钠减少；②肾前性少尿，肾小管重吸收功能正常，即急性少尿，尿钠低于30mmol/L；③急性肾小管坏死时，肾小管对钠的重吸收减少，呈急性少尿，一次性尿钠超过40mmol/L。

六、尿钙

尿钙排泄的多少，与肾小球的滤过和肾小管的重吸收过程密切相关。肾小球每日滤过钙约为10克。当血浆中钙离子浓度增加时，肾小球对钙的滤过就增加。血钙每增加1.0毫克/分升，每100毫克肾小球滤液排出的钙就会增加0.3毫克。除了血浆中的蛋白结合钙外，离子钙和可扩散结合钙都可以经肾小球滤出。

【参考值】

2.5～7.5mmol/24h或0.1～0.3g/24h

【临床意义】

1. 增加　甲状腺功能亢进，因甲状旁腺激素分泌过多，钙从骨运动至血，导致血钙过多，尿钙增加；因骨髓瘤细胞在骨髓腔内大量增生，入侵骨骼与骨膜，造成骨质疏松及破坏，产生高钙血症，加之肾功能受损，肾小管重吸收差，促使尿钙增多。

2. 减少　甲状旁腺激素分泌不足或缺乏，骨钙运动和肠钙吸收减弱，血钙减少，促使尿钙也明显减少；慢性肾衰竭；慢性腹泻。若用药监护，可用检测尿钙作为用药剂量参考，如维生素D。

七、尿钾

肾脏是钾排出的主要通道，正常情况下肾小球滤过的钾98%被重新吸收，那么尿中排出的钾离子由远端小管细胞分泌，肾排出的钾70%由肾小管分泌，钾摄入量多则肾排钾也多。当GFR明显减低时，近端小管钠离子几乎完全被重吸收，这时远端小管不能进行Na^+-K^+交换；酸中毒时，远端小管Na^+-K^+交换增加，肾的排钾量也减少；远端小管SO_4^{2-}和有机酸（如酮体）增加时，则K^+排出增加。激素也影响K^+的排出，肾上腺皮质激素，特别是盐皮质激素，有潴Na^+及排K^+作用，而醛固酮促进远端小管Na^+、Cl^-重吸

收和 K^+、H^+ 的排出，但钾摄入量增加时，醛固酮的分泌也增加。

【参考值】

51 ~ 102mmol/24h

【临床意义】

尿钾测定可反映肾脏病变情况。

1. 增高 见于饥饿初期、库欣综合征、原发性或继发性醛固酮增多症、肾性高血压、糖尿病酮症、原发性肾脏疾病，以及摄入促肾上腺皮质激素、两性霉素 B、庆大霉素、青霉素。利尿剂等药物。尿钾高于 20mmol/L 与肾性病因有关。

2. 减低 见于艾迪生病、严重肾小球肾炎、肾盂肾炎、肾硬化、急性或慢性肾功能衰竭，以及摄入麻醉剂、肾上腺素、丙氨酸、阿米洛利等药物。尿钾低于 20mmol/L 与非肾性状态有关。

第三节 肾功能检查

肾脏是人体的重要器官，主要功能是生成尿液，维持体内水、电解质、蛋白质和酸碱等代谢平衡。同时也兼有内分泌功能，如分泌肾素、红细胞生成素、活性维生素 D 等，调节血压、钙磷代谢和红细胞生成。肾脏常用的实验室检测有三大部分。①尿液检测：是最古老、最常见的检验技术，用于早期筛选、长期随访，方法简便、价格低廉，也是判断肾病严重程度、预后的重要内容。②肾功能检测：代表肾脏的最重要的功能，包括肾小球滤过功能、肾小管重吸收、排泄等功能检查。肾功能检测是判断肾脏疾病严重程度和预测预后、确定疗效、调整某些药物剂量的重要依据，但尚无早期诊断价值。③肾脏活检病理检测：是肾小球、肾小管间质疾患重要的组织学诊断，提示疾病预后和疗效有重要意义。

一、肾小球滤过功能检测

肾小球滤过率（glomerular filtration rate，GFR）即单位时间内（分钟）经肾小球滤出的血浆液体量，是评估肾小球滤过功能最重要的参数。正常成人肾脏血流量为 1200 ~ 1400ml/min，其中血浆流量为 600 ~ 800ml/min。20% 的血浆通过肾小球滤过，产生的滤液（原尿）为 120 ~ 160ml/min。为测定 GFR，临床上设计了针对多种物质的肾脏血浆清除率（清除率）测试。

肾清除率是指在单位时间（min）内，肾脏清除某种物质的总量与同一时间内该物质在血浆浓度之比，结果以 ml/min 或 L/24h 表示。公式如下

$$\text{清除率} = \frac{\text{某种物质每分钟在尿液中排出的总量}}{\text{某物质在血浆中的浓度}}$$

即

$$C = \frac{U \times V}{2aP}$$

C 为清除率（ml/min）；U 为尿中某物质的浓度；V 为每分钟尿量（ml/min）；P 为血浆中某物质的浓度。

利用清除率可分别测定 GFR、肾血流量、肾小管对各种物质的重吸收和分泌作用。各

种物质经肾排出的方式大致分四种。①肾小球滤过，肾小管既不吸收也不分泌，如菊粉，可作为测定 GFR 的理想试剂，能充分反映 GFR；②肾小球完全滤过，不被肾小管吸收，很少被肾小管排泄，如肌酸酐，基本上可以代表 GFR；③被肾小球过滤，肾小管吸收，如葡萄糖，可作为肾小管最大吸收速率的测定；④除了肾小球滤过，大部分肾小管通过其周围的毛细血管分泌到肾小管分泌后排出。

（一）血肌酐（creatinine，Cr）测定

Cr 由外源性和内源性两部分组成。人体每天每 20g 肌肉产生 1mgCr，速率为 1mg/min。每天 Cr 的产量相当稳定。Cr 主要由肾小球滤过排出体外，肾小管基本不重吸收和脱落数量较少，在稳定的情况下外生肌酐摄入量，血药浓度取决于肾小球滤过能力，当肾实质的损伤，肾小球滤过率（GFR）下降到正常的 1/3，Cr 浓度明显上升，血清肌酐浓度的测定可以作为肾小球滤过率（GFR）受损的指标。敏感性优于血尿素氮（BUN），但不是早期诊断指标。

【参考值】

全血 Cr 88. 4 ~ 176. 8μmol/L

血清或血浆 Cr 男性 53 ~ 106μmol/L；女性 44 ~ 97μmol/L

【临床意义】

血肌酐升高见于：

1. 肾实质损害，但由于肾储备能力及代谢能力较强，肾早期损害时，肌酐常不增高。

2. 肾源性肾功能不全时，血肌酐常超过 200μmol/L，心功能不全时，肾血流量减少，血肌酐上升一般不超过 200μmol/L。

3. 若血肌酐与尿素氮均升高，说明肾损害明显，若只有尿素氮升高，血肌酐正常可能为肾外因素所致。

（二）内生肌酐清除率测定

肌酐是肌酸的代谢产物，成人体内约含 100g，其中 98% 存在于肌肉，每日更新约 2%，肌酸在磷酸激酶作用下，形成带有高能键的磷酸肌酸，作为能量源和储备形式，当肌肉收缩时，磷酸肌酸释放能量，再通过脱水而成为肌酐，经肾排出体外。人体血液中的肌酐生成分内源性和外源性，在控制饮食的情况下，其含量变化主要是受内源性肌酐影响，肌酐分子量为 113Da，大部分经肾小球滤过，不被肾小管重吸收，排泌量很少，所以肾单位时间内把一定量的血液中的内在肌酐全部清除出去，称为内生肌酐清除率。

【方法】

1. 标准 24h 留尿计算法

（1）连续 3 天采用低蛋白饮食（ <40g/d），不吃肉（无肌酐饮食），避免剧烈运动。

（2）第 4 天上午 8 点排尿，收集记录 24 小时（上午 8 点必须留尿）。取 2 ~ 3ml 血液（抗凝血和非抗凝血），24h 同时检测尿液。

（3）测定尿液和血液中肌酐的浓度。

（4）应用下列公式计算 Ccr

$$\text{Ccr（ml/min）}=\frac{\text{尿肌酐浓度（μmol/L）}\times\text{每分钟尿量（ml/min）}}{\text{血浆肌酐浓度（μmol/L）}}$$

由于每人肾的大小不相同，每分钟排尿能力也有差异，为排除这种个体差异可进行体

表面积的校正，因肾脏大小与体表面积成正比，以下公式可参考应用：

矫正清除率 = 实际清除率 × 标准体表面积（$1.73m^2$）/受试者的体表面积

2. 4h 留尿改良法 由于 24 小时尿潴留的不便，容易滞留（更少），需要在高温下冷藏，影响肌酐的检测，经常造成误差（低）。在严格控制条件下，血浆和尿肌酐含量在 24 小时内相对稳定，便于临床应用。因此，我们可以使用从 4h 尿中取的一次性用血和禁食来测量肌酐，先计算每分钟尿量（ml/min），然后按公式计算清除率。

3. 血肌酐计算法 这也是一种简便的方法，计算公式为：

$$\text{Ccr（ml/min）} = \frac{(140-\text{年龄}) \times \text{体重（kg）}}{72 \times \text{血肌酐浓度（mg/dl）}} \text{（男性）}$$

$$\text{Ccr（ml/min）} = \frac{(140-\text{年龄}) \times \text{体重（kg）}}{85 \times \text{血肌酐浓度（mg/dl）}} \text{（女性）}$$

【参考值】

成人 80 ~ 120ml/min，老年人随年龄增长，有自然下降趋势。西咪替丁、甲苄嘧啶、长期限制剧烈运动均使 Ccr 下降。

【临床意义】

1. Ccr 能敏感地反映肾小球滤过功能有无损害 成人 Ccr < 80ml/min 应视为肾小球滤过功能下降。急性肾小球肾炎患者首先出现 Ccr 下降，并随病情好转而回升。慢性肾小球损害，Ccr 呈进行性下降。

2. Ccr 可反映肾小球滤过功能受损程度 Ccr 在 70 ~ 51ml/min 为轻度损害；Ccr 在 50 ~ 30ml/min 为中度损害；Ccr < 30ml/min 为重度损害。

3. Ccr 对临床治疗的指导作用 Ccr 在 < 30 ~ 40ml/min，应限制蛋白质摄入；Ccr ≤ 30ml/min，噻嗪类利尿剂常无效；Ccr ≤ 10ml/min 应进行人工透析治疗。

（三）血尿素测定

尿素是蛋白质代谢的最终产物。尿素主要通过肾小球滤过随尿液排出，在正常情况下 50% 经肾小管再吸收。当肾实质受损时，GFR 降低，导致血尿素浓度升高。通过测定血尿素浓度可以观察肾小球滤过功能。

【参考值】

成人 1.8 ~ 7.1mmol/L；婴儿、儿童 1.8 ~ 6.5mmol/L。

【临床意义】

1. 肾脏疾病如慢性肾炎、肾盂肾炎、肾动脉硬化、肾结核或肿瘤晚期。

2. 肾前因素引起的尿素增高，见于急性失血、休克、脱水、烧伤等导致有效循环血量减少，肾小球滤过能力降低，尿素排出减少，血清尿素增高。

3. 肾后因素引起尿闭，导致尿素增高，见于结石、肿瘤或前列腺肥大等引起的尿路梗阻等。

4. 体内蛋白质分解过多，如上消化道大出血、大面积烧伤等。

二、肾小管功能检测

（一）肾脏浓缩稀释功能试验

肾脏疾病损害肾小管和集合管，改变水、钠、氯的重吸收，髓质的渗透压梯度被破坏，从而影响尿液的浓度和稀释功能。莫氏试验，每餐含水量不超过600ml，上午8点排尿弃去，留取10、12、14、16、18、20点以及第二天8点尿样，分别测定尿量和比重。

【参考值】

正常人24小时尿量为1000～2000ml，昼尿量与夜尿量之比为（3～4）：1，12小时夜尿量不超过750ml，最高比重应在1.020以上，最高和最低比重之差不少于0.009。

【临床表现】

1. 少尿高比重 见于肾前性少尿。

2. 多尿低比重 夜尿增多表示肾小管浓缩功能降低，见于慢性肾炎，慢性肾盂肾炎，间质性肾炎，急性肾衰竭多尿期、尿崩症。

（二）尿液及血浆渗量测定

渗量（Osm）系指溶液中具有渗透活性的各种溶质微粒的总浓度，非电解质溶液的渗量与其质量摩尔浓度相同，电解质溶液溶质电离后微粒增加，其渗量大于该物质的质量摩尔浓度。尿渗量和尿比重均与尿液的溶质总浓度相关，反映肾小管的浓缩－稀释功能，但尿渗量不像比重那样受尿内大分子物质（葡萄糖和蛋白质）的显著影响，故能更准确地反映肾小管的浓缩稀释功能。

【方法】禁水8h，次晨空腹收集尿液，并采静脉血，肝素抗凝，用冰点渗透压计测定尿液和血浆渗量。结果以毫渗量［mOsm/（kg·H_2O）］表示。

【参考值】

尿液 600～1000mOsm/(kg·H_2O)

24h内最大范围 40～1400mOsm/(kg·H_2O)

血浆渗量（Posm） 275～305mOsm/(kg·H_2O)，平均300mOsm/(kg·H_2O)

尿渗量与血浆渗量之比 （3～4.5）：1

【临床意义】

慢性肾炎、肾盂肾炎、多囊肾、阻塞性肾病等均可出现肾间质损害，累及远端肾小管。浓缩功能障碍，尿渗量降低，尿渗量/血浆渗量比值显著降低。

目标检测

扫码“练一练”

一、选择题

1. 女性，53岁，患2型糖尿病10年，发热3天，测血压80/60mmHg，尿常规蛋白+/HP，内细胞++/HP，尿培养示大肠杆菌生长，心电图示窦性心动过速，超声心动图及双肾B超正常，临床诊断应考虑糖尿病合并

   A. 上呼吸道感染　B. 心脏病变　C. 血管病变

   D. 糖尿病肾病　E. 急性肾盂肾炎

2. 肾小管蛋白尿是指

   A. 原尿中蛋白质不能被肾小管回吸收　B. 肾小球滤过膜的损伤

   C. 肾脏被动性充血　D. 肾血管痉挛出血

   E. 肾小球通透性增加

3. 门诊患者作尿常规分析，常采用的尿标本是
   A. 晨尿　　B. 随机尿　　C. 清洁尿
   D. 3 小时尿　　E. 24 小时尿
4. 肾病四联试纸包括
   A. pH、蛋白、隐血、比重　　B. pH、蛋白、酮体、比重
   C. pH、蛋白、隐血、尿胆原　　D. 蛋白、隐血、酮体、比重
   E. 蛋白、隐血、葡萄糖、比重
5. 肾小管蛋白尿是指
   A. 原尿中蛋白质不能被肾小管回吸收　　B. 肾小球滤过膜的损伤
   C. 肾脏被动性充血　　D. 肾血管痉挛出血
   E. 肾小球通透性增加
6. 肾小球性蛋白尿以（　　）蛋白为主
   A. 微球蛋白　　B. 微球蛋白　　C. 片段
   D. 纤维蛋白原　　E. 清蛋白
7. 反映肾小球滤过功能最可靠的指标是
   A. 血尿素　　B. 血肌酐　　C. 尿肌酐
   D. 血尿酸　　E. 内生肌酐清除率
8. 反映肾小球滤过功能早期受损的试验最常用的是
   A. BUN 测定　　B. Ccr　　C. Cr
   D. BUN 清除率　　E. UN
9. 肾小管病变时易出现的管型是
   A. 肾上皮细胞管型　　B. 透明管型　　C. 红细胞管型
   D. 白细胞管型　　E. 颗粒管型
10. 某一种物质完全由肾小球滤过，然后又由肾小管完全吸收则该物质的清除率将是
   A. 0　　B. 50%　　C. 90%
   D. 100%　　E. 需要其他数据

二、简答题

1. 尿中微量蛋白的检测对诊断早期肾损伤有什么意义？
2. 试述尿分析仪（尿 10 项）的检测项目及原理。
3. 正常人 24h 尿量应为多少？什么是多尿、少尿和无尿，见于哪些疾病？
4. 临床常用于评价肾小球功能的指标有哪些，各有何临床意义？

（吴　冰　刘　洋）

第十五章　其他排泄物及体液检查

扫码“学一学”

学习目标

1. **记住**　各类型脑膜炎脑脊液变化特点；浆膜腔积液渗出液与漏出液的概念及区别。

2. **知道**　粪便、脑脊液、浆膜腔积液标本采集的注意事项。

3. **学会**　分析便常规检验化验单、脑脊液检验化验单、浆膜腔积液检验化验单，明确异常结果诊断价值；粪便异常颜色、性状、异常脑脊液及病理性浆膜腔积液可能提示的疾病。

第一节　粪便检查

粪便由未消化的食物残渣、消化道分泌物、肠道黏膜脱落物、大量细菌、无机盐和水分等组成。

粪便检查（feces test）是临床最常用的检查项目之一，主要目的是：①了解消化系统有无炎症、出血、寄生虫感染、恶性肿瘤等疾病；②根据粪便的性状和组成了解消化状况，以间接地判断胃肠、胰腺、肝胆的功能状况；③检查有无病原菌，以协助诊断肠道传染病。

一、标本采集要求

1. 一般检查　采集新鲜粪便约指头大小（3 ~ 5g）需 1h 内检查完毕。不可混入尿液、消毒液等。注意留取有病理意义的成分，如含有血、黏液、脓等病变成分的标本或多部位取材送检。

2. 寄生虫检查　蛲虫卵须用透明薄膜或棉拭子于晚 12 时或清晨排便前自肛门皱襞处拭取并立即送检；孵化血吸虫毛蚴至少留取 30g 新鲜粪便；阿米巴滋养体应于排便后立即检查，冬季注意保温；寄生虫虫体及虫卵计数，应收集 24h 粪便。

3. 化学法做隐血试验（occult blood test，OBT）　前三天要禁食动物血、铁剂、维生素 C。

4. 服泻药、灌肠后的粪便不宜做检查。

二、一般检查

（一）量

正常成人排便次数为每周 3 次至每天 2 次，为黄褐色成形软便，量 100 ~ 300g，素食者比食肉者量多。胃肠、胰腺炎症和功能紊乱可致粪便量增多。

（二）颜色

正常成人粪便为黄褐色、成形，婴儿呈黄色或金黄色。

1. 柏油样便 粪便呈暗褐色或黑色、质软、有光泽如柏油状。一般上消化道出血每天1～5ml时，粪便外观可无变化，但OBT可呈阳性；出血量每天50～100ml时，粪便呈黑色；患者粪便呈柏油样且持续2～3d，说明出血量不少于500ml；当上消化道持续大出血时，可因肠蠕动增快，粪便可呈暗红色。此外，习惯性便秘者常伴结肠炎，粪便也呈黑色；黑便还见于服铁剂、活性炭和中药后，但无光泽，且服活性炭和中药后OBT阴性。

2. 白陶土样便 见于胆汁淤积性黄疸，钡餐后也可呈灰白色。

3. 鲜血便 提示下消化道出血，如肠息肉、癌、肛裂和痔疮等。

4. 绿色便 见于婴儿腹泻，因肠蠕动过快，胆绿素未完全转变成粪胆素所致。

（三）性状

水样或糊状便见于各种感染和非感染性腹泻，尤其是急性胃肠炎；米泔样便见于重症霍乱、副霍乱；黏液、胶胨状便见于各种肠炎、痢疾（小肠炎症黏液混在粪便中，大肠炎症黏液附着于粪便表面）；脓性及脓血便提示结、直肠的病变，如溃疡性结肠炎、大肠癌、痢疾（阿米巴痢疾呈果酱样，细菌性痢疾呈黏液脓血便）等；细条状便提示直肠和肛门狭窄，见于直肠癌、肛裂；羊粪样便见于便秘；乳凝块便见于乳儿消化不良。

（四）气味

素食者味轻，肉食者味重。结肠癌、结肠溃疡合并感染常有恶臭；阿米巴痢疾有鱼腥味；脂肪和糖消化不良时有酸臭。

（五）寄生虫虫体

肠道寄生虫虫体可在粪便中肉眼直接分辨。

（六）显微镜检查

白细胞或脓细胞正常无或偶见，增多见于肠炎和痢疾；红细胞正常，增多见于下消化道出血、结肠癌和炎症。一般而言，细菌性痢疾红细胞少于白细胞，阿米巴痢疾红细胞多于白细胞；寄生虫卵和原虫检查可诊断相应的寄生虫病；脂肪滴提示消化不良及胰腺疾病等；细菌检查对肠道感染性疾病的诊断和鉴别有重要价值。

（七）隐血试验

隐血是指胃肠道少量出血，粪便外观无变化，用肉眼和显微镜检查均不能证实的出血。隐血试验方法主要有两类。

1. 化学法 以邻联甲苯胺法、邻甲苯胺法、还原酚酞法灵敏度较高，可检出1～5ml的出血（Hb 0.2～1mg/L），但特异性较差。大量白细胞，进食动物血、肉类、铁剂，大量生食蔬菜，婴儿吃富含铁食品等均可致假阳性；服用大量维生素C及其他具还原性的药物可致假阴性。

2. 免疫学方法 包括抗人血红蛋白抗体和抗人红细胞基质抗体，特异性强，不需控制饮食，灵敏度高，Hb为0.2mg/L即可阳性。免疫学方法主要用于检测下消化道出血，多用于大肠癌的普查。该法对上消化道出血不够敏感，这是由于消化过程使血红蛋白降解、免疫原性发生改变等所致。

上述 OBT 对消化道出血仅能定性，不能定量。

【临床意义】

1. 诊断消化道有出血 如消化性溃疡活动期、药物致胃肠黏膜损伤、肠息肉、钩虫病、消化道恶性肿瘤等，隐血试验常呈阳性反应。

2. 鉴别消化道出血的性质 如消化道恶性肿瘤多呈持续阳性，良性病变多为间歇阳性。

3. 可作为消化道恶性肿瘤筛选指标之一，免疫法隐血试验，主要用于检测下消化道出血，有利于大肠癌的普查。

第二节 脑脊液检查

脑脊液（cerebrospinal fluid，CSF）是循环于脑室和蛛网膜下腔的无色透明液体，主要由脑室脉络膜丛细胞主动分泌和超滤形成，经蛛网膜绒毛及脊神经根周围间隙吸收入静脉。由于脉络膜丛对血浆的滤过具有选择性，形成了血脑屏障，故正常脑脊液成分比较恒定。病理情况下血脑屏障被破坏，CSF 将发生改变。因此，CSF 检查对中枢神经系统器质性病变的诊断具有重要意义。

一、标本采集要求

1. 应用二个或三个无菌试管，标明序号，分别连续收集脑脊液各 1～2ml。第一管由于穿刺损伤，可混入少量血液，用作细菌检查，第二管作生化及免疫学检查（若只收集二管，此管可做细胞检查），第三管做细胞检查。

2. 标本采集后立即送检，不得超过 1h，以免细胞自溶破坏、化学成分被分解。

3. 做脑脊液葡萄糖定量测定时，最好禁食 4h 后采集标本，同时检测血糖更有临床意义。

二、一般检查

（一）理学检查

1. 颜色 正常 CSF 水样清晰透明。

（1）红色 见于脑室或蛛网膜下腔出血或穿刺损伤，前者在留取标本时，几管标本均为红色，离心后上清液淡红色或黄色，OBT 阳性，后者第一管标本为血性，以后逐渐转为无色透明，离心后上清液无色，OBT 阴性。

（2）黄色 见于陈旧性蛛网膜下腔出血，出血后 4～8h 即可出现，可持续 3 周左右；椎管梗阻、化脓性脑膜炎、重症黄疸、含有黄色素、类胡萝卜素、黑色素等也可为黄色。

（3）乳白色或灰白色 见于化脓性脑膜炎。

（4）淡绿色 见于铜绿假单胞菌性脑膜炎。

2. 透明度 正常脑脊液无色透明，引起 CSF 混浊的原因包括细胞数量增多（$>0.3\times10^9/L$）、蛋白含量增多、大量细菌、真菌繁殖等。病毒性脑炎、神经梅毒等因细胞数轻度增加，CSF 清晰透明或微浊；结核性脑膜炎 CSF 呈毛玻璃样混浊；化脓性脑膜炎 CSF 呈淘米水样或呈脓性。

3. 凝块或薄膜　正常脑脊液放置后不发生凝固。当脑脊液蛋白含量增多，特别是纤维蛋白原增高时，CSF 离体后易发生凝固。

（1）化脓性脑膜炎时，CSF 静置 1 ~ 2h 即可出现凝块或沉淀。

（2）结核性脑膜炎时，CSF 静置 12 ~ 24h 可在表面形成薄膜，取此膜涂片查结核分枝杆菌阳性率高。

（3）神经梅毒 CSF 可出现小絮状凝块。

（4）蛛网膜下腔梗阻时，CSF 呈黄色胶胨状。

（二）化学检查

1. 蛋白质定性、定量试验　穿刺损伤出血可引起蛋白质含量增高。

【参考值】

Pandy 定性：阴性或弱阳性；定量：成人腰椎穿刺液 200 ~ 400mg/L。新生儿因血 - 脑屏障不完善，蛋白含量稍高于成人。

【临床意义】

蛋白含量增高提示血脑屏障受到破坏，常见于以下疾病。

（1）中枢神经系统的炎症，化脓性脑膜炎显著增高，结核性脑膜炎中度增高，病毒性脑膜炎轻度增高。

（2）脑出血或蛛网膜下腔出血。

（3）中枢神经系统癌肿及转移癌。

（4）蛛网膜下腔梗阻，如脊髓肿瘤、蛛网膜下腔粘连、椎间盘突出等，由于 CSF 长期滞留，蛋白质常超过 1.5g/L。

2. 清蛋白比值

【参考值】

正常 CSF 清蛋白（mg/L）/血清清蛋白（g/L）的比值 <9。

【临床意义】

比值在 9 ~ 14 为血 - 脑屏障轻度损伤，15 ~ 30 为中度损伤，31 ~ 100 为重度损伤。此法对血 - 脑屏障损伤程度的判断优于蛋白质定量法。

3. 葡萄糖定量　CSF 葡萄糖含量为血糖浓度的 50% ~ 80%，其受血糖浓度、脑室脉络膜丛通透性及 CSF 中糖分解速度的影响。穿刺损伤出血可影响葡萄糖结果判断。

【参考值】

成人 2.5 ~ 4.5mmol/L，儿童 3.1 ~ 4.5mmol/L，CSF/血浆葡萄糖的比值为 0.3 ~ 0.9。

【临床意义】

（1）化脓性脑膜炎早期即有糖含量显著减少甚至无糖，但糖含量正常不能完全排除细菌感染。

（2）结核性脑膜炎、新型隐球菌性脑膜炎常在中、晚期减低，糖含量越低预后越差。

（3）脑肿瘤、神经梅毒等糖含量降低。

（4）病毒性脑膜炎则糖含量正常。

4. 氯化物测定　CSF 内氯化物比血清约高 1/3，这是由于正常 CSF 中蛋白质含量较少，为维护脑脊液和血浆渗透压平衡所致。CSF 内氯化物受血氯浓度、血 pH、血 - 脑屏障通透性及 CSF 蛋白质含量的影响。

【参考值】

成人 120～130mmol/L，儿童 111～123mmol/L。

【临床意义】

（1）细菌、新型隐球菌感染氯化物减低，尤以结核性脑膜炎为甚，其降低早于葡萄糖，降低程度与病情轻重相关，与蛋白质含量增高有关。

（2）低氯血症时，CSF 氯化物减低。

（3）CSF 氯化物 <85mmol/L，可导致呼吸中枢抑制。

（三）显微镜检查

1. 细胞计数　包括细胞总数计数和白细胞计数，正常 CSF 中无红细胞，仅少量白细胞。

【参考值】

成人（0～8）$\times 10^6$/L，儿童（0～15）$\times 10^6$/L。

2. 细胞分类　CSF 白细胞主要分为单个核细胞（淋巴细胞、单核细胞、内皮细胞）和分叶核细胞（中性粒细胞、嗜酸性粒细胞）。分类方法有高倍镜直接分类计数和染色分类计数，前者对细胞分类相对不够仔细，异常细胞较难确认，以后者分类较好。

【参考值】

正常脑脊液无 RBC，WBC $<8\times 10^6$/L，WBC 分类主要为单个核细胞（淋巴细胞和单核细胞）和多核细胞（中性粒细胞）。

【临床意义】

当 WBC $>10\times 10^6$/L，即有意义。

（1）感染　WBC 在（10～50）$\times 10^6$/L 为轻度增多，（50～100）$\times 10^6$/L 为中度增多，$>200\times 10^6$/L 为重度增多。

1）化脓性脑膜炎：常 WBC $>500\times 10^6$/L，可达数千甚至上万 $\times 10^6$/L，以中性分叶核细胞为主。

2）结核性脑膜炎：常 WBC $<500\times 10^6$/L，早期以中性分叶核细胞为主，很快转为淋巴细胞增多，中性粒细胞、淋巴细胞、浆细胞同时存在是结核性脑膜炎的特点。

3）病毒性脑膜炎：WBC 为（10～50）$\times 10^6$/L，一般不超过 200×10^6/L，以淋巴细胞为主。

4）新型隐球菌脑膜炎：细胞轻至中度增多，以淋巴细胞为主。

（2）肿瘤　脑瘤患者 CSF 中细胞总数正常或轻度增多，以淋巴细胞为主，可找到肿瘤细胞；脑膜白血病及转移癌，细胞总数增多，可见白血病细胞或癌细胞；系统性红斑狼疮可找到狼疮细胞。

（3）颅内寄生虫病　可见嗜酸性粒细胞增多。

（4）蛛网膜下腔出血　可见大量红细胞和中性分叶核细胞。

（四）病原体检查

病原体检查包括微生物检查、细菌培养及药敏试验、寄生虫检查等。疑为细菌感染做革兰染色、疑为结核菌感染做抗酸染色、疑为新型隐球菌感染做墨汁染色、疑为寄生虫感染做显微镜检查查虫卵等（表 15－1）。多次送检可提高检出率。

表 15－1　常见中枢神经系统疾病的脑脊液检查特点

疾病	压力	外观	蛋白质定性	葡萄糖	氯化物	细胞计数及分类	细菌
化脓性脑膜炎	↑↑↑	混浊有凝块	+++以上	↓↓↓	↓↓	重～极度增多，以 N 为主	致病菌
结核性脑膜炎	↑↑↑	混浊有薄膜	+～+++	↓↓	↓↓↓	中度增多，早期 N，以后 L 为主	抗酸菌
病毒性脑膜炎	↑	清晰或微浊	+～++	正常	正常	轻～中度增多，以 L 为主	无
乙型脑炎	↑	清晰或微浊	+	正常	正常	中度增多，早期 N，以后 L 为主	无
神经梅毒	↑	小絮状凝块	+	↓	正常	中度增多，以 L 为主	无
隐球菌脑膜炎	↑	清晰或微浊	+	↓	↓	轻～中度增多，L 为主	隐球菌
脑肿瘤	↑↑	清晰或黄色	+～++	↓	正常	正常～轻度增多，以 L 为主，有瘤细胞	无
白血病及转移瘤	↑↑	清晰或混浊	+～++	↓	正常	轻度增多，有白血病细胞或肿瘤细胞	无
蛛网膜下腔出血	↑↑	血性	+～++	↑	正常	中～重度增多，RBC 为主	无

注：表中“N”为中性粒细胞，“L”为淋巴细胞。

三、实验项目的选择和应用

（一）感染性疾病的诊断与鉴别

首先选择 CSF 一般检查，基本可做出诊断与鉴别。还可参考下列检查：①C－反应蛋白（C－reactive protein，CRP）测定，化脓性脑膜炎、结核性脑膜炎 CRP 明显增高，且 CSF 和血清同时增高；脑炎仅 CSF 中 CRP 增高。②肌酸激酶（creatine kinase，CK）测定，增高见于化脓性脑膜炎，其次为结核性脑膜炎，病毒性脑膜炎则正常或轻度增高。③乳酸脱氢酶（lactate dehydrogenase，LDH）测定，细菌性脑膜炎可增高，病毒性脑膜炎多正常。

（二）脑血管疾病的诊断与鉴别

根据 CSF 外观、细胞计数等基本可做出诊断。还可参考下列检查：①CSF 蛋白电泳，清蛋白增高可见于脑出血、脑梗死、椎管阻塞等；β 球蛋白增高可见于脑动脉硬化、脑血栓等。②LDH 测定，增高为脑血管疾病，损伤性出血时正常。③CK 测定，脑血管疾病可见增高。

（三）恶性疾病诊断

疑有转移性肿瘤或脑膜白血病，选择细胞病理学检查，找到肿瘤细胞或白血病细胞，具有确诊意义，还可参考下列检查：①β_2 微球蛋白（β_2－M）测定，增高见于脑膜白血病、淋巴瘤转移，细菌性脑膜炎也可增高。②肿瘤标志物检查。

第三节　浆膜腔积液检查

浆膜腔积液（serous membrane fluid，以下简称“积液”）是指胸腔、腹腔、心包腔和关节腔的病理性积液。根据积液的特点将其分为两大类：①漏出液（transudate），为非炎症性积液，主要由血浆胶体渗透压降低或毛细血管内流体静脉压升高或淋巴管阻塞等原因引起。②渗出液（exudate），为炎症性积液，内含大量从炎症病灶血管中渗出的大分子物质和细胞成分，主要由感染性或非感染性（如外伤、化学性刺激、恶性肿瘤、风湿性疾病等）原因所致。积液检查的目的是鉴别积液的类型（漏出液或渗出液）和性质（良性或恶性），以提供炎症与非炎症、良性与恶性等实验室鉴别依据。

一、标本采集要求

1. 有凝固的标本，做细胞计数和形态检查时，用 EDTA – K_2 抗凝，生化检查宜用肝素抗凝。

2. 标本采集后应立即送检，特别是做病理形态检查不得超过 1h，若确有困难应加入标本总量 1/10 ~ 1/20 的 40% 甲醛，或 4℃冰箱保存不超过 4h。

3. 理学检查一管加抗凝剂，另一管不加抗凝剂，以观察是否有凝固；做结核分枝杆菌检查标本量不少于 10ml；细胞病理检查需 50ml ~ 100ml。多次送检可提高细菌、癌细胞的检出率。

二、一般检查

（一）理学检查

1. 颜色与透明度　漏出液多为淡黄色半透明；渗出液多为深黄色，根据病因不同，颜色可有改变。黄色脓样见于化脓性感染；红色见于恶性肿瘤、结核病；黄绿色见于铜绿假单胞菌感染；乳白色见于淋巴管阻塞等。因细胞、细菌、蛋白质含量较多，常呈不同程度的混浊。

2. 凝块　漏出液一般不易凝固；渗出液含有纤维蛋白及组织裂解产物，易出现凝固。

3. 比重　漏出液比重多 <1.015；渗出液含有多量蛋白及细胞，比重多 >1.018。

（二）化学检查

1. 黏蛋白定性试验（rivalta test）　漏出液黏蛋白含量少，多呈阴性反应；渗出液中含有大量黏蛋白多呈阳性反应。

2. 蛋白定量　漏出液蛋白总量多 <25g/L，渗出液的蛋白总量多 >30g/L，介于两者之间，则难以判明类型。癌性积液时蛋白质可介于 25 ~ 30g/L 之间。蛋白电泳时漏出液中 α_2 和 γ 球蛋白低于血浆，渗出液中大分子蛋白显著高于漏出液，电泳谱与血浆相似。

3. 葡萄糖定量　漏出液中葡萄糖含量与血糖相似；渗出液中葡萄糖常因细菌或细胞酶的分解而减少，甚至无糖；癌性积液葡萄糖含量减少，若明显减少提示肿瘤广泛浸润，积液中易找到癌细胞，预后不良；类风湿性积液葡萄糖含量多 <3.33mmol/L，红斑狼疮性积液葡萄糖含量基本正常。

（三）显微镜检查

1. 细胞总数计数　漏出液细胞较少，$<100\times10^6$/L；渗出液细胞较多，常 $>500\times10^6$/L。

2. 细胞分类　漏出液主要为淋巴细胞和间皮细胞，渗出液因病因不同而异。化脓性积液或结核性积液早期以中性粒细胞为主；慢性炎症如结核性、梅毒性及肿瘤性积液等多以淋巴细胞为主；过敏性疾病或寄生虫病、淋巴瘤等所致的积液常见嗜酸性粒细胞增多。

3. 细胞病理检查　为积液必做项目，找到恶性细胞即可确诊，多次送检可提高阳性检出率。

（四）病原体检查

包括形态检查、细菌培养和药敏试验。漏出液时该检查无意义。

三、实验项目的选择和应用

1. 漏出液与渗出液的鉴别 除用一般检查鉴别外，下列三项指标能更准确地鉴别积液类型：积液乳酸脱氢酶（LDH）测定、积液 LDH/血清 LDH 比值、积液总蛋白/血清总蛋白比值（表 15－2）。

2. 渗出液的鉴别 已确诊的渗出液，可选择细菌、酶类（如 LDH、溶菌酶、腺苷脱氢酶、淀粉酶等）、CRP、细胞病理等检查来鉴别渗出液的病因。

3. 良性与恶性积液的鉴别 细胞病理检查是以形态为依据来鉴别良、恶性积液，必要时可选择免疫细胞化学及核仁组织区检查。当临床上疑为恶性但无病理依据时，应加做肿瘤标志物检查。此外，恶性积液时，溶菌酶不增高，铁蛋白、纤维连接蛋白（FN）、LDH 明显增高，纤维蛋白降解产物常≥1000mg/L。

现代浆膜腔积液检查已发展成细胞学、生物化学、微生物学、免疫学、遗传学等多项优化组合检查。

表 15－2 浆膜腔积液漏出液与渗出液的鉴别要点

指标	漏出液	渗出液
外观	淡黄	不一定，可为黄色、血色、脓样、乳糜样
透明度	透明、偶见微混	多为混浊
比重	<1.015	>1.018
凝固	不凝	常凝固
黏蛋白定性	阴性	阳性
pH	>7.4	<6.8
蛋白质定量（g/L）	<25	>30
积液/血清总蛋白比值	<0.5	>0.5
葡萄糖（mmol/L）	>3.3	可变化，常<3.3
乳酸脱氢酶（U/L）	<200	>200
积液/血清 LDH 比值	<0.6	>0.6
细胞总数（/L）	常 $<100\times10^6$	常 $>500\times10^6$
白细胞分类	以淋巴细胞及间皮细胞为主	不一定，急性期以中性粒细胞为主，慢性期以淋巴细胞为主
癌细胞	不一定	可找到癌细胞或病理性核分裂
细菌	未找到	可找到病原菌

目标检测

扫码“练一练”

一、选择题

1. 白陶土样粪便可见于
   A. 腹泻　　B. 痢疾　　C. 胆汁淤积性黄疸
   D. 便秘　　E. 消化不良
2. 婴儿消化不良性腹泻，粪便常表现为
   A. 乳凝样便　　B. 褐色粪便　　C. 带血粪便
   D. 水样粪便　　E. 黏液粪便
3. 粪便显微镜下见大量脂肪滴可能为
   A. 痢疾　　B. 便秘　　C. 营养不良
   D. 消化不良　　E. 肠道溃疡
4. 柏油样粪便常可见于
   A. 便秘　　B. 腹泻　　C. 痔疮
   D. 肠梗阻　　E. 胃出血
5. 以下情况，便潜血无变化的是
   A. 食入动物血　　B. 浅表性胃炎　　C. 钩虫病
   D. 结肠癌　　E. 胃溃疡
6. 阿米巴痢疾可见
   A. 柏油样粪便　　B. 米泔水样粪便　　C. 白陶土样粪便
   D. 黏液脓血便　　E. 果酱样粪便
7. 霍乱可见
   A. 柏油样粪便　　B. 米泔水样粪便　　C. 白陶土样粪便
   D. 黏液脓血便　　E. 果酱样粪便
8. 关于蛛网膜下腔出血，脑脊液检查以下不正确的是
   A. 一般收集三管脑脊液进行检查
   B. 三管脑脊液可均为红色，且三管颜色均匀一致
   C. 脑脊液黄色可见于陈旧性蛛网膜下腔出血
   D. 脑脊液潜血试验阳性
   E. 脑脊液浑浊，可自凝
9. 脑脊液白细胞计数，白细胞超过多少有诊断意义
   A. $8 \times 10^6/L$　　B. $10 \times 10^6/L$　　C. $18 \times 10^6/L$
   D. $4 \times 10^6/L$　　E. $1 \times 10^6/L$
10. 以下疾病，脑脊液中葡萄糖含量升高的是
   A. 化脓性脑膜炎　　B. 结核性脑膜炎　　C. 蛛网膜下腔出血
   D. 神经梅毒　　E. 脑部肿瘤
11. 以下疾病，脑脊液自凝最快，也最明显的是
   A. 化脓性脑膜炎　　B. 结核性脑膜炎　　C. 乙型脑炎

D. 病毒性脑膜炎　　E. 脑部肿瘤

12. 以下疾病，脑脊液检查氯化物降低明显的是

A. 病毒性脑膜炎　　B. 乙型脑炎　　C. 神经梅毒

D. 结核性脑膜炎　　E. 脑部肿瘤

13. 关于浆膜腔积液，以下错误的是

A. 渗出液常为细菌引起的炎性　　B. 漏出液外观较透明

C. 漏出液葡萄糖含量较少　　D. 渗出液蛋白含量较多

E. 漏出液中淋巴细胞含量较高

14. 渗出液呈现乳白色黏稠浑浊外观，可能为

A. 细菌化脓性感染　　B. 恶性肿瘤　　C. 结核病

D. 铜绿假单胞菌感染　　E. 淋巴管阻塞

15. 关于浆膜腔积液葡萄糖含量，以下正确的是

A. 漏出液葡萄糖含量低于渗出液　　B. 渗出液葡萄糖含量接近血糖

C. 癌性积液葡萄糖含量较低　　D. 类风湿性积液葡萄糖含量明显增高

E. 渗出液和漏出液葡萄糖含量大致相同

16. 渗出液蛋白定量一般大于

A. 10g/L　　B. 15g/L　　C. 20g/L

D. 25g/L　　E. 30g/L

17. 渗出液细胞计数，细胞总数应大于

A. $1000 \times 10^6/L$　　B. $500 \times 10^6/L$　　C. $300 \times 10^6/L$

D. $200 \times 10^6/L$　　E. $100 \times 10^6/L$

18. 癌性积液时蛋白质定量

A. $<25g/L$　　B. $>30g/L$　　C. $25 \sim 30g/L$

D. $10 \sim 25g/L$　　E. $40 \sim 50g/L$

19. CSF 内氯化物 $<85mmol/L$，可

A. 引起脑梗死　　B. 导致颅内高压　　C. 诊断脑膜炎

D. 引起蛛网膜下腔出血　　E. 导致呼吸中枢抑制

20. CSF 清蛋白（mg/L）/血清清蛋白（g/L）的比值提示血脑屏障重度损伤范围是

A. <9　　B. $9 \sim 14$　　C. $15 \sim 30$

D. $31 \sim 100$　　E. >100

二、简答题

1. 粪便检查标本采集应注意哪些？
2. 粪便颜色和性状异常有哪几种表现，提示哪些疾病？
3. 粪便潜血检查有何临床意义？
4. 如何通过脑脊液检查鉴别中枢神经系统疾病？
5. 如何通过实验室检查鉴别渗出液和漏出液？

（张兵钱）

第十六章 肝、胆疾病实验室检查

扫码"学一学"

学习目标

1. 记住 肝脏蛋白质代谢检查、胆红素检查、血清酶学检查所包括的项目参考值及临床意义；高蛋白血症、低蛋白血症、胆酶分离的概念和临床意义；胆红素检查对于黄疸诊断的鉴别意义。

2. 知道 肝脏的生理功能。

3. 学会 分析化验单，对异常指标所提示临床意义作出正确分析，并结合临床表现对疾病进行诊断。

肝脏在人体的物质代谢中发挥重要功能，参与蛋白质、糖、脂质、胆汁酸、维生素和激素等物质代谢，同时肝脏还是各种酶合成和排泄的主要脏器，是重要的生物转化和解毒器官。临床将了解肝脏功能状态的实验室检查称为肝功能试验（Liver function test），包括蛋白质代谢检查、胆红素代谢检查、血清酶学检查、脂质代谢检查等。

肝功能试验项目常用血清标本，对标本的采集和保存有一定的要求：①检查者抽血前至少8h内不能进食，保持空腹状态；②抽血和标本离心时，应注意避免溶血；③标本置于阴凉干燥处，避免阳光直射。

第一节 蛋白质代谢功能检查

一、血清总蛋白、白蛋白、球蛋白

血清总蛋白是血清所含各种蛋白的总称，包括白蛋白（也称清蛋白）与球蛋白。血清蛋白主要由肝脏合成，血清蛋白水平受肝脏合成能力和肾脏的蛋白丢失情况的影响。肝实质性病变时，合成蛋白的能力下降，而单核-巨噬细胞系统的枯否细胞受到刺激时，球蛋白产生增多，同时，血清总蛋白、清蛋白减少。

【参考值】

血清总蛋白与白蛋白含量与年龄关系密切，新生儿、婴幼儿和老年人较成人低，参考范围见表16-1。

表16-1 血清蛋白参考范围

年龄	蛋白		
	TP	ALB	A/G
成人	60~80	40~50	(1.5~2.5):1
1~2岁	56~75	37~51	

续表

年龄	蛋白		
	TP	ALB	A/G
3~14岁	62~76	38~54	
>60岁		34~48	

【临床意义】

（一）总蛋白

1. 增高 是指血清总蛋白>80g/L（高蛋白血症），可见于血液浓缩、各种原因引起的严重脱水、体液丢失过多（如腹泻、呕吐）、肠梗阻、多发性骨髓瘤等，系统性红斑狼疮、多发性硬化和某些慢性感染也可造成TP升高。

2. 减低 是指血清总蛋白<60g/L（低蛋白血症），可见于各种原因引起的血清蛋白丢失或摄入不足，如肾病综合征、营养不良及消耗增加（如结核、甲状腺功能亢进症、恶性肿瘤等），蛋白合成障碍如肝功能受损等也可引起总蛋白降低。

（二）白蛋白

1. 增高 常伴γ球蛋白增高，常见于血液浓缩、艾迪生病等。

2. 减低 是指ALB<25g/L（低蛋白血症），临床较为常见，如①蛋白质摄入不足（营养不良、长期饥饿、脱水）；②蛋白质吸收不良（慢性腹泻、消化系统肿瘤等）；③蛋白质丢失过多（慢性肾病、急性大出血、烧伤等）；④合成减少（肝细胞损伤）；⑤其他（充血性心力衰竭、慢性消耗性疾病等）。

（三）球蛋白

1. 增高 见于肝脏慢性炎症和纤维化、多发性骨髓瘤、自身免疫性疾病、肝外慢性炎症和感染。

2. 减少 见于先天性B淋巴细胞缺陷、应用免疫抑制剂及抗肿瘤治疗后、肾上腺皮质功能亢进和严重肝、肾疾病晚期。

二、血清蛋白电泳（serum protein electrophoresis，SPE）

各种蛋白质等电点和分子量存在差异，在碱性环境中，分子量小、带负电荷多者泳动最快；分子量大、带负电荷较少者泳动较慢。因此，在血清蛋白电泳后至少分出5个区带，即白蛋白、α_1球蛋白、α_2球蛋白、β球蛋白、γ球蛋白5个组分。

【参考值】

醋酸纤维膜法：白蛋白62%~71%；α_1球蛋白3%~4%；α_2球蛋白6%~10%；β球蛋白7%~11%；γ球蛋白9%~18%。

【临床意义】

1. 轻症急性肝炎时，电泳结果无显著变化，病情加重后，即见清蛋白，α、β球蛋白减少和γ球蛋白增加。这些变化与肝炎的严重程度平行，对观察肝炎进程有重要意义。

2. 肝硬化时清蛋白中度或重度减少，α_1、α_2和β球蛋白有降低倾向，γ球蛋白显著增加，常可见β-γ“桥联”。

3. 肝癌电泳图谱与肝硬化相似，常有γ球蛋白显著增加，偶可见甲胎蛋白区带。

三、血浆凝血因子测定

人体的凝血因子，除组织因子和钙离子外，均在肝内合成。因此，凝血因子的测定亦可用于评价肝功能状态，特别是维生素 K 依赖因子更能敏锐地反映肝脏的蛋白合成功能。

四、血氨测定

氨是有毒物质，肝脏将氨合成尿素，排出体外，当肝脏功能严重损害时，氨不能被排出，在中枢神经系统聚集，引起肝性脑病。

【参考值】

19～72μmol/L

【临床意义】

1. 增高　病理性增高见于严重肝损害、尿毒症、肝外门脉系统分流形成、上消化道大出血。生理性增高见于运动后和进食过多高蛋白饮食。

2. 减低　严重贫血和低蛋白饮食。

第二节　胆红素和胆汁酸代谢检查

一、血清胆红素（bilirubin，BIL）测定

胆红素是血红蛋白的代谢产物，是胆汁的重要成分。血色素在一系列酶的作用下，生成胆绿素，即非结合胆红素（unconjugated bilirubin，UCB），又称游离胆红素或间接胆红素，UCB 不溶于水，故尿液中不可见。UCB 与清蛋白结合，经血循环至肝脏，在肝细胞内经一系列酶的作用，与葡萄糖醛酸结合形成水溶性极强的葡萄糖醛酸胆红素，即结合胆红素（conjugated bilirubin，CB），又称为直接胆红素，CB 溶于水，能通过肾小球滤出随尿排出。血清总胆红素（serum total bilirubin，STB）为结合胆红素和非结合胆红素的总量。

肝细胞对血液中非结合胆红素的摄取、结合和排泄环节发生障碍，均可引起胆红素在血液中积聚，出现黄疸。根据黄疸产生的原因，可分为溶血性黄疸、肝细胞性黄疸和胆汁淤积性黄疸。

1. 溶血性黄疸（肝前性黄疸）　是由于红细胞破坏过多，造成 UCB 增多，超过肝脏的代谢能力，造成血液中 UCB 明显增高，CB 和 URO 也较正常增多。

2. 肝细胞性黄疸（肝性黄疸）　肝脏损伤，肝细胞对胆红素的代谢能力下降，血中 UCB 增多，CB 和 URO 逆流入血，使血液和尿液中 CB 和 URO 亦升高。

3. 梗阻性黄疸（肝后性黄疸）　肝内外因素导致胆汁排泄通道受阻，CB 逆流入血；同时肠肝血环受阻，引起血中 CB 明显增高，尿中 URO 减少或消失，尿液 CB 阳性。

【参考值】

STB：新生儿 0～1 天 34～103μmol/L；1～2 天 103～171μmol/L；3～5 天 68～137μmol/L；成人 3.4～17.1μmol/L。

UCB：1.7～10.2μmol/L

CB：0.6～0.8μmol/L

【临床意义】

1. 黄疸程度判定 STB＞17.1～34.2μmol/L 为隐性黄疸；STB＞34.2μmol/L 为临床肉眼可见黄疸，其中 STB＞34.2～171μmol/L 为轻度黄疸，STB＞171～342μmol/L 为中度黄疸，STB＞342μmol/L 为重度黄疸。

2. 黄疸因素判定

（1）溶血性黄疸通常为轻度黄疸，STB＜85.5μmol/L，见于各种溶血性疾病、输血反应、大面积烧伤等。

（2）肝细胞性黄疸为轻、中度黄疸，STB＞17.1～171μmol/L，见于急慢性肝炎、肝硬化、药物性和中毒性肝实质损害等。

（3）梗阻性黄疸通常为中、重度黄疸，不完全梗阻多为中度黄疸，完全性梗阻为重度黄疸，见于胆石症、胰头癌、胆道肿瘤、胆管炎、胆道闭锁等。

各种黄疸病人血清胆红素和尿胆红素、尿胆原改变比较见表 16－2。

表 16－2 正常人及三种黄疸的胆红素代谢检查结果

	血清胆红素（μmol/L）		尿液	
	结合型	非结合型	尿胆原	胆红素
正常人	0.6～0.8	1.7～10.2	正常	阴性
溶血性黄疸	轻度增高	明显增高	明显增高	阴性
肝细胞性黄疸	中度增高	中度增高	多中度增高	阳性
胆汁淤积性黄疸	明显增高	轻度增高	正常	强阳性

二、尿胆红素测定

尿胆红素是结合胆红素，正常尿中含有微量胆红素，当血中胆红素浓度增高，超过肾阈值，结合胆红素可从尿中排出，尿胆红素定性为阳性。

【参考值】

定性试验阴性；定量≤2mg/L。

【临床意义】

尿胆红素阳性见于以下两种情况。

1. 肝细胞受损 病毒性肝炎、药物性及中毒性肝炎、酒精性肝炎。

2. 胆汁排泄受阻 肝外胆管梗阻，如胆石症、胰头癌、胆道肿瘤；肝内小胆管压力增高，如肝纤维化、门脉周围炎症、肝细胞炎症等。

三、尿液尿胆原（urobilinogen，URO）测定

尿胆原在肠道形成，大部分经粪便排出体外，少部分经肠肝循环回到肝脏，经肾随尿排出。

【参考值】

定量：24 小时尿 0.84～4.2μmol/L；定性：弱阳性。

【临床意义】

1. 病理性增多　见于①病毒性、药物性或中毒性肝炎，门脉性肝硬化；②溶血性贫血或巨幼细胞贫血导致胆红素产生增多；③内出血、顽固性便秘、肠道和胆道感染。

2. 病理性减少　见于①胆道梗阻、胆道结石、胆道肿瘤、胰头癌；②新生儿及长期服用抗生素；③小肠排泄过快、肾功能不全或重症再生障碍性贫血。

四、胆汁酸（bile acid，BA）代谢功能测定

BA 能促进脂类的消化吸收，调节胆固醇的代谢和促进胆汁分泌。血清 TBA 检测可反映肝细胞的合成、摄取和排泌功能，是肝细胞损伤诊断的敏感指标，也用于反映肠道、胆道和门脉系统病变。

【参考值】

TBA（酶法）：0～10μmol/L。

【临床意义】

1. 血清 TBA 增高　常见于：①肝细胞损害；②胆道梗阻；③门脉分流；④进食后一过性生理性增高。

2. BA 代谢异常　可出现脂肪消化不良，出现水样泻，重症出现脂肪痢。

第三节　酶学检查

一、血清转氨酶测定

常用于肝脏疾病检查的转氨酶主要是丙氨酸氨基转移酶（alanine aminotransferase，ALT，按照反应产物命名为谷氨酸丙酮酸氨基转移酶，即 GPT）和天门冬氨酸氨基转移酶（aspartate aminotransferase，AST，按照反应产物命名为谷氨酸草酰乙酸氨基转移酶，即 GOT）。

ALT 广泛存在于机体组织细胞内，以肝脏细胞含量最多，其次为心肌、脑和肾脏组织中；在肝细胞 ALT 则主要存在于肝细胞质中，少量存在于线粒体内，其肝内活性较血清高 100 倍。AST 主要分布于心肌，其次为肝脏、骨骼肌和肾脏等组织中，在肝细胞 AST 约有 80% 以上存在于线粒体中。ALT 和 AST 的半寿期分别为 47h 和 17h。健康状态下，ALT 和 AST 在血清中的含量很低，当肝细胞等损伤时，它们的血清浓度会发生变化。在轻、中度肝损伤时，肝细胞膜通透性增加，胞浆内的 ALT 和 AST 释放入血，导致血液中 ALT 和 AST 升高，此时以 ALT 升高为明显，ALT 升高远大于 AST 升高；当严重肝细胞损伤时，线粒体受损，可导致线粒体内的酶被释放入血，此时以 AST 升高更明显，血清中 AST/ALT 比值升高。因此，血清转氨酶测定是肝脏损伤的敏感指标。

【参考值】

连续监测法（37℃）：ALT 8～40U/L，AST 5～40U/L，ALT/AST≤1。

【临床意义】

1. 急性病毒性肝炎　ALT 与 AST 均显著增高，常可达参考值上限的 20～50 倍以上，ALT 升高更明显，ALT/AST＞1。通常在肝炎病毒感染后 1～2 周转氨酶达高峰，3～5 周逐

渐下降，ALT/AST 比值恢复正常。如急性病毒性肝炎恢复期 ALT 和 AST 仍不能恢复正常或再上升，提示急性肝炎转为慢性。急性重症肝炎，病程初期即表现出 AST 升高比 ALT 升高更明显，说明肝细胞损伤严重（有线粒体损伤）；急性重症肝炎病情恶化时，可出现黄疸加重，胆红素明显升高，但 ALT、AST 却减低，即“胆酶分离”现象，提示肝细胞严重坏死，预后不良。

2. 慢性病毒性肝炎 血清转氨酶轻度升高或正常，ALT/AST > 1，如 AST 升高较 ALT 明显，则提示慢性肝炎可能转为活动期。

3. 非病毒性肝病 药物性肝炎、脂肪肝等非病毒性肝病时，转氨酶轻度升高或正常，ALT/AST < 1。酒精性肝病时，酒精可致线粒体破坏。此外，酒精还能抑制吡哆醛活性，使 AST 升高明显，而 ALT 可能正常。

4. 肝硬化 其转氨酶活性取决于肝细胞坏死和肝纤维化的程度，终末期血清转氨酶活性可正常或降低。

5. 胆汁淤积 肝内、外胆汁淤积时，转氨酶轻度升高或正常，借此可与肝实质细胞损伤导致转氨酶明显升高相鉴别。

6. 急性心肌梗死（AMI） AST 于发病后 6 ~ 12 小时开始升高，24 ~ 48 小时达到高峰，3 ~ 5 天后恢复正常。

二、血清碱性磷酸酶（alkaline phosphate，ALP）

为一组在碱性环境中水解单磷酸脂的酶类，广泛存在于身体的各个器官，尤以肠上皮、成骨细胞、肝脏、胎盘、白细胞等含量较高。正常人血清中的 ALP 主要来源于肝、骨、肠；其中以肝源性和骨源性为主。ALP 的测定主要用于辅助诊断肝胆和骨骼疾病。

【参考值】

连续监测法（37℃）：成人 40 ~ 110U/L，儿童 < 350U/L。

【临床意义】

1. 生理性增高 见于妊娠 2 个月之后、新生儿骨质生成和正在发育的儿童。

2. 病理性增高

（1）肝胆疾病 ALP 是胆汁淤积性疾病的敏感指标。①肝外胆管阻塞，早期 ALP 即升高，如胰头癌、胆管癌、胆道结石和炎症所致梗阻、胆囊炎和胆石症；②肝内胆汁淤积，如胆汁淤积型肝炎、药物和乙醇引起的肝内胆汁瘀滞；③肝内占位性病变；④病毒性肝炎、肝硬化等实质性病变。

（2）肝外疾病 ①骨骼疾病，如骨细胞瘤、变形性骨炎、成骨不全症、骨质软化症、骨折恢复期等；②佝偻病和甲状旁腺功能亢进症；③风湿病。

3. 黄疸病人同时测定 ALP 和 ALT 有助于黄疸的鉴别诊断

（1）胆汁淤积性黄疸 ALP 多明显增高，而 ALT 仅轻度增高。

（2）肝细胞性黄疸 ALT 活性很高，ALP 正常或稍增高时可能为。

（3）肝癌 ALP 明显增高，胆红素不增高。

（4）毛细胆管性肝炎 ALP 和 ALT 均明显增高。

（5）溶血性黄疸 ALP 正常。

三、γ－谷氨酰基转移酶（γ－glutamyl transferase，γ－GT 或 GGT）

γ－谷氨酰基转移酶是一种肽转移酶，能催化谷胱甘肽或其他含谷氨酰基的多肽上的谷氨酰基转移至合适受体上。此酶在体内分布较广，其活性强度的顺序为肾 > 胰 > 肝 > 脾。血清 γ－GT 在体内主要存在于肝细胞胞质和肝内胆管上皮中，在各种肝胆系统疾病时，血清 γ－GT 均可明显升高，但骨骼系统疾病未见 γ－GT 增高。

【参考值】

连续监测法（37℃）：<50U/L。

【临床意义】

血清 γ－GT 增高的原因主要有以下几个方面。①合成 γ－GT 增多；②肝、胆等细胞分泌 γ－GT 能力增强；③胆道梗阻 γ－GT 排泄受阻；④肝实质受损，肝细胞 γ－GT 释放增多。临床常见于以下几种情况。

1. 肝占位性病变　原发性或转移性肝癌时 γ－GT 显著升高，且 γ－GT 活性与肿瘤大小及病情严重程度呈平行关系。因此，γ－GT 的动态观察有助于判断疗效和预后。

2. 胆道阻塞性疾病　肝内或肝外胆管阻塞时，γ－GT 排泄受阻，血中 γ－GT 明显升高，其增高程度比肝癌时更明显，而且与血清中胆红素、ALP 的变化相一致。阻塞发生愈快，上升愈迅速，阻塞愈重，上升愈显著。

3. 急、慢性病毒性肝炎和肝硬化　急性肝炎 γ－GT 轻中度升高，常与 ALT 平行，但增高幅度明显低于 ALT。恢复期，γ－GT 可正常，；γ－GT 持续升高，提示未痊愈或发展为迁延性肝炎；慢性肝炎活动期，γ－GT 升高，临床常把 γ－GT 升高作为慢性肝炎活动性的标志。稳定型肝硬化，γ－GT 可正常；进行性肝硬化 γ－GT 可轻中度升高；γ－GT 升高程度，酒精性肝硬化 > 胆汁性肝硬化 > 肝炎后肝硬化。

4. 酒精性肝病　γ－GT 可作为酒精性肝损伤和戒酒的检测指标。嗜酒者 γ－GT 可升高，戒酒后 γ－GT 迅速下降。

四、单胺氧化酶（monoamine oxidase，MAO）

MAO 大部分存在于肝细胞线粒体中，主要能促进结缔组织的成熟，对诊断肝硬化具有临床意义。

【参考值】

比色法：12000 ~ 4000U/L（12 ~ 40U/ml）。

【临床意义】

MAO 增高主要见于：①肝硬化，MAO 增高与肝脏纤维化程度呈正相关性；②肝炎，一般急、慢性肝炎 MAO 正常，中、重度肝炎 MAO 增高，暴发性肝炎 MAO 显著增高；③脂肪肝；④甲状腺功能亢进症、糖尿病、肢端肥大症、结缔组织病等。

第四节　病毒性肝炎血清标志物检查

临床以明确的病毒性肝炎有甲型肝炎（HA）、乙型肝炎（HB）、丙型肝炎（HC）、丁型肝炎（HD）、戊型肝炎（HE）、庚型肝炎（HG）和输血传播病毒肝炎（TTV 肝炎），分别由相对应的肝炎病毒引起，对肝炎病毒标志物进行检查，可帮助临床进行分型诊断。

一、甲型肝炎病毒标志物

甲型肝炎病毒（hepatitis A virus，HAV）是微小 RNA 病毒，人感染后可产生 IgM 和 IgG 型抗体。

【参考值】

阴性

【临床意义】

1. 抗 HAV－IgM 是 HAV 感染早期产生的抗体，于发病后数天即可呈阳性，是近期感染的标志。

2. 抗 HAV－IgG 是 HAV 感染后较晚出现的抗体，持续数年或者终生，抗 HAV－IgG 阳性表明既往感染，或接种疫苗，有免疫保护作用。

二、乙型肝炎病毒标志物

乙型肝炎病毒（hepatitis B virus，HBV）是 DNA 病毒，由外壳与核心两部分构成。外壳有 HBV 表面抗原（hepatitis B virus surface antigen，HBsAg），核心由环形双股 DNA（HBV－DNA）、DNA 聚合酶、HBV 核心抗原（hepatitis B virus core antigen，HBcAg）和 HBV e 抗原（hepatitis B virus e antigen，HBeAg）组成。人体感染 HBV 后可产生 HBV 表面抗体（hepatitis B virus surface antibody，anti－HBs）、HBV 核心抗体（hepatitis B virus core antibody，anti－HBc）和 HBV e 抗体（hepatitis B virus e antibody，anti－HBe）。

【参考值】

阴性。

【临床意义】

HBV 标志物阳性的临床意义见表 16－3，乙肝五项检测结果见表 16－4。

表 16－3 HBV 标志物阳性的临床意义

检查指标	临床意义
HBsAg	是 HBV 感染的早期证据，在潜伏期即可呈阳性；若发病三个月未转阴，提示已发展成为慢性肝炎或者肝硬化；携带者 HBsAg 也呈阳性
anti－HBs	保护性抗体，阳性提示机体对病毒有免疫力
HBeAg	在 HBV 复制时产生，阳性提示 HBV 在复制，有较强的传染性，持续阳性提示可能发展为慢性肝炎或者肝硬化
anti－HBe	表示 HBV 大部分被清除，传染性低，但仍有传染性，见于 HBeAg 转阴的患者
HBcAg	存在于感染的肝细胞核内，一般不易检查到，HBcAg 阳性提示 HBV 复制活跃，传染性强
anti－HBc	非保护性抗体，表明 HBV 感染肝细胞后在复制，具有传染性。IgM 型 anti－HBc 是近期感染的指标，IgG 型 anti－HBc 是既往感染的指标
HBV－DNA	是诊断乙型肝炎的直接依据，提示 HBV 复制并具有传染性

表 16－4　乙肝五项检测结果及临床意义

HBsAg	HBsAb	HBeAg	HBeAb	HBcAb	临床意义
－	＋	－	－	－	HBV 感染恢复期或接种 HBV 疫苗
－	－	－	－	＋	曾感染 HBV，未产生 HBsAb
－	－	－	＋	＋	HBV 低度复制
－	＋	－	＋	＋	HBV 感染恢复期
－	＋	－	－	＋	HBV 感染恢复期
＋	－	＋	－	＋	急性或慢性肝炎，HBV 复制活跃，传染性强
＋	－	－	＋	＋	急性或慢性肝炎，HBV 复制减弱或停止
＋	－	－	－	＋	急性或慢性肝炎，HBV 复制减弱或停止
＋	－	＋	－	－	急性 HBV 感染早期，复制活跃
＋	＋	－	＋	－	表面抗原、e 抗原变异

三、丙型肝炎病毒标志物

乙型肝炎病毒（hepatitis C virus，HCV）是 RNA 病毒，感染后产生 IgM 和 IgG 型抗体。

【参考值】

阴性

【临床意义】

1. 抗 HCV 阳性　是诊断 HCV 感染的重要依据。IgM 抗体阳性是急性感染的标志，可作为早期诊断的指标。

2. HCV－RNA 阳性　提示 HCV 复制活跃，传染性强，是 HCV 感染的最直接、最灵敏的指标。

3. 抗－HCV 和 HCV－RNA 阳性　提示感染处于活动期；IgG 抗体阳性，HCV 阴性提示既往感染过 HCV。

第五节　肝常见疾病实验室检测项目组合

选择和应用肝脏功能试验应结合病人症状、体征、影像学、血清肝炎标志物及肝癌标志物等资料。肝功能试验和辅助检查项目的选择：

1. 健康体检　可选择 ALT、肝炎病毒标志物、肿瘤标志物、血清蛋白及 A/G 比值测定。这些检查有助于发现肝癌；病毒性肝炎及其他原因引起的肝脏损害。

2. 肝炎　急性肝炎可查 ALT，胆汁酸、肝炎病毒标志物、尿胆原和血/尿胆红素；慢性肝炎和肝硬化应加查 AST、ALP、γ－GT、血清蛋白、血清蛋白电泳及 A/G 比值。

3. 原发性肝癌　除检查一般的肝功能（ALT、AST、总胆红素和直接胆红素）外，还应加查 AFP、γ－GT、ALP 等。

4. 黄疸　应查总胆红素、直接胆红素、ALP、γ－GT、胆汁酸、尿胆原和尿胆红素。

5. 疗效判断和病情随访　急性肝炎可查 ALT、AST、血清总胆红素和直接胆红素、尿胆原和尿胆红素等；慢性肝病可观察 ALT、AST、血清总胆红素和直接胆红素、凝血酶原、血清总蛋白、A/G 比值及蛋白电泳等，必要时可检查单氨氧化酶等。动态观察上述指标的变化更有意义。

扫码“练一练”

目标检测

一、选择题

1. 下列关于血清蛋白代谢的描述，错误的是
   A. 血清总蛋白约是清蛋白和球蛋白的总量
   B. 营养不良可引起低球蛋白血症
   C. 肝细胞损伤时血清清蛋白含量可下降
   D. 肝细胞损伤时血清球蛋白含量可上升
   E. 肝细胞损伤时可能发生高蛋白血症，也可能发生低蛋白血症
2. 下列对清蛋白的描述，错误的是
   A. 肝硬化时血清清蛋白降低　B. 恶性肿瘤时血清清蛋白降低
   C. 营养不良时血清清蛋白降低　D. 慢性肾病时血清清蛋白降低
   E. 血清球蛋白升高时血清清蛋白降低
3. 以下物质不由肝脏合成的是
   A. 凝血因子　B. 清蛋白　C. 球蛋白
   D. 结合胆红素　E. 糖原
4. 下列针对胆汁淤积性黄疸的描述，错误的是
   A. 血清总胆红素升高　B. 血清结合胆红素升高　C. 血清 ALP 升高
   D. 血清 γ - GT 升高　E. 血清 AST 升高
5. 以下除哪项外，均可见血清高水平 ALP
   A. 阻塞性黄疸　B. 骨折后愈合　C. 妊娠
   D. 生长期儿童　E. 糖尿病
6. 慢性迁延性肝炎转为活动性时，肝功能检验可见
   A. AST 骤然上升，超过 ALT　B. ALT 骤然上升，超过 AST
   C. ALT、AST 均轻度上升　D. ALT、AST 骤然降低
   E. ALT、AST 恢复正常
7. 血中结合胆红素、非结合胆红素、尿中尿胆原、尿胆红素均属于中度升高，可见于
   A. 正常人　B. 肝细胞性黄疸　C. 阻塞性黄疸
   D. 溶血性黄疸　E. 慢性肾病
8. 下列酶，在心梗和肝炎的患者体检时均可升高的是
   A. ALT　B. AST　C. LDH
   D. ALP　E. GGT
9. 酒精性肝病时，可出现
   A. ALT 升高，AST 降低　B. AST 升高，ALT 降低

C. ALT、AST 同步升高　　　　D. ALT、AST 同步降低

E. 仅 AST 升高明显

10. GGT 活性强度最高的器官是

A. 肾脏　　　　B. 胰腺　　　　C. 肝脏

D. 脾　　　　E. 胃

二、简答题

1. 什么是高蛋白血症、低蛋白血症？检测血清蛋白含量对肝病诊断有何意义？

2. 如何通过实验室检验指标鉴别黄疸类型？

3. ALT 和 AST 在肝病诊断上有何临床意义？

（刘　洋）

扫码"学一学"

第十七章　临床常用生物化学检查

学习目标

1. **记住**　生物化学检查中离子、血糖、血脂、心肌标志物、甲状腺功能、性腺功能检查所包括的项目及临床意义；糖尿病的实验室诊断依据。

2. **知道**　临床生物化学检查的常用项目，对异常指标所提示临床意义作出正确分析，并结合临床表现对疾病进行准确的诊断。

3. **学会**　分析离子、血糖、血脂、心肌标志物、甲状腺功能、性腺功能检验化验单。

临床生物化学检查是利用光电比色、离子选择电极、化学发光、层析等技术，测定血液和体液中蛋白质、酶、糖、脂、电解质、激素及药物等的含量，为疾病诊断、病情监测、药物疗效和预后判断及疾病预防等提供依据。

近年来，自动生化分析仪的应用，使临床生物化学检查发生了巨大的变革，突出表现在检测速度加快和项目不断增加、分析中的质量管理体系得以很好地建立、实验的偶然误差大大减少。自动生化分析仪的检测原理与手工操作大致相同，所不同的是加试剂、加样品、稀释、反应和比色等步骤均由仪器自动完成，并自动记录、处理数据和打印出结果。一台自动生化分析仪可包含化学分析的多种检测技术，一次可同时进行几十个项目的测定，并能任意组合项目。目前，利用生化分析仪可同时进行多项检测的优势，形成了较完整的实验项目组合，可对肾脏功能、肝脏功能、心肌损害程度等进行评价。

本章所列的检查项目除特别说明外，均应取不抗凝的静脉血，避免溶血和其他化学物质的干扰，具体要求同肝脏疾病实验室检查项目。

第一节　水平衡与电解质平衡

体液组成了人体的内环境，包括细胞内液（intracellular fluid，ICF）和细胞外液（extracellular fluid，ECF）。ECF 又包含了血浆和组织间液（interstitial fluid）。体液的成分主要包括水、电解质、各种有机阴离子和蛋白质等。体液中含量最多的成分是水，是其他各种成分的溶剂。体液中的主要电解质有钾、钠、氯、钙、镁、磷、碳酸盐等，它们在维持酸碱平衡、渗透压平衡、水平衡和神经、肌肉组织的正常应激性，以及酶的催化作用等方面起着重要作用。

一、水平衡

水平衡紊乱是由于水摄入和排出量不相等，破坏了体内水的动态平衡状态。水平衡紊乱可表现为总体量过少、过多或分布异常。机体脱水属于水总量过少，临床水肿和水中毒则为不同程度的水分潴留，当水总量基本平衡而细胞内、外液分布不平衡，即细胞内液增多而细胞外液减少或细胞内液减少而细胞外液增多则为水的分布异常。水平衡紊乱往往与钠代谢紊乱并存，失水或水过多常伴随着低钠或高钠，临床上常表现为血容量改变和渗透压改变。

【参考值】

血浆渗量：275～300mOsm/(kg·H_2O)

尿液渗量：600～1200mOsm/(kg·H_2O)

【临床意义】

（一）水低容量状态

总体水过少导致细胞外液减少称为脱水。脱水根据血浆钠浓度变化又可分为高渗性、低渗性和等渗性脱水。当脱水伴随血浆 Na^+ >150mmo/L 为高渗性脱水，血浆渗透压升高，临床可出现口渴、少尿，体温上升等神经精神症状；Na^+浓度在 130～150mmol/L 之间为等渗性脱水，血浆渗透压变化不大，主要表现在血容量不足，血压下降等，Na^+浓度 < 130mmol/L 为低渗性脱水，无口渴感，患者易出现恶心、呕吐、四肢麻木等神经精神症状。这三种脱水原因虽不同，但共同的改变都是体液容量不足，三种脱水在机体代偿和治疗过程中可以相互转变，如高渗性脱水和等渗性脱水，如果治疗过程中仅补水而不补钠，将导致低渗性脱水。脱水最常见的原因如下。

1. 水分丢失过多　①经胃肠道丢失水分：恶心呕吐、腹泻、胃肠造瘘、胃肠减压等，可使大量胃肠道液体丢失。由于胃肠液中含有大量电解质，常伴有电解质紊乱和酸碱平衡紊乱。②经肾脏丢失水分：大量使用利尿剂、肾间质性肾脏疾病导致尿液浓缩能力障碍以及尿崩症等。③经皮肤及呼吸道丢失：高温经皮肤丢失汗液、部分呼吸系统疾病，如严重支气管扩张或肺细胞肺癌等可导致支气管分泌物增加。

2. 体液在体腔积聚　严重的肠梗阻、出血性坏死性胰腺炎、严重挤压伤等导致大量液体短期迅速积聚在胸腔、腹腔或皮下导致血容量快速下降。

（二）水高容量状态

由于液体进入体内过多或者肾脏排尿减少等原因导致体液在体内积聚过多，使体液中水增多、血容量增加以及组织器官水肿，称为水肿或水中毒。一般水增加含量超过体重10%以上，多可出现水肿症状，可表现为组织水肿、血容量增加或血压增高等。引起水肿的原因有血浆蛋白浓度降低、充血性心力衰竭，或水和电解质排泄障碍等。临床上常见于肾脏疾病（肾病综合征、急性或慢性肾衰竭少尿期等）、肝脏疾病（肝硬化、肝癌晚期以及肝血吸虫病等）、充血性心力衰竭和内分泌疾病（甲状腺功能减退导致黏液性水肿）。水肿后引起血浆渗透压出现不同变化，根据 Na^+变化可分为高渗性、等渗性和低渗性水肿。

二、电解质平衡

（一）血清钾测定

钾（K^+）的主要生理功能是维持细胞内液渗透压平衡，保证神经肌肉，特别是心肌的正常应激性。血清 K^+测定实为对细胞外 K^+浓度的测定，在一定程度上可反映体内钾总量水平。红细胞内 K^+浓度是胞外的50倍，故溶血标本对 K^+测定干扰最大。

【参考值】

3.5～5.5mmol/L

【临床意义】

1. 血清 K^+ 增高 血清 K^+ 高于 5.5mmol/L 为高钾血症。血清 K^+ 高于 7.5mmol/L 将引起心律失常甚至心脏骤停，必须给予合适治疗。K^+ 增高见于：①K^+ 输入过多，如静脉输入含 K^+ 溶液浓度过高、速度过快或输入大量库存血。②K^+ 排泄障碍，如急性或慢性肾衰竭、肾上腺皮质功能减退、低醛固酮症。③细胞内 K^+ 移至细胞外液，如大面积烧伤、创伤、血管内溶血、酸中毒等。

2. 血清 K^+ 降低 血清 K^+ 低于 3.5mmol/L 为低钾血症。血清 K^+ 低于 3.0mmol/L，可出现心脏骤停。K^+ 降低见于：①K^+ 摄入不足，如大手术后，不能进食又未补 K^+。②K^+ 丢失过多，如严重呕吐、腹泻、大量出汗、长期应用糖皮质激素、服用排钾利尿剂及肾上腺皮质功能亢进。③K^+ 的分布异常，如肾性水肿或输入无钾液体，细胞外液稀释，血 K^+ 降低。④大量输入胰岛素使葡萄糖被利用或形成糖原，伴细胞外 K^+ 大量进入细胞内，致血 K^+ 降低。⑤原因不明的低血钾性麻痹症。

（二）血清钠测定

钠（Na^+）是血浆中的主要阳离子，其主要生理功能是维持渗透压和酸碱平衡、促进物质的转运和增强神经肌肉兴奋性。

【参考值】

135～145mmol/L

【临床意义】

1. 血清 Na^+ 增高 见于①输入含 Na^+ 溶液过多；②肾排 Na^+ 减少，如肾上腺皮质功能亢进、原发性醛固酮增多症、脑血管病或脑外伤等。Na^+ 增高常与脱水及其他代谢紊乱并存。

2. 血清 Na^+ 降低 见于①Na^+ 丢失过多，如严重呕吐和腹泻；②慢性肾炎并发尿毒症或糖尿病酸中毒尿 Na^+ 排出过多；③慢性肾上腺皮质功能不全时，Na^+ 经尿排出过多；④大量使用利尿剂时 Na^+ 随尿排出，特别是长期限制 Na^+ 摄入的心功能不全或肾病患者易出现低血钠；⑤大面积烧伤或出现大量肺泡渗出物，大量抽取胸水和（或）腹水。

当血清 Na^+ 浓度低于或等于 115mmol/L 时，可发生精神错乱、疲劳、厌食、恶心、呕吐和头痛，当低于 110mmol/L 时，患者处于半昏迷和昏迷状态，极易发生抽搐，故测定值降至 115mmol/L 时，应尽快采取治疗措施。当血清 Na^+ 测定值低于 133mmol/L 时，应考虑引起低钠的原因，并加做其他辅助试验如血清渗透压、K^+ 浓度及尿液检查。

（三）血清氯测定

氯（Cl^-）是细胞外液主要的阴离子，与钠离子相配合，调节机体水、电解质、渗透压及酸碱平衡。

【参考值】

96～108mmol/L

【临床意义】

血清 Cl^- 浓度低于 90mmol/L 为低氯血症，高于 120mmol/L 为高氯血症。血清 Cl^- 变化

与 Na^+ 呈平行关系，低氯血症常伴有低钠血症，但大量丧失胃液时失 Cl^- 多于失 Na^+，若大量丧失肠液，则失 Na^+ 多于失 Cl^-。

（四）血清铁及相关成分测定

铁是人体不可缺少的微量元素，参与血红蛋白和肌红蛋白的合成，也是许多含铁酶，如细胞色素 C、过氧化物酶的重要组成成分。临床上评价铁代谢情况需要血液学和生物化学两种指标，常用的生化指标如下：

1. 血清铁测定　血清铁是测定血清中与运铁蛋白结合的铁量，其数值不仅取决于血清铁含量，还受运铁蛋白浓度的影响。血清铁属于铁转运池中的一部分，转运池中的铁每天交换 10 ~ 20 次，总是处于动态平衡中，故不能完全代表体内总铁水平，有时血清铁轻度降低，而运至骨髓中铁量仍然维持正常；有时血清铁增高，储存铁却仍呈减少状态。

【参考值】

成年男性　11 ~ 30μmol/L

成年女性　9 ~ 27μmol/L

儿童　9 ~ 22μmol/L

【临床意义】

（1）血清铁增高　见于溶血性贫血、再生障碍性贫血、巨幼细胞贫血，急性肝炎、铅中毒；血色病和铁剂治疗中。

（2）血清铁降低　各种引起缺铁性贫血的病因均可导致血清铁降低。①铁摄入不足：如饮食中铁缺乏或由于胃切除、慢性萎缩性胃炎、长期腹泻引起铁吸收障碍。②铁丧失过多：如痔、消化性溃疡、钩虫病等引起慢性失血。③需求增多：如婴幼儿生长期、哺乳、妊娠等。④其他：如严重感染、肝硬化、尿毒症、恶性肿瘤等。

2. 血清总铁结合力测定　总铁结合力（total iron binding capacity，TIBC）即 100ml 血液中运铁蛋白能结合铁的最大能力，实质上是测定运铁蛋白的量。血清铁与总铁结合力之比称为血清铁饱和度，正常人运铁蛋白饱和度约 30%。

铁饱和度 = 血清铁/TIBC × 100%

【参考值】

TIBC 男　50 ~ 77μmol/L

　　　女　54 ~ 77μmol/L

铁饱和度　33% ~ 34%

【临床意义】

血清 TIBC 增加常见于慢性缺铁性疾病，在血清铁降低，甚至在降低前，血清 TIBC 即可升高。因此，血清铁降低而 TIBC 增高提示有缺铁的可能。血清总铁结合力降低主要见于上述各种引起血清铁降低的慢性疾病等。

3. 铁蛋白测定　血清铁蛋白（serum ferritin，SF）是体内铁的贮存形式之一，测定铁蛋白是判断体内贮存铁最敏感的指标之一。许多恶性肿瘤细胞能合成或分泌铁蛋白，故也可作为肿瘤的标志物。

【参考值】

男性 15 ~ 200μg/L；女性 12 ~ 150μg/L。

【临床意义】

(1) 血清铁蛋白增高　见于①体内铁负荷过多的疾病，如血色病、反复输血、铁粒幼红细胞贫血、溶血性贫血、再生障碍性贫血、不恰当的铁剂治疗等；②恶性肿瘤；③某些肝病，如药物引起的肝坏死、肝硬化等。

(2) 血清铁蛋白降低　铁蛋白 $<12\mu g/L$ 可作为缺铁性贫血的诊断指标。铁蛋白降低见于营养不良、缺铁性贫血、肝脏疾病晚期等。

第二节　血糖及其代谢相关检查

血糖（blood glucose，Glu）即血液中的葡萄糖。正常情况下，体内糖的分解代谢与合成代谢处于动态平衡，故血糖的浓度也相对稳定。借助血糖及其代谢物的检查，可判断糖代谢情况，并为糖代谢紊乱相关疾病的诊断、疗效判断提供依据。

一、血糖测定

血糖是供给机体能量的主要物质。胰岛素是调节血糖的主要激素。血糖明显地受饮食影响，也与采血部位、测定方法有关。血糖可用酶法、化学法、电极法等测定，前者特异性强。空腹血糖低于 2.8mmol/L，为低血糖症；空腹血糖超过 7.0mmol/L，可考虑糖尿病诊断。空腹是指至少 8h 没有热量的摄入。

【标本采集】

空腹静脉采血 1ml，抗凝或不抗凝。

【参考值】

成人 3.9～6.1mmol/L（70～100mg/dl）。

【临床意义】

1. 血糖增高　生理性血糖增高见于餐后 0.5～1h 及摄入高糖食物后。病理性血糖增高主要见于空腹血糖过高（IFG），未达糖尿病诊断标准；1 型和 2 型糖尿病；内分泌疾病，如巨人症或肢端肥大症、皮质醇增多症、甲状腺功能亢进症、嗜铬细胞瘤等；应激性高血糖，可见于颅脑外伤、脑卒中、心肌梗死等；药物影响，如噻嗪类利尿剂、口服避孕药等；其他，如妊娠呕吐、麻醉、脱水、缺氧等。

2. 血糖减低　生理性低血糖见于饥饿和剧烈运动后。病理性血糖降低见于胰岛素过多，如胰岛素用量过多、口服降糖药过量和胰岛 B 细胞瘤、胰腺腺瘤等；缺乏抗胰岛素激素，如肾上腺皮质激素、生长激素等；肝糖原贮存缺乏性疾病，如重症肝炎、肝硬化、肝癌等。

二、口服葡萄糖耐量试验（oral glucose tolerance test，OGTT）

正常人口服一定量葡萄糖后，在短时间内暂时升高的血糖即可降至空腹水平，称为耐糖现象。当糖代谢紊乱时，口服一定量的葡萄糖后血糖急剧升高，经久不能恢复至空腹水平；或血糖升高虽不明显，但在短时间内不能降至原来的水平，称为耐糖异常或糖耐量降低。OGTT 是诊断糖尿病的重要指标。临床上对空腹血糖正常或稍高，偶有尿糖，但糖尿病症状尚不明显的患者，常用 OGTT 试验来明确诊断。

【方法】

被检者试验前3d正常饮食，并停用胰岛素及其他影响糖代谢的药物，试验前1d正常晚餐后即不再进食，次晨抽取空腹血2ml后，将75g葡萄糖溶于250ml温开水中，于5min之内服完并开始计时，分别于30、60、120、180min抽取静脉血1ml，不抗凝，在每次抽血后留取尿标本同时送检。应注意空腹血糖高于正常者，不能作糖耐量试验者，可改服高碳水化合物，如100g馒头代替葡萄糖。

【参考值】

口服葡萄糖后30～60min血糖升高达峰值，为7.78～8.89mmol/L并于2h后恢复正常，每次尿糖均为阴性。

【临床意义】峰值过高或恢复正常水平迟缓均为糖耐量降低。

1. 如服糖后2h，血糖≥11.1mmol/L，即可诊断为糖尿病。

2. 如服糖后2h，血糖为7.8～11.1mmol/L，称为糖耐量减低。糖耐量减低多见于空腹血糖过高、2型糖尿病、痛风、肥胖病、甲状腺功能亢进症、肢端肥大及皮质醇增多症等。

3. 如空腹血糖降低，服糖后血糖上升不明显，2h后仍处于低水平，则可使葡萄糖耐量曲线低平，可见于胰岛β细胞瘤、甲状腺功能亢进症、腺垂体功能减低症及肾上腺皮质功能减退症等。

三、胰岛素测定

胰岛素是由胰岛β细胞分泌的多肽类激素。胰岛素测定是检查胰腺内分泌功能的试验，可作为糖尿病分型及低血糖原因分析的诊断指标。

【参考值】

10～20mU/L。

【临床意义】

胰岛素分泌不足是导致血糖上升，形成糖尿病的主要原因。正常时血糖上升伴随胰岛素增加，两者分泌曲线平行。1型糖尿病患者给糖后胰岛无反应或反应低下；2型糖尿病患者给糖后胰岛素释放迟缓，故胰岛素分泌曲线可作分型参考。

四、血清C肽测定

胰岛首先分泌无活性的前胰岛素，在特殊酶作用下，前胰岛素断裂，产生有活性的胰岛素和无活性的C肽（C－peptide）。因此，C肽测定可间接反映胰岛素的量，且不受注射外源性胰岛素所产生的抗体干扰，适于已用胰岛素治疗过的糖尿病患者的分型和不同类型糖尿病治疗方案的选择。

【参考值】

1.0±0.23μg/L。

【临床意义】

C肽测定可鉴别胰岛素的来源，如同一份标本测定结果为胰岛素和C肽同时增加，说明是内源性的，提示为胰岛细胞瘤；如仅有胰岛素增加而C肽不增加则可能是外源性的。C肽测定有助于糖尿病分型，血清C肽降低见于1型糖尿病及各种原因引起的胰腺β细胞功能减退；监测糖尿病患者治疗过程中内源性胰岛素量，可以指导治疗。

五、糖化血红蛋白（glycosylated hemoglobin，GHb）测定

GHb 是血红蛋白与葡萄糖经非酶催化缩合而成的一类血红蛋白，其生成速度取决于血糖浓度和血糖与 Hb 接触的时间，GHb 与血糖浓度呈正相关。由于红细胞寿命为 120 天，因此，GHb 的水平可反映取血前 8 ~ 12 周的平均血糖水平。GHb 测定需用肝素钠抗凝血。

【参考值】

5.23% ±1.44%。

【临床意义】

GHb >6.67% 为增高，糖尿病患者 GHb 值较正常高 2 ~ 3 倍，反映以往 8 ~ 12 周血糖水平，主要用于糖尿病治疗的监测。GHb 每升高 1%，相当于平均血糖浓度增高 1.1 ~ 1.7mmol/L，病情控制后，GHb 下降比血糖下降晚 3 ~ 4 周。

第三节 血脂及心肌标志物检查

一、血脂检查

血脂是胆固醇（TC）、甘油三酯（TG）、磷脂（PL）与游离脂肪酸（FFA）等的总称。脂质不溶于水，在体内与载脂蛋白结合，形成可溶性脂蛋白颗粒，随血液循环运送到各组织，以完成其生理功能。

（一）血清总胆固醇（total cholesterol，TC）测定

TC 包括胆固醇酯和游离胆固醇，是所有细胞膜及亚细胞器膜的组成成分，是胆汁酸的唯一前体，也是所有类固醇激素合成的原料。组织与血浆所含的胆固醇处于不断的动态交换中，血浆胆固醇测定，不仅反映了胆固醇摄取与合成情况，还可反映携带胆固醇的各种脂蛋白的合成速度及影响脂蛋白代谢的受体情况，空腹血浆中，60% 的胆固醇存在于低密度脂蛋白中。

【参考值】

2.84 ~ 5.17mmol/L。

【临床意义】

1. 总胆固醇增高 见于高胆固醇和高脂肪饮食；胆道梗阻，如胆结石、肝脏肿瘤、胰头癌等；冠心病、动脉粥样硬化症；其他如糖尿病、肾病综合征、甲状腺功能减退症、脂肪肝等。

2. 总胆固醇降低 见于严重肝病如肝细胞性黄疸、门脉性肝硬化晚期等；亦可见于慢性消耗性疾病、营养不良及甲状腺功能亢进症等。

（二）血清甘油三酯（triglycerid，TG）测定

TG 是血清脂类的主要成分，主要功能是为细胞提供能量。TG 不溶于水，在血浆转运中与其他极性强的物质，如磷脂、蛋白质、胆固醇结合成大分子，并不断地处于与组织交换中，保持动态平衡。如果平衡被打破，进入血浆的 TG 速度增加或清除速度下降，将引起血甘油三酯增高。

【参考值】

男：0.45～1.81mmol/L；女：0.40～1.53mmol/L

【临床意义】

1. TG 升高　常见于食物中摄入脂肪过多；肝脏疾病时从糖和游离脂肪中产生过多；遗传性家族性高脂血症；肥胖症，体力活动减少，酗酒后等。血中甘油三酯以乳糜微粒和前 β－脂蛋白中含量最高，与动脉粥样硬化形成有关；脑血管血栓、心肌梗死患者也常见甘油三酯增高；其他如肾病综合征、甲状腺功能减退症、糖尿病、胰腺炎等和妊娠及口服避孕药等。

2. TG 降低　见于甲状腺功能亢进症、营养不良、先天性无 β－脂蛋白血症等。

（三）脂蛋白与载脂蛋白测定

脂质与蛋白质结合成脂蛋白，脂蛋白中的蛋白部分称载脂蛋白（APO）。根据密度分类法可将脂蛋白分为 4 类，即密度最小的为乳糜微粒，然后按密度递增又分为极低密度脂蛋白（VLDL）、低密度脂蛋白（LDL）和高密度脂蛋白（HDL）。脂蛋白及 APO 测定主要用于心脑血管病、高脂蛋白血症或异常脂蛋白血症的诊断。

1. 低密度脂蛋白胆固醇（LDL－Ch）测定　低密度脂蛋白（low density lipoprotein，LDL）是血浆中携带胆固醇的主要微粒，LDL 与胆固醇结合后称低密度脂蛋白胆固醇，如 LDL 在动脉内膜下累积易形成动脉粥样硬化症。

【参考值】

2.1～3.1mmol/L

【临床意义】

LDL－Ch 为致动脉硬化因子，在总胆固醇中 LDL－Ch 所占比例越多，发生动脉粥样硬化的危险性越高。

2. 高密度脂蛋白胆固醇（HDL－Ch）测定　与 LDL 不同，高密度脂蛋白（high density lipoprotein，HDL）可将沉积在血管壁的胆固醇逆向转运至肝而除去。因此，HDL 是一种保护因子，有抗动脉粥样硬化的作用。临床常用 HDL－Ch 和 LDL－Ch 的比值来衡量冠心病的发病倾向，称之为冠心病指数。

【参考值】

男：1.14～1.76mmol/L；女：1.22～1.91mmol/L

【临床意义】

HDL－Ch 降低见于脑血管病、糖尿病、肝炎、肝硬化等；高 TG 血症往往伴有低 HDL－Ch，肥胖者 HDL－Ch 多偏低。吸烟可使 HDL－Ch 下降，少量饮酒及长期体力活动可使 HDL－Ch 升高。

3. 载脂蛋白测定　载脂蛋白 A_1（apo－lipoproteinA_1，ApoA_1）主要分布于血浆乳糜微粒、HDL 中，载脂蛋白 B_{100}（ApoB_{100}）则是 LDL 的主要结构蛋白。因此，ApoA_1和 ApoB_{100}可间接反映 HDL 和 LDL 的含量。

【参考值】

ApoA_1　男：0.96～1.76g/L；女：1.03～2.03g/L

ApoB_{100}　男：0.43～1.28g/L；女：0.42～1.12g/L

$ApoA_1/ApoB_{100}$　1.9±0.4

【临床意义】

载脂蛋白测定主要配合 TG、TC 代测定，用于诊断和预测动脉粥样硬化。$ApoA_1$ 代表 HDL 水平，而 $ApoB_{100}$ 代表 LDL 水平。高血脂时，TG 升高，如 $ApoB_{100}$ 增高，则发生动脉粥样硬化及冠心病的危险增大。

4. 胆汁酸测定　胆汁酸（TBA）在肝细胞内合成后随胆汁排入小肠，在回肠末端重吸收后经门脉返回肝脏。

【参考值】

0～10μmol/L

【临床意义】

（1）TBA 有助于对胆汁淤积的判断，在肝外胆管阻塞、肝内胆汁淤积时均可增高，阻塞解除后降至正常。

（2）急慢性肝炎、肝硬化等肝病 TBA 均可增高，如长期增高，多考虑为慢性活动性肝炎。

二、心肌标志物检查

心肌标志物是指在心肌中含量很高或为心肌所特有，心肌损伤时可释放入血，使其血中浓度异常增高的一类物质，包括心肌酶和心肌蛋白。心肌酶和心肌蛋白的测定，可为心肌梗死和其他心肌损害有关疾病的诊断提供依据。本节对常见的心肌酶和心肌蛋白作简要介绍。

（一）肌酸激酶（creatinine kinase，CK）测定

CK 广泛存在于各种组织中，与 ATP 的再生有关。CK 主要存在于骨骼肌和心肌，在脑组织中也少量存在。CK 是由 M 和 B 两种亚单位组成的二聚体，在细胞质中有三种同工酶，MM（肌型）、BB（脑型）、MB（心肌型）。CK－MB 占 CK 同工酶总量的 5% 以下，CK－MM 占 94%～96%，而 CK－BB 极少或无。

【参考值】

速率法：（37℃）男 38～174U/L；女 26～140U/L

【临床意义】

CK 升高可见于急性心肌梗死（AMI）、进行性肌萎缩、皮肌炎及肌肉其他损伤的患者。急性心肌梗死后 4～6h CK 就开始升高，可高达正常上限的 10～12 倍，3～4d 后恢复至正常水平。在 AMI 病程中，如 CK 再次升高，往往说明心肌再次梗死。CK 和 CK－MB 是心肌梗死早期诊断指标之一，CK－MB 活性升高可较 CK 为早。

（二）乳酸脱氧酶（lactate dehydrogenase，LDH 或 LD）测定

LDH 是糖酵解途径中重要的酶，几乎存在于所有组织中，以肾、心肌、骨骼肌中含量最丰富，肝、脾、胰、肺及红细胞内含量亦多。红细胞中 LDH 较血清中高 100 倍，故标本采集时应绝对避免溶血。LDH 有多种同工酶，包括 LDH_1、LDH_2、LDH_3、LDH_4、LDH_5 等，其中 LDH_1 在心肌中含量最高，LDH_5 在肝细胞中含量高。

【参考值】

速率法 100～240U/L（37℃）；比色法：190～310U/L

【临床意义】

AMI 后 8～10h 开始升高，48～72h 后达高峰，可持续 10～14d 后恢复至正常水平；心肌炎、心包炎伴肝淤血时 LDH 活性可中度增高；肝病、恶性肿瘤、血液病、肌病和肾病等也可增高。心肌梗死时同工酶的 $LDH_1/LDH_2 \geq 1$，以 LDH_1 增高为主。

（三）肌红蛋白（myoglobin，Mb）测定

Mb 是一种低分子量含血红素的蛋白质，存在于骨骼肌和心肌细胞中，AMI 后心肌组织中的 Mb 进入血液循环中，并经肾脏从尿中排出。因此，测定血液及尿液中的 Mb 对 AMI 的诊断有重要价值。

【参考值】

速率法 $<80\mu g/L$（37℃）

【临床意义】

AMI 后 2h，血中 Mb 开始上升，在 AMI 发作后 3～15h 达高峰值。

（四）肌钙蛋白测定（cardiac troponin，cTn）

cTn 是心肌内的调节蛋白复合物，有三种亚单位，分别为 TnT、TnI 和 TnC，心肌肌钙蛋白 I（cTnI）和心肌肌钙蛋白 T（cTnT）被用来诊断 AMI。当心肌损伤后 3～6h，血中二者开始升高，cTnI 达峰值的时间约为 14～20h，约 5～7d 后恢复至正常；cTnT 达峰值的时间约为 10～24h，恢复至正常的时间约为 10～15d。与 cTnT 相比，cTnI 的灵敏度低，特异性高。

【参考值】

ELISA 法：cTnT 为 0.02～0.13μg/L，>0.2μg/L 为诊断临界值，>0.5μg/L 可以诊断急性心肌梗死；cTnI <0.2μg/L，>1.5μg/L 为诊断临界值。

【临床意义】

cTnT、cTnI 对心肌损伤的诊断有重要价值，对急性心肌梗死、不稳定型心绞痛、围手术期心肌损伤等疾病的诊断、病情监测、疗效观察及预后评估，都具有较高的临床价值，尤其对微小病灶的心肌梗死的诊断有重要价值。cTnT、cTnI 和 CK－MB、肌红蛋白等检验结果相结合，是急性心肌梗死诊断最灵敏、最特异的方法。

第四节　甲状腺激素与性腺激素检查

一、甲状腺激素检查

（一）血清 T_3、T_4 测定

甲状腺滤泡上皮主要分泌两种碘化酪氨酸。3，5，3'，5'－四碘甲状腺原氨酸简称 T_4；3，5，3'－三碘甲状腺原氨酸简称 T_3。T_3、T_4 均为具有活性的甲状腺激素，浓度高，但 T_3 生物活性高，在血清中周转快。T_3 和 T_4 多以葡萄糖酸和硫酸结合物的形式由胆汁排泄，或通过脱碘作用生成各种碘化原氨酸的中间产物。T_3 也可在周围组织中由 T_4 脱碘后生成。它们在血液中绝大部分与甲状腺结合球蛋白（TBG）结合。

【参考值】

T_3　1.6～3.0μmol/L

T_4　65～155μmol/L

【临床意义】

在甲状腺功能亢进时 T_3 和 T_4 均增高，甲状腺功能减低时均减低，但在 T_3 型甲状腺功能亢进时仅见 T_3 增高，而 T_4 正常；在甲状腺功能亢进早期或复发初期，T_3 可在 T_4 尚未升高前增高；而在甲状腺全切除术后及地方性甲状腺肿患者，T_4 有时可降低而 T_3 正常或增高，但临床无明显甲状腺功能减退的表现。

（二）血清反 T_3 测定

人体血浆中97%的反 T_3 是由 T_4 在末梢组织中经内环脱碘而生成3，3'，5' －三碘甲状腺原氨酸（称反 T_3 或 rT_3）。仅3%属甲状腺直接分泌而来，其生物活性很低。

【参考值】

0.5～1.3nmol/L

【临床意义】

1. 甲状腺功能亢进时 rT_3 增高。

2. 抗甲状腺药物治疗时 T_3 下降较 rT_3 下降快，如 rT_3 和 T_4 均低于正常则表示药物过量。

3. 对轻型或亚临床型甲状腺功能减低症的诊断，rT_3 优于 T_3、T_4。

4. 在甲状腺功能减低用甲状腺激素治疗时，如 rT_3；T_3 正常提示用药适当；如 rT_3、T_3 均增高而 T_4 正常或偏高则提示用量过大。

5. 在非甲状腺疾病如急性心肌梗死、肝硬化、糖尿病、尿毒症等 rT_3 可增高，而 T_3/rT_3 比值降低。

（三）血清游离 T_3 和游离 T_4 测定

甲状腺激素直接发挥生理效应的是血循环中的游离 T_3（FT_3）、游离 T_4（FT_4），不受甲状腺球蛋白（TBG）改变的影响。因此，测定 FT_3、FT_4 对了解甲状腺功能比测定 T_3、T_4 更有意义。

【参考值】

成人 FT_3　3.5～10pmol/L；FT_4　10～31pmol/L

【临床意义】

甲状腺功能亢进症 FT_3 升高早于 FT_4，且比总 T_3 和 T_4 敏感，如部分 T_4、T_3 正常的患者 FT_3 及 FT_4 已升高。相反，甲状腺功能低下时两者均降低。

（四）血清促甲状腺激素（TSH）测定

TSH是腺垂体分泌的糖蛋白，含有α、β两个亚单位，主要作用于甲状腺，调节甲状腺功能，促使甲状腺细胞的增生和甲状腺激素的合成和释放，检测血清TSH浓度，可进一步了解甲状腺的功能。

【参考值】

成人（15～70岁）　3.4±4μIU/ml

儿童（1～14）　5.5±4.3μIU/ml

【临床意义】

血清 TSH 测定是诊断轻度和早期甲状腺功能减退症的灵敏指标，有助于鉴别原发或继发性甲状腺功能减退。TSH 增高见于原发性甲状腺功能减退、慢性淋巴性甲状腺炎、缺碘性地方性甲状腺肿、单纯性甲状腺肿、下丘脑性甲状腺功能亢进、放射性核素治疗或手术后；TSH 降低见于腺垂体功能减退症、继发性甲状腺功能减退。甲状腺功能亢进或过量使用甲状腺制剂时，血液中的甲状腺激素过多，亦可通过负反馈抑制 TSH 的分泌。

二、性腺激素检查

性腺主要指男性的睾丸、女性的卵巢。生殖腺有外分泌和内分泌的功能。生殖腺的外分泌功能在于在性成熟的个体中产生生殖细胞：雌性的卵细胞和雄性的精子。生殖腺的内分泌功能在于产生性激素：睾丸可分泌男性激素睾丸酮（睾酮），其主要功能是促进性腺及其附属结构的发育以及副性征的出现，还有促进蛋白质合成的作用；卵巢可分泌卵泡刺激素、孕酮、松弛素和雌激素。其功能是：①刺激子宫内膜增生，促使子宫增厚、乳腺变大和出现女副性征等；②促进子宫上皮和子宫腺的增生，保持体内水、钠、钙的含量，并能降血糖，升高体温；③促进宫颈和耻骨联合韧带松弛，有利于分娩。

（一）睾酮（testosterone，T）

睾丸素又称睾酮、睾丸酮或睾甾酮，是一种类固醇激素，由男性的睾丸或女性的卵巢分泌，肾上腺亦分泌少量睾酮，具有维持肌肉强度及质量、维持骨质密度及强度、提神及提升体能等作用。睾酮对男子生殖器官及其他重要器官的作用相当复杂，其生物化学过程尚未完全阐明。但是，睾酮可能影响许多身体系统和功能，包括：血生成，体内钙平衡，骨矿化作用，脂代谢，糖代谢和前列腺增长。

【参考值】

男性 1.75～7.81ng/ml；女性 <0.1～0.75ng/ml（化学发光法）

【临床意义】

1. 生理功能　男性血中的睾酮是由睾丸细胞合成，主要由睾丸、肾上腺分泌。16 岁后 T 明显升高，40 岁后 T 明显降低。女性血中的 T 半数以上由雄烯二醇转化而来，卵巢也可以少量分泌。T 的主要功能是诱导胎儿性分化，促进并维持男性第二性征发育，维持男性性功能，促进蛋白质合成和骨骼生长，增加基础代谢等，此外 T 与 LH 共同促进精子形成和成熟，并与精子活动力和精小管的代谢有关。正常情况，血清 T 受促性腺激素释放激素（GnRH）脉冲式分泌的调控和影响，每 12 小时出现一次峰值。如果 T 水平异常，应多次检测一天中不同时间的 T 水平。

2. 病理性增多　T 分泌过多见于睾丸良性间质细胞瘤，此时 T 可以高于正常 100 倍；先天性肾上腺皮质增生、女性皮质醇增多症、女性男性化肿瘤、女性特发性多毛、多囊卵巢综合征、睾丸女性化综合征、中晚期孕妇等血中 T 均增加，肥胖者也可稍增加。

3. 分泌不足　见于垂体病变，因促性腺激素减少使间质细胞发育不良所致；手术、感染、病理损伤等因素造成睾丸功能低下，T 分泌也减少；此外，男性性功能低下、原发性睾丸发育不全、阳痿、甲状腺功能减退、肝硬化、慢性肾功能不全等患者中 T 均减低。

（二）孕酮（progesterone，P）

孕酮是由卵巢黄体分泌的一种天然孕激素，在体内对雌激素激发过的子宫内膜有显著形态学影响，维持妊娠所必需。其作用主要为以下几个方面。

1. 在月经周期后期使子宫黏膜内腺体生长，子宫充血，内膜增厚，为受精卵植入作好准备。受精卵植入后则使之产生胎盘，并减少妊娠子宫的兴奋性，抑制其活动，使胎儿安全生长。

2. 在与雌激素共同作用下，促使乳房充分发育，为产乳作准备。

3. 使子宫颈口闭合，黏液减少变稠，使精子不易穿透；大剂量时通过对下丘脑的负反馈作用，抑制垂体促性腺激素的分泌，产生抑制排卵作用。

4. 竞争性对抗醛固酮，促使钠离子和氯离子的排泄并利尿。

5. 有轻度升高体温作用，使月经周期的黄体酮基础体温较高。

【参考值】

男性：0.1～0.84ng/ml

女性（妊娠）：最初三个月 4.73～50.74ng/ml

第四～六月 19.41～45.3ng/ml

女性（非妊娠）：卵泡中期 0.31～11.52ng/ml

黄体中期 5.16～18.5ng/ml

绝经后 <0.08～0.78ng/ml（化学发光法）

【临床意义】

（1）孕酮是一种重要的孕激素，不仅在月经周期的调节中起重要作用，也是维持妊娠所必需的一种激素。P 主要由黄体产生，妊娠期主要来源于胎盘，是睾酮、雌激素和肾上腺皮质激素生物合成的中间体。妊娠期间 P 主要作用于黄体，，调节该组织前列腺素的合成。P 的主要作用是促进子宫内膜的增厚，使其中的血管和腺体增生，引起分泌以便受精卵着床。若 P 降低会发生母体对胎儿的免疫排斥反应，有流产的危险。P 还具有促进乳腺腺泡与导管发育，为泌乳作准备的作用。它使基础体温在排卵后升高 1℃，并在黄体期内维持此水平。P 的测定主要用于确定排卵，孕激素治疗监测和早期妊娠状况的评价。在判断黄体功能状态及对卵巢生理病理的研究方面有重要意义。

（2）增高　见于葡萄胎、轻度妊娠期高血压疾病、糖尿病孕妇、肾上腺癌、库欣综合征、多发性排卵、多胎妊娠、原发性高血压、先天性肾上腺皮质增生、卵巢颗粒层膜细胞瘤、卵巢脂肪样瘤等患者。

（3）降低　见于排卵障碍、卵巢功能减退征、无排卵性月经、闭经、全垂体功能减退症、Addison 病、先兆流产、黄体功能不全、胎儿发育迟缓、死胎、严重的妊娠期高血压疾病等患者。

（三）人绒毛膜促性腺激素（human chorionic gonadotropin，HCG）

HCG 由合体滋养细胞合成，HCG 在受精后第 6 日开始分泌，受精后第 7 日，就能在孕妇血清中和尿中测出，可用于早期妊娠的诊断。至妊娠 8～10 周血清浓度达到高峰，50～100kU/L，持续 10 日后迅速下降，中、晚妊娠时血浓度仅为高峰时的 10%，持续至分娩，一般于产后 1～2 周消失。

【参考值】

男性与未绝经女性 <5.0mIU/ml

绝经女性 <10.0mIU/ml（ELISA 法）

【临床意义】

1. HCG 在月经延期 3 天左右即可检出，可用以诊断早孕及宫外孕，对先兆流产动态监测及判断预后。

2. HCG 作为肿瘤标志物，对绒癌、恶性葡萄胎等作为辅助诊断、治疗效果和随访的观察指标。因血中 HCG 变化较快，能及时反映绒毛的分泌变化。

3. 男性非精原细胞的睾丸母细胞瘤患者血中 HCG 也很高，可以作为睾丸肿瘤高危人群的筛查实验。

第五节　常用骨代谢紊乱检查

一、血清钙测定

钙（Ca^{2+}）99% 存在于骨骼中，骨骼中的磷酸钙与体液中的 Ca^{2+} 及 HPO_4^{2-} 呈动态平衡，相互转换。血钙几乎全部存在于血清中，称为血清钙，含量约为人体钙的 0.1%，但在机体中却发挥极其重要的作用，如在血液凝固、维持神经肌肉的应激性、降低毛细血管壁及细胞膜的通透性等方面起作用。血清钙为扩散型钙和非扩散型钙的总和。

【参考值】

血清总钙：成人 2.25 ~2.75mmol/L

　　　　　儿童 2.5 ~3.0mmol/L

【临床意义】

1. 血 Ca^{2+} 增高　当血 Ca^{2+} 超过 3.37mmol/L，可出现高血钙性昏迷，应立即采取治疗措施。血 Ca^{2+} 增高见于：甲状腺功能亢进，因甲状腺素可使骨钙溶解释放入血，并促进肾小管对钙的重吸收；亦可见于维生素 D 过多症、多发性骨髓瘤及恶性肿瘤骨转移。

2. 血 Ca^{2+} 降低　见于①甲状旁腺功能减低，此时出现低 Ca^{2+}、高磷现象。②维生素 D 缺乏。③婴儿手足搐搦症及骨质软化症。④Ca^{2+} 吸收障碍，如长期腹泻及不合理饮食搭配。⑤肾脏疾病。⑥大量输入柠檬酸钠抗凝血。

二、血清磷测定

磷以无机磷和有机磷形式存在于体内，其中 70% ~80% 以不溶解的磷酸钙形式存在于骨骼中，其余的构成磷脂、核苷酸等人体重要的有机化合物。磷在体内参与糖、脂及氨基酸代谢，构成能量转运的物质。无机磷多以磷酸盐的形式存在体内，体内钙磷代谢关系密切，受相同激素控制，彼此互相制约。

【参考值】

成人　0.96 ~1.62mmol/L

儿童　1.45 ~2.10mmol/L

【临床意义】

1. 血磷增高 见于甲状旁腺功能减低、维生素 D 过量、肾功能不全、多发性骨髓瘤（MM）及骨折愈合等。

2. 血磷降低 见于甲状旁腺功能亢进、佝偻病、重症糖尿病、长期腹泻引起吸收不良及肾小管疾病等。

三、血清镁测定

镁是人体内第四位含量丰富的金属元素，约 50% 以磷酸盐、碳酸盐、氟化物的形式存在于骨骼中，是骨盐的主要成分之一，45% 分布于细胞内液，是细胞内重要阳离子之一，细胞外液仅占 5%。血镁指血清（浆）中镁离子浓度。镁与核酸、蛋白质、酶的结构、代谢及功能密切相关，对神经肌肉的兴奋性有镇静作用。

【参考值】

0.67～1.04mmol/L（甲基麝香草酚蓝比色法）。

【临床意义】

1. 骨骼疾病 镁在一定程度上可置换骨中的钙，其置换的量取决于骨钙动员的情况，所以镁的含量影响骨代谢，高镁可影响成骨作用，骨镁升高，使矿化过程减慢，可能发生骨营养不良。溶骨作用增强导致高钙血症可使肾小管重吸收镁减少，使血镁降低。

2. 肾脏疾病 肾是体内镁的主要排泄器官，急、慢性肾功能不全少尿期，肾排出镁减少是血镁升高最重要的原因。

3. 内分泌疾病 甲状腺激素和醛固酮均有抑制肾小管重吸收镁，促进尿镁排出的作用，甲状腺功能减退可使甲状腺激素分泌减少，从而使血镁升高，某些 Addison 病患者醛固酮减少，也可发生高镁血症。

4. 其他 消化液中含有多量的镁，如消化液大量丢失可导致低镁血症。长期营养不良、进食不良或长期经静脉营养未注意镁的补充均可使镁摄入不足，导致血镁降低。

扫码“练一练”

目标检测

一、选择题

1. 患者，女性，28 岁。半年来经期延长，经量增多，诊断为缺铁性贫血，化验可见

   A. 血清铁蛋白升高　B. 血清铁蛋白降低　C. 血清铁升高

   D. 血清总铁结合力降低　E. 以上均不正确

2. 急性心肌梗死患者，在心肌标志物检验中最灵敏、最特异的指标是

   A. CK－MB　B. LDH　C. 肌红蛋白

   D. 肌钙蛋白　E. AST

3. 关于血糖，叙述不正确的是

   A. 空腹血糖＞7.0mmol/L，可诊断尿糖

   B. 空腹血糖＞6.11mmol/L，可诊断糖尿病

   C. OGTT 实验，服糖 2h，血糖＞11.1mmol/L，可诊断糖尿病

D. 糖化血红蛋白用于糖尿病治疗监测

E. OGTT 实验，服糖 2h，血糖在 7.8～11.1mmol/L，为糖耐量减低

4. 下列关于血脂检测结果的描述，错误的是

A. 高脂血症时，血清总胆固醇可增高

B. 高脂血症时，血清甘油三酯可增高

C. 血清低密度脂蛋白胆固醇增高可增加动脉粥样硬化风险

D. 血清高密度脂蛋白胆固醇降低可增加动脉粥样硬化风险

E. 血清总胆固醇、甘油三酯、低密度脂蛋白胆固醇、高密度脂蛋白胆固醇任何一项升高都为高血脂

5. 以下指标与内源性胰岛素分泌平行的是

A. 空腹血糖　　B. 糖化血红蛋白　　C. 胰高血糖素

D. 餐后血糖　　E. C 肽

6. 反映长期血糖平均水平的指标是

A. 空腹血糖　　B. 糖化血红蛋白　　C. 胰高血糖素

D. C 肽　　E. 餐后血糖

7. 心肌梗死患者，化验检查中 LDH 同工酶升高最明显的是

A. LDH_1　　B. LDH_2　　C. LDH_3

D. LDH_4　　E. LDH_5

8. 判断轻型或亚临床型甲状腺功能减低症，下列指标最优的是

A. T_3　　B. T_4　　C. FT_3

D. FT_4　　E. rT_3

9. 以下哪项可间接反映 LDL 的含量

A. $ApoA_1$　　B. $ApoB_{100}$　　C. ApoA Ⅰ

D. ApoA Ⅱ　　E. ApoB

10. 以下不能引起血清 TBA 升高的是

A. 肝外胆管阻塞　　B. 肝内胆汁淤积　　C. 急慢性肝炎

D. 肝硬化　　E. 溶血性黄疸

二、简答题

1. 糖尿病诊断的化验指标有哪些？

2. 心肌梗死患者心肌酶标志物指标有何变化？

3. 甲状腺功能亢进时，甲状腺功能检查哪些指标可能发生变化？

（李　艳）

扫码"学一学"

第十八章　其他检查

学习目标

1. 记住　变态反应、肿瘤标志物、补体测定，风湿性疾病、感染性疾病、性传播疾病检查所包括的项目及临床意义。

2. 知道　免疫学检查在实验室检查方法中的地位及意义。

3. 学会　分析变态反应、肿瘤标志物、补体测定，风湿性疾病、感染性疾病、性传播疾病的检验化验单。

第一节　变态反应的检查

变态反应（allergy）又称为超敏反应（hypersensitivity reaction），是指机体对某些抗原初次应答致敏后，再次接触相同抗原刺激时，出现以生理功能紊乱或组织病理损伤为主的异常反应性免疫应答。引起变态反应的抗原物质称为变应原（allergens），它可以是完全抗原，如异种动物血清、微生物、寄生虫及其他代谢产物；也可以是半抗原，如青霉素等药物及多糖类物质。此外，人体受各种因素影响其自身组织抗原也可以成为变应原。

一、皮肤试验

皮肤消毒后，用注射器将变应原提取液（如青霉素、花粉、尘螨、动物皮屑、血清、食物等）注入皮内。注入量一般为0.01～0.02ml，使皮肤形成直径2～3mm的皮丘。

【参考值】

在20～30分钟内局部皮肤未出现红晕、红斑、风团及瘙痒者为阴性，即对该变应原不过敏。

【临床意义】

1. 寻找变应原　避免接触变应原是防止超敏反应的重要手段。通过皮肤试验检测出引起超敏反应的反应原，为患者防止该病再次发生提供预防依据。

2. 预防药物或疫苗过敏　某些药物，如青霉素、链霉素、普鲁卡因等易引起变态反应。皮试由于影响因素多，可出现假阳性和假阴性的结果。

二、血清总IgE检测

【参考值】

总IgE 0～100U/ml（1U＝2.4ng）。

【临床意义】

1. 血清总IgE含量受多种因素的影响，如年龄、种族、地域、环境、遗传及检测方法等。因此在分析血清 IgE 结果时须参考当地人群 IgE 水平。

2. IgE 升高　常见于过敏性哮喘、过敏性鼻炎、特发性皮炎、湿疹、药物性间质性肺炎、支气管肺曲霉病、寄生虫感染、急慢性肝炎和 IgE 型多发性骨髓瘤等。

三、嗜酸性粒细胞

【参考值】

百分率 0.005～0.05（0.5%～5%）

绝对数（0.05～0.3）$\times 10^9$/L

【临床意义】

1. 增多　见于①变态反应如支气管哮喘、荨麻疹、食物过敏；②某些皮肤病如牛皮癣、湿疹、疱疹样皮炎、霉菌性皮肤病等；③某些寄生虫病如钩虫病、肺吸虫病、包囊虫病、血吸虫病、丝虫病、绦虫病等；④某些血液病如慢性粒细胞白血病、霍奇金病；⑤其他如猩红热、溃疡性结肠炎、X 线照射后、脾切除、传染病恢复期等。

2. 减少　见于①伤寒、副伤寒及其他感染早期；②应激状态及应用肾上腺皮质激素或促肾上腺皮质激素时。

四、嗜碱性粒细胞

【参考值】

百分率 0～0.01（0%～1%）

绝对数（0～0.1）$\times 10^9$/L

【临床意义】

1. 增多　见于①过敏性疾病，如过敏性结肠炎、药物、食物、吸入物超敏反应、红斑及类风湿关节炎等。②血液病，如慢性粒细胞白血病、骨髓纤维化、嗜碱性粒细胞白血病、慢性转移癌及霍奇金病等。另外，慢性溶血及脾切除后也可见嗜碱性粒细胞数量增多。③恶性肿瘤特别是转移癌时嗜碱性粒细胞数量增多。④其他如糖尿病、传染病如水痘、流感、天花、结核等。

2. 减少　见于嗜碱性粒细胞在外周血中参考值很低，故其数量减少无临床意义。

第二节　肿瘤标志物检查

肿瘤标志物（tumormarker，TM）是指肿瘤细胞所产生或分泌的某种蛋白质，或其释放的细胞结构某个部分，与肿瘤的存在和发生发展过程密切有关，故称为肿瘤标志物，其化学本质可以是蛋白质、酶类、激素、核酸和糖蛋白等。肿瘤标志物检测在肿瘤普查、辅助诊断、疗效观察和预后判断中有重要意义。目前发现的肿瘤标志物均为肿瘤相关抗原，尚未发现对某一器官完全特异的肿瘤特异抗原，如甲胎蛋白阳性主要见于原发性肝癌患者，但在胃癌、胰腺癌时 AFP 亦可见升高；乳腺癌通常被认为与癌抗原 15－3（cancer antigen 15－3，CA15－3）有关，但只有 30%～50% 的乳腺癌患者可见 CA15－3 升高。因此，利用肿瘤标志物进行诊断和疗效判断时，必须密切结合临床资料和其他辅助检查结果，否则易使诊断思路误入歧途。

一、甲胎蛋白（Alpha fetoprotein，AFP 或 αFP）测定

AFP 是在胎儿早期由肝脏合成的一种糖蛋白，正常人出生后 AFP 合成受抑制，AFP 呈阴性。当肝细胞或生殖腺胚胎发生恶性病变时，细胞内相关基因被激活，肝细胞重新合成 AFP。

【参考值】

定性为阴性；定量 <20μg/L

【临床意义】

AFP 增高主要见于原发性肝细胞癌，诊断阈值为 >300μg/L，有 10% ~30% 原发性肝细胞癌患者 AFP 阴性。生殖腺胚胎瘤、少数转移癌及病毒性肝炎、肝硬化、孕妇等 AFP 亦可升高，但升高不如原发性肝细胞癌明显。

二、癌胚抗原（carcinoembryonic antigen，CEA）测定

CEA 是在胎儿早期合成的蛋白复合物，出生后血中 CEA 检测不出。在部分恶性肿瘤患者血清中可发现 CEA 含量明显升高，对肿瘤的诊断、预后判断有一定价值。

【参考值】

定性为阴性；定量 <5μg/L

【临床意义】

CEA 明显升高见于胰腺癌、结肠癌、肺癌、乳腺癌患者。病情加重时 CEA 可升高，病情好转时 CEA 浓度下降。另外，胰腺炎、结肠炎、肝脏疾病、肺气肿及支气管哮喘时也可见 CEA 轻度升高。检测胃液和唾液中 CEA 对胃癌诊断有一定价值。

三、前列腺特异抗原测定（prostate specific antigen，PSA）

PSA 是由前列腺腺管上皮细胞分泌的单链糖蛋白。

【参考值】

定性：阴性；定量≤4.0μg/L

【临床意义】

90% 以上前列腺癌患者血清 PSA 升高，术后可见 PSA 明显下降。若术后又见 PSA 水平升高，提示可能有转移或复发。良性前列腺瘤、前列腺增生症或急性前列腺炎时，可见 PSA 轻度升高。

四、EB 病毒壳抗原 A 类抗体测定

EB 病毒有 6 种抗原成分，其中病毒衣壳抗原（VCA）能刺激机体产生相应的抗体。EB 病毒衣壳抗原 IgA 类抗体（抗 – VCA IgA）测定，对鼻咽癌有辅助诊断价值。

【参考值】

阴性

【临床意义】

抗 – VCA IgA 阳性见于鼻咽癌，阳性符合率 90%，病情好转时血清抗 – VCA IgA 滴度下降，肿瘤复发时则其滴度上升，因此，除可用于诊断外，抗 – VCA IgA 可作为鼻咽癌的

诊断、疗效及预后判断的指标；支气管肺癌、甲状腺癌、慢性鼻咽部炎症，也偶呈阳性；正常人有3% ~4%的阳性率。

第三节 补体测定

补体（Complement，C）是人体体液中具有酶原活性的糖蛋白，由三组共20多种蛋白构成，以非特异方式参与调节体液免疫和炎症反应，在抗感染方面具有重要意义。在某些疾病状态下，补体参与组织损伤。因此，测定补体含量和活性，对某些疾病的诊断、鉴别、发病机制的研究及判断病程转归具有重要意义。

一、总补体溶血活性测定

血清总补体活性亦称50%总补体溶血活性（CH_{50}）。补体C1 ~ C9能使经抗体致敏的绵羊红细胞溶解，其溶血程度与补体量呈正相关，并呈S形曲线关系。检测时一般以50%溶血作为终点，借此反应血清总补体活性，该法较为灵敏、准确。

【参考值】

CH_{50}为50 ~ 100U/ml

【临床意义】

总补体溶血活性测定主要反映补体（C1 ~ C9）经经典途径活化的活性。

1. CH_{50}增高 见于急性炎症、组织损伤和某些恶性肿瘤。

2. CH_{50}降低 对临床诊断更有意义，主要见于肾小球肾炎、各种自身免疫性疾病、感染性疾病、慢性肝病等。

二、C3含量测定

C3是补体的第三成分，主要由肝细胞合成，在补体系统中含量最高，是连接补体经典激活途径和替代激活途径的枢纽，在补体激活中起关键作用。

【参考值】

免疫比浊法0.83 ~ 1.77g/L

【临床意义】

1. C3增高 见于急性炎症、传染病早期、某些恶性肿瘤和移植排斥反应。

2. C3降低 对急性肾小球肾炎有诊断和鉴别诊断的意义，如急性肾小球肾炎，6周内有70%的患者C3降低，故测定C3对本病的诊断有一定意义，对轻型和不典型病例尤有价值；对链球菌感染后或病毒感染后肾炎进行鉴别诊断，前者C3降低，后者正常；78%的狼疮性肾炎患者C3降低，病情缓解后可恢复。因此，C3亦可作为判断病程转归的指标。

三、C4含量测定

C4是一种多功能β_1 -球蛋白，以多种形式存在于血浆中，在补体活化、促进吞噬、防止免疫复合物沉淀及中和病毒等方面发挥作用。

【参考值】

免疫比浊法 0.12～0.36g/L

【临床意义】

1. C4 增高 见于急性风湿热、结节性动脉周围炎、皮肌炎、心肌梗死和各种类型的关节炎。

2. C4 降低 见于自身免疫性肝炎、系统性红斑狼疮、类风湿关节炎、IgA 型肾病。在系统性红斑狼疮时，C4 降低常早于其他补体成分，而缓解时又较其他成分回升迟缓。

第四节　风湿性疾病的检查

一、血沉

人体的红细胞具有悬浮稳定性的生理特性。将盛有抗凝血的血沉管垂直静置，尽管红细胞的比重大于血浆，但是正常的红细胞下沉缓慢，红细胞能够相对稳定的悬浮于血浆中，这一特性称为悬浮稳定性。健康人血沉数值波动于一个较狭窄范围内。在许多病理情况下血沉显著增快，是病情活动程度的指标。

【参考值】

成年男性 0～15mm/h；成年女性：0～20mm/h

【临床意义】

对于确诊的类风湿患者而言，血沉数值往往和滑膜炎症活动成正比关系，也与临床关节症状的疼痛程度、身体疲劳感成正相关。在治疗药物中，激素、非甾体抗炎药物、免疫抑制剂、生物制剂等在达到治疗效果时，都可以显著降低血沉；当炎症被控制稳定时，血沉可以降到正常范围。因此，血沉在类风湿关节炎的诊断、疗效评价、疾病活动监控等方面，具有重要的参考价值，是一个需要经常检查的实验室指标。

二、类风湿因子

类风湿因子（rheumatoid factor，RF）是一种抗变性 IgG 的抗体。这种抗体可以是 IgG 类，亦可是 IgM 或 IgA 类。类风湿因子测定可用胶乳凝集试验和免疫比浊法进行。

【参考值】

免疫比浊法 2～20IU/L

【临床意义】

IgG 类类风湿因子与类风湿关节炎患者的滑膜炎和关节外症状密切相关。IgA 类类风湿因子见于类风湿关节炎、系统性硬化病和系统性红斑狼疮，是类风湿关节炎活动性的一个指标。在患者血清中存在高效价的类风湿因子，并有严重的关节功能受损时，常提示预后不良。

三、抗链球菌溶血素“O”

链球菌溶血素“O”是 A 组链球菌的代谢产物之一，可以溶解人红细胞，具有很强的抗原性。机体因咽炎、扁桃体炎、猩红热、丹毒、脓皮病、风湿热等感染 A 组链球菌后，可产生链球菌溶血素“O”抗体，即“Anti－Streptolysin O（ASO）”。

【参考值】

成人 0～200IU/ml，儿童 0～250U。因年龄、季节、气候、链球菌流行情况，尤其地区而有所差别。

【临床意义】

类风湿的 ASO 分为四种血清类型。

1. 抗链球菌溶血素型　ASO 升高，RF 阴性时，见于风湿病。

2. 凝集型　ASO 正常，RF 阳性时，表示预后不良。

3. 混合型　ASO 升高，RF 阳性，见于类风湿。

4. 正常型　ASO 阴性，RF 阴性，可排除类风湿。

第五节　感染性疾病的检查

一、C 反应蛋白（CRP）检测

CRP 是由肝脏合成的糖蛋白，可与肺炎链球菌菌体 C 多糖发生沉淀反应而得名。CRP 是一种急性时相反应蛋白，具有激活补体，促进吞噬等作用。CRP 测定对炎症、组织坏死、恶性肿瘤等诊断和疗效观察有重要的参考价值。目前常用免疫比浊法测定。

【参考值】

免疫比浊法 <8mg/L

【临床意义】

1. 增高　见于各种急性化脓性感染、菌血症、重症结核、急性风湿热、类风湿关节炎、系统性红斑狼疮、恶性肿瘤等。慢性炎症期偶见增高。

2. 用于风湿热的疗效观察。急性或活动期 CRP 可达 200mg/L，静止期恢复正常。

3. CRP 水平是判断组织损伤较敏感的指标。组织损伤后 6～8h 内迅速增高，48～72h 达高峰，并在组织坏死持续情况下保持高水平。因此，对器质性与功能性疾病的鉴别有意义，前者增高，后者正常。

4. 作为肾移植疗效观察的指标。发生排斥反应时 CRP 增高。

二、降钙素原（procalcitonin，PCT）检测

PCT 是无激素活性的降钙素前肽物质，由 116 个氨基酸组成，分子量为 13KD 的糖蛋白。健康人血浆 PCT 含量极低。血清 PCT 的升高与细菌感染密切相关，在全身系统性严重感染中 PCT 早期即可升高，经抗生素治疗使感染控制后，血中 PCT 会下降。在病毒性感染及局部细菌感染而无全身表现的患者 PCT 仅轻度升高。PCT 已被用作全身严重感染或败血症时的一个重要观察指标。PCT 的半衰期为 25～30 小时，在体外稳定性很好。

【参考值】

电化学发光法：<0.46ng/mL；ELISA 法：<500ng/L。建议各实验室应根据自己的实验条件，调查一定数量的正常人群，建立自己的参考区间。

【临床意义】

1. 升高 见于细菌性脓毒血症，尤其是重症脓毒血症和感染性休克，有助于早期合理选择抗生素与预防感染。术后或外伤后并发细菌感染，血浆 PCT 则一直保持高水平或持续升高，故可检测大手术严重创伤患者的细菌感染并发症。

2. 降低 继发性细菌感染患者，在抗微生物治疗后血浆 PCT 可快速降低；若感染和脓毒症得到根治和控制，则很快下降至正常水平。

三、伤寒和副伤寒沙门菌免疫测定

伤寒沙门菌入侵机体后，该菌体“O”抗原和鞭毛“H”抗原可刺激机体产生相应的抗体。副伤寒杆菌有甲、乙、丙三型，它们各自的菌体抗原和鞭毛抗原亦可刺激机体产生相应的抗体。肥达反应（Widal reaction，WR）是常用的伤寒和副伤寒感染的免疫学检测方法。它是利用伤寒和副伤寒沙门菌液为抗原，检测患者血清中有无相应抗体的一种凝集试验。

【参考值】

直接凝集法：伤寒 WR 抗体效价“H” <1：160；“O” <1：80，副伤寒甲、乙、丙均<1：80

【临床意义】

发病一周后可出现 WR 反应阳性，但阳性率较低，第二周 WR 的阳性率升至60% ~ 70%，第四周可高达90%以上；单份血清抗体效价“O” >1：80 及“H” >1：160 则有诊断意义，如动态观察 WR 持续超过参考值或较原效价升高 4 倍以上更有价值；接种伤寒菌苗或以往患过伤寒者，血清可出现阳性反应，其抗体效价比参考值高；早期应用抗生素及免疫抑制剂治疗者可呈假阴性。

四、冷凝集试验

由肺炎支原体引起的原发性非典型性肺炎患者，血清中含有较高滴度的寒冷红细胞凝集素（简称冷凝集素）。它能与患者自身红细胞或“O”型人红细胞于0 ~4℃条件下发生凝集反应，如温度回升至37℃，已凝集的红细胞呈可逆性完全散开。冷凝集试验有助于支原体肺炎的诊断。

【参考值】

直接凝集试验滴度 <1：8

【临床意义】

约75%的支原体肺炎患者，于发病后第2周，血清中冷凝集效价达1：32 或更高，4 周达高峰，6 周后下降或消失。如单次凝集效价达1：64 或动态观察增长4 倍以上时有诊断意义。本试验的特异性不强，婴幼儿假阳性率高。许多疾病，如流行性感冒、肝硬化等均可致假阳性。

五、幽门螺杆菌抗体测定

如血清中含有幽门螺杆菌抗体（Hp - Ab），即可与斑点免疫反应板上包被的幽门螺杆菌抗原形成复合物，如胶体金标记的抗人 IgG 抗体再与复合物结合，即可形成肉眼可见的红色圆斑点。

【参考值】

胶体金标记免疫斑点法阴性

【临床意义】

Hp－Ab 阳性常见于胃、十二指肠幽门螺杆菌感染，如慢性胃炎、胃溃疡和十二指肠溃疡等，其敏感性大于90%，特异性约85%。

由于 ELISA、斑点免疫技术和胶体金技术的发展，目前可用免疫学方法来检测的感染性疾病的病原体越来越多，如结核分枝杆菌、布氏杆菌、柯萨奇病毒等。

第六节　性传播疾病的检查

一、艾滋病抗体测定

艾滋病，又称获得性免疫缺陷综合征（acquired immunodeficiency syndrome，AIDS），是由人类免疫缺陷病毒（HIV）感染所致的一种严重的传染病。HIV 是一种逆转录病毒，现已分离出 HIV－1 和 HIV－2 两型病毒，人感染 HIV 数周至半年后，绝大多数在血清中产生抗 HIV 抗体，检测 HIV（1＋2）型抗体是确定 HIV 感染的主要手段。HIV 进入细胞后即与宿主细胞染色体 DNA 整合，不能在细胞内清除，因此，抗 HIV 阳性可维持终生。其检查方法有：①初筛试验可选用 ELISA 法、明胶颗粒凝集试验（PA）；②确诊常用蛋白印迹试验（WB）。

【参考值】

阴性

【临床意义】

抗 HIV 阳性，特别是确证试验阳性，并有临床症状时可诊断为艾滋病。抗 HIV 阳性，无任何症状者为 HIV 携带者，抗体可持续数年、数十年，甚至终生。

二、梅毒血清学检查

梅毒是由苍白螺旋体感染而引起的一种性传播性疾病，主要通过性接触传播，亦能通过胎盘进入胎儿体内引起先天性梅毒。实验室诊断梅毒的方法有两类，包括直接在暗视野显微镜下观察梅毒螺旋体和血清学方法，后者包含的试验很多，如性病研究实验室试验（VDRL）、不加热血清反应素试验（USR）、快速血浆反应素试验（RPR）、甲苯胺红不加热血清试验（TRUST）、明胶颗粒凝集试验（TPPA）和荧光梅毒螺旋体抗体吸收试验（FTA－ABS）等。

【参考值】

阴性

【临床意义】

1. 感染梅毒螺旋体1～2周后，患者血清中反应素检出率为76%，二期梅毒阳性率为95%～100%，晚期梅毒阳性率为70%～95%，隐性患者阳性率也可达70%～80%。

2. PR 及 USR　这两种试验对一期梅毒敏感性不高，可出现假阳性，在瘤型麻风、疟疾、系统性红斑狼疮、硬皮病、钩端螺旋体病、血吸虫病、棘球蚴病、支原体肺炎、结核等病时亦可呈假阳性。

3. TPPA 和 FTA－ABS 灵敏性高，特异性强，阳性可确定梅毒的诊断，特异性抗体可持续数年乃至终生。

扫码“练一练”

目标检测

一、选择题

1. 下列患者，IgE 无变化的是
   A. 过敏性哮喘　B. 过敏性鼻炎　C. 湿疹
   D. 药物性间质性肺炎　E. 大叶性肺炎
2. 原发性肝癌诊断中常用的免疫学指标是
   A. AFP　B. CEA　C. 补体
   D. Ig　E. PSA
3. 下列对前列腺癌具有诊断意义的是
   A. AFP　B. CEA　C. 补体
   D. Ig　E. PSA
4. 风湿性疾病的常用诊断指标是
   A. ASO　B. RF　C. ANA
   D. AFP　E. PSA
5. 类风湿关节炎常用诊断指标是
   A. ASO　B. RF　C. ANA
   D. AFP　E. PSA
6. 肥达反应中，有诊断价值的抗体“O”滴度应大于
   A. 1∶80　B. 1∶100　C. 1∶160
   D. 1∶200　E. 1∶40
7. 冷凝集实验用于诊断
   A. 肺炎衣原体　B. 肺炎链球菌　C. 肺结核
   D. 肺炎支原体　E. 风湿热
8. 关于艾滋病，以下说法错误的是
   A. 艾滋病是由人类免疫缺陷病毒（HIV）感染所致的一种严重传染病
   B. HIV 是一种逆转录病毒，现已分离出 HIV－1 和 HIV－2 两型病毒
   C. 抗 HIV 阳性可维持终生
   D. 检测 HIV（1＋2）型抗体是确定 HIV 感染的主要手段
   E. 抗 HIV 阳性，无任何症状者，可诊断为艾滋病

二、简答题

1. 肿瘤标志物检测可诊断哪些疾病？
2. 风湿、类风湿关节炎检查哪些项目？

（李　艳）

参考答案

第一篇

第一章

1. E　2. A　3. D　4. C　5. C　6. E　7. A　8. D　9. B　10. B
11. A　12. E　13. C　14. D　15. B　16. D　17. C　18. E　19. C　20. B
21. C　22. D　23. C　24. B　25. D　26. B　27. D　28. A　29. C　30. B

第二章

1. B　2. A　3. D　4. B　5. A　6. D　7. D　8. B　9. B　10. C
11. E　12. C　13. E

第三章

1. E　2. C　3. A　4. B　5. C　6. C

第四章

1. A　2. C　3. E　4. D　5. E　6. D　7. E

第二篇

第五章

1. D　2. B　3. D　4. E　5. A　6. B　7. B　8. B　9. D　10. B
11. D　12. E　13. E　14. E　15. A　16. C

第六章

1. C　2. D　3. C　4. D　5. E　6. D　7. A　8. A　9. B　10. C
11. D　12. C　13. E　14. B　15. D　16. C　17. E　18. B　19. C　20. E
21. E　22. D　23. A　24. B　25. D

第七章

1. A　2. E　3. B　4. A　5. B　6. D　7. B　8. B　9. B　10. C

第八章

1. A　2. B　3. C　4. E　5. D　6. B　7. A　8. E　9. D　13. A
11. C　12. B　13. C　14. A　15. B　16. E　17. A　18. D　19. A　20. D
21. B　22. D　23. C　24. A　25. D

第九章

1. C　2. E　3. B　4. C　5. A　6. B　7. E　8. A　9. D　10. B
11. C　12. C　13. C　14. E　15. C　16. E

第十章

1. B　2. D　3. E　4. E　5. A　6. D　7. B　8. E　9. A　10. C
11. D　12. A　13. E　14. B　15. A　16. B　17. C　18. A　19. E　20. D

第十一章

1. A　2. C　3. D　4. E　5. B　6. C　7. A　8. D　9. E　10. D
11. A　12. E　13. B　14. C　15. D　16. E　17. C　18. B　19. A　20. D

第十二章

1. D　2. D　3. D　4. D　5. B　6. E　7. A　8. C

第三篇

第十三章

1. D　2. D　3. A　4. E　5. C　6. D　7. D　8. B　9. C　10. A

第十四章

1. E　2. A　3. B　4. A　5. A　6. E　7. E　8. D　9. A　10. A

第十五章

1. C　2. A　3. D　4. E　5. B　6. E　7. B　8. E　9. B　10. C

11. A　12. D　13. C　14. E　15. C　16. E　17. A　18. C　19. E　20. D

第十六章

1. B　2. E　3. C　4. E　5. E　6. A　7. B　8. B　9. E　10. A

第十七章

1. B　2. D　3. B　4. E　5. E　6. B　7. A　8. E　9. B　10. E

第十八章

1. E　2. A　3. E　4. A　5. B　6. A　7. D　8. E

参考文献

[1] 祁吉．医学影像诊断学．北京：人民卫生出版社，2013.

[2] 夏瑞明，刘林祥．医学影像诊断学．3 版．北京：人民卫生出版社，2014.

[3] 金征宇，龚启勇．医学影像学．3 版．北京：人民卫生出版社，2015.

[4] 刘成玉，林发全．临床检验基础．3 版．北京：中国医药科技出版社，2015.

[5] 高凤敏，曹颖平．诊断学．北京：中国医药科技出版社，2016.

[6] 邢健，刘挨师．医学影像学．北京：中国医药科技出版社，2016.

[7] 白人驹．医学影像诊断学．北京：人民卫生出版社，2017.

[8] 刘洋，杨琪．临床辅助诊疗技术．2 版．北京：人民卫生出版社，2017.

[9] 潘祥林，王鸿利．实用诊断学．北京：人民卫生出版社，2017.

[10] 万学红，卢雪峰．诊断学．9 版．北京：人民卫生出版社，2018.